U0345244

养生是比医生更好的医生

张彩山 / 编著

天津出版传媒集团

天津科学技术出版社

图书在版编目（CIP）数据

养生是比医生更好的医生/张彩山编著 . -- 天津：
天津科学技术出版社，2019.3
ISBN 978-7-5576-6010-9

Ⅰ.①养…Ⅱ.①张…Ⅲ.①养生（中医）—基本知识
Ⅳ.①R212

中国版本图书馆CIP数据核字（2019）第030387号

养生是比医生更好的医生
YANGSHENG SHI BI YISHENG GENGHAO DE YISHENG

策 划 人：杨　譞
责任编辑：孟祥刚　刘丽燕
责任印制：兰　毅
出　　版：天津出版传媒集团
　　　　　天津科学技术出版社
地　　址：天津市西康路35号
邮　　编：300051
电　　话：（022）23332490
网　　址：www.tjkjcbs.com.cn
发　　行：新华书店经销
印　　刷：北京德富泰印务有限公司

开本 889×1194　1/32　印张 22　字数 620 000
2019年3月第1版第1次印刷
定价：39.80 元

前言

面对各种疾病，我们无能、无助、无知，总是翘首企盼灵丹妙药的问世，寄希望于先进的医疗手段，或是四处寻找名医。然而，药物能治病，也能致病；名医能妙手回春，却不能包治百病。尽管医疗技术不断进步，对于很多疑难杂症和慢性疾病，现代医药和先进的医疗技术同样无能为力。事实上，求医不如求己，自我养生才是真正的健康之道，也是获得健康的最佳途径。中医认为，"圣人治未病不治已病"，"治病莫如防病，防病必须养生，养生方能长寿"。懂得养生，在未病时可强身健体，提高身体抵抗力，减少疾病的发生率，在生病后可增强人体正气，帮助身体早日恢复健康，更可防患某些重大疾病的发生。因此，养生才是最好的医生。

"养生"一词最早见于《庄子·内篇》，是通过各种方法颐养生命、增强体质、预防疾病，从而延年益寿的一种医事活动。通过养生来防治疾病，依靠的是人体的自愈力。中医认为，人体本身蕴含着强大的自愈潜能，包括对外界环境的适应力、对损伤组织的修复力，以及对各种疾病的抵抗力、免疫力等。中医称自愈力为"元气""正气""阳气"，称致病因素为"邪气""阴气"，如果自愈力足够强大，人就不会生病，即"正气充盈，百病不侵"。只有在自愈力受到削弱、免疫力降低时，疾病才会乘虚而入。而养生却可以激活、提高人体自愈力，这样身体自然而然就能恢复健康，根本无须借助医药。这就是中医"内求"的理念。

自愈力体现了中医治病的一个指导思想：三分治、七分养。中医不主张过分依赖药物，认为药物是依赖某一方面的偏性来调动人体元气，帮助身体恢复健康，但元气是有限的，如果总是透支，总有一天会用完，元气没有了，再好的药也没用了。可惜的是，现代人动不动就打针吃药，致使自愈力根本发挥不了作用，慢慢地人体抗病能力就下降了。

不是每个人都可以成为医生，但每个人都能通过养生成为自己健康的主宰。为使读者更好地利用中医养生手段保健治病，少打针、少吃药、少往医院跑，我们专门编写了这部《养生是比医生更好的医生》，以传统中医养生学为基础，融入了大量时下最受欢迎的养生观点，是一本科学全面又实用的养生保健全书。本书既详尽介绍了提升精气神、调阴阳、排毒、保持体内酸碱平衡的基本养生法则，又包括了针对人体不同部位的保养之道，有先天之本肾和后天之本脾胃的调理，也有针对现代人经常出现的腰酸背痛的拉筋法和针对腿脚问题的锻炼法，有体型肥胖者和体型消瘦者的不同养生方式，也有专门关爱女性健康的养生养颜经。在介绍这些内容的同时，还融合了传统中医的养生精华，涵盖了经络、穴位、气血、呼吸、情志等养生方法，详解针对不同健康问题的刮痧、拔罐、拉筋、按摩、艾灸等国医绝学，提供了各种易学易用的药膳、食疗方、运动功法和特色健身术，帮助读者真正将中医养生手段运用于生活，实现从头到脚、由内而外的全面健康。

本书权威科学，内容丰富，图文并茂，通俗易懂，其养生方法简单易学，经济实用，治病良方功效显著，简便易做，祛病手段一看就懂，一学就会，是一部现代人必备的养生工具书。

目录

第三章　阴阳一调百病消 /113

养生是比医生更好的医生

第五章　向脾胃要健康 /263

第七章　健身要健骨 /395

第八章　养好腿脚得长寿 /445

养生是比医生更好的医生

第十一章　不上火的生活 /605

养生是比医生更好的医生

第一章

养生是最好的活法

什么是养生——来自"庖丁解牛"的启示

养生已经成为人们普遍关注的一个热门话题，那么，究竟什么是养生呢？有人认为，养生就是跑步，需要经常锻炼身体；也有人认为，养生就是按摩穴位，疏通全身经络；还有人认为，养生应该从一日三餐的营养入手。这些观点各有道理，但若想全面了解养生的含义，首先应该从源头的角度去审视它。"养生"一词最早出现在我国的两本古籍上：一处见于中医古籍《黄帝内经》上，另一处则见于《庄子·养生主》中的"庖丁解牛"一文。

"庖丁解牛"的故事大家在中学的课本上都曾学过。"庖丁"是指古代宫廷里专门从事牲畜屠宰的男人。在《庖丁解牛》一文中，庖丁告诉梁惠王自己是如何宰牛的，介绍完后，梁惠王说了这么一句话："善哉，吾闻庖丁之言，得养生焉。"翻译过来就是："好啊！我听了庖丁的话，学到了养生之道啊。"

如何理解这一养生之道呢？我们还要从庖丁的三个成长阶段说起。初学解牛时，他"所见无非牛者"，不熟悉牛的生理结构，解牛时只见到牛的整体外在形态。这时候的庖丁是一个"族庖"，解牛时经常用刀去砍劈骨头，因此需要每月换一次刀；三年后"未尝见全牛也"，因为对牛的自然生理结构了如指掌，庖丁成了一个技术良好的厨子，但解牛时仍经常用刀割筋肉，结果需每年换一次刀；"方今"的庖丁，已彻底掌握解牛之道，解牛时能以心神去领会而不以目视，依循自然纹理，刀锋切入空隙处，避实就虚，得心应手，所以他的刀在使用了十九年后仍像刚刚磨过一样。

庄子在这则故事中，借庖丁解牛的情形，说明了养生之道。其实，庖丁的成长过程也代表了"养生"的三重境界。一开始，他在解牛时违背了牛的生理结构而伤刀，属于违反养生之道的人；三年后，庖丁虽了解牛体的结构，但仍时常用刀割筋肉，刀锋难免受损，属于那些不善养生的人；最后，庖丁解牛时能够顺着牛体的自然结构，游刃有余而刀刃无损，十九年的刀仍锋利如新，属于深谙养生之道的人。庄子所称赞、追求的当然是第三重境界。

牛刀就好比是人的身体，如果顺应自然规律来使用，十九年的刀也依然崭新如故。但是如果不按章法使用，违背自然规律，牛刀的破损程度就会很严重。现实生活中，有的人晚上熬夜，白天睡觉，违背脏腑的工作时间；也有的人冬天在暖气房里吃冷饮，夏天在空调房里冻得手脚冰凉，违背了四季的变化。这些做法都没有遵从自然规律，长此以往，身体也会像"族庖"的那把牛刀一样，破损程度越来越严重。

《庖丁解牛》的故事还告诉我们，养生要熟悉自己的生理、身体特点，处处小心爱护自己，不可造次，不能胡来。只有熟悉自己、爱护自己，才能在步入老年后，身体仍如年轻时一样健康。

《黄帝内经》论养生：顺四时、和喜怒、节阴阳

《黄帝内经》中《灵枢·本神》从自然界的角度论述了"养生"的内容。原文说："故智者之养生也，必顺四时而适寒暑，和喜怒而安居处，节阴阳而调刚柔。如是则辟邪不至，长生久视。"

我们可以将这段话分成三句来理解，首先第一句话"必顺四时而适寒暑"，它的意思是说，聪明的人养生，必须顺应春夏秋冬四季的变化来养生，根据气候变化产生的温度来确定自己的饮食、穿戴、运动等内容。因为人是天地造化的产物，所以首先要做的就是顺应天地自然的变化。

第二句话"和喜怒而安居处"，这句话主要从精神和情志上来阐述。"和喜怒"的重点在"和"字上，现在提倡"和谐社会"，不管是家庭成员之间的相处，还是国与国之间的交流，都提倡和睦

相处。"喜怒"代表着情志上的七种变化——喜、怒、哀、乐、悲、恐、惊。整句话的意思是强调养生需"养心",只有保持一个良好的心态,健康才会光顾。

"安居处"指的是居有所安。居于陋巷者,不能因为暂时的穷困产生不乐观的情绪,也不能因为居于高堂就变得趾高气扬,瞧不起人。这点同"和喜怒"一样都是强调心态的平和。

第三句话"节阴阳而调刚柔",从中医的角度来理解,这句话是告诉大家应保证体内阴阳的平衡,身体内部达到一种和谐状态,人就不容易生病了。

以上只是简单地介绍下《黄帝内经》关于养生的论述,下面我们将从三个方面详细介绍一下顺四时、和喜怒、节阴阳的相关内容。

顺四时——生命自有"生、长、收、藏"的定律

我们的祖先早在几千年前就认识到了顺应时节、效法自然的养生之道,"智者之养生也,必顺四时而适寒暑"。在古人看来,天地是个大宇宙,人身是个小宇宙,天人是相通的,所以养生就要随着四时的气候变化、温热寒凉,做适当的调整。

那么顺四时养生又该遵循怎样的要则呢?"春生、夏长、秋收、冬藏,是气之常也,人亦应之。"这是《黄帝内经》的回答。

在五行当中,春天与木相对应,而春季正是草木萌芽、生长的时候,人既然与大地相通,与自然界有着同样的运行规律,那春季养生就要"生",即春生,因为我们身体内部的气血都往外生发,所以这个时候不要抑制自己,而要舒展自己的筋骨,多做做运动。同样,夏季万物进一步生长,呈现一片欣欣向荣之象,人体也要顺应"长"这一节律,要奋发图强。

秋天开始收获、储备,为过冬准备好足够的干草粮食,而人也要开始"收",以迎接冬日的到来,所以要多补补身体,多吃点儿好的;冬天天气冷了,树木脱掉了叶子,动物钻到了洞里头,自然界的万物都藏了起来,人也要跟着时节的变化走,所以冬季要"藏",

要补养好自己的身体，多吃羊肉、狗肉，因为冬天养好了，春天就不容易生病，这正应了民间的谚语："冬天进补，开春打虎。"

我们每个人就像树叶一样，春季生发，夏季生长，秋天收获，冬天贮藏，遵从自然界的生长收藏规律。春生、夏长、秋收、冬藏是生物适应四季气象变化形成的普遍规律，春生以冬藏为条件，冬藏以秋收为条件，秋收以夏长为条件，夏长以春生为条件，顺四时养生就要遵循"生、长、收、藏"这个定律，否则，健康就要受到威胁。对于我们每个人来说，在生命旅程中，要想健康地活到天年，那么在每一年里，按照春夏秋冬四季的变化规律来养生，是至关重要的。

和喜怒——七情事关五内，过喜过悲皆不宜

中医非常注重情志养生，过喜过忧都会对身体造成伤害。《黄帝内经》中谈道："恬淡虚无，真气从之，精神内守，病安从来。"就是要大家淡泊名利，放宽眼界，追求心灵的内在平衡与和谐。

中医把喜、怒、忧、思、悲、恐、惊七种情志变化称为七情，七情与脏腑的功能活动有着密切的关系，七情分属五脏，以喜、怒、思、悲、恐为代表，称为五志。七情是人体对外界客观事物的不同反映，是生命活动的正常现象，不会使人发病。但在突然、强烈或长期性的情志刺激下，超过了正常的生理活动范围又不能适应时，就会使脏腑气血功能紊乱，从而导致疾病的发生，这时的七情就成为致病因素，而且是导致内伤疾病的主要因素之一，故称为内伤七情。周瑜、程咬金、林黛玉等，或气死，或笑死，或忧死，无不和情绪太过有关。

《素问·阴阳应象大论》中说，"怒伤肝""喜伤心""思伤脾""忧伤肺""恐伤肾"，这表明七情过激可直接影响内脏生理功能，而产生各种病理变化，不同的情志刺激可伤及不同的脏腑，产生不同病理变化。内伤七情具体来说就是：

喜伤心。喜可使气血流通、肌肉放松，有助于消除机体疲劳。

但欢喜太过，则损伤心气。阳损使心气动，心气动则精神散而邪气极，出现心悸、失眠、健忘、老年痴呆等。所以我们要学会控制自己的情绪，做到不以物喜，不以己悲。

怒伤肝。怒则气上，伤及肝而出现闷闷不乐、烦躁易怒、头昏目眩等，亦是诱发高血压、冠心病、胃溃疡的重要原因。所以在遇到烦恼时，一定要学会暗示自己"一切都将过去""破财免灾""知足常乐"等，这样心情就会轻松，头脑也会冷静下来。

思伤脾胃。思则气结，大脑由于思虑过度，使神经系统功能失调，消化液分泌减少，出现食欲不振、纳呆食少、形容憔悴、气短、神疲力乏、郁闷不舒等。如果你是个心思比较重的人，那么最好找个倾诉的对象，有什么事情想不开就对他倾诉一番。

忧悲伤肺。忧和悲是与肺有密切关联的情志，人在强烈悲哀时，可伤及肺，出现干咳、气短、咯血、音哑及呼吸频率改变，消化功能严重干扰之症。

惊恐伤肾。惊恐可干扰神经系统，出现耳鸣、耳聋、眩晕、阳痿，其可致人死亡。在生活中，通过惊恐的语言暗示，把人吓死的已屡见不鲜。

由此可见，心理、精神状态对于人的气血和五脏六腑有着十分重要的影响，人们常说的因郁致病也就是这个道理。我们见过很多长寿者，他们当中生活苦难者有之，吸烟喝酒几十年者有之，疾病缠身者有之，但他们都有一个共同点，就是心胸宽广、与世无争、淡泊人生、经得起各种不良刺激，即使命运、精神受到重创，情绪起伏也不会太大。其实这就是《黄帝内经》中所说的"恬淡虚无，精神内守"，只要做到这些，健康长寿就是自然而然的事情。

节阴阳——阴阳平衡是健康长寿的基础

健康长寿是人们共同的美好愿望，也是人类高质量生存的表现。自古以来，追求健康长寿的方法五花八门，而阴阳平衡才是健康长寿的基础。

关于阴阳平衡这个问题，《周易》和《黄帝内经》这两部经典都有表述。

中华文化群经之首《周易》提出了一个千古命题，叫作"一阴一阳谓之道"，就是说，万事万物的运动都是阴阳的运动，阴阳运动是万事万物的原规律。生命活动概莫能外，生命运动是阴阳运动。所以，中

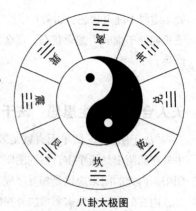

八卦太极图

医学、养生学都以阴阳为核心。《周易》认为，阴阳相互作用是万事万物运动的根本，八卦和太极图都表明，阴阳运动维持着动态的相对平衡，正常的平衡被破坏就会导致精气神失调而产生衰老。

《黄帝内经》认为，阴阳是万物生杀的根本，阴阳是生命的根本。另外，《黄帝内经·素问》还提出了"法于阴阳，和于术数，食饮有节，起居有常，不妄作劳，故能神与形具，而终其天年，度百岁乃去"的健康长寿之道。意即一个人要想健康长寿，必须把握阴阳，顺应四时调节规律。

中医的阴阳学说还认为，人体的阴阳变化与自然四时阴阳变化协调一致，同时能保持机体与其内外环境之间的阴阳平衡，就能增进身体健康，预防疾病的发生，进而达到延年益寿的目的。中医学主张"治未病"和"以预防为主"的观点，旨在培养人体正气，提高抗病能力，防止病邪侵害。所谓"正气存内，邪不可干；邪之所凑，其气必虚"，就是这个道理。

当然，阴阳平衡所涉及的面是广泛的。就是说，人要达到健康长寿的状态，身体和心理应保持好各种平衡，如心理平衡、代谢平衡、营养平衡、机体平衡、动静平衡等。如果这些方面处于相对平衡状态，可以说人的身体健康状况和情绪是好的；如果在某一方面或某些方面出现了严重的失衡，就会导致某些疾病的发生，或机体

处于虚弱不健康状态。如果人体长期处于疾病之中而不能及时康复，或长期处于虚弱不健康状态，那么，长寿、欢度晚年，只能是纸上谈兵。

天人合一的养生思想：法于阴阳

"法于阴阳"，简单而言就是效法阴阳。阴阳包括两方面，其中外在的阴阳是指宇宙自然的阴阳，而内在的阴阳则是指人体内的阴阳。内外的阴阳应该是相互感应、相互影响的，从养生的角度而言，内在的阴阳变化需要效法外在的阴阳，也就是说我们的日常生活要按照宇宙自然的阴阳规律进行。

宇宙自然的阴阳规律也就是天地阴阳的变化，再具体化一点儿，它包括一年中太阳的运行变化，一个月中月亮的变化，一天中白天和黑夜的变化，根据这些变化来养护我们的生命。地球绕太阳公转一周就有一年的变化，出现了春夏秋冬的四季变化，春夏为阳，秋冬为阴；地球自转一周就有了一天的变化，白天和黑夜，其中白天为阳，黑夜为阴。月亮绕地球一周就有了阴晴圆缺的变化，一共有晦、朔、弦、望四种月相。根据这些自然界的变化规律起居生活，如"日出而作，日落而息"，随四季的变化而适当增减衣被。

一月养生——阴晴圆缺与养生保健的奇妙关系

中医认为：月亮的盈亏变化会直接影响人的气血、经络之气的盛衰，这种变化会对防病治病和养生保健产生奇妙的影响。《素问·八正神明论》说："月始生，则血气始精，卫气始行；月廓满，则血气实，肌肉坚；月廓空，则肌肉减，经络虚，卫气去。"

月亮的盈亏变化对人体产生如此大的影响，与月球对地球的引潮力有关。

现代医学研究证实，月球引潮力与地磁场力对人体的干扰较大，会影响人体内的激素、电解质平衡，导致生理、心理上的各种变化，使疾病的发病率明显高于常态，甚至犯罪率、交通事故发生率、人的食量在这一时间段也会出现突然变化。这种引潮力还会影响人的心脑血管，使已狭窄的血管因受压而变形，血压波动幅度增大，血液流动受阻，容易发生血栓、动脉痉挛、脑血管破裂等情况，诱发心绞痛、心肌梗死、中风猝死等。月相变化对人的心理也有影响，满月时人的情绪比平时紧张，容易激动和失眠，癫痫病发作的可能性更大。

每月阴历三十、初一、初二出现的月相叫新月或朔，此时月缺无光，白天阳气渐弱，夜晚阴气渐虚，机体抵抗力下降，是风心病、肺心病、冠心病、心绞痛、心肌梗死、脑梗死的易发和加重期。患有上述疾病的人在这几天内要注意及时添加衣服，避免感受风寒邪气，还要保持情绪稳定。

此时亦应注意补气养血、固本扶正，可在朔日正午时分（中午11点至下午1点）服用补气生血的黄芪当归鸡汤：将鸡腿1只切小块，汆烫后去血水，与当归5克、黄芪15克、清水1000克放入锅内，大火煮开后改小火煮至鸡腿熟烂，加盐、酒调味后食用，连服3天。午时是手少阴心经最旺盛的时候，此时服药能使药液迅速发挥药力。此外，坚持晚上9~10时就寝，睡前拍打后背，先拍正中，再拍两侧，从上至下50~100次，能振奋心阳，有助于夜间体内血液循环。

每月的阴历初六、初七、初八、二十二、二十三、二十四出现的月相统称弦日，月初三天为上弦日，月末三天为下弦日，均处于月周期涨落潮的中间段。上弦日白天阳气渐长，夜晚阴气渐生；下弦日白天阳气渐衰，夜晚阴气减弱。这段时间是支气管炎、肺炎、传染性肝炎、慢性胆囊炎等感染性疾病的易发和加重期，尤其是上弦日的下半夜和清晨，下弦日的下午和傍晚是犯病的危险期。

呼吸系统不太好的中老年人，在弦日可服用玉屏风制剂来扶正气、祛邪气，防治疾病。取黄芪360克、白术（炒）120克、防风120克粉碎加工制成药丸，或到当地药店购买成药。同时加强营养，注意气候冷热变化，及时防寒保暖（特别重视背部保暖），尽量不与呼吸道病人接触。

阴历十四、十五、十六出现的月相叫望，这段时间明月高悬，人体内的血液压力就会变低，血管内外的压力差、压强差特别大，容易引起心脑血管的意外，有这方面疾病的人要引起注意。

此外，女人比男人更容易受到月节律的影响，女人每个月的月经跟月节律的变化关系密切。明代医学家李时珍说："女子，阴类也，以血为主。其血上应于太阴，下应海潮，月有盈亏，潮有潮汐，月事一月一行，与之相符，故为之月水、月信、月经。"在女性的月经周期中，体温、激素、代谢、性器官状态等的生理改变也有月节律变动。研究还发现妇女免疫机能也有月节律，人的出生率也有月节律，在月圆时出生率最高，新月前后出生率最低。

一天养生——跟随阳气变化，做好每日养生工作

古人认为，一天也是个小四季，早上是春天，中午是夏天，太阳落山是秋天，半夜是冬天，这也正是《黄帝内经》中所说的"一日分为四时，朝则为春，日中为夏，日入为秋，夜半为冬"。

大家对春夏秋冬四个季节的养生方案应该有一定的了解，那么具体到一天之中，我们又该做些什么呢？

一天当中，人体内的阳气与自然界的阳气有同步的变化。如《黄帝内经》所言，清晨人体阳气开始发生；中午时分阳气升至顶点，呈现隆盛状态；傍晚黄昏时分则阳气渐趋于体内，阴气开始增长；到了夜晚，体表阳气已微，阴气渐增，至夜半增至顶点，呈现隆盛之态。一年里面，阳气的生、长、化、收、藏，有这么一个过程。在一天里，人也是这样的，要跟着阳气的变化做好"生、长、收、藏"四项工作。

中国有句老话叫"一年之计在于春，一天之计在于晨"。早上，对我们来说是一个非常重要的阶段，关系着一天的身体与精神状况。中医认为早上是阳气生发之际，阳气是什么，是动力，是力量源泉。

所以，在阳气初生之际做好保养工作很重要。我们需要做的就是吃早饭，多喝点儿粥、豆浆之类的流质食物，少吃饼干类的干食。

另外，早上尽量保持心情愉快，不知你有没有这样经历：早上起来时心情好，非常高兴，那么这一天都会很高兴；相反，早上心情不好，挤公交车时跟人吵了一架，或者跟家人闹别扭了，心情郁闷，那么这一天你都高兴不起来，工作效率也提不上去。所以，早上一定要想办法让自己高兴起来。怎么做到这一点呢？每天早晨起床后，不要急于洗脸，要对着镜子，向镜子里的你微笑。为什么要在起床的时候做？按照心理学的研究，刚起床时是人从潜意识进入到意识的分界线，是从潜意识到意识的过渡时期，这个时候保持快乐的心态，或者鼓励自己，那么这一天就可以变得很愉快、很快乐。

中午阳气达到顶点，这个时候建议大家睡个午觉。这也是古人说的子午觉。所谓子午，是子时和午时，即中午11点到1点，半夜11点到1点。半夜11点到1点的时候，人的阳气开始初生，并逐渐增强，一直到正午11点，阳气最旺盛；一到午时，阴气开始初生了，阴气逐渐生长，一直到半夜的11点达到最盛。所以子时和午时，一个是阳气初生的时候，一个是阴气初生的时候，不论阴气和阳气，在初生的时候都是很弱小的，需要我们保护它。

太阳西下时阳气渐虚，汗孔也随之密闭。所以到了晚上阳气收藏的时候，不要再扰动筋骨，不要受雾露的侵袭。到了深夜，阳气降到最低点，体内出现一片阴霾之气，这个时候就不要吃夜宵了，因为身体没有动力来消化它，不但不能吸收，还会影响睡眠。另外，晚上11点到1点的时间段内，如果你处在睡眠状态的话，阳气刚刚恢复，它不会耗散掉，如果这时候你很好地睡觉了，高血脂、糖尿病发作概率就小。如果违反了阳气的活动规律，那么形体就会受邪气的困扰而衰薄。

天人是相应的，自然界阴阳气交换变化具有规律性，那么人体就应与"天地相参，日月相应"，做好一天内调养工作，预防疾病，延年益寿。

符合天道的养生方法：和于术数

"和于术数"的意思是根据正确的养生保健方法进行调养锻炼，比如运动要适量、饮食要合理、不过度劳累，戒烟限酒等。这一点其实就是现在所倡导的健康的生活方式。通俗一点说，就是该吃饭时吃饭，该睡觉时睡觉，不要透支身体，注意休息，同时保持健康的心理状态。这几句话说起来轻轻松松，但是真正做起来却面临着很多挑战。

现代人尤其是生活在大城市的人，生活压力都很大，没房的要拼命工作攒出首付钱，买了房还要筹钱还房贷，即使不买房买车，也要卖力地工作以避免在激烈的竞争中被淘汰。所以，上班族加班、熬夜、应酬都是司空见惯的事情。另外，有很多现代人喜欢夜生活，很晚了也不睡觉，仍旧在上网、唱歌、蹦迪。这些错误的生活方式，严重影响了现代人的健康。

所以，想要身体健康，主要还得靠自己调节生活习惯，实施起来尽管会有困难，但只要坚持，就会看到好的结果。

生命在于运动，运动适量才健康

人们常说"生命在于运动"，但为什么很多职业运动员不能长寿，还屡屡受到伤病的困扰呢？举例而言，德国著名网球运动员贝克尔，在医生对他全面体检并科学测定后发现，他虽年仅23岁，但其生理状态已超过40岁。其原因在于超量训练、马不停蹄地参加各项大赛，以致身体器官早日"老化"，心肺功能下降得很快。由此可见，过度的运动不但达不到运动效果，还会损伤身体。

我们的身体就像一部机器，机器需要运转，不运动就会发生故障，所以一定要活动。但"动"也不能过了头，超过自身承受能力的激烈运动，往往会造成身体某些重要器官的"磨损"和"耗伤"，引发一些运动性疾病，甚至出现早衰和夭折，可谓过犹不及。职业运动员们就是因为长期进行剧烈的、高强度的运动，导致组织器官的损伤，加速了衰老。

运动是人不可缺少的，它可加快食物消化，使血液循环畅通无阻。这就像门轴，时常使用转动，就不会僵涩失灵，但一定要掌握好度。这是因为大量运动是要耗费人体大量气血的，精气储藏于人体深处，它持续缓慢地供应着人体的日常生活所需。大量运动在短时间内造成大量气血的损耗，会逼迫人体把原本应该储藏起来慢慢使用的精气在短时间内大量释放出来，以维持人体的需要。年轻时运动过度，可能当时并没有什么不适感，但岁数大了，很多疾病就可能找上门来。这在那些专业运动员的身上体现得最为明显，他们中的很多人，年龄稍大后身体出现的问题比常人多。

这里给大家两点具体建议，这是大家在运动中最容易忽视的地方。

第一，冬天要减少运动。

古人有"冬不潜藏，春必病温"之说。冬季是人体阳气潜藏、温养脏腑的好时期，此时应尽量减少活动，否则春天就会生病。

有个年轻女孩，为了增强体质便开始锻炼，冬天也不例外。数九寒冬她还要每天打两三个小时的乒乓球，出一身汗，自己感觉身体很舒服。医生嘱咐她不要这样，否则来年必病，但女孩固执地坚持这种运动方式。冬去春来，女孩的体质不但没有增强，还频频感冒。所以等到冬天又来临时，她便听从医师的建议，没再去剧烈运动。来年，她的健康状况有了明显好转。

第二，运动时间不要太晚。

现代许多繁忙的都市人都利用夜间进行运动，人体经过一整天的体力消耗，到了晚上已经没有多余的能量可供运动。因此运动时身体必定是调动储存的肝火，加上运动的激发，精神处于亢奋状态，在夜间九十点钟停止运动后，至少需要两三个小时让这种亢奋状态消除，才可能入睡。由于肝火仍旺，这一夜的睡眠必定不安稳。这种运动对身体不但没有任何益处，如果形成长期的习惯，反而会成为健康的最大杀手。多数人都以为运动可以创造能量，所以才能在运动之后精神特别好，殊不知完全是透支肝火的结果。

所以，我们在运动时要注意三个要点：量、质、巧。也就是说，运动要保证合适的量，既要运动，又不能过头。重在质，就是运动要能够给身体健康提供正面影响，通过运动增强身体机能。强调巧，就是不能盲目运动，要根据自己的需要和实际情况，安排合理的运动计划。

合理饮食要做到"三节"：节制、节律、节忌

饮食养生对养生保健来说十分重要，而其中很重要的一点就是饮食有节。在这一点上，小小的蚂蚁能给我们很多宝贵启示。蚂蚁每次吃得少，不过饱，又什么都吃。人也应该学学"蚁食"，保持良好的食欲，并且限制食量，什么食物都要吃一点儿，五谷杂粮，粗茶淡饭，荤素兼宜，不要偏食，才能使营养全面、合理、平衡。

学习蚂蚁的经验，就要做到"三节"：一是节制，指节制饮食，即不偏食、不嗜食、不多食；二是节律，指饮食要定时定量；三是节忌，指要忌口，身体不需要的，对身体有害的，不卫生的饮食，均为禁忌。

饮食有节首先要注意不偏食、不嗜食、不多食。单靠吃某一种食物，不能满足人体需要，甚至会引起营养缺乏症。只有样样都吃，样样又不多吃，才能发挥营养素的互补作用，满足机体对多种营养的需要。

对于老人而言，饮食上少食多餐。因为老年人肝脏合成糖原能力降低，对低血糖耐受力较差，容易感到饥饿和头晕。因此，睡前、起床后或两餐间可适当吃少许食物。一般每日可安排 5 餐，每餐量不宜太多，餐间不吃零食，特别是不要吃甜食，以免影响食欲，导致消化功能紊乱。切忌暴饮暴食，美餐、宴席也不多吃。否则，就会破坏胃肠、胰胆脏器功能，严重者会造成急性肠胃炎、急性胃扩张、急性胰腺炎，诱发心脏病等。

饮食有节还要注意定时定量，不过饥过饱，不过冷过热，不暴饮暴食，不偏嗜偏食。国外有科学家曾对 1400 名处于正常热量供应

状况下的 60 ~ 64 岁的人进行了试验研究，其中 668 人每天吃 1 ~ 2顿饭，每 3 人中就有 1 人患不同类型的心血管疾病；156 人把同样的饮食量分为 5 次吃，即每天吃 5 顿，总量不变，患心血管病的人数是 1/6，比 1 天吃 3 顿者的患病率下降 13.3%。由此可见，饮食有时有量对身体健康有着非常重要的意义。

此外，要重视饮食禁忌。五味能入五脏而起作用，如辛味多有发散、行气和血作用，故能解表止痛化瘀，过剩则能散气；甘味多有和缓及补养作用，故能养阴和中，多食则能壅塞气机，使腠理不通；酸味有收敛固温作用，能治久泻、脱肛和遗精，多食则易痉挛；苦味有清热降火和健胃作用，故能清热泻火、通便健脾，多食则寒中；咸味有软坚润下的作用，能散结、治痰、通便等，多食则导致血凝。

探寻生死原因，养生更有目的性

生命是一个发展变化的过程，这一过程我们知道可粗略地分为生、长、壮、老、已五大阶段，这五个阶段说明生命是有限的。《黄帝内经》中有"尽终其天年，度百岁乃去""人之寿百岁而死"的记载。另外，《老子》中还曾记述"人之大限，以百二十为限"，这些文字记载都说明古时的人们认为寿命的限度在 100 ~ 120 岁，就现实情况来看这一寿限也是比较符合的。

人的生命需要经历出生、发育、成长、成熟、老化以至死亡，寿命正是人在这些阶段中的生存时间，通常用年龄来衡量。如果说人的寿命是在 100 ~ 120 岁，可为什么实际生活中能活到百岁的人如此少见？

对于这一问题，很多人都存在着疑惑。在农村里生活过的人可能有这样的回忆，在小的时候，似乎不管在哪个村子里，都会看到年逾古稀的老人聚在一起晒太阳、聊天，他们精神矍铄，身体很好，尽管当时的医疗卫生和饮食条件并不好。反观现在，医疗卫生和饮食条件比以前要好很多，可是村中却很少出现那么多健康老人村头"聚会"的情形了，而且老年人得病的概率也越来越高。这是怎么回事呢？如果按照这样的分析来看，似乎人类寿命长短，并不取决于饮食、医疗、卫生等条件，那么到底是什么决定了人寿命的长短？

肾阳主宰着寿命的长短

《素问·生气通天论》中指出："阳气者，若天与日，失其所，则折寿而不彰。"意思是说，人身上的阳气，就好像天上的太阳一样，决定着人的寿命。我们体内的五脏也有自己不同的阳气，其中，肾的阳气起着决定性的作用。每个人的肾阳都是有限的，一般情况下，肾阳可供人体使用一百年左右，这也是人的自然寿命。

肾阳是逐渐发育的，是一个从弱到强，又从盛到衰的演变过程。对于这一过程，《黄帝内经》中有相关的论述，《灵枢·天年》中说："人生十岁，五藏始定，血气已通，其气在下，故好走……百岁，五藏皆虚，神气皆去，形骸独居而终矣。"文中所说的五脏之气，实际上就是不同的阳气。肾的阳气是五脏之气工作的动力，所以，五脏之气的盛衰规律，其实也反映了体内肾阳的变化规律。在《素问·上古通天论》中，还有关于肾阳的较为详细的描述，也就是女七男八的规律，在这里我们不再做过多的解释。

当人处于儿童时期时，身体的发育最快，肾阳在此时也是逐渐变强的时候。等到了成年，人体发育完全后，肾阳也达到了一生中最强盛的时期。成年之后，肾阳就会逐渐变弱，人也会步入老年，最后，肾阳衰竭，人的生命也就结束了。所以，在中医理论中，肾阳决定着寿命的长短。

既然肾阳的有无，主宰着人的寿命，决定了人的生死，那么，我们怎样才能避免肾阳的减少，或者说让肾阳衰减得慢一些，从而达到延长寿命的目的？令人失望的是，目前我们并没有办法让肾阳永远保持强盛，原因在于肾阳是能量的聚集，当它达到最大值之后，自然会逐渐衰减。这就好比太阳在早晨升起，地面上的温度开始上升，到了中午，热量达到最大值，然后过了中午，热量逐渐降低，最后太阳落山了，温度也随之到了最低值。不过，尽管我们无法让肾阳永远保持在"年轻"的姿态，但是却可以减缓它衰减的速度，从而实现延年益寿的目的。

大家知道，和尚、僧侣中高寿者有很多，他们为何能如此高寿呢？和尚通常不娶妻室，根据中医的理论，"肾精"少泄能够防止早衰。《黄帝内经·素问》中认为，肾为五脏之本，养生之道须重养肾。肾阳足，则纳气大，才能健身益寿。所以，和尚的寿命相对较长。另外，和尚平时都会坐禅、念经，这也是他们一天中的主要工作，这样的生活可以让人达到清心寡欲，与世无争的境界，静而不动的生活方式，本身就会让阳气消耗得慢，再加上和尚的心态较好，寿命自然也就更长了。

当然，和尚长寿的原因还有很多，比如饮食、居住环境等，在此，我们主要针对的是肾阳衰减来进行讨论。

为什么我们的寿命都不一样

为什么人与人之间的寿命长短并不相同？究竟是什么影响到了寿命的长短？每个人对此都曾抱有疑问。在《黄帝内经》中，影响人的寿命的因素从大的方面来讲，主要有内因和外因两方面。

从外因上来看，首先是情志因素，即七情太过影响人的寿命。七情，指喜、怒、忧、思、悲、恐、惊7种情志。这七种情志的变化与脏腑的功能活动有着密切的关系，简单来说"心在志为喜""肝在志为怒""脾在志为思""肺在志为忧""肾在志为恐"。假如一个人长期受到精神刺激或遭受到突然而又剧烈的精神创伤，很容易引起体内阴阳气血失调，进而导致脏腑功能紊乱，疾病丛生，早衰也会提前而至。

另外，饮食不节也会造成身体的早衰。俗话说"民以食为天"，《黄帝内经》中关于饮食对健康的影响有详细的介绍。比如《素问·腹中论》中说："此饮食不节，故时有病也。"《素问·痹论》也指出："饮食自倍，肠胃乃伤。"《素问·阴阳应象大论》中说："水谷之寒热，感则害于六腑。"在《素问·奇病论》等内容中也有相关的记载。

情志和饮食是导致人身体早衰的比较重要的外因因素，当然除了这两点之外，还包括缺少锻炼、过度劳累等，这些还是比较好理解的，下面我们再来看一下影响到寿命的内因。我们可以将其归为六个因素：

1. 阴阳失衡

《黄帝内经》说："人生有形，不离阴阳。"从生理病理的角度来看，人体正常的生理活动全依赖于体内的"阳气"和"阴精"的协调一致，如果阴阳失衡，出现阴阳偏盛偏衰的现象，就会导致疾病，引起衰老。从另一方面来说，调节阴阳也能有效地抵抗衰老。

2. 肾阳亏损

《黄帝内经》将肾看作是人的"先天之本"，肾阳更是人体强弱寿夭的关键因素，它的盛衰，决定着我们的身体是强壮还是衰弱，寿命是长还是短。如果肾阳亏损，身体衰弱，自然人的寿命期限也会相应地缩短。

3. 心脏衰老

《黄帝内经》认为"心主血脉"，也就是说心主血，血行脉中，脉是血液运行的通道，心具有推动血液在脉管中运行以营养全身的功能。如果一个人的心气不足，心血亏少，就会影响到血脉的运行，进而影响到神志功能，从而加速衰老。

4. 肺脏衰弱

肺主气，而且是全身之气，它不仅是我们主要的呼吸器官，还可以将这种呼吸之气转化成全身的正气、清气，从而将气舒布到全身。另外，《黄帝内经》还提到"肺朝百脉，主治节"，既然百脉都朝向于肺，假如肺气衰，全身的机能必然就都会受到影响，衰老也就成了不可避免的事。

5. 肝脏衰老

人体的早衰还与肝脏有着密切的关系。肝有两个重要作用：一是肝藏血，具有贮存和调节血量的作用；二是肝主疏泄，关系到人体气机的调畅。而气机的升降出入如果失常，人则会衰老，甚至死亡。

6. 精气虚衰

精是构成人体和促进生长发育的基本物质基础，气是生命活动的根本和动力，为生化之根。所以，任何损伤精气的内外因素，都会加速身体衰老、缩短寿命。

避开五劳和七伤，寿命才能长

寿命的长短同疾病有很大关系，很多人就是因为积劳成疾伤了元气，最后才缩减了寿命，过早离开人世。人之所以得病有很多原因，其中最重要的就是"五劳"与"七伤"。

究竟什么是"五劳七伤"呢？"五劳"是指久视伤血，久卧伤气，久坐伤肉，久立伤骨，久行伤筋；"七伤"是忧愁思虑伤心，大怒气逆伤肝，寒冷伤肺，大饱伤脾，房劳过度、久坐湿地伤肾，恐惧不节伤志，风雨寒暑伤形。总的说来，这些均为诸虚百损之症。

首先让我们来看看"五劳"。

"久视伤血"，是指如果一个人长时间用眼视物，不但会使视力下降，还会导致人体"血"的损伤。因为肝主血，人的视力有赖于肝气疏泄和肝血滋养，故有"肝开窍于目"的说法，所以以眼睛过度劳累会损伤肝脏，进而影响血的调节。也因此，如果盯着电视或电脑太长时间，不但会损伤肝脏，还会消耗体内的血。

"久卧伤气"，是指人如果是只躺卧不运动，人体内的气脉就运行不起来，就会伤及人的肺气。

"久坐伤肉"，其实伤的是脾，在办公室里经常会遇到这种人，他就喜欢坐着，从不起来走走，非常懒，能坐就不站着，能躺着就不坐着，这样的人其实脾湿已经非常严重了。由于不爱运动，脾的运化功能非常差，才会出现这种状况，这种人吃饭也不会香。

"久立伤骨"，其实伤的是肾，因为肾主骨，如果老站着的话，就会伤及肾，腰部、腿部就会出现问题。

"久行伤筋"，其实伤的是肝，因为肝主筋，过分劳累和运动就会伤及肝脏，肝脏就会出现问题。

接下来再认识一下"七伤"。

"忧愁思虑伤心"，一个人如果过于忧愁思虑就会伤心神。

"大怒气逆伤肝"，一个人在大怒的时候对肝脏损伤很大，除此之外，即使大怒时憋着、忍着也会伤肝，所以最好不要生气。

"寒冷伤肺"，我们现在太多人不顾忌自己的身体大量喝冷饮，这样对肺气的伤害是很大的，而且也伤胃。有一些孩子脸上有痤疮，就是因为过度喝冷饮造成的。

"大饱伤脾"。一个人如果吃得过饱就容易伤脾，脾的运化功能不好，就会伤及身体。"房劳过度、久坐湿地伤肾"。如果房事频繁或者久坐湿地，就会伤肾。所以，在办公室感觉疲惫的时候可以伸懒腰，这样对调动身体的气机是非常有好处的，这是因为双臂向上伸拉的是胆经，胆经是生发之机。

"恐惧不节伤志"。如果一个人整天处于恐惧的状态下，就会伤及肾脏，从而影响一个人的志气，因为肾主志。为什么小孩子志向都很远大啊？就是因为他们的肾精非常足，而成人以后肾精就没那么足了，所以，志气也大不如从前了。

"风雨寒暑伤形"。如果一个人不根据气候变化来改变穿衣，那么对他的形体的伤害是非常大的。有些女孩子有时候觉得小腿肚比以前粗了，其实就是因为经常不保护好腿部，让其受寒，为了抵御寒冷，更多的脂肪就会积聚在腿部。

造成"五劳七伤"的原因很多，有的还与食品的"五味"、节令的"四时"，甚至风向的方位有着密切的关系。所以，养生学认为：在养生时，要注意酸、甜、苦、辣、咸应适量，切不可偏食；在生活起居上，要按季节的交替、冷暖，适时增减衣服，适当锻炼，

　　　　养生是比医生更好的医生

顺乎自然。这些都是强身健体，预防"五劳七伤"的必要措施。

人分九种，养生也要因人而异

世界上没有两片完全相同的叶子，自然也没有完全相同的两个人。就养生而言，因为每个人的身体状况是不同的，所以需要针对自己进行个性化养生。中医一贯重视对体质的研究，早在两千多年以前成书的《内经》里，就对体质学说进行了多方面的探讨。比如《灵枢》中的《阴阳二十五人》和《通天》，就提出了两种体质分类方法。在《素问·异法方宜论》里还指出，东南西北中五方由于地域环境气候不同，居民生活习惯不同，所以形成不同的体质，易患不同的病症，因此治法也要随之而异。

现代人将体质一共分为九种，除了健康的平和质外，剩下的八种都属于不良体质。它们分别是阴虚体质、阳虚体质、气虚体质、血虚体质、阳盛体质、痰湿体质、血瘀体质、气郁体质，并一一给出了调理建议，下面我们就来为大家分别介绍。

阴虚体质

【体质特点】

形体消瘦，午后面色潮红、口咽少津，心中时烦，手足心热，少眠，便干，尿黄，不耐春夏，多喜冷饮，脉细数，舌红少苔。

【调理方法】

（1）饮食调养：宜多吃芝麻、糯米、蜂蜜、乳品、甘蔗、蔬菜、水果、豆腐、鱼类等清淡食物，并着意食用沙参粥、百合粥、枸杞粥、桑葚粥、山药粥。有条件者，可食用燕窝、银耳、海参、淡菜、龟肉、蟹肉、冬虫夏草、老雄鸭等。而葱、姜、蒜、韭、薤、椒等辛辣燥烈之品应少吃。

（2）体育锻炼：不宜过激活动，太极拳、八段锦、内养操等较为适合。气功宜选固精功、保健功、长寿功等，着重咽津功法。

（3）药物养生：阴虚体质者可长期服用首乌延寿丹，也可根据阴虚部位和程度而调补，如肺阴虚，宜服百合固金汤；心阴虚，宜服天王补心丸；脾阴虚，宜服慎柔养真汤；肾阴虚，宜服六味丸；肝阴虚，宜服一贯煎。

阳虚体质

【体质特点】

形体白胖，或面色淡白，平素怕寒喜暖、手足欠温，小便清长，大便时稀，唇淡口和，常自汗出，脉沉乏力，舌淡胖。

【调理方法】

（1）饮食调养：宜多食羊肉、狗肉、鹿肉、鸡肉等壮阳食品。夏日三伏，每伏可食附子粥或羊肉附子汤一次，配合天地阳旺之时，以壮人体之阳，最为有效。

（2）体育锻炼：体育项目当据体力强弱而定，散步、慢跑、太极拳、五禽戏、八段锦、内养操、工间操、球类活动和各种舞蹈活动等皆可选择，亦可常做日光浴、空气浴。气功宜做强壮功、站桩功、保健功、长寿功。锻炼须坚持不懈，每天进行 1～2 次。

（3）药物养生：可选用补阳祛寒、温养肝肾之品，常用药物有鹿茸、海狗肾、蛤蚧、冬虫夏草、巴戟天、淫羊藿、仙茅、肉苁蓉、补骨脂、胡桃、杜仲、续断、菟丝子等，成方可选用金匮肾气丸、右归丸、全鹿丸。偏心阳虚者，桂枝甘草汤加肉桂常服，虚甚者可加人参；偏脾阳虚者，可选理中丸，成附子理中丸；脾肾两虚者可用济生肾气丸。

气虚体质

【体质特点】

形体消瘦或偏胖，面色白，语声低怯，常自汗出，动则尤甚，体倦健忘，舌淡苔白，脉虚弱。

【调理方法】

（1）饮食调养：可常食粳米、糯米、小米、黄米、大麦、山药、籼米、马铃薯、大枣、胡萝卜、香菇、豆腐、鸡肉、鹅肉、兔肉、鹌鹑、牛肉、狗肉、青鱼、鲢鱼。若气虚甚，可选用"人参莲肉汤"补养。

（2）体育锻炼：须坚持做养肾功，其功法为：①端坐，两腿自然分开，双手屈肘时侧举，以两胁部感觉有所牵动为度，随即复原，可连做十次。②端坐，左臂自然屈肘，置于腿上，右臂屈肘，手掌向上，做抛物动作 3～5 次，然后，右臂放于腿上，左手做抛空动作，与右手动作相同，每日可做五遍。③端坐，两脚自然下垂，先慢慢左右转动身体 3 次，然后，两脚悬空，前后摆动十余次。④端坐，宽衣，将腰带松开，双手相搓，以略觉发热为度；再将双手置于腰间，上下搓摩腰部，直至腰部感觉发热为止。

（3）药物养生：平素气虚之人宜常服金匮薯蓣丸。脾气虚，宜选四君子汤，或参苓白术散；肺气虚，宜选补肺汤；肾气虚，多服肾气丸。

血虚体质

【体质特点】

面色苍白无华或萎黄，唇色淡白，不耐劳作，易失眠，舌质淡，脉细无力。

【调理方法】

（1）饮食调养：可多食荔枝、松子、黑木耳、菠菜、胡萝卜、猪肉、羊肉、牛肝、羊肝、甲鱼、海参、平鱼等补血养血的食物。

（2）起居调摄：要谨防"久视伤血"，不可劳心过度。

（3）药物养生：可选服当归补血汤、四物汤、归脾汤。若气血两虚，宜选八珍汤、十全大补汤、人参养荣汤，亦可改汤为丸常服。

阳盛体质

【体质特点】

形体壮实，面赤，声高气粗，喜凉怕热，喜冷饮，小便热赤，大便熏臭。

【调理方法】

（1）饮食调理：忌辛辣燥烈食物，如辣椒、姜、葱等，少食牛肉、狗肉、鸡肉、鹿肉等温阳食物。可多食水果、蔬菜，如香蕉、西瓜、柿子、苦瓜、西红柿、莲藕等，可常食之。酒性辛热上行，阳盛之人切忌酗酒。

（2）体育锻炼：游泳是首选锻炼项目，此外如跑步、武术、球类等也可根据爱好选择。

（3）药物调养：可以常用菊花、苦丁茶沸水泡服。大便干燥者，用麻子仁丸，或润肠丸；口干舌燥者，用麦门冬汤；心烦易怒者，宜服丹栀逍遥散。

血瘀体质

【体质特点】

面色晦滞，口唇色暗，眼眶黯黑，肌肤干燥，舌紫暗或有瘀点，脉细涩。

【调理方法】

（1）饮食调理：可常食桃仁、油菜、慈姑、黑大豆等活血祛瘀的食物，酒可少量常饮，醋可多吃，山楂粥、花生粥亦颇相宜。

（2）体育锻炼：多做有益于心脏血脉的活动，如各种舞蹈、太极拳、八段锦、动桩功、长寿功、内养操、保健按摩术等，最好全身各部都能活动到。

（3）药物养生：可选用活血养血之品，如地黄、丹参、川芎、当归、五加皮、地榆、续断、茺蔚子等。

痰湿体质

【体质特点】

形体肥胖，肌肉松弛，嗜食肥甘，神倦身重，懒动，嗜睡，口中黏腻，或便溏，脉濡而滑，舌体胖，苔滑腻。

【调理方法】

（1）饮食调理：少食肥甘厚味，酒类也不宜多饮，且勿过饱。宜多食白萝卜、荸荠、紫菜、海蜇、洋葱、枇杷、白果、大枣、扁豆、薏苡仁、红小豆、蚕豆、包菜等健脾利湿的食物。

（2）体育锻炼：当长期坚持体育锻炼，散步、慢跑、球类、武术、八段锦、五禽戏，以及各种舞蹈均可选择，活动量应逐渐增强。气功方面，以站桩功、保健功、长寿功为宜，加强运气功法。

（3）药物养生：因肺失宣降，津失输布，液聚生痰者，可选二陈汤；因脾不健运，湿聚成痰者，可选六君子汤，或香砂六君子汤；若肾虚不能制水，水泛为痰者，可选金匮肾气丸。

气郁体质

【体质特点】

形体消瘦或偏胖，面色苍暗或萎黄，时或性情急躁易怒，易于激动，时或忧郁寡欢，胸闷不舒，时欲太息，舌淡红，苔白，脉弦。

【调理方法】

（1）饮食调养：可少量饮酒，以活动血脉。多食一些行气的食物，如佛手、橙子、柑皮、荞麦、韭菜、茴香菜、大蒜、火腿、高粱、刀豆、香橼等。

（2）体育锻炼：宜多参加旅游活动。气功方面，以强壮功、保健功、站桩功为主，着意锻炼呼吸吐纳功法。

（3）药物养生：常用香附、乌药、川楝子、小茴香、青皮、郁金等疏肝理气解郁药为主组成的方剂，如越鞠丸。若气郁引起血瘀，当配伍活血化瘀药。

三分在药七分在养，有病要治更要养

人们常说"三分治疗，七分将养"，这一句民间谚语是很有科学道理的。在生病之后，大多数人首先想到的是看医生，拿着医生开的药方，如获至宝，然后谨遵医嘱，小心地按照医生的吩咐，饭前或者饭后去吞咽那些味道奇怪的东西。但"是药三分毒"的道理又是尽人皆知，我们更多时候对于病症的恐惧远远超过了对药物毒性的恐惧。与其患病后依赖医、药，倒不如开始提早保养好身体，让自己少生病，甚至不生病。《黄帝内经》中说"上工治未病"，是说高明的医生能够预防疾病，而预防的方法就是"养生"，学会养生才能"百病不扰"。

生病后如果用药只有三分的作用，另外的七分保养比药的作用更加重要。在这"七分"中，其中的一分是心态，也就是说患病后要有战胜疾病的勇气和毅力，过于急躁或者自暴自弃、疑神疑鬼都会加重病情，干扰药物治疗。尤其是在中医治疗的过程中，抱有信任的心理，这样药物才会真正发挥作用。

另一分是饮食，中医治病讲究饮食禁忌。在服用中药的期间，需要忌食鸡、虾、腌制食品和海鲜。忌口的道理很简单，疾病都有一个共同的基础，那就是炎症，两个火字相叠就是炎字，那些忌口的食物都具有助火性热的作用，尤其是盐可谓是化学助燃剂，所以应少吃。而且，患病后病灶部位都存在微循环功能障碍，盐吃多了不利于对病灶的修复。

七分养中最主要的是睡眠，占到五分的比重。白天的时候，人体主要以分解代谢为主，晚上睡眠后则以合成代谢为主。身体的康复有赖于组织的修复，如果不好好睡觉，心里胡思乱想，疾病治愈起来就变得很困难。现代医学也证实，人在睡眠状态会释放内啡肽，能够调整神经内分泌功能，帮助提高机体免疫能力，从而促使疾病

养生是比医生更好的医生

的痊愈。动物不像人类有医生治疗，它们在生病后就会变得特别好睡觉，这是为了提高身体的自愈能力。现代人常常忽视人体的自愈能力，一有病就吃药，诸多的化学物质搅乱了人体的代谢，身体本能的自愈力下降了，所以有些人的疾病就是治不好！造成这种结果的原因还在于个人，因为他们不懂得一个最简单的道理："三分靠药，七分靠养。"

补益"七损"，顺养"八益"——生命周期养生法

"七损八益"是在养生类书籍中经常看到的一个词，现代人多将它理解为房事养生需要遵循的原则。实际上，这个词也可以理解为生理周期养生法。

究竟什么叫"七损八益"？《黄帝内经》中提出：女子代表阴，女子的生命节律以七为一个阶段；男子代表阳，其生命节律以八为一个阶段。按照生理周期，女子五七阳明脉衰，六七三阳脉衰于上，七七任脉衰，所以女子有三损。男子五八肾气衰，六八阴气衰于上，七八肝气衰，八八肾气衰齿落，有四损，男女共七损；女子七岁肾气盛，二七天癸至，三七肾气平均，四七筋骨坚，有四益。男子八岁肾气实，二八肾气盛，三八肾气平均，四八筋骨隆盛，亦有四益，男女共有八益。两者合在一起，就被称为"七损八益"。

如果懂得了人体的这些生理周期，然后按照不同生理周期的身体特点，在益的阶段去顺应它，在损的阶段去补足它，那么就可以达到延缓衰老，保养身体的目的。

女子以七岁为一个周期

先说女子，女子是以"七岁"为一个周期的。

"一七"，7岁时，女性会出现一个生理变化，体内的肾精变成了肾气，并开始推动她的生长发育，表现出来就是女孩子在七岁开始"齿更发长"。幼儿时期，小孩子会长乳牙，到了七岁时，乳牙掉

落换成恒牙，这就是所谓的"齿更"；"发长"的意思是指小女孩儿从黄毛丫头变成了美少女，一头乌发开始长了出来。之所以七岁之前是黄毛丫头，这与肾精密切相关。肾中精气是促进孩子生长发育的根本动力，七岁时，肾精一旦开始"活动"，小女孩儿的头发就会逐渐变成乌黑色。

"二七"，女孩发育到14岁，促进与维持男女性机能的物质开始出现了。此时任脉畅通，太冲脉盛大，女孩子有了月经初潮，具备了生育的能力。而且，这个时候的女孩儿"太冲脉盛"，太冲脉经过肚脐两旁，继续向上走，当气往上行到胸部的时候，女子的第二性征就凸显出来，乳房隆起。乳房的发育标志着少女开始成熟，隆起的乳房也体现了女性成熟体形所特有的曲线美和健康美，并为日后哺乳婴儿准备了条件。

"三七"，21岁时，女性"肾气平均""真牙生而长极"，她们的身体发育基本成熟，长出了智齿，完成了乳房与骨盆的发育，同时身高也停止了增长。她们的身材，可以说是一生中最为曼妙动人的。不过，在这个本该最美好的阶段，女人能不能真正享受到这种美好，就由自己的肾说了算了。肾动力充足，"三七"的女人才能够秀发亮泽、身材挺拔、气质出众。反之，这时的女人就会受到发育不良的困扰——身材瘦小，乳房也会发育不全。

"四七"，28岁时，女人这时候身体基本发育完成了，肾气充盈，所以筋骨变得强壮，头发也亮泽浓密。确切地讲，女人在这个时候身体能量状态达到最高峰，适宜怀孕生子。

"五七"，35岁时，手阳明大肠经和足阳明胃经便开始衰弱，这两条经脉都循行于手脚的外侧，汇聚于头面部。如果阳明脉衰，面容开始憔悴，同时也开始产生脱发的情况。

"六七"，42岁时，手三阳经脉（手阳明大肠经、手太阳小肠经和手少阳三焦经）和足三阳经脉（足阳明胃经、足太阳膀胱经和足少阳胆经）开始衰弱，体现在头部就是面容黯淡发黄，头发开始变白。这也是为何女人一到四十多岁就看上去皮肤粗糙、发质也不好，而且还有银丝。

"七七"，49岁时，女人的任脉虚弱，太冲脉衰退，具有化生月经功能的肾气枯竭，月经停止，因此失去了生育的能力。女人在这个时候，不仅皮肤会变得暗淡无光、皱纹丛生，随之还会出现热潮红（即经常感觉突然之间体温急剧上升，热的感觉从胸部开始，像潮水一样迅速涌向颈部和面部。通常会持续一到两分钟，过后又会觉得身体开始发冷，甚至会打冷战）、心悸多汗及头晕目眩等状况，也就是我们常说的进入更年期了。

男人以八岁为一个周期

男人的生命节律是以八岁为一个周期。

"一八"，8岁时，此阶段是一个男孩子成熟的第一阶段。这时男孩儿的肾气逐渐充实，头发开始茂盛，牙齿也开始更换。女孩儿七岁时为"齿更发长"，男孩儿却正好相反为"发长齿更"，为何男女的顺序是不一样的呢？头发是主生发的，牙齿是主收敛的，所以男子先生发后收敛，女子则先收敛后生发。八岁以后，男孩子的头发生长速度很快，几乎每周都会有一个新的变化，如果不理发就会变得毛毛糙糙很难看，这其实正是精血充盈的表现。

"二八"，16岁时，男孩儿因为肾气的充实，维持生殖的天癸的到来，出现了"精气溢泻"的现象。从中医养生来看，这是男人健康和成熟的表现。此时，若能阴阳交合，就能够生孩子，"二八"男孩已经具备了生育的能力。不过，尽管16岁的男孩儿的身体日益成熟，心态上也不再是个懵懂的小孩儿，有了性冲动，但是家长还是应该教育孩子慎行房事。

"三八"，24岁时，男人的肾气除了支撑他的生育功能之外，剩余的部分就分布到了全身的各个部位。所以，这个时候男人的饭量很大，人长得也很快。男子在此阶段非常有劲，不管是皮肤还是筋骨、肌肉都有很大的弹性。而且这时的男子也会长出智齿，这就是所谓的"真牙生"。所以判断一个男人肾气是否充足，还可以看看他在 24 岁的时候是否长出了智齿。男人到了 24 岁，身高已经到了极点，就不要再指望继续长高了。我们常发现，身边有些男孩子在上小学时个子还很矮，可等到了中学或大学时，身高就会再长一些。所以，矮个子的男子要趁在 24 岁（虚岁）之前，利用一些中药调理肾气，让身体再继续长高一些。

"四八"，32 岁时，男人风华正茂，事业有成，身体状态也达到了顶峰时期。这时的男人"筋骨隆盛"，如何理解呢？当我们用力将筋绷起来的时候，鼓起来的那个状态就叫作"隆"。"盛"的意思是骨髓充盈，骨髓是我们的精髓，是人的生命之本。在这一阶段，男性的身体越发厚实，不再单薄。32 岁的男人，虽然身高上不会出现变化，但是剩下的那些精气会充实到身体各个部位，因此男人会变得肩宽臂厚，十分迷人。在很多女人眼中，这时的男人更能给人一种安全感，而且因为身体正是全盛状态，也是生育的最佳时期。

"五八"，40 岁时，男人一般就会开始掉头发，咬不了多少硬东西了。《黄帝内经·素问·上古天真论》中说"五八，肾气衰，发堕落，齿槁"。女人在 35 岁时会出现脱发的现象，而男人到了 40 岁才会出现，所以，到了中年的女人往往看上去比同龄的男人显老。

不过，尽管男人更耐老，如果不注意调理身体，也很容易出现脱发谢顶，甚至牙齿松动、脱落的现象。养生保健，除了能增强抵抗力，还能让自己比同龄人看起来更加年轻，不易衰老。

"六八"，48 岁时，头面部的三阳精气衰微，这时候男性的脸会变得暗淡枯槁、长皱纹，头发的鬓角也会出现花白的头发。因为六腑功能的衰退，此时的男人更爱吃些软烂的食物。另外，有一句老话叫作"花不花，四十八"。意思是说，人到了四十岁的时候容易变成老花眼。如果此时没有出现"老花眼"，以后一般也不会出现了。

"七八"，56 岁时，男人随着肝气的衰弱，身体也进入了多事之秋。首先 56 岁的男人，筋失去了弹性，骨骼变得脆弱，容易出现骨折的情况。因为"肝主筋""肾主骨"，所以肝肾的功能衰弱了，人的筋脉的柔韧性也就减少了，会变得比较僵硬，骨骼也会越来越脆弱，更容易受到伤害。所以，56岁的男人如果想要改善骨骼和筋脉的现状，就应该注意补肾强肝。

"八八"，64岁时，男人的牙齿和头发都逐渐脱落，此时随着肾气的衰竭，五脏也都已经衰弱，筋骨变得无力，维护男人生育功能的天癸也出现了衰竭，所以男人此时会出现发鬓变白，行动无力，也没有了生殖能力。

养生要内求，健康在自己手中

《黄帝内经》名为"内经"，那是否也有"外经"呢，相信不少人有这样的疑问。实际上，根据班固写的《汉书·艺文志》中的记载，古代医经有七部——《黄帝内经》《黄帝外经》《白氏内经》《白氏外经》《扁鹊内经》《扁鹊外经》和《旁经》。可惜的是，除了《黄帝内经》之外，其他的医经都已失传。

通过"内经"这一名称，我们能够看出《黄帝内经》对"内经"的注重，也就是说，它并不提倡有病后求助于药物，而是侧重于从人体自身寻找健康和长寿的奥秘。生命掌握在自己手里，健康长寿要靠自求才能实现，这就是养生的要义所在。

我们知道，西医可以通过现代仪器检测身体脏器的运行情况，或者通过解剖来做到。而《黄帝内经》是如何在不依赖仪器，不打开身体的情况下，观察气血的运行、脏腑的活动呢？这凭借的是"象"的运用。《黄帝内经》认为，人体和天体之间有"象"这一纽带，在天人相应的养生观念之下，通过对"象"所涵盖的内外、表里相互关系的规律性认识，从而内观我们的五脏六腑、气血流动；进而倡导一种气血畅通、经络与脏腑和谐相处的一个格局来达到养生，求得长寿。人想要健康长寿，重要的不是求医问药，而是要往里求、内炼，通过调整气血、经络、脏腑来达到健康，达到长寿。

"内求"还可适用于养生。但是，世代以来，能够潜心内求的人总是少数，很多时候人们还是愿意相信存在神奇的灵丹妙药，吃上一粒便可长生不老，结果，中国历史上有二十多位皇帝因吃所谓的"灵丹仙药"致死。内求需要很强的意志力，需要一种敏锐的感受和领悟。现代人太追求效率，忘了真正的上等药物正是体内的精气神。

当然，这并不是在教唆大家，生病之后不去看医生，也不吃药，而是告诉大家在生病之前就懂得内求，好好养护自己。

内求要养成与身体交流的习惯

注重内求，从自己身体内寻找"不生病的智慧"，这也是中医养生智慧的根基。如何内求呢？首先我们要学会与身体交谈与疾病切磋，我们完全可以不生病或者少生病，可以夺回被一点点偷走的健康。

身体比我们想象的要机警得多，因为它拥有一支规模庞大、装备整齐的防卫部队每天都在巡逻，监视着体内的动向，只要有一丝一毫的风吹草动，它就会立刻拉响警报，引起我们的注意。如果我们无法听懂身体的语言，不能和身体做真正的交流，那么，当它支撑不住，呼救呐喊的时候，我们很可能依然摇着昏昏沉沉的脑袋，坚持着睁大眼睛，强打精神修改方案，或者彻夜不停地打游戏。这样的情况发生的次数多了，身体的正常活动秩序就会被打乱，它只好给我们来点儿更厉害的警告。而病菌也会变得更为嚣张，因为我们在无意中给了它们很多帮助，协助它们不断攻击身体医生，把健康一点一点赶出我们的身体。

当然，面对"外敌"的入侵，身体也不会轻易善罢甘休。如果入侵的敌人很强大，它就会用比较激烈的方式提醒我们，比如发热、腹泻、呕吐等。遇到这种情况，我们才会意识到自己"病"了。然后通过吃药、打针，很快把这些信号消灭了，这些症状消失了我们就以为身体已经安然无恙，又恢复了以前的生活习惯，根本不去想是什么引起了这些症状，它们说明了什么。这样，以前的错误会继续下去，疾病还会卷土重来。

所以，听懂身体的预警是非常重要的。一般而言，身体的预警有两类，一类是针对自身情况发起的，另外一类是针对外界敌人发起的。

针对自身出现的状况发起的警报有多种情况。例如长时间盯着电脑会感到眼睛痛，这是身体在提醒你该眨眨眼睛休息一下了；看电视时间久了，脖子会感到酸痛，这也是身体的保护信号，提醒你该换个姿势活动活动了。身体信号是非常重要的，如果被忽视，就会影响身体的正常工作秩序，最终导致各类疾病。

感冒、咳嗽、发热、呕吐、腹泻等是身体针对外界敌人做出的自我保护。例如，当外界的灰尘和细菌进入身体之后，你会感到喉咙发痒，接着会吐出一口痰来。这些痰就是自身免疫细胞的战利品。免疫细胞将入侵的病菌细胞团团围住，杀死，再通过纤毛的蠕动推出体外，这就是吐痰的过程。身体有这样一种自我保护功能，所以我们提倡能不吃药的时候尽量不要吃药，能不打针也尽量不要打针，先让身体自己去对付敌人，如果发现身体的"兵力"不足，我们再助身体一臂之力也不晚。如果迅速控制住了这些症状，而本身的病毒没有得到抑制，那么，对身体反而更有害。就像吐痰一样，如果只是止了痰，那么那些包有千万个病菌的黏液就会继续留在我们体内。免疫细胞所有的努力都将毁于一旦。就像大楼起火了，听到火警响后，我们的第一个反应是拨打火警电话求救，而不是把警报声关掉，然后若无其事地走开。可为什么同样的事情挪到我们的身体里，我们的做法就变得如此愚蠢了呢？快速消灭掉疾病的预警、控制住症状无异于在火警响起后迅速把它关掉。面对疾病我们需要的不仅是治疗，更应反思：为什么会致病？身体出了什么问题？怎样做才能保证以后不再生病？

当我们想尽办法关闭身体发出的这些信号时，也会把破坏身体安全的不良因素关在里面。例如有人经常抽烟，当然也会时常咳嗽。咳嗽的时候他就吃止咳药，不咳了又继续抽烟，根本不去想咳嗽是不是跟抽烟有关。烟中的有害物质不能随着痰排出来，不正确的生活习惯也没有改掉，身体在双重破坏下怎么可能还安然无恙呢？

总之，我们必须养成与身体交流的习惯，而不是在第一时间内吃吃药打打针把信号掐断。聆听身体的语言，积极配合身体的需要，做有利于健康的事情，从而避免在"症状得到控制"的掩盖下，让身体的健康在不知不觉间被不良生活习惯掏空。

内求于人体自愈力

没有人希望生病，但疾病却是常有的。想要平安过河，求医不如求己，从外部找寻解决病痛的药物，不如反求诸己，由内探求疾病的克星。这个克星就是人体的自愈能力。

在中医看来，人体是一个完整的小天地，它自成一套系统，有自己的硬件设施、故障诊断系统和自我修复系统等。自愈力就是人体的自我修复能力，举一个最简单的例子，做菜的时候，不小心在手上划破了一个小口，运行到此处的血液就会溢出。由于血液运行出现局部中断，就有更多的血液运行于此，由此促使伤口附近细胞的迅速增生，直至伤口愈合。增生的细胞会在伤口愈合处留下一个疤痕。整个过程不需要任何药物的作用，这就是人体自愈功能的一个最直观的表现。

其实人体的自愈力就恰好体现了中医治病的一个指导思想：三分病、七分养。中医不主张过分地依赖药物，因为药物不过是依赖某一方面的偏性来调动人体的元气，从而帮助身体恢复健康。但是人体的元气是有限的，如果总是透支，总有一天就没有了。我们生下来活下去依靠的就是体内的这点儿元气，元气没有了，再好的药也没用了。所以，生病了不用慌张，人体不是有自愈的能力吗？那我们就充分地相信它，用自愈力把疾病打败。

当然，这并不是说人体的自愈力在那守着，我们就可以完全放心了，生病了可以不找医生、不吃药、不打针，该吃冷饮就吃冷饮，该熬夜就熬夜，如果这样的话，怕是永远都好不了。那应该怎么做呢？我们应该配合人体自愈力开展工作。每天按时吃饭，早睡早起，适当的锻炼，保持愉悦的心情，这样才能保证体内的元气充足，只要元气充足，那些病还是问题吗？

当然，自愈功能的作用也不是绝对的，我们不可能在任何情况下都能依赖人体自愈力解决问题。自愈力和免疫力有关，当免疫细胞抵挡不住病毒时，就需要借助药物，不过最好的药物依然是以食物为主，一般情况下，通过补充营养，可以对抗大多数疾病。中医就是通过倡导顺时养生、补养气血、食疗等科学的养生方法来增强人体免疫力，在疾病尚未到来之时就筑起一道坚固的屏障，让疾病无孔可入。面对已经染病的情况，中医也是更多地求助于人体自身的大药——经络和穴位，通过疏通经络、刺激穴位等自然方法调动身体的自愈功能来对抗疾病。

然而，在现代医疗中，人们似乎都对于医药过于信任和依赖。由于人体在自我修复过程中会出现一系列症状，如咳嗽、发热、呕吐等，人们为了消除这些症状带来的不适感，就会用药物粗暴地干涉，这样，人体的自愈能力就无法得到充分的发挥。人们反而会因为症状的消失，认为是这些药物起到了良好的效果，于是在下一次疾病来袭的时候，他们还是第一时间求助于药物，在这种恶性循环中，身体的自愈力就会越来越"懒惰"，直到失去作用。

内求于人体"大药"

人体"大药"也是我们生病后的内求对象。因为按照中医的观点，在我们每个人的体内都有一个"药铺"，当我们感到不适或生病时，我们的身体可以从自身的"药铺"中找到 30 ~ 40 种"药"来对症治疗，也就是说，人体自身完全有能力治愈 60% ~ 70% 的不适和疾病。

在古代，养生家把唾液称为琼浆玉液，告诫人们要经常吞咽唾液，以灌溉腑脏、滋润肢体。李时珍也曾指出，唾液有明目退翳、消肿解毒的功效。现代医学经过研究发现，唾液富含水分、微量元素、电解质、激素、抗体等多种有益于人体健康的成分。口腔若能分泌丰盈的唾液，不但可以润滑、冲洗及滋润口腔、喉咙，保持它们的清洁，而且还能抗菌，减少上呼吸道感染的机会。此外，唾液还可以帮助消化、促进伤口愈合、抗衰防老及防癌。

当我们感到压抑的时候，通常会通过痛哭来宣泄，人们流出的眼泪其实就是一种药，因为泪水不仅能保护眼睛、排除异物、抵御病菌的感染，还能促进伤口的愈合。更为奇妙的是，一旦我们的身体被不良情绪所控制，泪水就能帮助我们把体内有害的化学物质排泄出去，从而减轻心理压力，因此，眼泪又被人们称为治疗身心疾病的"解毒剂"。

当婴儿哭闹的时候，母亲通常会把他抱在怀中，让他吮吸自己的乳头，过不了多久，婴儿就会显得睡意蒙眬，这主要是因为人乳中有一种类似天然吗啡的催眠物质，可以起到镇静安神的作用。不仅如此，人乳中还含有多种抗体，其中的一种抗生素，可以在 12 小时内将混入食物中的细菌全部"歼灭"掉。

据《食疗本草》记载，用少许酒和乳汁混合灌服几次，可以让中风不语的病人逐渐开口说话。用梨汁、人乳炖服对治疗因痰火上升而引起的病症也很有效，李时珍对人乳治病的功效也非常赞赏，曾写过"清晨能饮一升余，返老还童天地久"的句子。

除了这些看得见的天然药库外，我们的人体内还有星罗棋布的经络穴位翘首待选，等待着在你感到不适的时候去刺激、按摩它们，从而达到祛除疾病的目的。

通过上面的介绍，我们已经知道，人体自身其实就是最值得信赖的天然"药铺"，无论是一般的头痛脑热，还是让医生为难的疑难杂症，身体上都有对应的"按钮"等待着你的启动。当疾病猝不及防地降临到你头上，你不必惊慌失措，因为你只需要关注一下自身，找到合适的按钮，咽咽唾液，按按头皮，压压脚心，动动手指，就完全可以将疾病消弭于无形之中。

养生要着重"和谐"二字

养生首先要着重"和谐"二字，这里的和谐是指既要保证人与自然的和谐，也要保证体内五脏六腑的和谐。按照中医的说法，就是要保持气血和谐、阴阳和谐、五行和谐。

身体失和，人就会生病

人到底为什么会生病？这是个困扰了人们千百年的问题，医家们争论不休，各有主张。其实要研究病机，不妨先为健康的状态下一番定义，定义了健康，则与之相反的情况就是疾病的成因。

简单说来，健康是"以和为贵"的，也就是人的机体维持协调平衡，各个部分各归其位，互相合作完成各项生命活动。用中医的观点就是，阴阳之气间很和谐，没有偏盛偏衰的状态。一个人的身体若长期保持这样的"和谐态"，生命就会非常有活力，各项机能都会很好，心理承受力会很强，能吃能睡，气色也好，能够长久保持一种愉快、平和的心境。

中国古人讲"一阴一阳谓之道，偏盛偏衰谓之疾"，既然健康是一种平衡、和谐的状态，那么疾病必然是破坏了这种和谐态势，阴阳气机不是偏盛，就是偏衰，导致身体各部都丧失了协调。这样的话，人会觉得压力重重，吃不下睡不着，气色差，或者还有这样或者那样"身体失和"的感觉。这个时候去医院检查，就有可能查出疾病。即便是各项指数都正常，现代医学里也有"亚健康"一说，也就是到了疾病的门口了，再往前一步就会疾病缠身。

所以，导致疾病的原因就是身体气机偏盛或者偏衰。阴阳偏盛就是指阴或阳任何一方高于正常水平。比如你吃了过多的冷饮，让寒气和湿气都淤积在体内，那么就会导致阴寒内盛。而阴的一方偏盛，就会耗损阳气，导致阳气偏衰，从而出现恶寒、腹痛、拉肚子等。这就是为什么人在夏天容易拉肚子，通常都是吃了太多的寒凉之物导致的。很多养生专家都建议少吃冷饮，少喝冰冻饮料，正是这个意思。偏衰是指阴或阳任何一方低于正常水平。比如我们经常听到的中医术语"阴虚",就是指体内的阴液不足,不能够滋养、濡润身体。现代人阴虚的很多,很多人经常有烦热、咽干口燥等感觉。不只是女性需要滋阴,男性同样需要。滋阴首先要补足血液,其次是节制房事。另外,不要经常大量出汗,不能过度悲伤或经常流眼泪,也不可随便吐口水等。

由此可见,要维持生命不盛不衰的气机,就要调整阴阳,减其偏盛,补其偏衰,促使其恢复相对的协调平衡,这样我们的身体才能保持和谐安康。

体内和谐,坏人作乱也不怕

有人说健康在于运动,多做运动就可以保持,但事实证明那些长寿之人往往不是驰骋在竞赛场上的运动员;有人说不吸烟、不喝酒,规规矩矩就能健康长寿,但看看那些年逾百岁的老寿星,吸烟喝酒的大有人在……这到底是怎么回事呢?

其实,在我们的周围有太多的细菌和病毒,甚至在身体内部也有细菌相伴,但是我们没有权利把病菌赶尽杀绝,因为人和病菌一样是大自然的产物,大自然给了我们生存的权利,同时也给细菌和病毒生存的权利,存在就是合理的。在一般情况下,我们每个人和病菌或者说是致病因子可以处于一种和平共处、相安无事的状态,在这种状态下,你活你的,它活它的,各自相安无事。这也应了那句话"正气存内,邪不可干",如果我们把身体维持在一个阴阳平衡的状态下,致病因子是无法让我们生病的。

所以,只要我们的身体保持一种和谐、阴阳平衡的状态,任何病菌都不会对我们的身体造成很大的伤害,但是如果我们外受"六淫"和内受"七情"的影响,使身体的内环境发生变化了,给了病菌兴风作浪的机会,那我们的身体就会患病。这也给那些困惑的人找到了答案,有些抽烟喝酒的人能健康长寿,就是因为他们能使自己的身体达到一种内外和谐的状态,他们觉得这样很舒心,即使有"邪"也不能兴风作浪。而有些特别注意生活品质的人却得病短命,是因为他们将自己身体内部的大环境搞糟了，身心不和谐了，吃什么喝什么都不舒心，这样稍微有"邪"来侵袭，身体就招架不住，从而被疾病缠身，甚至失去了宝贵的生命。

那么，到底怎样做才能保持身体的平衡与和谐呢？其实，人体是一个很有灵性的机体，在漫长的进化中，已经形成了一套完善的生理平衡系统，它会自发调节呼吸、饮食等活动，以适应环境的需要，进而维持人体内部和人体与外界环境的动态平衡。所以，只要我们遵循机体平衡系统的运行规律，在生活细节中顺应身体的平衡需求，该睡觉时睡觉、该起床时起床，春天保养生机，冬天注意收藏……就能健康长寿。

当然，一个人在追求平衡的时候，一定要牢记"因人而异""辨证施治"，仔细分析自己的具体情况，看看自己属于何种体质，然后确定具体的养生方法，以及需要把握的度，而不可依葫芦画瓢，照搬他人的养生方法，否则不仅不会取得良好的效果，还会让自己的身体偏离平衡，从健康的轨道上脱轨并越偏越远。

五脏风调雨顺，才能收获健康之果

五脏是生命的根基。一个人缺个胳膊少条腿照样可以活，但如果心肝脾肺肾五脏少了一件，人就活不了了。另外，五脏和五行一样，是一个和谐的整体，存在着密切的生克关系，如果一个脏器出现了问题，那么其他四脏也会受到牵连，就像多米诺骨牌一样，一倒皆倒。由此可见，在日常生活中，注意五脏的保养对我们的健康十分重要。

中医里所说的五脏，不仅仅指解剖意义上的脏器，还是一种功能。所以在养护上，我们不仅要养护具体的脏器，更主要的是从功能上去调养。对此，提出了一套切实可行的五脏养护法。

心的养护

心主神明，主血脉。神明就是精神意识活动，血脉是血液和经脉。养心就要从以下两点下手：

（1）养神。道家有句话"天有三宝日月星，人有三宝精气神"，这里的神就是由心来主管的，养神就要做到心气平和。我们可以按摩手心的劳宫穴与脚底的涌泉穴，每天临睡前进行，按摩到发热为止。

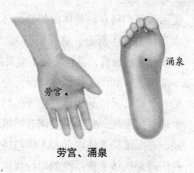

劳宫、涌泉

（2）养心气。从解剖意义上看，心就像一个泵，把血输送到身体的各个部位，如果心气不足，就没有足够的动力来输送血液，身体得不到血液的濡养就会出现各种各样的问题。有些人手指冰凉，指甲上的月牙白逐渐消失，这些都是心气不足的表现症状。养心气就要从饮食上下手，多吃桂圆、大枣、莲子、人参、黄芪等。

另外，上午 11 点到下午 1 点这段时间，是心经当令之时，也是上下午更替、阳气与阴气的转换点。这个时候睡个午觉，就会在阴阳交接的时候保持住心气。有人说中午没有睡觉的习惯，也睡不着，睡不着闭一会儿眼睛也是好的。因为我们的身体不可能扰乱天地阴阳的转换，最好还是以静制动，以不变应万变，这样对身体才有好处。

为大家介绍七种强心保健法，它们是：

心开窍于舌：舌头越灵活，血液越顺畅，要多说话。

赤者心之色：促进心脏血液循环就要多吃红色食物。

苦者入心：适量的苦可助心，但心脏病患者忌吃苦的东西。

在志为喜：有心病的人喜欢笑，须知，大笑亦伤心。

在液为汗：心有病的人时常出汗，自汗、盗汗均心虚。

在体为焦：所以感觉舌中有焦味是心火旺。

所藏为神：心有病变，人会成天心神不宁，甚至神志不清。

肝的养护

肝主怒，主谋略，一个人怒气冲天，谋略、理智全没了，全靠情

养生是比医生更好的医生

绪去做事，实际上就是肝功能失调的结果，这会造成很严重的后果。所以养肝就要保持情绪的稳定，遇事不要太激动，尤其不能动怒。

肝的另一个功能是藏血。这里所谓的藏不仅仅是储藏，还有调控的意思，即肝可以根据身体活动的需要，决定输出血液的量，从一定意义上说，它有统领全局的功能，这也是肝被称为"将军之官"的一个重要原因。《黄帝内经》里说"卧则血归于肝"，人睡着的时候，体内的血就会归到肝里面去，所以维护肝主藏血功能的正常运转就要注意休息。

中医认为，人在夜间9—11点就要上床睡觉了，1—3点人应该处于熟睡状态。因为夜里11点到凌晨1点这段时间，是新的一天开始，人体也开始进入一个新的循环过程，体内阳气开始生发，如果11点之前你还不睡觉，过后再想睡反而精神起来，睡不着了。而凌晨1—3点这段时间，是肝经当令，也就是肝的气血最旺的时候，这时人体内部阴气下降，阳气继续上升，我们的一切活动也应该配合这个过程，而不要违逆它。

虽然睡觉养肝是一件简单的事，但是对于很多经常应酬的人来说，深夜一两点钟可能正在兴头上，一笔生意就要谈成了，精神正处于兴奋状态，根本不可能睡觉。其实，这是非常伤肝的，现在有很多得乙肝、脂肪肝的人，就是不注意养肝造成的。

肝主目，肝血足则眼睛明亮，视物清楚，肝血不足则两目干涩，看不清东西。养肝血就要注意饮食，多吃枸杞、当归、动物肝脏等食物。

脾的养护

养脾其实很简单，只要你吃好睡好、多运动、少生气就没问题。

怎么算吃好呢？其实就是该吃饭的时候吃饭，不要饥一顿饱一顿，也不要暴饮暴食，该吃什么吃什么，早晨吃好，中午吃饱，晚上吃少，多喝粥，多吃蔬菜和水果，少吃盐，清淡饮食等。

怎么算睡好呢？就是到时候就要睡觉，不要熬夜，10点之前最好上床睡觉，每天保证8小时的睡眠，睡到自然醒。多运动，但不是让你天天大量运动，只要散散步、打打太极就可以，也不要太刻意，收拾屋子也算运动，只要不老是躺着坐着就行。

生气对一个人的伤害很大，很多疾病都是因为生气造成的。尤其是癌症，你可以去问一下周围的人，患有癌症的人大多脾气不好，爱急躁、爱生气，所以为了保护自己的身体，千万不要动不动就生气，凡事心平气和，大事化小，小事化无，就没事了。

肾的养护

中医有"未有此身，先有两肾"的说法，肾是先天之本，主骨生髓，骨髓是干什么的？造血的。血液之于人体就如同汽油之于汽车，汽车离了汽油就跑不动，人体没了血液也就没了命。所以保养肾脏是很重要的。

饮食调养。平时应多喝点儿骨头汤，最好是牛骨汤。熬汤时，要把骨头砸碎，然后加水文火熬煮。另外还可以多吃一些坚果，像核桃仁、花生仁、腰果，这些都是果实，有很强的补肾作用。

肾主藏精，精是维持生命的最基本物质，养肾保精就要节欲，房事要有节制，不能过度，欲望也不能过多。

肾主水，在自然界中，水多是寒凉的，所以肾是最怕受寒的。肾俗称为腰子，位于后腰两侧，有些人这个部位总是凉的，这是因为肾虚。养肾就要注意保暖，尤其是后腰两侧的保暖。

两手握拳，大拇指和食指组成的小圆圈叫拳眼

用拳眼分别对准后腰脊椎两侧肾脏的位置，一边水平地来回搓，一边把肾脏向中间挤压

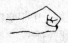
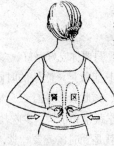

搓腰眼

养生是比医生更好的医生

另外，养肾还可以多搓搓腰，就是用两手搓后腰，每天早晚各一次。两手握拳，大拇指和食指组成的小圆圈叫拳眼，用拳眼分别对准后腰脊椎两侧肾脏的位置，然后一边水平地来回搓，一边把肾脏向中间挤压。搓的过程中能够给肾脏带去热量，提升肾阳，向中间挤压的过程能够提升两肾脏的能量，你要一直搓到两侧肾区都感觉到热为止。

肺的养护

很多人都奇怪，为什么中医把把脉就能看出脏腑的情况，其实这是因为人体内有个肺经。肺在《黄帝内经》里被称为"相傅之官"，相当于一个王朝的宰相，一人之上，万人之下，可见其地位之重要。

肺主气，司呼吸。肺是主管全身呼吸的器官，主全身之气，所以养肺就要调适呼吸，即采用腹式呼吸法。

肺喜润而恶燥，因此平时，尤其是干燥的秋季要多吃些梨、莲藕、银耳、玉米等润肺除燥的食物。另外，要注意保持室内的湿度，防止因干燥而伤肺。

肺主悲，很多时候我们悲伤过度会有喘不过气来的感觉，这就是太过悲伤使肺气受损了。反过来，肺气虚时，人也会变得多愁善感，而肺气太盛时，人容易骄傲自大。所以说，过犹不及，凡事处于平衡时，才是最好的状态，身体也是一样，只有各个器官之间、器官内部平衡和谐，身体才是舒适的，人才是健康的。

是药三分毒，养生不可乱吃药

我们在影视作品或武侠、神怪、玄幻小说中经常会看到这样的场景：某主角奄奄一息，正在与生命告别时，某神医到来或某人终于取来解药，结果本该一命呜呼的主角在阎王殿上盘桓片刻又起死回生了。应该说，这些文学或影视作品折射着人类的某种美好愿望，我们总是希望在绝望时盼来救世主，在困境中能抓到救命稻草，在罹患绝症时找到灵丹妙药，然后转危为安，否极泰来。然而，作品毕竟是虚构的，现实往往是残酷无情的，无数事实告诉我们，世界上根本没有什么灵丹妙药。

很多人认为养生就是吃补药，冬虫夏草，六味地黄丸……总之什么东西宣传得厉害就吃什么。是药三分毒，时间一长，药的毒性积累到一定程度而发作，身体就会遭殃。

如何理解"是药三分毒"

我们经常说"是药三分毒"，可是，我们又不可能离开药物。那么，"是药三分毒"这句话究竟应该怎样理解呢？其实这里的"毒"是指毒副作用。一些药物在治愈某一种病的同时会引发另一种病，最典型的事例就是 2002 年时的一则报道：日本发明了一种能治疗肺癌的药物，效果不错，但当肺癌得到治疗的同时，又导致很多人患上了间质性肺炎，造成 80 多人死亡。这就是药物的毒副作用对人体造成的伤害。

也有观点认为，药物的毒副作用只是针对西药而言的，而中药是纯天然的，不会有毒副作用，这其实是错误的。明代著名医家张景岳在《类经》中就曾提到"药以治病，因毒为能，所谓毒者，因气味之有所偏也"，这里就把药物的毒性看作偏性，而这种偏性就是药物治疗疾病的机理所在。所以中药也是有毒副作用的，如果服用不当就会造成严重后果。比如：蟾酥、川乌可使心脏过缓、血压下降，严重者还会引起心源性休克；黄药子、野百合使用过多，可以造成肝脏损害；益母草、苦参可致肾脏功能的损害等。中医的《十八反十九畏歌》，就是依据相生相克的理论，讲药品配伍不当也会产生毒副作用。所以说，绝对安全的药物是不存在的，无论服用西药还是中药，都要严格遵照医嘱和用法用量，否则很可能会遭到药物毒副作用的侵害。

还有人认为保健品应该没有副作用，因此非常青睐一些复合维生素。当然，维生素 A 可以保护眼睛，对泌尿系统也有一定作用，还能维护皮肤的健康；维生素 B_1 能避免毒素在各种器官中沉积，防止对神经和心脏的破坏；维生素 C 能保护牙齿、骨骼、皮肤的健康，并能促进铁的吸收……但是，如果过量服用维生素 A 一个月，可能导致肾脏排泄困难而中毒；服用大量的维生素 B_1，会出现头昏眼花、心律失常，甚至水肿等症状；过量服用维生素 C，能导致肾炎、尿路草酸盐结石等，长期大量服用还可引起坏血病；服用维生素 E 过量，会引起生殖功能障碍，还可以造成胃肠道不适、疲乏无力等一系列毛病。

所以说，药物的主要功效与它的副作用往往是相伴相生的。在治疗疾病选取药物时，一定要按医嘱，不能随便服用，尽量服用副作用少的药物，这样才有利于身体的尽快康复。

全面认识医药，当心惹"祸"上身

我国每年约有近 20 万人属于"药源性致死"，就是死于药品的不良反应。换言之，他们不是病死的，而是吃药吃死的。而产生药品不良反应的人更是高达 250 万人。我们服药本为治病，结果反为药所害，原因何在？是我们滥用药物，还是药物在愚弄我们？要回答这些疑问，我们需要对药有一个全面、彻底而清醒的认识。

首先，无论是中药还是西药，之所以称为药，而不叫食物或其他，是因为它们有药性。什么是药性？中医认为无论是食物还是药物，都有其性味，但药性猛烈，如刀似兵；而食性缓和，如水似气。所以神农氏才煞费苦心辨别食药，为的就是将刚与柔、猛与缓区别运用。我国自古就有"药性刚猛，用药如用兵，岂可妄发"的说法。刘太医家族也是受药性猛烈的困扰才决定以囚试药，并在此基础上提出了"三分治七分养"的科学治养理念。至于西药，由于是化学药物，属于自然与身体的异类，对身体损伤更大。

其次，我们要用"一分为二"的观点看待药物与药性，既要看到其有益的一面，又要看到有害的一面。因为药与毒、药性与毒性的界限是很模糊的，很多时候，它们只是同一事物的两个侧面。使用得当，毒也可以为药治病；使用不当，则药也可以变毒致病。只不过对于已称为药的事物来说，毒性换了个无奈的称呼"副作用"，而对于已称为毒的事物，其药性则被形象地称为"以毒攻毒"。

再次，所谓的新药、贵药、进口药与好药之间并不能画等号。其实，世界上不存在什么好药和坏药，只有贵药和贱药，使用得当，多坏多贱的药照样能治病，是谓好药；使用不当，多好多贵的药也能致病，是谓坏药。

最后，还有一个药物纯度与污染的问题，这在中药材中尤为突出。药物纯度上，有的药农为了逃避国家税收，还没到药材采集期就进行采收。比如，麻黄在10月份生物碱的含量最高，应在此时采收，但药农为逃避国家税收，9月就开始采收，导致药材的生物碱含量太低，形成劣品。甘草应在春季采收，若在夏、秋季收，质量就会明显下降。再比如薄荷应在花期采收，因为此时挥发油含量高。而有人偏在果实将成熟时采收，原因是此时产量高。金银花应是分期采集花蕾，但有人却不分期采，将花蕾和刚开放的花及开放多时已变黄色的花一起同时采收。同时，由于大量化肥农药的使用，一方面使药材产生大量淀粉，如：柴胡根直径粗达5～10厘米，这在以前是不可思议的；另一方面也使得药物毒性增大。这都大大影响了药材质量。对病人而言，由于无法分辨真假药材，极易发生药物中毒事件。

中西药物未必珠联璧合

中西结合是我们经常听到的词汇，而在治疗上许多医生也采取中西医结合治疗的方法，或结合使用医疗技术，或中西药联合使用。许多人都认为既然"西药治标，中药治本"，那么中西结合就能标本兼治。所以经常一块儿使用中西两种药物。殊不知，我们冒着多大的危险，因为中西药合用不像做数学题1+1=2那样简单的，其中还有诸多因素，稍有不慎就会酿成悲剧。

有这样一个案例：张大爷患有心脏病，长期服用西药地高辛片，有一次突然感到胸闷、心前区不适，老伴急忙给他服了中药速效救心丸，没想到张大爷发生了严重的室性早搏，急忙送医院救治。

医生告诉患者和家属：速效救心丸不宜与地高辛合用。

固然，我们在治病时可以采用中西医结合的方法，但应该是用西医的诊断、急救、手术与中医养治的药物及非药物疗法结合，而不是中西药结合。这是因为，中药大多数来自天然动植物，经过不同方法的炮制，加之在中医理论的指导下通过适当的配伍，一般很少发生毒副反应。但是，我们不能因此就认为中药无毒副反应，大量事实证明，中药也具有西药所表现的毒副作用及不良反应，从较轻的过敏反应至较严重的肝肾功能损伤，乃至致死。比如，一向被认为很安全的甘草、菊花等，用之不当也会发生不良反应。单味药材的使用尚且如此，多味药材的使用更应注意生克作用，更何况是药理成分大相径庭的中西药合用。如果盲目地合用，忽视了中西药的配伍禁忌，不仅降低药物的疗效，还可能发生不良反应，加重病情或引发新的疾病。

中西药合用时可能发生的反应包括 pH 变化、酸碱中和、产生沉淀、发生络合等，如果发生上述反应，会产生以下几个方面的影响：

1. 影响药物的吸收

含有皂苷成分的中药，如人参、三七、远志、桔梗等不宜与酸性较强的药物合用。因在酸性环境中，酶的作用下，皂苷极易水解失效。同时也不宜与含有金属的盐类药物如硫酸亚铁等合用，否则易形成沉淀。

2. 影响药物的分布

碱性中药硼砂与西药卡那霉素、链霉素、庆大霉素、新霉素等同服时，能使这些抗生素排泄减少、疗效增加，同时又能增加脑组织中的药物浓度，产生前庭紊乱的毒性反应，形成暂时性或永久性的耳聋及行动蹒跚，尤其对少年儿童危害更大。

3. 影响药物的代谢

含麻黄的中成药与西药呋喃唑酮、异烟肼等单胺氧化酶抑制剂合用时，麻黄中的麻黄碱不被破坏，随血液循环至全身组织，促使单胺类神经递质大量释放，可引起恶心、呕吐、腹痛、头痛、呼吸困难、运动失调，严重时可出现高血压危象和脑出血。

4. 影响药物的排泄

碱性较强的中药与阿司匹林、胃蛋白酶合剂等酸性药物合用，发生中和反应，而使两种药物的排泄加快、疗效降低，甚至失去治疗作用；酸性中药与碱性西药氢氧化铝、碳酸钙、氨茶碱等合用时，促进有效成分尽快排泄，使中西药物均失去一定疗效。

5. 产生拮抗作用

中西药之间往往会发生拮抗作用，不但使药效降低，而且还可出现不良反应，甚至诱发某些药源性疾病。例如：含钙离子的中药石膏、牡蛎、珍珠母等，对神经有抑制作用，与某些治疗心血管疾病的西药，如洋地黄类强心苷、普尼拉明、硝苯地平等合用时，可引起心律失常和传导阻滞。

6. 增加毒副作用

中西药合用可出现重复用药、剂量增加、毒副反应加重。如冰凉花、蟾酥、罗布麻、荚竹桃等中药含有强心苷或强心物质，若与洋地黄类强心药合用，则总剂量增加，可引起强心苷中毒，易出现心动过缓，甚至停搏等严重中毒症状。

总之，现在的所谓中西医结合药物中许多都是用中药包装西药，盗用西药推销中药。这种在中药中添加西药的"中西药结合"害处很多。一方面，添加的西药有的是有较严重副作用的处方药，需要在医生的指导下才能服用。如果没有在中药中标明西药成分，患者不知不觉地吃了西药，就无法预防、处理这些西药的副作用，也会干扰疾病的治疗。另一方面，吃药并非多多益善，中、西药一起吃，中药有可能妨碍西药发挥效用，人体摄入不必要的药物，也增加了肝、肾解毒的负担。而且，这种用中药包装的西药的价格远远高于西药本身的价格，也增加了消费者的经济负担。

养生是比医生更好的医生

第二章

精气神养生法

人身三宝：精、气、神

我们的生命以及地球上其他丰富多彩的生物是怎样形成的？为什么地球上会出现生命？关于这些生命起源的问题一直是人们思索和关注的焦点。历史上，不管是史学家、哲学家或者科学家都对这一问题存在着多种的臆测和猜想。《黄帝内经》中也对生命的起源问题做了相关的论述。

首先，从哲学的角度来看。《黄帝内经》中有这样一句话："阴阳者，万物之能始也。"意思是说阴阳之气合和的形式不同，可以造就出不同的物质形态。《黄帝内经》指出："在天为气，在地成形，形气相感而化生万物矣。"书中认为，我们的生命起源于天地日月，其中主要依赖于太阳和地球，特别是太阳的火和地球的水。万物的生长需要太阳的光能和热能，还需要地球上碳、氧、氮等多种元素的支持。所以，天地也就成了人类繁衍生息的空间基础。

其次，从医学的角度来看。《黄帝内经》认为"精"是构成生命体的基本物质，也是生命的原动力，父母精气相交产生新的生命活动。如《灵枢·天年》所说："人之始生……以母为基，以父为根。"在《灵枢·经脉》中还描绘了胚胎生命的发展过程："人始生，先成精，精成而脑髓生。骨为干，脉为营，筋为刚，肉为墙，皮肤坚而毛发长。"这就明确指出构成人体的各种器官，如脑髓、骨、脉、筋、肉、皮肤、毛发等都是由父母的生殖之精化育而成。

人体生命活动的根本除了"精"之外，还有"气"和"神"两个重要元素。古语曰"天有三宝日、月、星；地有三宝水、火、风；人有三宝精、气、神。"

那什么是气呢？《黄帝内经》将"气"看作宇宙万物的本原。

天地还没有形成之前，气就出现了，充满太虚而运行不止，此后才出现了宇宙万物。如《素问·天元纪大论篇》中说："臣积考《太始天元册》文曰：'太虚寥廓，肇基化元，万物资始。五运终天，布气真灵，总统坤元，九星悬朗，七曜周旋。曰阴曰阳，曰柔曰刚，幽显即位，寒暑弛张，生生化化，品物咸章。'"这段话所揭示的其实就是天体演化和生物发生的自然法则。宇宙形成之前称为太虚，本元之气充满其中，他们是万物产生的根本。因为气的运动，出现了星河、七曜，也有了寒暑之分，出现了万物。

什么是神呢？《黄帝内经》认为"神"是先天之精（生殖细胞精）与后天之精（营养物质）相互作用的产物，神包括魂、魄、意、志、思、虑、智等活动，通过这些活动能够体现人的健康情况。《素问·移精变气论》说："得神者昌，失神者亡。"因为神充则身强，神衰则身弱，神存则能生，神去则会死。所以，中医治病时，用观察病人的"神"，来判断病人的预后，有神气的，预后良好；没有神气的，预后不良。

所以，保养精、气、神是健身、保持生命活力的主要原则。

《黄帝内经》中的精气神变化规律

精气神是人之三宝，所以养精、养气、养神也就成为养生中最重要的三大要素。中医非常重视精气神养生，《黄帝内经·灵枢·本藏》中说："人之血气者，所以奉生而周于性命者也。"简单地说精是生命的物质，在我们的身体上带有物质性的东西都可以称为精；气，是生命的能量，我们身体上带有的物质变成一种功能后展现出来，就可以称为气；神，狭义上说就是精神，实际上是我们生命的主宰。这三者之间，养精是养生的基础，养气是养生的重要途径，而养神是养生的关键，精气神是一个统一的整体，不可分割。

生命节律精气神养生法

人一生中的精气神状态也好似不断变化的，根据《黄帝内经》

中的相关论述，人的生命要经过"生、长、壮、老、已"的阶段，并且每个阶段都有着各自的特点。《黄帝内经·灵枢·天年》中以10岁为一阶段，详细论述了人在各阶段的表现及生理特点。划分的依据是先天精气的变化，人之生命本源于先天精气，它制约着机体脏腑、经脉、气血的盛衰变化，从而使人的生命活动表现出由幼稚到成熟、由盛壮到衰竭的生长壮老的过程。

"人生十岁，五脏始定，血气已通，其气在下，故好走；二十岁，血气始盛，肌肉方长，故好趋；三十岁，五脏大定，肌肉坚固，血脉盛满，故好步；四十岁，五脏六腑十二经脉，皆大盛以平定，腠理始疏，荣华颓落，发颇斑白，平盛不摇，故好坐；五十岁，肝气始衰，肝叶始薄，胆汁始灭，目始不明；六十岁，心气始衰，苦忧悲，血气懈惰，故好卧；七十岁，脾气虚，皮肤枯；八十岁，肺气衰，魂魄离散，故言善误；九十岁，肾气焦，四脏经脉空虚；百岁，五脏皆虚，神气皆去，形骸独居而终矣。"

一般说来，十岁、二十岁时机体处于生长发育状态，三四十岁时人的功能和精力最为旺盛，不过在四十岁前后，功能也出现了趋于衰减的先兆。五十岁阶段及其后，衰老过程加速，八九十岁之后，机体已经非常虚弱，处于老态龙钟状态，进一步发展下去，便可见"五脏皆虚，神气皆去，形骸独居而终矣。"总之，不同的阶段人的生命过程是不同的，因此要求养生方案也要因时而异。

儿童生长发育迅速，但同时脏腑娇嫩、形气未充，抗病能力低下。心理发育也未臻完善，易受惊吓致病，情志不稳，可塑性大，易于接受各方面的影响和教育。因此，这一时期养生的特点是养教并重，以保养元真，教子成才为目标。除了合理喂养，注意寒温调护，培养良好的生活习惯外，还要重视早期教育，促进孩子智力发展。

处在青春发育期的人，这时候机体精气充实，气血调和。随着生理方面的迅速发育，心理行为也出现了许多变化。此时期的养生保健工作一方面要提高身体素质，进行全面合理的饮食调摄，满足青少年生长发育迅速，代谢旺盛的生理需求。另一方面要培养他们

养生是比医生更好的医生

有健康的心理。家长和教师要以身作则，给青少年以良好影响，同时又要尊重他们独立意向的发展和自尊心，采用说服教育、积极诱导的方法，与他们交友谈心，关心他们的学习与生活。

中年是生命历程的转折点，生命活动开始由盛转衰，这时候的养生保健至关重要。如果调理得当，就可以保持旺盛的精力而防止早衰、预防老年病，可望延年益寿。中年是承上启下的关键，肩负社会、家庭的重担，加上现实生活中的诸多矛盾，易使思想情绪陷入抑郁、焦虑、紧张的状态，长此以往，必然耗伤精气，损害心神，引起早衰多病。此时就要求中年人静神少虑，精神畅达乐观，不要为琐事过分劳神，不要强求名利、患得患失。同时要注意避免长期"超负荷运转"，善于科学合理地安排工作休息，节制房事，防止过度劳累，积劳成疾。

人到老年，脏腑、气血、精神等生理机能自然衰退，机体调控阴阳协和的稳定性降低。再加上社会角色、社会地位的改变，退休和体弱多病势必限制老人的社会活动。狭小的生活圈子带来心理上的变化，常产生孤独垂暮、忧郁多疑、烦躁易怒等心理状态，其适应环境及自我调控能力低下，若遇不良环境等刺激因素，易于诱发多种疾病，较难恢复。老年人养生保健时应注意这些特点，做到知足谦和，老而不怠，树立乐观主义精神和战胜疾病的信心，多参加一些有意义的活动和锻炼，分散注意力，促进气血运行。审慎饮食起居，老年人食宜多样，食宜清淡，食宜少缓，食宜温热熟软，谨慎调摄生活起居，防止外邪侵袭。同时还要合理用药，药宜平和，药量宜小，多服丸散膏丹，少用汤药，只有这样，方能收到补偏救弊，防病延年之效。

总之，不管人的精气神如何养生，都应该遵循生命节律。

十二时辰精气神养生

一天十二时辰中，人体的精气神状态也是不一样的，养生还需要顺应这种变化。换而言之，精气神养生还要做到起居有常，广义上的起居包括衣食住行，狭义的只是指起床和睡觉。一个人究竟该如何安排自己的起居，其实很简单，只要效法阴阳的变化规律，做到起居有常即可，也就是《黄帝内经》所说的"法于阴阳，和于术数"。

一天之中，午时是阳气最盛的时候，这个时候大家最好能睡个午觉。过了午时，阴气初生，并且开始逐渐生长，一直到子时达到最盛，此时也要睡觉。这就是古人所说的子午觉。子时和午时，一个是阳气初生之时，一个是阴气初生之时，不管是阴气还是阳气，在初生的时候都很弱小，需要我们保护它，并且顺应阴阳的变化。下面就具体来看一下十二时辰中精气神的养生法。

1. 卯时（5－7时）

一般来说，卯时已经可以看到晨光了。在起床时，要根据气候的寒暖选择适当的衣服。起床后，可坐在明亮的窗户下，喝一杯白开水，不要喝茶。再梳头发百余下，可疏风散火，明目去热。洗漱完毕后，应该喝一点儿淡粥，吃饱后稍休息，再徐徐行走五六十步，边走边用手摩挲肚子。如果此时要出门或不出门但感觉疲倦，可以饮一点点酒，用来养真气。

2. 辰、巳时（7－11时）

这两个时辰可以用来读书看报，或处理家务，或到公园里散步，赏花赏鸟。并要开开心心地享受这段时光，不要因为一些小事而动气。回到屋里后，要闭目养神，或叩齿咽津数十口。这样做是因为从亥、子两个时辰开始，真气就到了，到了巳午时真气就逐渐减少，因此此时应定神调息，以用来调养真气。

3. 午时（11－13时）

此时，要根据自己的饭量去吃饭，不要勉强。午餐吃得要好，尽量丰盛、齐全些。这里说的吃得好，并非一定是山珍海味，而是要吃加工熟的食物，不吃生冷和坚硬的食物。午餐不可吃得过饱，饭后应站起来走上百余步，然后抚摸腹部，再转手抚摸腰部，让它

养生是比医生更好的医生

热起来，使得肾和脾运动起来。然后再喝点儿茶水，不要喝得过量。

4. 未时（13 – 15 时）

未时最好午休片刻，醒来后，可看书、写作、抚琴或邀朋友叙叙，或出去散散步，放松自己，不要太过劳苦。

5. 申时（15 – 17 时）

申时可吃点儿小点心，或果品。此时也是上班族的下午茶时间，更是看书、绘画的良机。

6. 酉时（17 – 19 时）

酉时应该是吃晚饭的时间了，但不能吃得太迟或太饱，可以少喝点儿酒，不要喝醉。

7. 戌时（19 – 21 时）

戌时可用热水泡脚，可以降火、活血、除湿。睡前可以看一会儿书，但不能看得太久，否则会损伤眼睛。此时不能多想问题，因为此时思虑过多会造成心火上炎，引起肾水不足，容易导致心肾不交，易患性功能障碍。所以在这个时候，应尽量使心绪安宁，静心养气，早早入睡。此外，睡之前可以按摩左右脚心的两个涌泉穴数百次，可保养人的精气。

8. 亥、子时（21 – 1 时）

这两个时辰应该安然入睡，以保养人的元气。睡时，身体要侧面睡着，一只脚屈着放在另一只脚上。要让自己的心情平静下来，什么都不要想，只有心先睡了，人才能安静入眠。这样心无杂念，安心入睡，才是调神养气的法宝。

9. 丑、寅时（1 – 5 时）

这两个时段为人体精气生发的时候。如果此时失眠，可披着被子，坐在床上，呵一两口气，把体内浊气吐出。然后把两只手搓热，摩擦鼻子两旁，并用搓热的手慰热双目35遍。接着把两只耳朵分别向前、向后揉卷 35 遍。然后用两只手抱住后脑，双手的手心恰好掩住双耳，用食指去弹中指，用来击打后脑勺 24 次。完毕后，再左右耸跳身子，舒展双臂，像开工一样，做 49 遍。最后，漱嘴里的唾液满口，用意念送下丹田，做三口咽下，可清除五脏之火。

保证孩子先天之精，一定要注重交合时机

　　人是如何产生的呢？《黄帝内经·灵枢·经脉》中说："人始生，先成精"，也就是说人在孕育之初，是由男女交合而成精，随后经过母体的孕育才成为人的。这种先天之精决定了孩子后天的身体状况，如果先天不足，往往孩子的身体健康也会很差。

　　《红楼梦》中的林黛玉就是一个先天之精不佳的典型。在第三回中林黛玉首次出场时就给人一种"怯弱不胜"的感觉。她自己也说自己"从会吃饮食时便吃药"，虽然请了很多名医，但身子依然是弱不禁风。所以，如果不想让自己生出的女孩儿像林妹妹那样病快快，就一定要注意交合时机，保证女孩儿的先天之精的充足。

　　从阴阳的角度来看，男为阳，女为阴，男女交合即阴阳结合。唯有阴阳协调才能保养经穴，为子女的先天之精提供保证，反之，不知节制的交合对身体有害。《黄帝内经》在谈到这一问题时说："能知七损八益，则二者（阴阳）可调，不知用此，则早衰之节也。"所谓的"七损八益"是指在房事生活中，有八种做法能补益人的精气，有七种做法能损伤人的精气。为了使孩子的禀赋良好，父母一定要遵循"七损八益"的原则。

　　"七损"是什么呢？简单来说是七种不宜交合的时机。它们分别是：

　　（1）行房时产生性器官疼痛，为闭；

　　（2）行房时大汗淋漓不止，为泄；

　　（3）恣情纵欲，行房无度，耗绝精气，为竭；

　　（4）欲行房时，因阳痿而不能进行，为怫（音弗）；

（5）行房时心慌意乱，呼吸喘促，为烦；

（6）女方没有性欲，男方强行，汗泄气少，心热目冥，如陷绝境，为绝；

（7）行房过于急速，既不愉悦情志，于身体又无补益，耗费精力，为费。

"八益"，实际上是房事养生中八个阶段的保健方法，它们是指：

（1）早晨起床，先盘膝而坐，同时挺胸直腰，放松臀部的肛门肌肉，连续做提肛运动，并用意念使内气下行，为治气；

（2）吞咽口中津液，臀部下垂，挺直脊背，继续进行提肛运动，用意念引内气直达前阴，为致沫；

（3）行房前男女互相嬉戏，以激发性兴奋，等双方性欲亢奋时，开始性交，为知时；

（4）行房过程中，放松背部肌肉，提肛敛气，导气下行，为蓄气；

（5）行房过程中不要急躁，不要图快，不要频繁过快地抽动阴茎，阴茎抽送时要轻柔舒缓，以激发女方的性兴奋，为和沫；

（6）行房过程中可在适当时候中断片刻，静卧或起床，平息一下精神，射精后阴茎没有完全痿软时就抽出阴茎，停止性交，为积气；

（7）行房接近结束时，不要再抽动阴茎，放松脊背，深呼吸，吸入清气，用意念引内气下行，平静地等待女方性高潮的到来，为持赢；

（8）性高潮出现时射出精液，在阴茎还没有完全痿软时就抽出阴茎离开女方，为定倾。

古人所谓的"七损八益"的房事养生法，首先强调事前嬉戏，使双方性兴奋都达到一定程度时方可行房，如有一方尚未激起性兴奋，则不可强行其事。其次强调房事生活要适度，不可恣情纵欲，滥施泄泻，过度消耗精力。由此可见，古人对于房事的养生要点与我们现代所说的性和谐是一个道理。我们常将孩子称为"爱情的结晶"，若想让孩子一出生就赢在起跑线上，父母的交合自然需要双方身体健康，精神愉悦，如此的欢爱之下，宝宝才拥有更好的健康基础。

天癸是先天之精的精华

先天之精里有一个东西叫"天癸"，天癸一词，始见于《素问·上古天真论》。天，指先天，癸，是十干之一，在五行属水，与肾相配。古人认为，水为万物之本源，万物之生，皆由水始，所以将其命为"天癸"。

那么天癸和肾精有什么关系呢？我们知道肾精有先天和后天之分，其中先天之精主要在肾精里面，而天癸的生成，源于人禀受的先天之精气，它是肾中精气化生的具有促进生殖功能发育、成熟、旺盛的精微物质。

一般而言，当人体的生长发育到一定阶段，大部分是青春时期，肾精的充盛就会促生出天癸。天癸虽然生于肾精，但并不完全等同于肾精。当我们在年幼的时候，肾精并不充盛，它的主要功能还是促进机体生长发育，并不能产生天癸，因此此时的人也不具有生殖功能。到了青春时期后，随着肾精的充盛，天癸也促生了出来，如果天癸作用于女子胞，那么女人就会出现月经，并且维持了生殖机能。随着女人的逐渐衰老，肾精也会渐衰，天癸的产生渐少，甚至完全衰竭，月经也会随之停止来潮，丧失生殖机能。由此可见，天癸是决定女子发生月经与孕育胎儿的先决条件。

当然，天癸并不是女人独有的，它是男女两性皆具有的促进生殖机能的物质。天癸的生理作用，主要是促进生殖功能和第二性征的发育。女子从 14 岁，男子从 16 岁之后，肾气逐渐盛实，天癸到来，女人会按时迎来月经，身体外形也会发生变化，比如逐渐有肩背臀部丰满，乳房隆起，阴毛、腋毛生长等女性特征；男子不仅出现遗精现象，而且身体上也逐渐出现了胡须、腋毛、阴毛、阴茎增大、喉结突起、语声低沉等一系列表现。有人推论，天癸有类似脑垂体分泌的促性腺激素、男子睾丸或女子卵巢分泌的性腺激素等的作用。

另外，天癸在不同程度上还影响着人体整体的生长、强壮与衰老的变化。男女从青春期开始，天癸至，全身代谢加快，食欲增加，筋骨肌肉生长迅速，身体强健。而自女子 49 岁、男子 64 岁之后，天癸竭，肾脏衰，肌肉逐渐萎缩，逐渐变成了小老太或小老头。

女子的天癸保养之道

根据天癸和肾气的盛衰，《黄帝内经》将女人每七年分为一个生命周期，男人每八年分为一个生命周期。女子在"四七"二十八岁的时候，身体各方面身体要素都达到了一个顶点，此时是生育的最佳时间。中医认为，源于肾气又受肾气滋养的天癸是女人能否生育的先决条件。如果此时肾气不足，天癸就会失调，进而就会导致女人无法怀孕。

这里为大家推荐两招儿腰部按摩，可以让你的肾气旺起来，更好地滋养天癸。

第一招：两手掌对搓至手心热后，分别放至腰部，手掌向皮肤，上下按摩腰部，至有热感为止。可早晚各进行一遍，每遍约200次，具有补肾纳气之功效。

第二招：两手握拳，手臂往后用两拇指的掌关节突出部位，自然按摩腰眼，向内做环形旋转按摩，逐渐用力，以至酸胀感为好，持续按摩10分钟左右，早、中、晚各一次。

如果天癸失调，除了令女人无法享受做妈妈的幸福之外，还会出现性冷淡。

一般而言，女子"七七"会"天癸竭"，没有例假了。不过，现在很多女人并不是在49岁时绝经，而是提前了。甚至有的人还不到40岁就步入了"七七"这个坎儿。现代女性更年期提前的因素有很多，例如，长期口服或外用雌激素类避孕药物；长期营养不良，患有贫血和出现过于消瘦等症状；长期处于精神抑郁状态；长期压力大，劳累过度；长期没有性生活，等等。这

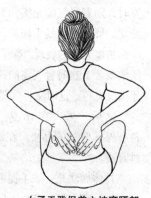

女子天癸保养之按摩腰部

些都是需要注意的问题。

其实不论男女，都会经历更年期，这是一个身体由盛转衰的过程。有的女人会比较平稳地度过，但也有的人会因为阴阳气血的变化较大而出现一些状态，比如突然之间体温急剧上升，从胸部开始，热的感觉像潮水一样迅速涌向颈部和面部，之后却又感觉身体开始发冷，甚至会打冷战，还会出现心悸多汗及头晕目眩等状况。

人都说女人如花，一点儿也不假，女人一生就是缤纷多彩的，只不过到了更年期，应该懂得保养自己，让自己从艳丽的玫瑰演变成清香和淡雅的百合，而不是凋零。此时女人在保养天癸的时候，可以从饮食上入手。比如，多吃一些养精养血的食物，如红枣、桂圆等，富含蛋白质的食物，如鸡肉、鱼肉、蛋类等，富含钙类的食物，如骨头汤、牛奶、豆浆，多吃些豆腐、虾皮等；当然，生活方式也要调整，准时休息和起居，多参加一些有意义的活动，让生活充实而有意义。

男子的天癸保养之道

男人的天癸是以每八年为一个周期的。8岁是一个男孩子成熟的第一阶段，在此阶段肾气逐渐充实。《黄帝内经·素问·上古天真论》中提及"丈夫八岁，肾气实，发长齿更"，也就是说男子到了八岁时，随着肾气的充实，头发生长速度很快，几乎每周都会有新的变化，要是这时候不理发，头发就会变得毛毛糙糙很难看，这其实就是精血充盈的表现。除了头发的变化，男孩子的乳牙也开始脱落，换成新牙。这时肾气弱的孩子，乳牙可能换不全，或者有些该掉的牙齿没有掉。这时父母就要给孩子补充肾气了。

之后，男人在16岁、24岁、32岁、48岁、56岁、64岁时也各有保养肾气的办法。在此重点向大家介绍一种保养肾气的办法：抖肾法。

具体做法是：双手握拳，拳心虚空，贴在肾腧位置（即平时大家说的后腰，腰眼部位）后，轻轻跳动，脚尖不离地，就是双脚轻微踮起的感觉。这时双拳也不动，全身随着身体抖动，感觉到腰部轻微发热为止。

同时，在抖肾的过程中，膝关节在抖动时带动了全身的抖动，全身的关节都得到了活动，特别是脊椎部位，所以对伏案工作的人放松脊椎、养护腰椎很有好处。

这个方法最大的功效是鼓动肾气，短时间内使人体阳气生发起来。长期从事脑力劳动的人都缺乏运动，导致人体阴气过盛，阳气相对不足，于是就会产生乏力、疲劳、健忘等症状，因此，抖肾法很适合现在从事脑力劳动的人，每次抖三五分钟，就可以缓解一个小时连续劳动的疲劳。当然，对于中老年人养生来说，这个方法也很适合，肾气衰了，按摩肾腧有直接补肾的功效。

在过去，这种运动被誉为中医里的金匮肾气丸，有温补肾阳的功效，是很有效的补肾方法。有膝关节损伤的朋友，可能无法进行抖肾运动，那就用擦肾代替抖肾。即将两手搓热后，用掌心上下摩擦腰背肾腧穴周围的区域，每次都要搓至该区域发热，也有类似养生的作用。

学会保精养精法，养护你的元精

健康是人这辈子最需要善待和呵护的财富，其他的所有财富都需要它的支撑。可是我们的健康又由什么支撑呢？按照道教的观点，元精、元气和元神是人体健康的"靠山"，它们决定着我们的生理健康。一个人如果没有了精气神，生命的存在都成问题，更别说健康了。

精气神三者的关系是怎样的呢？元精好像土壤一样滋养着元气和元神，元气好比是养分，而元神则好比是植物。元气和元神经过元精的长久养育，才会变得圆满。因此，元精的养护可以说是重中之重。中医学也总结了一套养元精的方法，现在就可以为大家简单介绍一下。

节欲保精，切记"色字头上一把刀"

养精有很多的方法，首先最关键的一种做法就是节欲。《黄帝内经》中曾多次强调，人们在生活中一定要有所节制，尤其是房事养生上更要节制，才能保精。中医有句话叫"欲不可早"，就是说欲望是不可以提前的。欲多就会损精，人如果精血受到损害，就会出现两眼昏花、眼睛无神、肌肉消瘦、牙齿脱落等症状。所以，养生贵在摄养，在保精护肾方面首重就是节欲。

男耗精，女耗血。过早地开始性生活，对女子来说就会伤血，对男子来说就会伤精，这样将来对身体的伤害是很大的。因此古代的养生家一直强调人一定要有理性，能控制自己的身体，同时也要控制住自己的性欲，否则的话，就会因为欲念而耗散精气，丧失掉真阳元气。另外，一个人要想保养人体元气，避免阴精过分流失，除了不能过早进行性生活外，在行房时还应注意季节的变化。四季气候不同，机体的机能状态有相应的变化，性功能有高低强弱的差异，如能根据季节不同，性兴奋的强弱而调整性生活的频率，对防止性功能障碍，保证身体健康有一定的作用。

《养生集要》中说："春天三日一施精，夏及秋当一月再施精，冬当闭精勿施。夫天道冬藏其阳，人能法之，故得长生，冬一施当春百。"认为冬天应尽量减少性生活，以保养肾阳精气，春季万物生长，是生物繁殖生长的季节，可以3～4天过一次性生活，夏秋季节则每个月过1～2次性生活。虽然"冬一施当春百"的说法并不科学，但冬季气温较低，人的新陈代谢也随之降低，性欲也相对低下，与此相应，应当适度节制性生活，减少性生活的频率，以保养肾阳之气，使精气内守，避免耗伤精血。

此外，喝醉了也不能行房事，因为这样特别伤肾，同时也会导致男子的精子减少；阳痿之后不可通过服壮阳药行房事，因为这是提前调元气上来，元气一空，人就会暴死；人在情感不稳定的时候，尤其是悲、思、惊、恐等情绪过重的时候不能行房事，否则容易伤及内脏，损耗阴精，还可能因此而患病；行房事时间不可选择在早上，以晚上十点为最佳。在戌时，心已经很愉悦了，那么下一步就是要让肉体也能够喜悦，这就是身心不二。我们中国人讲究身心不二，一个人的心喜悦了，他的身体也要喜悦，所以这个时候，人体就要进入到一个男女阴阳结合的时期。

人的精气是有定量的，在长年累月折腾之下必然大量损耗，也许在三年五载内难以感觉到身体有什么大的变化，而一旦发病，想要恢复就很困难了。因此，在性生活方面要保持节制的态度。

经络推拿，促进精的生养

中医认为，保精养精要经常推拿丹田。此处所说的丹田是指下丹田。丹田在人体内有三处，两眉之间的印堂穴称为"上丹田"，这是炼神之所；在两乳之间的膻中穴称为"中丹田"，这是炼气之所；在脐下三寸的关元穴称为"下丹田"，这是炼精之所。历代中医都认为下丹田和人体生命活动的关系最为密切。它位于人体中心，是任脉、督脉、冲脉这三脉经气运行的起点，十二经脉也都是直接或间接通过丹田而输入本经，再转入本脏。下丹田是真气升降、开合的基地，也是男子藏精，女子养胎的地方。因此，可以说，下丹田是"性命之祖，生气之源，五脏六腑之本，十二经脉之根，阴阳之会，呼吸之门，水火交会之乡"。

同时，还要按揉命门穴。命门穴和肚脐相对应，在人体的后背上与肚脐相对的正后方，方法同按揉丹田一样。命门穴，顾名思义就是生命的大门，将这个门给守住了能保养我们的精气。

按摩的时候也是有讲究的，需要用手心处的劳宫穴来按摩。在做按摩的时候，通常呈站立位，

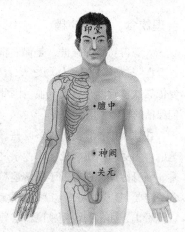

印堂、膻中、关元、神阙

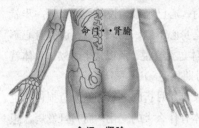

命门、肾腧

左腿向外开迈半步，两脚与肩平行。腿略微弯曲，含胸收腹，舌抵上腭。然后，左手在前竖放在关元穴按摩，右手在后横放到命门穴处按摩。可在子、午、卯、酉任一时刻进行按摩，每次按摩的圈数应是6的倍数，比如60、120等。先是顺时针按摩，之后再用同样的方式逆时针按摩。

关元穴在任脉上，而任脉正好为阴，左手也为阴，根据阴阳成对出现的原则，所以我们在按摩的时候通常用左手在前按摩关元穴。同样的，命门穴在督脉上，督脉为阳，右手属阳，所以宜用右手按摩命门穴。左手竖着放在关元穴上，可以覆盖住其他的穴位，比如神阙穴等。右手横着放在命门穴上，可将命门旁边的肾腧穴覆盖。按摩的时候可以双手叠加按摩，先按摩身体前面的关元穴，再按摩腰上的命门穴，保持这些地方始终有温煦感。坚持这样的锻炼，能够很好地养护元精。

合理饮食，注意补精

人脾胃功能的强健，是保养精气的关键，所谓"得谷者昌，失谷者亡"，尤其是对于体弱之人，因为真气的耗竭，五脏的衰弱，全要依靠饮食营养来充实气血。因此全面而均衡营养的饮食，也是我们保精的重要手段。

在饮食中，我们可以多吃些养精的东西，比如动物的肾脏、黑芝麻、黑豆、核桃、芡实、莲子之类。这些食品不仅有利于延年益寿、强身健体，还有助于缓解遗精和早泄的疾病。另外，我们的饮食一定要"杂"。人天生就是杂食动物，这一点从我们的牙齿功能上就能看出，如，磨牙用来磨碎谷物，切牙用来切断蔬菜，犬齿用来撕扯肉类。正因如此，《黄帝内经》中说人要以"五谷为养，五果为助，五畜为益，五菜为充"，这里的"五"实际上是泛指各种蔬菜谷物，意思是让我们在饮食的品种上要多样化，不能偏食，这也是中国传统饮食膳食平衡的一个基本原则。

从现代营养学的角度讲，各种食物提供给人体的营养素也不同。谷物主要提供人体所需的能量，家畜肉类主要提供动物蛋白和脂肪，果类、菜类主要提供人体必需的维生素、微量元素和纤维素。这些食物，缺了哪种都不利于身体健康。现代人在吃上容易走极端，认为好的贵的就是有营养的，天天大鱼大肉，顿顿山珍海味，血脂高了不改，血糖高了还不改，真可谓是"吃"心不改。有这种倾向饮食的人，今后应该避免在饮食上走极端，而应均衡膳食。

合理饮食还要遵循"淡"的原则，有三点要求：少盐、少油、少糖。如皋是有名的长寿之乡，当地人就很好地延续了传统的饮食习惯。很多百岁寿星爱吃的蔬菜就是青菜、韭菜、菠菜，远离大吃大喝，拒绝重油重糖。食盐是我们人体不可或缺的物质，其中的钠离子能为人体神经细胞传递信息，氯离子能在人体流泪流汗时起抗菌作用，但是长期食盐过量，可导致高血压、中风、冠心病等心脑血管疾病，人一天盐的摄入量应该在 6 克以内。糖和油的摄入量则分别控制在 25 克和 20 克以内，只有注意控制盐、油、糖的摄入量，才算是"淡"的饮食。

气是我们维持生命活动的能量

中医理论著作繁多，理论体系庞大，但没有哪一本书里没有谈到"气"的。"气"历来受到医家的重视，有所谓"人活一口气"之说。《内经》里也认为气是构成人体的最基本物质，如《素问·宝命全形论》中就提出："人以天地之气生，四时之法成""天地合气，命之曰人"。张景岳也认为："人之有生，全赖此气"，由此可见"气"在医家眼里的地位。

可是，气究竟是什么呢？我们可以简单地将气看作是人体能量的一种外在表现，分布在我们身体的任何地方，如果一个人没有了气，就相当于"断气"，也就失去了生命的存在。对于人体而言，还可根据气的来源、部位、功能等将气分成不同的种类。

气的来源

构成和维持人体生命活动的气，它的来源主要分两大类：一为先天之精气，一为后天之精气。

首先来看先天之气，这种气禀受于父母先天而生，是生命的基本物质，因此称为先天之气，也叫元气。《灵枢·本神》中说"生之来谓之精"，人之始生，以父母之精气相合，形成了胎。先天之精是构成生命和形体的物质基础，精化为气，先天之精化为后天之气，形成有生命的机体，所以先天之气是人体之气的重要组成部分。

后天之气有两类，一类是从吃的粮食和水谷精微等营养物质中产生的能量，另外一种则是存在于自然界的清气。因为这类精气是出生之后，从后天的生活中获得的，因此称后天之气。

清气通过人体本能的呼吸进入肺内，实行吐故纳新，参与了人体之气的生成。《类经·气味类》对此有这样的说法"天食人以五气，五气入鼻，由喉而藏于心肺，以达五脏"。也就是说，人体依赖呼吸运动，让后天之清气在人体的肺脏内不断交换，补充了器官活动的能力。对于水谷之气，有"人之所受气者谷也"一说。人体在摄取食物之后，经过胃的腐熟和脾的运化后，饮食中的营养物质就会化为能被人体所吸收利用的水谷精微，它们被输布于全身，滋养脏腑，并化生气血，成为人体生命活动的重要物质基础。

一个人如果没有了水谷之气，就没有办法形成形体之壮；没有了呼吸，就没有办法行脏腑之气。总之，气是维持我们生命活动的一种精微物质，不过它同"精"这种精微物质是不同的，"精"是看得见的，基本上呈液体形态，而气则是一种气态物质，我们的肉眼是无法看见的。

养生是比医生更好的医生

气的家族成员

通过上文，我们了解到人体之气来源于禀受父母的先天精气、食物中的营养物质——水谷之精气，和存在于自然界中的清气。这三者通过肺、脾胃和肾等脏腑的综合作用结合而生成人体之气。这种人体之气由于其主要组成部分、分布部位和功能特点的不同，产生了不同的名称，主要有元气、宗气、营气、卫气等。

1. 元气

中医学中有这样的说法："气聚则生，气壮则康，气衰则弱，气散则亡。"这里的"气"是指人体的元气，元气充足免疫力就强，就能战胜疾病；如果人体元气不足或虚弱，就不能产生足够的抗体或免疫力去战胜疾病；而元气耗尽，人就会死亡。"元气"，亦称"原气"，是由父母之精所化生，由后天水谷精气和自然清气结合而成的阴气与阳气。

之所以说元气是我们生存的根本，是因为"气聚则生"，人先天的元气是父母给的，如果不吃不喝的话，这些先天带来的元气只够维持7天的生命。要想活下去，就要保住先天的精气，就要吃东西、呼吸自然之气。《黄帝内经》中说："真气者，所受于天，与谷气并而充身者也。"元气是从天得来的，这里的天是指父母。所以说，母肥则子壮，如果打算生孩子，一定要先把夫妻双方的身体都调养好，给孩子一个比较充足的元气，要知道怀胎十月可是会影响孩子一生的。

元气虽然是先天带来的父母之精气，再加上后天的水谷之气、呼吸之气、自然之气来补充，但元气毕竟是有限的，有一个定数。人活着的这些年就是不断耗散这些元气的过程，元气足的时候，人的免疫力就比较强，身体也比较健康，随着元气慢慢耗散，人的免疫力开始下降，疾病上身来，有一天元气耗尽了，也就是生命结束的时候。

2. 宗气

宗有本始之意，所以在《灵枢·五味》中宗气又被称为"大气"。

《医门法律·大气论》中也说："大气，即宗气之别名。宗者，尊也，主也，十二经脉奉之为尊主也。"

宗气是积于胸中的后天宗始之气，宗气在胸中积聚之处，称为"气海"，即《灵枢·五味》所言："其大气之搏而不行者，积于胸中，命曰气海。"

肺从自然界吸入的清气和脾胃从饮食物中运化而生成的水谷精气相互结合，生成宗气。因此宗气的盛衰与肺的呼吸功能、脾胃的运化功能正常与否关系密切。

那宗气又有什么功能呢？《灵枢·邪客》说："宗气积于胸中，出于喉咙，以贯心脉而行呼吸焉。"即说宗气的主要功能有两方面：一是"走息道以行呼吸"，凡语言、声音、呼吸的强弱，都与宗气的盛衰有关。二是"贯心脉以行气血"，凡气血的运行、肢体的寒温和活动能力、视听的感觉能力、心搏的强弱及其节律等，皆与宗气的盛衰有关。

3. 营气

营气由于富于营养，所以又被称为"荣气"。它是与血共同运行于脉中的气，能循脉上下，营运于全身。所以与血液的关系极为密切，可分而不可离，故常常将"营血"并称。

营气主要由水谷精气中的精华部分所化生。主要有营养全身和化生血液两个方面的作用。营气为脏腑、经络等组织器官的生理活动提供营养，所以可以"营养全身"；由于营气与血液共行于脉上，可算血液的组成部分，所以它可以"生化血液"。

4. 卫气

卫气是运行于脉外之气，属阳，是人体阳气的一部分，所以又被称为"卫阳"。它主要由水谷的精气化生而成，其特性是"慓疾滑利"，即活动能力特别强，流动很迅速。《素问·痹论》中说："卫者，……不能入于脉也，故循皮肤之中，分肉之间，熏于肓膜，散于胸腹。"即说卫气不受脉管的约束，运行于皮肤、分肉之间，熏于肓膜，散于胸腹。

卫气的生理功能主要有三个方面：

（1）护卫肌表，防御外邪的入侵。

（2）温养脏腑、肌肉、皮毛等。

（3）调节、控制腠理的开合、汗液的排泄，以维持体温的相对恒定等。

需要注意的是营气和卫气虽然均以水谷精气为其主要生成来源，但是"营在脉中""卫在脉外"（《灵枢·营卫生会》），营主内守而属于阴，卫主外卫而属于阳，两者的运行只有协调顺畅才能维持正常的腠理开合以及体温，有效防御外邪入侵。

当然，除此之外人体还有"脏腑之气""经络之气"等，它们和全身的气一样，是精气清气、水谷之气经肺、脾、肾共同作用而化生成的，可转化为推动和维持脏腑经络进行生理活动的能量，也都十分重要。

气的作用

气是我们身体的"主宰"，《仁斋直指方》中指出："人以气为主，……阴阳之所以升降者，气也；血脉之所以流行者，亦气也。营卫之所以转运者，气也；五脏六腑之所以升降者，亦此气也。盛则盈，衰则虚，顺则平，逆则病"，进一步说明了气是构成人体和维持人体生命活动的物质基础，并且提出：由于气活力很强，总是处在不断运动之中，所以对人体的生命活动具有重要的推动、温煦、防御、固摄、气化以及营养作用等。

1. 推动作用

气具有激发和推动的作用。《灵枢·脉度》说："气不得无行也，如水之流，……其流溢之气，内溉脏腑，外濡腠理"，可见气是以"如水之流"的形式运行于机体之内的。人体的气，是不断运动着的具有很强活力的精微物质，它流行于全身各脏腑、经络等组织器官，无处不到、无处不有，能激发和促进人体的生长发育；改善脏腑经络等组织器官的生理功能，推动血液的生成、输布和排泄等。如果气的推动作用减弱了，就会影响人体的正常生长、发育，或出现早衰、脏腑的生理功能减退、血液和津液生成不足等一系列病理变化。

2. 温煦作用

指阳气所化生热、温煦人体的作用。气是人体热量的来源，特别是血和津液等液态物质，要靠气的温煦作用，以进行正常的循环运行。所以《难经》说："气主煦之"，气的这一功能在人体内有着重要的生理意义：人的体温需要气的温煦作用来维持；各脏腑、经络等组织器官的生理功能需要在气的温煦作用下进行；血和津液等液态物质需要在气的温煦下才能正常循行。

我们知道"气有余便是火"，"气不足便是寒"，其中医上的原理就是温煦人体的气是人身的阳气，阳气气化就能生热，所以阳气越多，生热越多，阳气不足，生热就少。

3. 防御作用

气有卫护肌肤，防御邪气的作用。气一方面可以抵御外邪的入侵，另一方面还可把"邪"驱出体外。当气的防御功能正常时，邪气不易侵入，或虽有侵入，也不易发病，即使发病，也易于治愈。当气的防御功能减弱时，机体抵抗邪气的能力就会下降，一方面机体易染疾病，另一方面患病后则难愈。所以气的防御功能与疾病的发生、发展等都有着密切的关系。

4. 固摄作用

气对体内的液态物质具有固护统摄和控制作用。表现在以下几个方面：（1）固摄血液：保证血液在脉中正常循行，防止血溢出脉外。（2）固摄体液：控制尿液、唾液、胃液、肠液等的分泌量、排泄量，防止体液丢失；（3）固摄精液，防止妄泄：气不摄血，可导致各种出血；气不摄津，可导致自汗、多尿、小便失禁、流涎、泛吐清水、泄下滑脱；气不固精，可出现遗精、滑精、早泄等。

5. 气化作用

气化，就是通过气的运动而产生的各种变化，即精、气、血、津液的新陈代谢以及相互转化。简单说来气化过程就是人体新陈代谢的过程。如果气的气化功能失常，就会影响整个物质代谢过程，如食物的消化吸收，气、血、津液的生成、输布，汗液、尿液和粪便的排泄等，最终形成各种代谢异常的病变。

6. 营养作用

气的营养作用主要指由脾胃运化食物而化生的水谷精气的作用。此气与津液结合成为血液，可以凝聚成人体的脏腑经络和各种器官，也可以被消耗从而产生人体生命活动所必需的动力。

正如《难经·八难》中所说："气者，人之根本也。"正是由于气的这些不可替代的作用，它才被称作身体的"主宰"。

"气"关生死，调气能治病

"气"是个非常重要的概念，因为它被视为人体生长发育、脏腑运转、体内物质运输、传递和排泄的基本推动能源。俗话讲的"断气"就是表明一个机体的死亡，没了气就没了命，所以《庄子·知北游》里有"人之生也，气之聚也，聚则为生，散则为死"的说法。

关于气，我们生活里的日常语言就更多了，"受气""生气""没力气""中气不足"等。如果我们身体上的"气"不好好工作，我们的身体就会生病，表现出各种症状，如"气滞""气郁""气逆""气陷"等。

"气滞"——就是气的运动不畅，最典型的症状就是胀痛。根据气滞的部位不同，出现的胀痛部位也就不同了。比如：月经引起的小腹胀痛，这是典型的气滞引起的妇科疾病。

"气郁"——指的是气结聚在内，不能通行周身。如果气郁结在内，不能正常运动，女人身体脏腑的运转、物质的运输和排泄就会出现一定程度的障碍。如：有的人总是胸闷憋气，这就是气运行不畅所导致的。所以，在平时一定要适当地进行体育锻炼，这样才能保证气血的正常运行。

"气逆"——指的是体内的气上升太过、下降不及给人体造成的疾病。气在人体中的运动是升降有序的，上升作用能保证将体内的营养物质运输到头部，维持各脏器在体内的位置；下降则使进入人体的物质能自上而下地依次传递，并能将各种代谢物向下汇集，通过大小便排出体外。如果上升作用过强就会使头部过度充血，出现头昏脑涨，头痛易怒、两肋胀痛，甚至昏迷、口角歪斜等症；下降作用过弱则会导致饮食传递失常，出现泛酸、恶心、呕吐等症。

"气陷"——和"气逆"正好相反，这种情况是指人体内的气上升不足或下降太过。上升不足则会导致头部缺血、缺氧或脏腑不能固定在原来的位置，出现头晕、健忘、精神不振等症；下降太过则会导致食物的传递过快或代谢物的过度排出，从而出现腹泻、小便频繁等症。

总之，人体的健康由气来决定，不良的情绪会使气在身上乱窜，给人带来疾病；反之，如果我们注意调气血，让身体处于平和状态，那么就可以防治百病，与健康同行。

养正气，防止邪气入侵

《黄帝内经》中说："正气内存，邪不可干。"意思是指，如果一个人拥有足够的正气，身体强壮，外来的邪气就很难侵犯到身体。这种邪气包括风、燥、寒、暑、湿等，它们从肌表侵入腠理后发展为各种疾病。比如有的人形成风邪病，有的形成消渴病，有的形成寒热病，有的形成痹症，有的形成积聚病。为什么有的人患这种病，有的人患那种病呢？难道这是自然界特别产生不同性质的邪气吗？否则怎么会有这些差别呢？

《黄帝内经》中以工人伐木为例，解释了这个问题。工人用斧头去砍木材，由于木材的阴阳面有坚脆的差别，坚硬的不容易砍，脆弱的容易碎裂，而遇到树枝有节的部位，甚至还会损伤斧头。同一棵树木，每个部分都有坚脆的不同，不同的树木，彼此的差异就会更大。如果是花叶生长较早的，遇到风霜，就容易凋落；如果是质脆而皮薄的，就容易干枯；如果皮薄而含水多，遇到长期的阴雨，就容易溃烂；如果是刚生长的树木，遇到狂风就容易折断，树根就容易动摇，树叶就会零落。不同的树木受气候变化的影响，还会产生不同的损伤，更何况人呢？所以说，即使有些人患病的原因是相同的，但是患的病却有可能不同。

总而言之，我们要健康无疾，就要内养正气，外避邪气。那么养正气，究竟怎样养呢？其实很简单，《黄帝内经》告诉我们，只要注意以下三点就可以了。

第一，重视精神调养。人的精神情志活动与脏腑功能、气血运行等有着密切的关系。突然、强烈或持久的精神刺激，可导致脏腑气机紊乱，气血阴阳失调而发生疾病。因此平时要重视精神调养，做到心情舒畅，精神安定，少私而不贪欲，喜怒而不妄发，修德养性，保持良好的心理状态。同时要尽量避免外界环境对人体的不良刺激，如营造优美的自然环境，和睦的人际关系，幸福的家庭氛围等。这样则人体的气机调畅，气血平和，正气充沛，可预防疾病的发生。

第二，注意饮食起居。保持身体健康，就要做到饮食有节、起居有常、劳逸适度等，如在饮食方面要注意饥饱适宜，五味调和，切忌偏嗜，讲究卫生，并控制肥甘厚味的摄入，以免损伤脾胃，导致气血生化乏源，抗病能力下降。在起居方面要顺应四时气候的变化来安排作息时间，培养有规律的起居习惯，如定时睡觉、定时起床、定时工作学习、定时锻炼身体等，提高对自然环境的适应能力。在劳逸方面，既要注意体力劳动与脑力劳动相交替，又要注意劳作与休息相结合，做到量力而行，劳逸适度。

第三，加强身体锻炼。运动是健康之本，经常锻炼身体，能够促使经脉通利，血液畅行，增强体质，从而防病祛病，延年益寿。

另外，规避邪气的措施也很多，如顺四时而适寒暑，避免六淫邪气的侵袭。六淫邪气各有主时，春风、夏热（暑）、长夏湿、秋燥、冬寒，应做到因时养生以避邪养正，正所谓《黄帝内经》所说"虚邪贼风，避之有时"。此外，外避邪气还要戒除一些不良的生活习惯，比如熬夜、洗头时做按摩、有病就吃药、光脚走路，等等。

总之，通过采取内养和外防两方面的措施，人就可以达到预防疾病，保持身体健康的目的。

艾灸关元，强壮元气

元气是生命的原发性的"气"，《黄帝内经》中也将元气称为"真气"。想要强壮元气，有很多的方法，其中通过关元穴的方式来培补元气就是其中一种。

关元穴为一身元气之所在，是生化之源，男子藏精、女子藏血之处，主生殖，主元气，故为全身养生保健、强壮要穴。前人有"当人身上下四旁之中，故又名大中极，为男子藏精、女子蓄血之处也"的说法。长期刺激关元穴可使人元气充足、延年益寿。刺激关元穴用灸比较好，每天坚持灸 15 ~ 20 分钟，两周后就会感觉性功能有明显的提高，对那些老是感觉腰部发凉、阳痿、早泄及体质虚弱导致的眩晕、无力、怕冷的人效果最好，还可以治疗突发的昏厥。

长期灸关元穴，会感觉后腰两肾部位有明显的发热感，有热气自关元穴斜向两侧上方，非常舒服。还有，很多老年人睡眠不好，灸一段时间的关元穴就能改善，效果很好。寻找关元穴时，可采用仰卧的姿势。关元穴位于下腹部，前正中线上，从肚脐到耻骨上方画一线，将此线五等分，从肚脐往下五分之

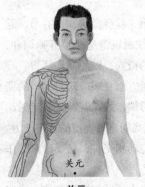

关元

关元

养生是比医生更好的医生

三处。

关元穴同时为任脉穴位、小肠募穴和足三阴会穴，所以对足三阴、小肠、任脉这些经行部位发生的病都有疗效，有培补元气、肾气，暖下元的作用。具体来说，它主治各种虚损及泌尿生殖系统各种病症。具体如遗精、早泄、阳痿、遗尿、小便不利、尿频、尿闭、尿血、便血、脱肛、疝气、泄泻、痢疾、月经不调、不孕、崩漏、经闭、痛经、赤白带下、阴挺、产后恶露不止、中风脱症、虚劳冷惫、羸瘦无力、消渴、小腹冷痛等。

气虚之人的生活补气法

我们知道"气"是构成人体和维持人体生命活动的最基本物质，人体的"正气"有促进生长发育，保卫身体及抵御疾病侵袭的生理功能。而气虚体质的人容易感冒，也比较容易生病。体型消瘦或偏胖，身体容易疲倦，全身乏力。另外，还伴有面色苍白，说话声音低微，稍微活动则出汗、心悸，舌淡苔白，脉虚弱等身体特征。气虚的人养生的关键在于补气。肾为气之根，脾为气之源，所以补气重在补脾益肾。

（1）饮食调养。气虚的人食养宜补气健脾。常用的药物及食物包括人参、山药、胡萝卜、香菇、鸡肉等食。

（2）精神调摄。气虚的人精神情绪常处于低落状态。精神调摄即要让精神振奋起来，变得乐观、豁达、愉快。

（3）运动健身。气虚的人不宜进行大运动量的体育锻炼，可多做内养功、强壮功。方法如下：

①摩腰：将腰带松开后端，双手相搓，以略觉发热为度。将双手置于腰间，上下搓摩腰部，直至感觉发热为止。

②荡腿端坐，两脚自然下垂。先慢慢左右转动身体3次，然后两脚悬空前后摆动10余次。

（4）环境调摄。气虚的人适应寒暑变化的能力较差，寒冷季节常感手脚不温、易感冒。因此，冬季要避寒就温。

（5）药物补养。偏脾气虚的人宜选四君子汤或参苓白术散；偏肾气虚的人可服用肾气丸；属肺气虚的人，可常服补肺散。

气不足时，勿盲目补气

气是人生命之本源，元气充盛，才能防病健身，延年长生。而一个人一旦气不足了，就会出现各种各样的疾病。《内经》中说："故邪之所在，皆为不足。故上气不足，脑为之不满，耳为之苦鸣，头为之苦倾，目为之眩。中气不足，溲便为之变，肠为之苦鸣。下气不足，则乃为痿厥心悗。"

现代人不健康的生活方式，如生活节奏快、竞争激烈、心理压力大、熬夜等，以及环境污染严重等因素都是导致气不足的罪魁祸首。人体正气虚衰，卫外不固，免疫功能低下，抗邪无力，可导致多种疾病的发生。比如说，人体感受风寒之邪，抗病无力，免疫功能调节低下，就容易引起感冒、肺炎、病毒性肝炎、乙型脑炎等传染性疾病。而机体免疫缺陷更可引起各种癌肿、艾滋病等免疫缺陷性疾病。

当人体出现气不足的症状后，除了调整生活方式外，就是要补气，以使正气充足旺盛。补气的方法有很多，食补、药补、运动、调情志等都可以起到补气的作用。但是，在这里要提醒大家的是，当你气不足的时候，千万不能盲目补气，否则不但不会达到补气的目的，还会影响身体健康。因为这里还牵扯到了血的问题。

血具有营养和滋润全身的作用，血又是神经活动的物质基础。中医还认为"气为血之帅，血为气之母"。所以，如果你出现气不足的症状，很有可能是血不足造成的。血虚无以载气，气则无所归，故临床常见气血两虚的病症。如果真是因为血不足，那就需要先补血，否则就成了干烧器皿，把内脏烧坏；如果是因为瘀滞不通，就可以增加气血，血气同补。这样才能达到补气的作用。

气血双补需以食用补血、补气的食物、药物慢慢调养，切不可操之过急。常用的食物有猪肉、猪肚、牛肉、鸡肉等，常与之相配伍的中药有党参、黄芪、当归、熟地等。药物调理需在中医指导下服用。

"六字诀"补养五脏之气

"六字诀"古已有之，是儒、释、医都推崇的一套吐故纳新、祛病延年的养生功法。它是通过嘘、呵、呼、嘶、吹、嘻六个字的不同发音口型，唇齿喉舌的用力不同，以牵动不动的脏腑经络气血的运行。"六字诀"锻炼分别对应人体的肝、脾、肾、心、肺、三焦六个部位，根据金、木、水、火、土相生相克之原理，弱则补之，强则抽之，使人体阴阳五行平衡，从而达到健身祛病的目的。

练六字诀分两个阶段：第一阶段着重呼吸、式子、吐音；第二阶段转到处理意念、吐字出气流。练"嘘"字功，睁眼练，其他字可以闭目吐。每个字吐六次。吸气时鼓肚子，呼气时瘪肚子。吐字呼气，吐尽吸气，嘴呼鼻吸。

在练功之前，还要做好准备工作，最主要的是身体一定要松静自然，这是气功锻炼的共同

要求。所谓"松"，是指身体各个部位从关节到肌肉都要做最大的放松，放松后才能达到"气遍周身不少滞"；"静"，指意要静，凡人皆有所思，我们要求在练功时，把放出的心暂时收回来，用一念代万念；"自然"，就是动作协调平衡，不强求，强求就容易出偏差。

准备工作做好了，就可以开始练习了。

1. "吹"字功

在人体器官中，"吹"对应肾，因此常练习此功，可以补肾气，对腰膝酸软、盗汗遗精、阳痿早泄、子宫虚寒等肾经疾患有很好的疗效。

练习方法：舌向里，微上翘，气由两边出。足跟着力，五趾抓地，足心空起，两臂自体侧提起，绕长强、肾腧向前划弧并经体前

抬至锁骨平，两臂撑圆如抱球，两手指尖相对。身体下蹲，两臂随之下落，呼气尽时两手落于膝盖上部。下蹲时要做到身体正直。呼气尽，随吸气之势慢慢站起，两臂自然下落垂于身体两侧。共做六次，调息。

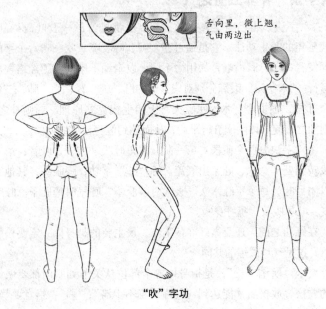

舌向里，微上翘，气由两边出

"吹"字功

2."呼"字功

在人体器官中，"呼"对应脾，因此常练习此功，可以培养脾气，对腹胀、腹泻、四肢疲乏、食欲不振、肌肉萎缩、皮肤水肿等脾经疾患有很好的疗效。

练习方法：撮口如管状，唇圆如筒，舌放平，向上微卷，用力前伸。足大趾轻轻点地，两手自小腹前抬起，手心朝上，至脐部，左手外旋上托至头顶，同时右手内旋下按至小腹前。呼气尽吸气时，左臂内旋变为掌心向里，从面前下落，同时右臂回旋掌心向里上穿，两手在胸前交叉，左手在外，右手在里，两手内旋下按至腹前，自然垂于体侧。再以同样要领，右手上托，左手下按，做第二次吐字。

养生是比医生更好的医生

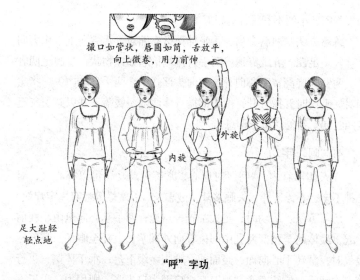

撮口如管状，唇圆如筒，舌放平，
向上微卷，用力前伸

外旋

内旋

足大趾轻
轻点地

"呼"字功

如此交替共做六次为一遍，做一次调息。

3. "嘻"字功

在人体器官中，"嘻"对应三焦，常练习此功，可理三焦之气。对由于三焦气机失调所致耳鸣、耳聋、腋下肿痛、齿痛、喉痹症、

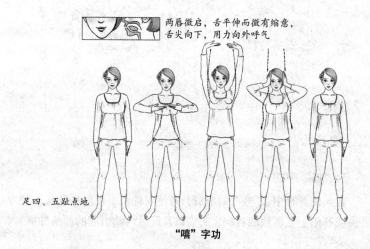

两唇微启，舌平伸而微有缩意，
舌尖向下，用力向外呼气

足四、五趾点地

"嘻"字功

胸腹胀闷、小便不利等症有很好的疗效。

练习方法：两唇微启，舌平伸而微有缩意，舌尖向下，用力向外呼气。足四、五趾点地。两手自体侧抬起如捧物状，过腹至两乳平，两臂外旋翻转手心向外，并向头部托举，两手心转向上，指尖相对。吸气时五指分开，由头部循身体两侧缓缓落下并以意引气至足四趾端。重复六次，调息。

4. "呵"字功

在人体器官中，"呵"对应心，常练习此功，可以补心气，对心神不宁、心悸怔忡、失眠多梦、健忘、口舌糜烂等症有一定疗效。

练习方法：练功时，足大趾轻轻点地；两手掌心向里由小腹前抬起，经体前至胸部两乳中间位置向外翻掌，上托至眼部。呼气尽吸气时，翻转手心向面，经面前、胸腹缓缓下落，垂于体侧，再行第二次吐字。应注意念"呵"字之口型为口半张，腮用力，舌抵下腭，舌边顶齿。亦要连做六次，然后调息。

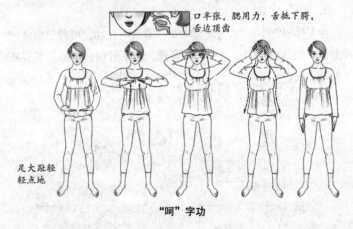

口半张，腮用力，舌抵下腭，舌边顶齿

足大趾轻轻点地

"呵"字功

5. "嘘"字功

在人体器官中，"嘘"对应肝，常练习此功，可以平肝气，对肝郁或肝阳上亢所致的目疾、头痛以及肝风内动引起的面肌抽搐、口眼歪斜等有一定疗效。

练习方法：两手相叠于丹田，男左手在下，女相反；两瞳着力，足大趾稍用力，提肛缩肾。当念"嘘"字时，上下唇微合，舌向前伸而内抽，牙齿横着用力。两手自小腹前缓缓抬起，手背相对，经胁肋至与肩平，两臂如鸟张翼向上、向左右分开，手心斜向上。两眼反观内照，随呼气之势尽力瞪圆。呼气尽吸气时，屈臂两手经面前、胸腹前缓缓下落，垂于体侧。吸气尽后，稍事休息，再念"嘘"字，并连做六次。

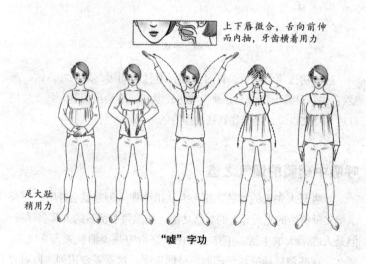

上下唇微合，舌向前伸而内抽，牙齿横着用力

足大趾稍用力

"嘘"字功

6. "呬"字功

在人体器官中，"呬"对应肺，常练习此功，可以补肺气，对于肺病咳嗽、喘息等症有一定疗效。

练习方法：两唇微向后收，上下齿相对，舌尖微出，由齿缝向外发音。两手从小腹前抬起，逐渐转掌心向上，至两乳平，两臂外旋，翻转手心向外成立掌，指尖对喉，然后左右展臂宽胸推掌如鸟张翼。呼气尽，随吸气之势两臂自然下落垂于体侧，重复六次，调息。

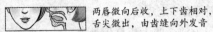
两唇微向后收，上下齿相对，
舌尖微出，由齿缝向外发音

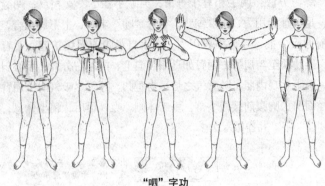

"呬"字功

这套功法简便易行，针对性强，所耗时间短，效果好。做一遍"六字诀"只需十到十五分钟。功法较温和，不会出偏差。只要放松自然、持之以恒，定能收到祛病强身的效果。

呼吸中蕴藏的调气之道

呼吸是人先天的本能，每个人从出生那一刻起就会呼吸，也是承接父母所给的先天真气的自然功能。虽然每个活着的人都会呼吸，但是人在后天的生活、工作、思虑、繁衍中是要消耗先天真气的。那么，这些消耗掉的真气该如何补回来呢？这就需要用到"以后天补先天"的功法，即以后天之气补养先天真气。

补养先天真气除了要靠饮食的营养以外，还要靠正确的呼吸方法。因此，后天如何呼吸，就成为关系到人体健康的最重要内容。

三级呼吸法

三级呼吸法是经过无数道家的研究和实践而总结出的一种有效的呼吸方法，至今仍广泛流传。下面我们就来介绍一下三级呼吸法的锻炼方法。

首先要选好时间与练功地点。因为冬季天气寒冷，容易伤风感冒，所以不宜在室外练习，应选在室内。每天起床后，要把窗子打开让空气流通 10 ~ 15 分钟，然后再把窗子关上，接着就可以开始练习了。春季、夏季和初秋季节可以在室外练习，但要找一个清静而且空气新鲜的地方。当然，遇到刮风下雨天气，也得回到室内。

练习的具体方法是：自然站立，两脚与肩同宽，双手自然下垂，等到心平气静之后，就可以开始练习了。练习时一定要注意，呼和吸的次序很重要，因为先呼后吸为之补，先吸后呼为之泄，所以一定要先呼后吸。呼气时要把一口气分成三次呼出，第一口气呼出上焦中肺部的脏气，第二口气呼出中焦胃部的脏气，第三口气呼出下焦腹部的脏气。呼气时嘴要微微张开，把气呼到外面，但在这三次呼气的间隔中，不可以再吸气，要一口接着一口连续往外呼。通过三次呼气，把五脏六腑中的脏气全部呼出以后，才能开始吸气。吸气时必须用鼻子吸，不可以用嘴，同样要一口气分成三次吸进体内。第一口气要吸满上焦的肺部，第二口气要吸满中焦的胃部，第三口气要吸满下焦腹部，之后再紧跟着咽下一口唾沫，并用意念将气沉于丹田之中，即收功。

在练习过程中，一定要注意"重在意念"。有气喘病的老年朋友在练习时不可以呼出太多的气，要适可而止，掌握好度。健康人练习时呼吸的次数也不可以过多，每天练习一次，每次一至两遍就可以了。

五十营呼吸法

在《黄帝内经》中也介绍了一种呼吸养气的方法——五十营呼吸法。下面我们来重点介绍一种呼吸养气的方法——五十营呼吸法。什么叫五十营呼吸法呢？

黄帝曾经问过岐伯："天一个昼夜运在二十八个星宿之间运行五十营，那么人体内气血一个昼夜要运行多少营呢？"五十营是《黄帝内经》强调的准则。营，就是周的意思，一营就是一周。五十营就是五十周，指人气在一昼一夜间运行五十周，即 50 个周期。人气就是指人的经气，具体指营卫之气。人气的循行与天体（日、月）运行息息相关，所以人的摄生一定要按五十营的阴阳气化消长规律进行。古人强调"五十营"的呼吸方式，要求把呼吸节奏掌握在一周 270 息（一呼一吸为一"息"），这是一种深长而缓慢的呼吸形式，经过换算相当于一呼一吸 6.4 秒，这样才是人体经气与自然界阴阳气化相应的最佳节奏。这就是"五十营"摄生的精髓所在。

这种呼吸保健法就是要人们尽量减慢呼吸节奏，与天地同步。把呼吸放慢，并不是说要一大口气一大口气地呼吸，而是渐渐学习不在意呼吸本身，把注意力集中在下腹部，使腹部随着呼吸的进行隆起和收缩。吸气的时候腹部隆起到顶点，呼气时也收缩到极点，这样自然就会把呼吸放慢。起落一开始要用点儿力。这样的慢呼吸每天至少要做两遍，每遍 60 次，开始会有点儿不习惯，经常练习就会变成一种很自然的呼吸方式。

在练习过程中一定要做到 4 个字：深、长、匀、细。深，深呼吸，就是一呼一吸都要到头；长，时间要拉长，要放慢；匀，要匀称，出气呼气要均匀；细，就是要细微，不能粗猛。

另外需要注意的是：一定要用鼻子呼吸，不能用嘴呼吸。否则就不能保证吸入的是自然界的清气，反而会对人体造成污染和损害。

我们静下心来，对着手表，测一测自己的呼吸，看一看我们现在每一次呼吸是多少秒？一呼一吸为一个周期，你可以自己数一下一分钟共有多少次，然后计算一下一个周期有多少秒。结果你会发现，正常人一般情况下应该是 3.3 秒，而古人是 6.4 秒，也就是说，现代人的呼吸比古人快了将近一倍。这是为什么呢？

其实岐伯告诉黄帝，就是我们应该慢呼吸。要使人体的运转符合营气和卫气的流动节奏，就一定要把呼吸放慢，6.4 秒一次呼吸是最正常的。呼吸放慢了，我们的脉搏也会跟着放慢，人的生命进程也就放慢，生命进程越慢寿命就越长。这个道理其实很容易说明，以乌龟为例，它的呼吸是最慢的，动作也很慢，这就是它长寿的秘密。所以，放慢节奏对现代人是非常有意义的，因为当今社会的生活节奏实在是太快了，快到我们的呼吸都跟不上了。

虽然世上的人形形色色，但有一样东西是人人都相同的，那就是每个人都会走向死亡。但是活得更久一点儿的人可以欣赏更多的人生风景，做更多有意义的事。所以，我们为什么要着急呢？为什么要用快节奏来损耗生命呢？我们要把呼吸放慢，把人生的过程放慢，把生命的期限延长，要学会欣赏和享受人生这个美丽的过程。

事实证明，把呼吸放慢是一种非常有效的养气方法，我们要努力把呼吸放慢到 6.4 秒，形成一种习惯。具体应该怎么来做呢？这里介绍一种顺呼吸的方法。

呼吸分为顺呼吸和逆呼吸，顺呼吸就是腹部随着呼吸自然地隆起和收缩的呼吸方式。你可以体会一下，吸气的时候腹部是隆起的，呼气的时候腹部是收缩的，这就叫顺呼吸。老子曾说，天地就像一个风箱。其实我们人也是一个风箱，你可以在腹部体会出来，腹部隆起、收缩就像是在拉风箱，人的呼吸实际上是在拉风箱。经常练习顺呼吸，就可以使呼吸逐渐放慢。

胎息法

儿童的气血状况可以用"充满生机，欣欣向荣"八个字来形容。而少数养气有成的人，到了老年也能修到鹤发童颜的境界。这两者都是养生之人所羡慕的状态，那他们究竟有什么"秘诀"呢？

这一切的奥秘就在"呼吸"。想要获得健康，最直接的途径就是提升人体的呼吸效率，保持气血旺盛。

我们先来看看胎儿是如何呼吸的。胎儿在母亲子宫里的时候，由于尚未启动呼吸系统，这时的呼吸方式称为"胎息"，也称之为"内呼吸"。古人认为，胎儿通过脐带而禀受母气，以供其生长发育之需；母气在胎儿体内循环弥散，从脐带出入而起到吐故纳新作用，构成了胎儿的特殊呼吸代谢方式，即为"胎息"，以与出生后口鼻之"外呼吸"方式相对。脐部作为胎息的枢纽，遂有"命蒂""祖窍"

之称。由于胎儿出生之后，脐带剪断，"胎之一息，无复再守"，外呼吸替代内呼吸，从而形成了"虽有呼吸往来，不得与元始祖气相通"的格局。

胎儿虽然经由脐带与母亲相连而得到营养及氧气，但是胎儿的器官、细胞运作所需要的能量还是必须由自己摄取。"胎息"即是不经过呼吸系统的作用，直接由全身穴位及细胞与外界沟通而得到能量，这就是唐代道士施肩吾所说的"天人同一气，彼此感而通；阳自空中来，抱我主人翁"现象，老子也说："专气致柔，能婴儿乎？"婴儿无忧无虑，脑波与大自然能量的频率和谐共振，能够全身聚气而且柔顺和畅。

于是人们仿效胎儿的呼吸，发明了"胎息法"。胎息法是通过呼吸锻炼和意念控制来增强和蓄积体内阳气，从而达到修养心身、强健祛病目的的一种静功法。胎息法并非一朝一夕之功就能练成的。初学行气，必须从浅开始，并且要持之以恒，才能最终练到胎息的境界。初学行气的具体方法是：以鼻吸气入内，能吸多少就吸多少，然后闭气，心中默数从一到一百二十，然后将气从口中缓缓呼出，这样鼻吸气→闭气→口呼气→鼻吸气，反复不已，并逐渐延长闭气的时间，心中默数的数目逐渐增大，最终可默数到上千，即可出现养生的效果。

当然这种行气方法的一个重要诀窍是吸气多，呼气少，呼吸时极其轻微，不能使自己听见一点儿呼吸的声音，有一个方法可以检验呼吸是否合乎标准，即用一根鸿毛放在口鼻前，吐气时鸿毛不动，说明呼吸轻微，合乎要求。这种呼吸方法也就是现在气功锻炼中的基本呼吸方法。这样经过长期坚持不懈的练习，就能逐渐达到胎息状态。

对于很多人来说，刚开始练习静功"胎息"时，最不容易做到的就是排除杂念。这时候就需要你进一步坚持下来，久而久之，杂念自然会减少，心平气和。收功后就会感觉到一种美感，好像刚刚沐浴过后一样，心情畅快，充满了活力。

控制元气消耗，常练静功

气是生命活动的原动力，人们日常生活中的一切活动都会消耗气。如体力劳动，我们知道适当的体力劳动可以促进身体健康，但是过度的体力消耗就会伤元气而影响健康；如思维活动，适当的思维活动可以有利于大脑的开发，但是如果一天24小时不停地在进行思维活动，或者思索一些妄心杂念，就会消耗你体内的元气，得不偿失；如性生活，过度纵欲是最损耗人的精气的，关于这一点，我们会在后面的内容中详细介绍。

总之，不论体力活动或脑力活动，都要把握好度，否则就会消耗你为数不多的元气。而常练静功是控制元气消耗最有效的方法。从古至今，人们练习的静功有很多，其功用无非是使形体和思维都安静下来，减少体力活动，排除杂念，以保护体内的元气。我们从中选取了听息法这种静功，方便大家练习。

这种静功来源于庄子的著作，所以又名庄子听息法。所谓听息法，就是听自己呼吸之气。初入手时，只用耳根，不用意识，不是以这个念头代替那个念头，更不是专心死守鼻窍或肺窍（两乳间的膻中穴），也不是听鼻中有什么声音，而只要自己觉得一呼一吸的下落，勿让它瞒过，就算对了。至于呼吸的快慢、粗细、深浅等，皆任其自然变化，不用意识去支配它。这样听息听到后来，神气合一，杂念全无，连呼吸也忘了，渐渐地入于睡乡，这才是神经得静养和神经衰弱恢复到健康过程中最有效的时候。这时就要乘这个机会熟睡一番，切不可勉强提起精神和睡意相抵抗，这对病和健康有损无益。

睡醒之后，可以从头再做听息法，则又可安然入睡。如果是在白天睡了几次，不想再睡了，则不妨起来到外面稍事活动，

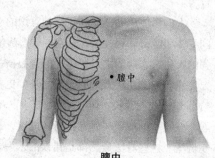

• 膻中

膻中

或到树木多、空气新鲜的地方站着做几分钟吐纳（深呼吸），也可做柔软体操或打太极拳，但要适可而止，勿使身体过劳。然后，回到房内或坐或卧，仍旧做听息的功夫，还可能入于熟睡的境界。即使有时听息一时不能入睡，只要坚持听息就对全身和神经有益处。

神是人体的生命活力

"神"这个概念，人们并不陌生。如神采奕奕、炯炯有神、神魂颠倒、神思恍惚、心神不定、神机妙算、神通广大、神志不清等。"神"是人体生命活动的外在表现，它包括人体生理、病理反映于体表的征象，是人精神、思维、意识、知觉、运动等总的活动，又是脏腑、组织、器官，以及精、气、血、津液活动外在表现的高度概括和总称。

中医学认为，神是人的生命活动现象的总称，它包括精神意识、知觉、运动等在内。"神"是由先天之精生成的，伴随着胚胎的形成，生命之神也产生了。神对于人具有重要的作用，只有神在，人体才能拥有一切生命活动现象。人的生命活动大致可以分为两大类：第一类是以物质、能量代谢为主的生理性活动；另一类则是我们所熟知的精神性活动。《养老奉亲书》中的"主身者神"，所说明的就是在人体统一整体中，心神起着统帅和协调作用。在心神的统帅调节下，人的生命活动才表现出各脏器组织的整体特性、功能和行为。

人的形体运动，受到了精神意识的支配，一个人的精神状态也同身体功能密切相关。比如在同样恶劣的环境条件下，精神意志坚强的人比意志薄弱之人所遭受的身心损害轻得多。可见，养生一定要注意养神，在注意形体健康之外，更要注重心理卫生。不过，在21世纪以前的很长一段时期内，人们一直没有重视到心理健康的问题。健康一词似乎只是专指身体健康，甚至有人认为，没有疾病就是健康。这些看法显然都是错误的，一个健康的人，不仅要拥有没有疾病或虚弱现象的正常生理，而且还要有良好的精神状态和社会的适应能力。

神是如何产生的

"神"不是虚无的、超物质的，其生成具有物质基础。正如《灵枢·本神篇》所说："故生之来谓之精，两精相搏谓之神……"清代张志聪明确地注解："《决气篇》曰：'常先身生是谓精'，盖未成形而先受天之精，故初生之来谓之精。《平人绝谷篇》曰：'神者，水谷之精气也'。盖本于先天所生之精、后天水谷之精而生此神。故曰两精相搏谓之神。"

这说明"神"是在具有生命力的男女两精（两神）相搏，形成胚胎之际产生的。所以"神"成于先天之精气。胚胎出生后又必须依赖后天之精气（水谷精气）不断充养。只有先天之精气和后天之精气相搏（把散碎的东西捏聚成团），机体才有生命力，故谓之"神"。

总之，"神"的生成，与先天之精气和后天之精气息息相关。明白了神的产生问题，再来看下神所依仗的物质基础。

神的物质基础表现在两方面，首先是气血方面。气血是化生精神的基础物质，气血的多少决定着人的精神状态。简而言之，一个人气血充盛，那么神志精明；气血不足，则精神萎靡。《黄帝内经》对此有这样的论述："神者，血气也。"由此可见，一个人的精神活动是否正常，应该将气血的功能活动视为前提条件。如果气血的生化出现障碍，运行和输布失调，都会影响到神的活动。比如，当一个人出现心血不足时，可表现为心跳、心慌、健忘、失眠等临床特征；当因为外伤失血或者妇女血崩时，又会出现头晕心悸、体倦无力，甚至昏迷的情况。反过来，如果过用精神，又会暗耗气血，导致气虚、血虚，或气血两虚。

另外，神与五脏也是息息相关的。中医认为，五脏藏精而化生神。在《黄帝内经》中就有："肝藏血，血舍魂"；"心藏脉，脉舍神"；"肺藏气，气舍魄"；"肾藏精，精舍志"；"脾藏营，营舍意"

的论述。此处所出现的神、魂、魄、意、志，都属于人的精神活动范畴，在《灵枢·本神篇》中"神"的分类不止这五种，它分得更细，有魂、魄、心、意、志、思、虑、智。不过，一般而言中医只说神、魂、魄、意、志这五类，它们分别对应五行中的木、火、金、土、水。从《黄帝内经》中的相关论述中，我们能够了解到神、魂、魄、意、志分别依赖于五脏所藏的物质基础，也就是血、气、脉、营、精，因此，如果五脏功能正常，精气充足，人就会精力充沛。

值得注意的是，虽然"五脏藏神"但并非每个脏器都对应特定的精神活动，而是在强调人体内部具有承担心理活动的统一系统。"神"的产生需要脏器间的整体协同作用，它是在全部生理活动的基础上产生出来的最为高级的机能。假如各脏器不能协调和谐，也就不可能有正常的神志活动。

七情六欲都伤"神"

在中医文献中，"养神""摄神""调神"等内容占据了核心地位。通过上文，我们得知人的脏腑功能与"神"息息相关，而中医学认为，人的七情是通脏腑的，所以通过调理七情也能够达到"养神"的作用。

提到"七情"，大多数人都会想到"七情六欲"一词。不过，虽然大家经常谈到这个词，对于它的具体内容，恐怕只有少数人知道。所谓的七情，顾名思义就是指人的七种感情、七种情绪。各家对七情的说法，差别不太大。

佛家认为，七情是指喜、怒、忧、惧、爱、憎、欲；儒家则认为，七情是指喜、怒、哀、惧、爱、恶、欲。我们知道佛家是从印度传过来的，在传入中国的时候译文的各个版本不可能完全一样。七情中的"忧"另外一种译法就是"哀"，而"憎"的另一种译法就是"恶"，所以佛家和儒家关于七情的解释实际上是一致的。不过《黄帝内经》中所说的七情与上述有些区别，七情是指喜、怒、忧、思、悲、恐、惊，并未将"欲"列入七情之中。

六欲是指人的六种欲望，这些欲望与生俱来，不用人教。《吕氏春秋·贵生》首先提出六欲的概念："所谓全生者，六欲皆得其宜者。"那么六欲到底是什么东西？东汉哲人高诱对此做了注释："六欲，生、死、耳、目、口、鼻也。"可见六欲是泛指人的生理需求或欲望。

应该说七情六欲是人类基本的心理情绪和生理情绪，可是情太切伤心，欲太烈伤身，如果情欲出现了问题，我们应该怎么对治呢？在这一问题上，《黄帝内经》给我们做了很好的回答。

《黄帝内经》将我们通常说的七情六欲做了一个分类，将喜、怒、忧、思、悲、恐、惊七情归为五类，并以喜、怒、思、悲、恐为代表，统称为五志。五志又对应着人的五脏，如果七情太过，相应地就会令气机逆乱，气血失调，从而导致各种病症的发生。

五行	木	火	土	金	水
五脏	肝	心	脾	肺	肾
五志	怒	喜	思	忧	恐

《素问·阴阳应象大论》中说，"怒伤肝""喜伤心""思伤脾""忧伤肺""恐伤肾"。这说明七情如果过度会直接影响到内脏的生理功能，从而产生病理变化，而不同的情志变化会刺激到不同的脏腑，产生相应的病理变化。

得神者昌，失神者亡

《黄帝内经》里说："得神者昌，失神者亡。"得神的人生机旺盛，失神者则会生命消亡。如果一个人生的病很严重，但是通过观察发现他很有神，那这个人的疾病预后多半会比较好。所谓的有神和无神，可以通过精神好坏，意识是否清楚，动作的协调程度等反映出来。

一个人的眼神也是判断有神、无神的重要标志。因为"神藏于心，外候在目"，目为"五脏六腑之精气之所注"。如果眼睛明亮、灵活，语言清楚，即为得神；相反，目光晦暗、瞳仁呆滞、反应迟钝、精神萎靡者，则称为失神。失神的人，说明他的身体正气已伤，病情严重，预后不好。若用现代科学的话来说，得神意味着心理健康，而失神则为心理不健康。

养神就是养心，保持年轻的活力

神是精神、意志、知觉等一切生命活动的最高统帅，神足，则身体壮，人也看上去比较精神，有活力。古代形容女子时会说"美目流转，顾盼有神"，这其实就是神的体现。中医认为，"心藏神"，神主要藏在心中。所以，养神就要养心。这里介绍几种养神方法：

冥想养神法

《黄帝内经》有这样一段话："余闻上古有真人者，提挈天地，把握阴阳，呼吸精气，独立守神，肌肉若一，故能寿敝天地，无有终时，此其道生。"其中的"呼吸精气，独立守神"就是我们现代的冥想法。在冥想过程中，我们能够感觉到全身放松，能够更多地靠近自己，了解自己最真实的内心。长期进行冥想，我们就会变得越来越开阔、平和，更好地养护心神。

初听冥想，很多人可能不明白冥想和休息的区别。放松休息后，从肌肉到神经逐渐舒缓下来，会让人舒服得像睡觉一样。而冥想则大不相同，在冥想时，虽然我们放松身体，但会把精神集中在某个定点上。这个定点可以是身上某个部位，也可是身外的某个地方。因此，在冥想时，我们其实是处于既平静又专注的状态。冥想能培养一种满足和平静的情绪状态，能促使人的身体放松，并且能调节血压。

那具体应如何冥想呢？以下有几个方法可供大家参考：

1. 观呼吸

把专注力放在我们平稳且深长的呼吸上，且慢慢地缩小注意力的范围到鼻尖，或是鼻尖外那一小块吸/吐气的空间上。仔细感觉每个吸吐之间的变化，其他什么都不想。

2. 观外物

半闭着眼睛，把目光集中在眼前约一尺的定点上。可以是一张图，也可以是烛光……尽量保持眼前的事物越少越好，以免分心。你可以在注视它一阵子后，缓缓地把眼睛闭上，心中仍想着那个影像，仍旧保持平顺的呼吸。

3. 内观

内观可以看的地方很多，除了观呼吸外，还能专注在第三眼、喉轮、心轮等多处。若有什么杂念产生，仍旧回来注视那个顶点，不要让自己的注意力分散了。

冥想的时间不用太长，初学者能很专注且享受5分钟，就不错了。然后，慢慢拉长每次冥想的时间。不过，要留意的是，我们虽观某处，但身体是绝对放松的，不要不自觉地皱着眉头或握着拳头。

冥想对场地的要求不高，可以在自己喜欢的任何地方进行，只要能够沉静下来投入进去，不管是卧室、海边、公园，都可以。

刺激神门养神法

神门穴单从名字上就能知道它具有养神、安神的作用。神门属于手少阴心经，是心的原穴，心藏神，"五脏有疾，当取之十二原"，所以神门通治各种神志病。经常刺激此穴，能够起到养神的作用。比如因为戒烟而产生的焦虑、烦躁等不适感，刺激神门穴就能得到很好的调节。

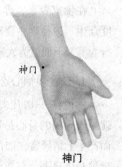

神门·

神门

神门穴在手腕部，取穴的时候仰掌，手掌小鱼际上角有一个突起的圆骨，圆骨后缘向上能够摸到一条大筋，大筋外侧缘（桡侧缘）与掌后横纹的交点就是神门穴。刺激神门穴的方法很简单：一是用指关节按揉或按压。此穴用手指刺激不明显，可以换为指关节，稍稍用力，每次按揉3～5分钟，两侧都要按到；二是用人参片外敷。将人参切片后放在穴位上，用医用纱布折成小方块后盖上，再用医用胶布固定，每12小时更换一次，隔天贴一次。

刺激神门穴不仅可以调理"神"，它还可以调理空调病。比如吹空调后受凉导致的腹泻或口腔溃疡，可以把雪莲花的叶片外贴在两神门穴，用医用纱布和胶布固定，也可以直接按摩穴位。按摩刺激左神门穴，还能提高消化系统功能，加速肠胃蠕动从而达到治疗便秘的效果。每天早晨起床时用右手食指指腹轻轻按摩此穴位7次，能有效改善便秘。

神门穴很好找，功效却不一般，大家应该经常关注神门穴，守护好精、气、神出入的门户，守护好自己的健康和美丽。

佛家养神法：明心养神

人们在谈论养生流派时总是这样评价："儒家执中，道家守中，佛家守空。"一个"空"字把佛家养生的特点揭示出来了。佛家养生注重在思想和精神上下功夫，强调心性的修炼，因此是很好的养神法。佛家养神，提倡"明心见性"，此处的"心"是指慈悲心、平常心、虚空心，也就是人的本心。

在佛家看来，养神的最高目的和最高境界是脱烦恼，超生死，度众生。途径则主要有去除烦恼心态、与人为善、入静、纠正不良行为等。下面就为大家简单介绍一下每种方法和途径的特点：

1. 去除烦恼心态

佛说："一切凡夫所有身心不得自在，或心随身，或身随心。"就是说人们的身心是相互影响的，身病必然导致心病，心理因病痛而产生七情异常，如苦执、抑郁、悲观等情绪变化，使得意志消沉，导致身体羸弱，气血两衰等情况。所以，为了保持身心健康，必须

养生是比医生更好的医生

要杜绝各种不良心态。佛法的八万四千法门就是专门对治烦恼的良药，比如暴戾的人，教他学慈悲；患了贪嗔痴的烦恼，可以用戒定慧来对治，等等。

2. 清心静性，静以养生

"静"能使人心洁意纯，能够净化人的灵魂，涵养人的道德。佛教讲禅定，就是在讲静，提倡摒除杂念，专心致志。《圆觉经》说："由静力故，永断烦恼"，"对境无心，八风不能动"。故佛家修炼精神，重在守意明心，认为心是极其微妙的，若被尘世污垢蒙蔽则失去明亮与清澈，不能获取智慧而进入"涅槃境界"。故也就成为佛门中明心见性的主要方法。

3. 崇尚"善"，与人为善

佛教崇尚"善"。佛教最开始产生时，是一种道德说教。以善为本、以善待众生是佛陀说教的中心，虽然佛教在传承中衍生出了众多派别及各种学说，但仍没有脱离其"以善制恶"的主脉。佛教认为，养生最大的是养心，而养心就必须去恶，心一旦存有恶，那身体就危险了。《涅槃经》中说："善恶之报，如影随形，三世因果，循环不失，此生空过，后悔莫追！"因而，佛家把"善"当作是修身养性的根本。

4. 克己修身，以德养心

佛教认为，一个身心健康的人，应该是具有高尚的道德情操的人，而疾病的发生也往往与不良的道德行为有密切的关系。所以许多佛教徒，远避尘世，长伴青灯，木鱼为侣，生活清淡，修身养性。即便是佛祖佛陀本人，也是沿街乞讨，托钵化缘，过着刻苦克己的炼净生活。守"五戒""四大皆空"奠定了佛教徒不恋尘世，向往来生幸福的美好期望。"克己修身，以德养心"，目的只有一个，修成正果，涅槃成佛。佛教在人间教化的根本目的就在于去恶行善，净化人生，改善社会。而提倡以五戒十善、六度四摄为内容的佛教，使佛教与人们的生活实际结合起来，这有利于提高人们的道德品质，也有利于提高人们的健康水平。

五戒：不杀生，不偷盗，不邪淫，不妄语，不饮酒。五戒是做人的准则，是完善人格的基础。

十善：不杀生而行放生、救生、护生，不偷盗而行施舍，不邪淫而修梵（清净）行，不妄言而说老实话，不绮语而说质直语，不两舌而说调解语，不恶口而说柔软语，不贪而修不净观，不嗔而修慈悲观，不痴而修因缘观。

六度：布施、持戒、忍辱、精进、禅定、智慧。

四摄：布施、爱语、利行、同事。四摄是佛家的处世原则，指给人以有形或无形的帮助，待人接物要处处站在关心他人的立场，用暖如春风的爱语，关怀和感化对方，并给别人方便让他顺利达到目标，和大家共同做事共同生活，同甘共苦。

这些佛教道德的基本内容，都是旨在通过修养道德来帮助人们解除烦恼、净化身心及改善人际关系，提高人的心理健康水平，进而获得身体的健康。

儒家养神法："三纲八条"，养德尽性

儒家的养生思想是极宝贵的养生经验，因而为历代养生家所遵循、完善和发扬。时至今日，其实用价值仍可与现代养生学相媲美。在讲儒家养生学之前，我们一定要先了解儒家学说的精髓。其实，儒家学说的全部内容用四个字就可以概括了，那就是"三纲八条"。

"三纲"就是："在明明德""在新民""在止于至善"。意思是告诫人们要发扬自身的美德，坚定信念，克服私欲，努力提高和完善自己，努力使自己达到一种理想的境界，求得真知正道。"道"就是修身养性的制高点。

"八条"是："格物""致知""诚意""正心""修身""齐家""治国""平天下"。其核心是修身。"格物""致知"就是通过研究，掌握事物的客观规律性的知识。"诚意"就是指一个人任何时候都能自

律，有明确的价值观和坚定的信念，做人表里如一。只有正心，才能修身，修身才能齐家，齐家才能治国、平天下。俗话说："心不正则邪侵耶。"因为心是人们行为的主宰，所以只有不断地净化自己的心灵，才能做到有好的修养，"此谓修身在正其心"。这与"养生先养心"的观点是一致的，而调摄精神正是修心的关键。

孟子是儒家修身养性思想的奠基人，"养心莫善于寡欲"正是他所崇尚的养心方法，认为只有少私寡欲才能够保全人的善性良知；反之，则容易丧失许多做人的基本原则。人生存在着欲望是正常的，然而只能在社会许可的条件下实现欲望，不可有过分的要求，这就需要遵循"礼"的原则。孟子还具体阐述了健康的道德情志对人的精、气、神的影响，强调了精神情志的主导地位。因为乐观通达才能使人拥有健康的身心。

注意衣食住行也是儒家养生思想的一个方面。合理安排生活、注意起居有时、劳逸适度、饮食有节等，是护养身体的基本原则；反之，如果不注意这些原则，"寝处不适，饮食不节，逸劳过度者，疾共杀之"。这是需要予以注意的。

另外，儒家的休闲文体养生也是一个不可忽视的重要内容。孔子一生崇尚和倡导"礼、乐、射、御、书、数"六艺，其实就是以游乐活动为主的休闲文体养生。其中，射和御属于体育活动，而打猎、射箭、游泳、驾车、登山、钓鱼等，更是孔子及其弟子的日常必修课。所谓"智者乐水，仁者乐山"，就是要以水的灵动来使人头脑聪慧，以山的娴静来使人以"仁德"为怀，从而达到养生延寿的目的。

道家养神法：少则得，多则惑

道教关于养神的论述有很多，在道家很多学派的学说中，养神都是养生最根本的法门。因为在道教看来，人的生命是精神生命体和肉体生命体的有机组成，两者相得益彰、缺一不可。如《抱朴子内篇·至理》说："夫有因无而生焉，形须神而立焉。有者，无之宫也；形者，神之宅也。故譬之于堤，堤坏则水不留矣。"葛洪将形与神的关系比做"堤与水""烛与火"，十分形象地点明了道教形神观的核心思想。《南华真经·知北游》认为："正汝形，一汝视，天和将至；摄汝知，一汝度，神将来舍。"神能守形，形就长生。因此，道教始终认为神形相依，而在养生实践中，既注意锻炼形体，又注意精神的健康。

庄子：恬淡虚无养神法

庄子是战国时期著名的哲学家和文学家，是继老子之后道家的代表人物。庄子为人达观，很善于摄生，在"人生七十古来稀"的先秦时代里，他活到83岁，这在当时算是十分高寿了。

在庄子的观点里，天地生万物，阴阳混合则成体质，气息离散则返归元始。"生之来不能却，其去不能止。"也就是说生死往来都不是人所能掌握的，既然如此，"养形"也就是徒劳无益的。养形不足取，该怎么办呢？庄子提出了"养神"的主张。他认为："夫恬淡寂寞，虚无无为，此天地之平，而道德之质也。……形劳而不休则弊。精用而不已则劳，劳则竭。水之性不杂则清，莫动则平，郁闭而不流。亦不能，天德之象也。故曰：纯粹而不杂，静一而不变、淡而无为，动而以天行，此养神之道也。"庄子主张站在无为清净的立场，任其自然，用养神之道来代替养形之术。

养神最主要的是要求精神高度集中。《庄子》所载的养生方法主要有下面几点：

（1）守一。所谓守一，即指意守一处，是一种通过反观内省达到调和形神的内修功夫。《太平经》明确指出："守一之法，为万神根本。"在身心安静的状态中，将意念集中于对"一"（即"道"）的信仰，以求得长生。守一法虽然简单，却是道家意守功最基本的方法，后世一切以意守为主的功法，或多或少都包含"守一"的内容。

（2）少私寡欲。私是万恶之源，百病之首，少私就是不为物累，不要因贪图外物而损害自己。这里的"物"所指范围是广泛的，

养生是比医生更好的医生

可用名与利来概括。一个不为名利所羁绊的人，他就会获得健康而永葆青春。人的生命是有限的，但欲望的海洋却浩瀚无边，用自己有限的生命去追求无限的欲望，是危险的。既然如此，还要不停地去追求，那就会陷入更加危险的境地而难以自拔。这实质上是在告诉人们，不要过分积极地去追求身外之物，它不仅难以如愿以偿，而且会摧残身心健康。

（3）情绪安定。庄子很重视人的思想情志，认为情志安定，无惊扰恐惧情绪，自然不易生病。即使遇到摔跌坠落等意外事故，也不易受重伤或发生生命危险。庄子曾以醉汉撞车而不死为例，说明保持情志安定的必要性。醉汉昏昏沉沉，即使从车上坠落下来，也毫无惊恐情绪，所以伤势并不重。与此相反，如果怀着惊恐急躁情绪坠落，伤势就会严重得多，甚至有生命危险。这是由于前者"神全"而后者神躁不安之故。

（4）心斋。心斋实际上指的是一种还虚的静功。《人间世》说："若一志，无听之以耳，而听之以心。无听之以心，而听之以气。听止于耳，心止于符，气也者，虚而待物者也。唯道集虚，虚者心斋也。"所谓"若一志"，是指在练功的时候要注意意念的专注；"听之以心"，是指练功时应用心体验体内气息运行出入，这里所谈为听息功夫；等功夫逐渐深入后，心和气已打成一片，也就不再用心听气，所以说"无听之以心"；这时的功夫，渐入混沌的境界，身中是神气合一，心的知觉已不起作用，所以说"心止于符"；练习进行到最后时即入清虚的境界。这个虚不是用意识制造出来的，而是从不知不觉中自然产生的。通过心斋的静功，能够达到养神的目的。

鬼谷子：养德安神

鬼谷子，姓王名诩，卫国（今河南鹤壁市淇县）人。中国历史上战国时代的显赫人物，是"诸子百家"之一，纵横家的鼻祖。他常入云梦山（在河南鹤壁市淇县境内）采药修道，因隐居清溪之鬼谷，故自称鬼谷子，民间称其为王禅老祖。他著有《鬼谷子》及

《本经阴符七术》。《鬼谷子》侧重于权谋策略及言谈辩论技巧，《本经阴符七术》则集中于养神蓄锐之道。

历来谈养生者，无不言老子、庄子，而很少有人提及鬼谷子。然而，鬼谷学派的养生学说无论系统性，还是实用性，都不在老、庄之下。鬼谷子养生以精神为宗，主张养生要寓于人的精神活动之中，强调静态养生以调理养护精神，安定心志为主，动态养生则借想象、动作为引导精神与身体，达到修身养性的目的。概括起来主要有：

鬼谷子的养神理论主张：养德安神，调摄心态。鬼谷子将道德修养放在养神的首位，认为道德是养人心、肝、脾、肺、肾等五种脏器的根源，也就是追求养神的根源，一个有良好道德修养的人，心境高远，不谋私利，则精神内守，五脏安和，自然身体健康长寿；反之，如果欲求过多，思虑过甚，造成神不守舍，日不得食，夜不得寐，导致精神和躯体功能失调，因而发生疾病。这与道家提倡返璞归真，清静无为的养生方法是一致的。

人有七情六欲，是有思想、有意识、有情感的生物体，有着非常丰富而又极为复杂的心理活动。若情欲过度，则可导致内脏功能失常，气血不调而发生疾病，唯有心志平和，性淡平易，才可以免忧虑，避外邪，才可以怀天心，施德养。鬼谷子在漫长的修炼和洞察世事中总结出"人动我静，人言我听，知性则寡累，知命则不忧，心平则仁义着矣"的养生法则。这种清静无为、忘我无欲、恬淡虚无的养生观，这种注重修养，保持乐观的养生之道，对后世养生学说的发展起到了良好的推动作用。

司马承祯：静心、除欲、乐观的养神

司马承祯，字子微，法号道隐，又号白云子，河内温（今河南温县）人。唐代著名的道教学者、书画家。他是陶弘景的四传弟子，师从潘师正，学到了符箓及辟谷、导引、服饵法，后居住在天台山玉霄峰，成为茅山宗第十二代宗师，著有《坐忘论》1卷、《天隐子口诀》《天隐子养生书》1卷、《采服松叶等法》1卷，享年89岁。

养生是比医生更好的医生

他的养生专著《天隐子养生书》和《坐忘论》，以老、庄和其他道教经典为依据，并吸收了儒家正心诚意和佛教止观、禅定等思想，提出了自己的修炼方法，自称为"安心坐忘之法"，其中心思想是"守静去欲"，对后来的道教理论和宋明理学皆有十分重要的影响，也推动了道教养生思想的发展，并为此后的道教内丹心性论的确立和发展奠定了理论基础。

司马承祯的养神思想主要包括以下几个方面：

1. 静心为养神第一要务

司马承祯认为，心神是生命存亡的根本，若心神虚静至极，意志平和，心旷神怡，那么精气则可内敛充盈，形体强壮，抗邪防病，尽享天年；而若心神躁扰过度，必然会损耗精气，伤及脏腑，损寿折年。所以，他主张养生就要静心安神。至于如何做到静心安神，司马承祯也提出了一些具体的方法。首先要安养除病，如果身上总有病，心又怎么会静下来呢？其次要对生活中的杂事不想不求，淡泊名利，以超然的心态看待生死。最后要能够宽容处世，不要计较成败得失，这样心才能平静。

2. 自然恬淡、少私寡欲有益养生延年

司马承祯认为修道有七个阶段，即信敬、断缘、收心、简事、真观、泰定、得道。其中断缘、收心、简事、真观、泰定等五个阶段，都强调主静去欲的重要性。如果整日热衷于名誉、地位、财富等，患得患失，沉溺声色，则必会伤德损寿，招致灾害。只有自然恬淡、少私寡欲的生活，保持清净虚明、无思无虑，最终才能求得生理上的健康长寿。

3. 保持乐观、豁达的心态

司马承祯充分认识到了心理因素对身体健康的影响，所以，他非常注重心理的治疗和精神的修炼，建议在静心、除欲的同时，要学会调节自己的心理活动，控制情绪波动，不受外界干扰，静心灭念，始终保持一种乐观、豁达的心态，从心理健康入手而达到生理健康。

司马承祯认为，人在社会上不可避免地会遇到各种灾难、挫折，应正确看待贫困、疾苦，尽量地减少精神刺激，防止过度的精神变动，保持性格开朗，乐观愉快。对待生活，对待生死，对待物欲，应豁达大度，知足不争，心气平和，以平常心看待一切。

总之，司马承祯认为，只要做到静心、除欲、乐观处世这三点，就可以达到"形神合一"的境界，实现益寿延年的愿望。在当时，他的这一养生思想对道教养生思想的发展产生了极大的影响，而在今天看来，同样也有积极而现实的意义。

《黄帝内经》四季养神法

人生在天地之间，宇宙之中，所有的生命活动都与大自然息息相关，紧密相连，自然界的种种变化都会影响人体的生命活动。《黄帝内经》的各种论述都把人与自然看成一个统一的整体，即"天有所变，人有所应。"这当然也包括自然变化与"养神"之间的联系。在《素问·四气调神大论》中就有对于养生的具体描述。

"春三月，此谓发陈，天地俱生，万物以荣，夜卧早起，广步于庭，被发缓形，以使志生，生而勿杀，予而勿夺，赏而勿罚，此春气之应，养生之道也。逆之则伤肝，夏为寒变，奉长者少。

夏三月，此谓蕃秀，天地气交，万物华实，夜卧早起，无厌于日，使志无怒，使华英成秀，使气得泄，若所爱在外，此夏气之应，养长之道也。逆之则伤心，秋为痎疟，奉收者少，冬至重病。

秋三月，此谓容平，天气以急，地气以明，早卧早起，与鸡俱兴，使志安宁，以缓秋刑，收敛神气，使秋气平，无外其志，使肺气清，此秋气之应，养收之道也。逆之则伤肺，冬为飧泄，奉藏者少。

冬三月，此为闭藏。水冰地坼，勿扰乎阳，早卧晚起，必待日光，使志若伏若匿，若有私意，若已有得，祛寒就温，无泄皮肤，使气极夺。此冬气之应，养藏之道也；逆之则伤肾，春为痿厥，奉生者少。"

根据上面这段话，我们能够大概了解到，春夏秋冬四季的养神要点是不一样的，春天是养"生"之道，夏天是养"长"之道，秋天是养"收"之道，冬天是养"藏"之道。具体来说，一年四季应该如何春生、夏长、秋收、冬藏呢？

春季发陈

关于春季养生，也就是农历的正月、二月和三月的养生。"发陈"的意思是冬天积累、收藏的东西，此时要生发出来。在我们的身体里面，冬对应着肾，元气就是从肾里面生发出来的，是由肾精转化的。肾精属于阴，气化出的元气属于阳，所以发陈其实就是让体内的阳气升发起来。事实上，这与大自然是相对应的。春季天气转暖，自然界的阳气开始生发，同时，人体内的阳气也开始生发，因此，春天养生应注意保护阳气，使之不断充沛，逐渐旺盛起来，凡有耗伤阳气及阻碍阳气的情况皆应避免。

那么，具体来说应该注意哪些方面呢？《黄帝内经》举了三个例子：首先是要"夜卧早起"，意思是晚睡早起，不睡懒觉。春天重在生发，不能总睡觉来阻碍身体气机的生发，所以要适当地少睡点。其次是"广步于庭"，意思是在庭院里面大踏步地活动，洒脱一些来适应促成生发。"庭"指四方的大院子，这里表示要有一定的规矩，不能生发得没有约束与规范。第三就是"被发缓形"。"被发"意味着该生发时就不要有约束，要做类似于不把头发扎起来而随其披散着的事情，以此适应生发之机。"缓形"就是在形体上也不要有约束，穿着宽松的衣服。事实上，做到"夜卧早起，广步于庭，被发缓形"这三件事，就是为了达到一个目的：以使志生。志是肾所藏的神，要让肾所藏的神表达出去，憋住了就没有生机了。好好保养肾精使其正常地生发、变化，就能让自己的志向变得高远，志向高远了就能干成大事。经文后面还提到了夏天要"使志无怒"、秋天要"使志安宁"、冬天要"使志若伏若匿"，都在强调"志"，根本在于肾精。

《黄帝内经》中还提到"生而勿杀"，什么意思呢？就是说春天万物都在生发，人体这个小天地也在生发，这个时候千万不能动任何杀念。比如，春天的花开了，不要去折它，否则到了秋天就会少结一颗果实。另外，"予而勿夺"，就是只有给予，绝不去剥夺。比如要让种子长得好，就要给它经常浇水、施肥，不能去揠苗助长。赏而勿罚也是同样的意思，感觉上都是刚从冬天苏醒过来，如果"杀了""夺了""罚了"的话就伤了人和天地的生机。在现实生活中，有些绝症病人知道自己的病情，反倒身心宁静了，什么负担都不往心里存，去游山玩水，心想反正明天就死，再也不过原来那样的生活了。很长时间过去之后，居然发现癌瘤没有了。这样的例子很多。在治疗癌症时，一定要记住一点，就是要彻底改变生活方式，完全抛弃原先的生活方式，重新活一把，只当明天就死，只有这样才有救。

　　除了上面所说精神上要保持心胸开阔、乐观向上、心境恬淡的好心态之外，在饮食上，最好多吃些扶助阳气的食物，比如面粉、红枣、花生等辛温类食物；新鲜蔬菜如春笋、菠菜等可以补充维生素；酸性食物要少吃，油腻、生冷、黏硬食物最好不吃。体质过敏，易患花粉过敏、荨麻疹、皮肤病者，应禁食如羊肉、蟹之类易过敏的食品，所以，虽然羊肉可以补阳气，但是容易过敏的人还是要少吃为妙。

夏天蕃秀

　　夏季是指农历的四五六三个月，是天地万物生长、葱郁茂盛的时期，金色的太阳当空而照，向大地洒下了温暖的阳光。这时，气温逐渐升高，并且达到一年中的最高峰，而且夏季雨量丰沛，大多数植物都在此季"疯狂生长"，人体的阳气在这个时候也较为旺盛，因此夏季养神要注意顺应阳气的生长。

　　这时的调神同春季一样，需要晚睡早起，略微比春天更晚一点儿睡，更早一点儿起。这样白天活动的时间更长一些，晚上休息的时间更短一些，完全跟季节相呼应。

　　夏季调养要注意"无厌于日"，什么意思呢？厌字在古代是满足之意。也就是说到夏天的时候不要怕热、不要怕阳光，因为夏天就应该外散，就应该充分地接受阳气。此外，从中医的角度看，夏季属火，阴虚阳亢，阳亢火气就大，表示内里（躯壳里）热量高，当阴阳不平衡，身体和心理健康将受到影响。我们一般夏季养生时，只注意生理方面的调养，"神"的养生经常被忽略。事实上，如何养神，降心火了，对阳气保养格外重要。

夏季养神的关键是使人"无怒"，"气旺"可充分地、正常地"宣泄"，但不能"乱"。心情烦躁就是"乱"，就是"逆"，就会使神志受伤，如秋天生疟疾即由此而来。夏季天气炎热，人们很容易产生烦躁情绪，因此心理养生不可忽视，保持平和心态和愉悦心情，有利于降低交感神经的兴奋性、减缓新陈代谢、减轻燥热感。郁闷烦躁时，不妨听听舒缓音乐、看看优美画册，室内的窗帘和装饰也宜采用冷色系，以更好地保持心情愉悦。

秋天容平

秋三月，指农历七八九三个月，属于万物收获的季节。这个秋三月是，这个季节表现在天地之气上，特点是降大于升，收敛过于生发，天气下降，地气内敛，外表清明，所谓秋高气爽就是指的这个气象。

人在秋季也要由夏季的散发状态转入收敛，应该早睡早起，与鸡同步，使肾之志安宁稳定，以缓和秋气的肃杀。晚上10点就睡觉，11点就能养肝胆之气，不然肝胆是养不起来的，尤其是嗜酒的男人一般肝胆都不好，再加上晚上睡觉晚，容易导致肝病惹上身。在这里要特别提醒老年朋友，随着年龄的增加，老年人的气血阴阳俱亏，会出现昼不精、夜不瞑的少寐现象。古代养生专家说，老人宜"遇有睡意则就枕"，也就是说什么时候困了什么时候就睡，这是符合养生原则的。

在秋季的时候人们的性生活要有所收敛。动物交媾都是春天和夏天最疯狂，秋天和冬天就非常少见，有些动物甚至干脆冬眠了。动物是最遵守自然法则的，要不是因为外来伤害送命的话，绝对是尽享天年的。而现在的人又怎么样呢？从来不遵守自然之法则而行事，所以耗损了身体的精气，从而导致疾病的发生。

另外，秋季日照减少，花木开始凋谢，特别是霜降之后。"无边落木萧萧下"，常使人触景生情，心中产生凄凉、忧郁、烦躁等情绪变化。《黄帝内经》认为，"喜怒思忧恐"五志之中，肺在志为忧，忧的情绪很容易伤肺。《红楼梦》中的林黛玉经常咳嗽，还患有肺病，这与她的忧郁的性格是分不开的。因此秋季要注意培养乐观情绪，可以参加一些登山赏红叶等有意义的活动。我国古代民间就有重阳节登高赏景的习俗，登高远眺，饱览奇景，有心旷神怡之感，可使一切忧郁、惆怅顿然消失，又调剂生活，实为人间乐事。

这是秋季养神的法则，如果违背了这个法则，就会伤损肺脏，到了冬季便会出现顽固不化的泄泻，供给冬季收藏的就减少了。

冬天闭藏

从自然界万物生长规律来看，冬季是一年中的闭藏的季节，人体新陈代谢相对缓慢，阴精阳气均处于蛰伏之中，机体表现为"内动外静"的状态。因此，人也应该遵循"闭藏"的养生法则，多保存体内的阳气，收敛充实阴气，这样才能保持来年蓬勃的生命力。所谓"闭藏"，一方面是指调节饮食，适度进补；另一方面也告诉我们要"神藏于内"，即保持精神上的平静。这样，我们才能做好冬季的养生保健，为生命银行增加足够的储备。

具体来说，在冬三月里做好"养藏"工作，主要应从以下方面着手：

早睡晚起，最好等太阳出来以后再起床。同时，由于寒冷，冬季最好在家里待着，尽量少出门；保证足够睡眠。俗话说"春困秋乏夏打盹，睡不醒的冬三月"，有些人一到冬天就一副无精打采的样子，这主要是因为冬天天气寒冷，自然界阳气不足，而人与自然界之间相对有一个平衡，人体内随之也会出现阳气不足。阳气不足人就会感到没有精神，成人每天不应少于 8 小时，青少年不少于 10 小时。不要熬夜，同样是睡 8 小时，但晚上 11 点前入睡和夜里 3 点入睡效果肯定不同，后者易感到疲劳。

日常生活中还要尽量远离寒气，接近温气，不要让皮肤裸露于风寒之中，使已经收藏的阳气向外散失。特别是脚和腿，更不要为了贪恋苗条身材而"耍单儿"。

假如冬季违背了养藏之道，因为冬天主肾，就会伤害到肾，肾五行属水，所以第二年春天的时候，人就会因为肾脏的问题而变得虚弱，更容易得病。

"五心养神法"，帮助当代人解决心理困惑

《黄帝内经》中说："恬淡虚无，真气从之，精神内守，病安从来。"也就是说要学会掌控自己的身体和欲望。虽然说，人之初，性本善，但是人在成长过程中会不可否认的出现贪婪和欲望，所谓欲望无止境，如果不懂得节制，迟早会被埋葬在欲望之火中。所以，掌控自己的身体和欲望才是长寿的不二法门。谁见过哪个斤斤计较、心事重重、杂念丛生、心胸狭窄的人是能够长寿的？

因此，养生之道，关键就在于养心调神。就拿武则天来说吧，她是中国历史上唯一的女皇帝，从不起眼的宫女逐渐爬上皇帝宝座，日理万机，竟能活到81岁。究其长寿的秘诀，有两点是至关重要的，一是她豁达大度，胸襟开阔，既有主见和魄力，又能集思广益，倾听群臣的不同呼声，哪怕是逆耳的净言。骆宾王曾随从徐敬业在扬州起兵反对她，在《讨武氏檄》中责骂她"秽乱春宫、狐媚惑主"等，共罗列罪状二十余条，她却认为："如此人才未获，使其流落不通乎？宰相之过也！"可见其心胸之豁达。二是她善于养心调神，武则天自幼受笃信佛教的母亲熏陶及后来三年出家为尼的经历，使其养成了修身养性、以静制动、"坐禅"养心的习惯。她长期坚持闭目静思，调息养神，使她即使在总揽朝政的百忙中依然精神抖擞，神清智明，对各种关键大事能当机立断，应付自如。

可见，武则天的长寿与她常年坚持养心是分不开的。在《黄帝

内经》中，心被称为"君主之官"，就好比是一个国家的皇帝，掌管的是神。皇帝是至高无上的，是统领一切的。同样，人的身体也好比一个国家，心这个"皇帝"所主管的神也是最重要的、统领一切的。我们常会听人说，这个人心神不安，心神不定，那就是指狭义的神，是指人的思维、意识、精神活动。《黄帝内经》反复讲，神安则心安，心安人即安。所以，我们要再次重申，养心调神才是延年益寿的根本所在。

神是精神、意志、知觉、运动等一切生命活动的最高统帅。这种广义的神包括魂、魄、意、志、思、虑等活动，通过这些活动能体现人的健康状况。如"目光炯炯有神"就是神的表现，也是生命力旺盛的体现。神旺则身强，神衰则身弱；神在则活，神去则死，养生就要养神。怎么养呢？具体要做到五点。

心态平和

所谓心态平和就是清静、少欲，做到恬淡虚无。说起来简单，但真正让心态平和下来不是一件容易的事。清代戏曲理论家李渔曾在《闲情偶记》中说："心和则百体皆和。"和，概括了心理与生理相交相融的深刻内涵。

心气平和就是健康的最佳状态。试想，一个人每日处在浮躁、烦躁甚至暴躁之中，久必情绪失调、脏腑失和。生活中的喜怒哀乐往往无法避免，但用心平气和来达到处事平和，则必须要心胸开阔，宽善待人，遇愁不愁，逢怨不怨，以理智驾驭感情，以平和调节心志。这样不仅可以避免因忧郁而破坏自身的免疫功能，更会使血流贯通，真气舒达，一和百和，身体健康。

"药王"孙思邈活到了一百多岁，最根本的养生秘诀就是他倡导的"十二少"，即"少思、少念、少事、少语、少笑、少愁、少乐、少喜、少好、少恶、少欲、少怒"。同时还提出了他所忌讳的"十二多"。即"多思则神殆，多念则志散，多欲则志昏，多事则形劳，多语则气亏，多笑则脏伤，多愁则心摄，多乐则意溢，多喜则忘错混乱，多怒则百脉不定，多好则专迷不理，多恶则憔悴无欢"。按他的养生理论，他所倡导的"十二少"是养生的真谛，而这"十二多"是丧生之本。只有将两者紧密地结合起来，有所倡又有所忌，才能达到真正的养生的境界。

通俗地说，"十二少"与"十二多"的精华就是"心气平和"，从心理上、思想上尽量减少对身体不利的意念。

心气平和，就是保持体内平衡，心顺气畅。这样，紧张、恐惧、焦虑的情结就没有"市场"。这样，就不致过喜伤心，过怒伤肝，过哀伤肺，过乐伤肾。人体的免疫力就能增加，疾病就难上身，自然利于身体健康。

要做到"心气平和"还要戒浮躁之心，遇事要善于克制，自我排遣，淡化小恩小怨，处理好人际关系。

心气平和可平衡阴阳，调和六脉，祛病延年。甲拜衮桑在《西藏医学》中论述说："要维护良好的健康，养成良好的生活习惯，就必须对身体的活动、言语及思想有所节制。正如一个人不要到有险情的水中游泳，不要坐有危险的船一样。在做任何事情之前，都要想一想再做"。这句话阐明了"心气平和"，一切要从每一细微处做起，毋以善小而不为，毋以恶小而为之。为人处世，心中常存正大光明的意念。浩然正气常存我心，自然"正气存内，邪不可干"，元气充沛，脏腑功能好。

心情快乐

"笑一笑，十年少"这句俗语几乎人人皆知，是说笑能防病、健身、延缓衰老，使人年轻化。不仅如此，笑还能治病。

有一次，李时珍被一个知府请去看病，李时珍把了脉后说："老爷的病不是什么大病，只是经血不调，吃了我的药，包好不误。"

知府见李时珍满口胡说，派人把李时珍赶了出去。赶走了李时珍，知府越想越好笑。把个男人当成女人诊断，这真是世有五谷杂粮，人有千奇百怪。每天，他想起这件事就要大笑一阵，说也怪，往日他不感到饿，笑过以后就晓得饿了，要吃东西。开头还只是要吃粥，过两天就想吃干饭。一天，两天，十天半月，饭量越来越大，身体也越来越健壮，也没有再找郎中看病吃药，病就自己好了。

一天，知府正在后花园喝酒赏花。李时珍来要上次看病的钱。知府拍着桌子对李时珍说："你哪给我看过病？莫不是敢讹老爷的钱不成？"

李时珍说："实话相告，老爷得的是气闷在胸，五焦不通的阴郁懊恼之症。这病只有用笑才诊得好。一笑百病除。自能散气顺心，通脉活血，疏郁愁为畅意，要是我直说病症，你就笑不起来，病也诊不好。我故意说你男人得了妇人病，你会觉得荒唐，想起来要笑，病才好得了。"

知府好半天才醒转过来，知道李时珍是医道高明的医圣，恭恭敬敬地把他送出了大门。

笑是不用花钱的良药。"一个小丑进城，胜过一打医生。"这句俗语充分肯定了笑在治病中的作用，小丑的形态引人捧腹大笑，许多病痛，特别是心理疾病会随着笑声而销声匿迹。笑能防病、治病，是有科学原理的，因为笑能增强腹肌收缩，使经络疏通、血气和畅，提高人体免疫力；笑能使忧郁、焦虑心理得到放松，被压抑情绪得到释放，从而达到心理平衡，保持心理健康，这对防病、治病至关重要。此外，笑促进脑下垂体产生脑内肽，它是天然麻醉剂，如果笑到肚子痛，还能清肺、促进血液循环、释放天然的止痛药——内啡肽。

现代医学证明：笑是调节人体神经状态的最好方法。因为人在笑时肺部扩张，氧气可畅通无阻地到达全身，同时，笑相当于给心脏做按摩，有助于血液循环、胸肌伸展、增强免疫力。笑还可以减轻压抑和紧张情绪，增强消化系统、心血管系统及神经系统的功能，减少偏头疼和后背痛的发生。

心地善良

心地善良就是要保持一颗淳朴、天真的心。《黄帝内经》中所提到的"天真"有两个意思，一是指天然的真气，另外一个就是我们现在所讲的人天然的本性。人们常说"人之初，性本善"，人的天性是善良的。心地善良就是要保持一颗淳朴、天真的心。只有能够保持住天然的真气，人才能做到心地的善良。

《黄帝内经·灵枢·本神》中说："天之在我者德也，地之在我者气也，德流气薄而生者也。"这说明德是人先天就应具有，是生来而有的一种本性，若能符合本性即为有德。此处的"德"实际上也是指天然的品德，唯有"有德"，才能拥有一颗善良的心。

儒家创始人孔夫子就特别强调人要有"德"。孔子认为，有德之人注重德行的修养、自我人格的完善，他们心地善良，以仁待人，精神爽朗，邪气难侵，得以健康长寿。小人则相反，由于其心术不正，损人利己，纤巧势利，耗心伤神，必然有损于身心健康，与长寿无缘。故孔子曰："君子坦荡荡，小人长戚戚。"意思是说：君子的心胸平和宽广，浩气长存；小人却经常处于患得患失、局促忧愁的心境状态，难得心理平衡与安宁。

孔子谆谆教导他的学生"君子成人之美，不成人之恶"，强调"立德"的重要性。孔子认为，人之患，在于欲望太多，所以提出"无欲则刚"的观点。无欲的人，能刚正无畏，办事公正，心地坦然，宽松泰和，获得精神上的快乐和健康，享受真正的人生。

心胸开阔

心胸开阔是养心调神的关键。《菜根谭》是明朝万历年间洪应明写的一本语录体著作，被后世誉为修身准则和处世大全。书中有这样一句话："处世让一步为高，退步即进步的张本；待人宽一分是福，利人是利己的根基。"意思是说，为人处世遇事要尽可能谦和地让一步为高明，因为谦让一些恰恰是日后进一步之方便；待人接物抱着宽厚容人的态度最幸福，因为会给别人带来实惠，也会为给自己带来利益打下基础。

宽容是人类最高的美德之一，是一种博大而深邃的情怀。在日常交往中，处理事情，所持观念发生碰撞是常有的，当别人触犯到自己时，宽容、理解、真诚地对待他人，对他人、对自己都是有利的。真正能在实践中落实退让之道，化解所遇到的矛盾，眼前的路就宽畅得多了，这是有修养、有智慧、有远见的人才能真正化为行动的。待人宽厚与严于律己是相辅相成的。待人宽厚，为的是给人以自新的机会，律己之所以要严，是因为不严只会让自己一错再错。

总之，一个心胸开阔的人，不会因为一些小事而斤斤计较，更不会为了私利蝇营狗苟，他的精神是快乐的，身体是健康的。如果想要达到心胸开阔的阶段，我们首先就要学会忍让，要宽容，把心放大，这样神才会安宁下来，人也就会远离郁闷和困惑了。

心灵纯净

心灵纯净是养生的最高境界，一个人只有不断净化自己的心灵，才能真正地快乐健康起来。《菜根谭》中，有不少关于养心的箴言，如："世人为荣利所缠缚，动日尘世苦海。不知云白山青、川行石立、花迎鸟笑、谷答樵呕，世亦不尘，海亦不苦，彼自尘苦其心尔。"又如："耳根似飙谷投音，过而不留，则是非具谢；心静如月池浸色，空而不著，则物我两忘。"这些都是在教导人们要精简欲望、放下心灵上的包袱来调养心志。

《黄帝内经》中所说的"恬淡虚无"实际上包含两个层次。"恬淡"指的是人的心态平衡，少私寡欲。也就是说，要学会掌控自己的身体和欲望。虽说"人之初，性本善"，但是人在成长过程中会出现贪婪和欲望，所谓欲望无止境，如果不懂得节制，迟早会被埋葬在欲望之火中。比如现在大家在挑选住房时都认为越大越好，住在120平方米的想拥有180平方米，住着180平方米的想拥有250平方米。其实，很多我们追逐的东西跟实际需要相差很大，学会放手，放下心里令人烦躁不安的那个情结也就拥有了健康。正如电影《卧虎藏龙》里的那句台词——握紧双手，里面什么也没有；把手打开，你拥有整个世界。

"虚无"则为更高一层次的，指的是心灵没有污染，很纯净的一种状态。现代人能达到这个境界的很少，原因就是我们总是带着功利性的目的去做事。

第三章

阴阳一调百病消

要想寿命长，全靠调阴阳

阴阳是一切事物的根本，世界万物孤阳不生，独阴不长。这也是《黄帝内经·素问》阴阳应象大论里说的"阴阳者天地之道也，万物之纲纪，在变化之父母，生杀之本始，神明之府也，故治病必求于本"。

任何事物的生成和毁灭都是来自于阴阳平衡这个根本，《黄帝内经》强调顺四时养生，强调日出而作、日落而息，强调合理饮食、适量运动、不过度劳累等，都是为了让身体处在阴阳平衡这个状态。明代杰出医学家汪机说："阴阳之道，天地之常道。术数者，保生之大伦，故修养者必谨先之。"因此，我们想养生，要治病，达到良好的效果，就必须先从阴阳开始。那么，究竟什么是阴，什么是阳呢？

阴阳为万物生存法则

阴阳的观念，很早就出现了。史书记载，在周幽王时，有一次发生地震，百姓恐慌不已。幽王向大臣询问地震的原因，大臣伯阳甫解释说，是因为天地之气失序，"阳伏而不能出，阴迫而不能蒸"。意思是说，地下的阳气伏在阴气的下面，被阴气所逼迫，想出出不来，两股力量争斗，所以发生地震。

可见，当时阴阳的概念已经被用来解释自然现象。其实，阴阳的原始意义很朴素，所谓山之南、水之北为阳，山之北、水之南为阴，其根据就是日光的向背——面向太阳的一面为阳，背对太阳的一面为阴。

后来，阴阳从早先描写具体状态的概念逐渐延伸成一种概括性的概念。例如，高的地方容易照到阳光，照到阳光的地方总是温暖、明亮、生命旺盛……这些就都属于阳。反之则属于阴。概括地说，凡是积极的，运动的，热烈的……就属于阳；凡是消沉的，静止的，冷凝的……就属于阴。

万事万物都有阴阳，那么人也不例外。如：体表与内脏相对，体表在外为阳，内脏在里为阴；内脏之中，位置高（以膈肌为界线）的心、肺为阳，位置低的肝、脾、肾为阴；脏与腑相对，腑的功能通达、运动为阳，脏的功能收藏、沉静为阴……

阴阳还可以概括人的生理功能。人体的物质基础（血肉筋骨）属阴，而生理功能活动（如心要跳动、肺要呼吸）属阳，二者互相依存，协调运作。生理功能活动（阳）的发生，必然要消耗一定的营养物质（阴），而营养物质（阴）的吸收产生，又必须依赖于脏腑的机能活动（阳）。

正常情况下，人体中的各种阴与阳之间保持着相对的平衡协调状态，如《黄帝内经》所说的："阴平阳秘"。但是，一旦由于某种原因，导致了阴阳的平衡被打乱，疾病就发生了。疾病的实质就是人体内阴阳的失衡。

既然疾病是由于阴阳失衡引起，那么治疗疾病也围绕调整阴阳来进行，目标是恢复阴阳的平衡协调。《素问·阴阳应象大论》说："阴阳者天地之道也，万物之纲纪，在变化之父母，生杀之本始，神明之府也，故治病必求于本"。意思是说，阴阳是一切事物的根本法则，事物的生成和毁灭都是来自于这个根本法则，所以要想治好病，就必须从这个根本问题——阴阳上求得解决。养生也是这个道理，必须从阴阳上着手，通过各种方法维护人体的阴阳平衡。

阴阳为什么会失衡

阴阳的平衡并非是一成不变的，而是很容易打破的，一旦放松警惕、疏于保养，就很容易导致阴阳失衡。凡事皆有因，我们的身体内部的阴阳活动为什么会出现失衡现象呢？主要有以下几个方面的原因：

1. 阴阳平衡是动态的平衡

人体内的平衡是动态变化的，阴阳平衡也是动态的平衡。所谓阴阳的动态平衡，是指阴阳双方的量的比例是不断变化的，但又稳定于正常限度之内的状态。这并不是说在正常或生理情况下，人体内的阴阳双方不存在相互排斥，只是阴阳双方的相互排斥在正常情况下表现不出来或表现不明显，人本身很难觉察出来。

相互对立的阴阳双方是互根、互补、互制、互化的，一旦有一方出现不足，或者有余，那么，人体另一方就会代偿弥补，假如我们代偿弥补失调，那么，阳气和阴精不能够维持正常的平衡，如此阴阳就容易失去相对的平衡。

2. 外感六淫可导致阴阳失衡

从季节气候变化角度来看，春夏为阳，秋冬为阴。气候中温热属阳，寒凉属阴。寒、热、温、凉是从四季气候的角度对气温的分类，实际上在自然界中还有其他各种复杂气候的变化，也就是阴阳学说中的阳中有阴，阴中有阳的错综复杂变化。古人经过长期的观察、分析和归纳得出了气候变化的主要因素，可分为风、寒、暑、湿、燥、火六气。

正常的六气是不容易致病的，当气候变化异常，六气发生太过或不及，或非其时而其气以及气候变化过于急骤，或在人体正气不足、抵抗力下降时，六气才能成为致病因素，侵犯人体导致阴阳失衡，进而发生疾病。这种六气，相对或者绝对太过成为致病因素时便称为"六淫"。我们知道，淋雨了会感冒，忽冷忽热的天气会引起身体不适，冬季老年人易患哮喘，夏季小孩子易腹泻……这些身体内部的失衡都与"六淫"有密切的联系。

3. 七情内扰导致阴阳失衡

强烈的情绪变化，会导致阴阳平衡失调，影响人的气血正常运行，从而使得气血功能紊乱。《素问·举痛论》中说："百病生于气也。怒则气上，喜则气缓，悲则气消，恐则气下……惊则气乱……

思则气结。"在中医看来，七情分属于五脏，为五脏所主。正常情况下，喜为心志，怒为肝志，思为脾志，悲（忧）为肺志，恐（惊）为肾志，一旦七情中有一方出现问题，就会使得人的阴阳、气血、脏腑出现一些问题。

"范进中举"是七情致病的一个非常典型的例子。范进经历多次落榜的情况后，非常伤心，最后在得知自己中了举人后，又过度高兴，于是发起了疯来（喜属火），手舞足蹈。这时范进杀猪的岳父胡屠夫来了，范进平时最怕胡屠夫（惊恐属水）。胡屠夫见范进这样，上去就是一巴掌。范进受到这种打击后，神志也恢复清醒了（水克火）。从中我们也可以看出，不同的情志之间也有着一定的关联，一种情志会对另一种情志产生制约作用，中医称之为"情志相胜"。

根据《黄帝内经》中五脏相克的关系，对应到情志上就是：怒伤肝，悲（忧）胜怒；喜伤心，恐（惊）胜喜；思伤脾，怒胜思；忧（悲）伤肺，喜胜忧（悲）；恐（惊）伤肾，思胜恐（惊）。"范进中举"中用的是"恐（惊）胜喜"，利用范进对他岳父的惊恐心理来治疗他因过喜而出现疯癫，以使他的神志清醒。

生活中经常有这样一些例子，比如，男人发火时，看到身边的女人哭了，就会心软不再发脾气了，这是"悲胜怒"在起作用；也有女子千里寻夫，不畏沿途的种种困难，这是因为她内心思念丈夫的情绪早已战胜了恐惧。

4. 人体的不断老化加速了阴阳失衡

人的身体不断老化，从成长到衰老，失衡伴随人的一生。从生理的角度，这是因为人的生命过程是一个新陈代谢的过程，但新陈代谢实际上是两个相反的力量与过程同时作用的结果。在成长的阶段，新细胞生成的数量与速度超过旧细胞死亡的数量与速度，所以人会长高，体重增加，内脏机能也会不断增强；到成年以后，这两种力量势均力敌，所以人的身高体重与机能维持相对的稳定；到了晚年，新细胞生成的速度大大减慢，这就表现为人的机能逐渐下降。此时，机体的平衡状态也越来越差，被打破的平衡也越来越多，人的病痛和疲倦感随着不同的失衡而产生，这是人体的自然规律。反之，如果我们能够维持身体的阴阳平衡，自然也就延缓了衰老的进程。

5. 其他因素导致阴阳失衡

生态环境被破坏、绿地减少、温室效应加剧、大气污染、电子产品污染、食物污染、噪声污染……这一切都严重破坏了我们体内的阴阳平衡。此外，我们还要为生活奔波、为房贷拼命……一切的一切，使我们的身心不堪重负，心理的失衡会加重机体的连锁反应，阴阳失衡的现象就更加普遍和严重了。

阴阳不调，寒热来捣乱

阴阳是人体内的两种能量，在人体内只有这两种能量平衡的时候，我们的身体才能保持健康状态。如果阴阳出现偏衰，也就是说如果阴阳一方低于正常水平，而另一方保持正常水平，或双方都不同程度地低于正常水平，身体就会表现出虚证。比如当一个人身体内阴的能量多了之后，身体就会感觉到寒冷，相应地，如果身体内阳的能量多了之后，身体就会感觉到燥热。

其实调理阴阳本身是很简单的事情，天冷了穿衣，天暖了减衣就是我们日常生活中不自觉就会遵守的方法。试想，如果天气本身已经很热，可是身体却还穿着厚重的衣服，大自然中"阳"的能量就会进入人体，扰乱体内的阴阳平衡，中医将这种进入到人体内的阳的能量称为"热邪"，而那些阴的能量则称为"寒邪"。如果身体受了这两种外邪，调理时自然要将寒邪和热邪清理干净，这样体内的阴阳才会平衡，身体也就会恢复健康。

阴虚生内热，阳虚则寒

身体阴阳失衡后，会表现出各种症状。阴不足则会阴虚生内热；阳不足则会阳虚生外寒；阴阳双方都不同程度的不足，则虚寒、虚热并见或出现阴阳两虚。不过，热与寒还是最常见的不健康状态。

1. 阳胜则热

阳胜，指阳邪致病，导致机体机能亢奋，体内阳气绝对亢盛的病理变化。阳主动，主升而为热，所以阳偏胜时，多见机体的机能活动亢奋、代谢亢进，机体反应性增强，热量过剩的病理状态。

阳胜表现为阳证，也就是阳多阴少，一般表现的症状是：口渴、发热、脉搏跳动快等，这类症状，又称为热证。

2. 阴胜则寒

阴胜，是指阴邪致病，导致机体机能障碍，体内阴气绝对亢盛的病理变化。阴胜多由感受寒湿阴邪，或过食生冷，寒湿中阻，阳不制阴而致阴寒内盛。

阴胜表现为阴证，也就是阴多阳少，一般表现的症状是：口不渴、不发热，手足冷、脉搏跳动慢等，这类症状又称为寒证。

以上就是《黄帝内经》所说的"阳胜则热，阴胜则寒"，也是疾病发生的根本。因此，要想保持身体健康不生病，就要保持体内阴阳的平衡。一个人身体的各个方面只有保持恰到好处的平衡，生命才会显得有活力，生理机能才会很好，心理承受力会很高。

寒则温之，热则寒之

一个人感觉不舒服时，常常会想："我是不是受寒了？""我是不是受热了？"这非常有道理。体内有了寒，会生病；同样，体内有了热，也会生病。体内有了寒，调理的方法就是寒则温之；体内有了热，调理的方法就是热则寒之。其实，中医的道理就是这样简单。

人很容易受寒，在凉水里嬉耍，腿部着凉了，下肢就容易受寒；喝了很多的冷饮，自个儿把寒邪灌进了身体，肚子就会受寒疼痛；穿得太少被冷风吹到，胃脘就容易受寒。

人被寒邪伤到脾胃以后，一般都会肚子痛或者胃痛，同时还会出现上吐下泻的情况。这个泻大家要注意了，很容易和热泻混淆，很多人认为热泻的大便是黄褐色的，冷泻是泻下青白，但在临床中这不是绝对的，很多冷泻的患者泻下的也是黄褐，一定要看发病的诱因是什么。

对于这种脾胃受寒的情况，可用附子理中丸，一般只服一丸，病症立刻就会缓解，最多两丸。如果没有效果，那就不是这个问题，后面就不用吃了。如果是寒邪为患，一般两丸一定见效。那么，一定会有人问，附子究竟是味什么样的药呢？

附子是中药里面热性最大的药物。它虽然大热，生长的环境却总是最阴冷的背阴面。由于附子的热性大，所以它是火神派最重要的武器之一，它不仅能驱散脾胃之寒，而且温补肾阳的能力也非常强。但有一点值得注意——附子含乌头碱，有毒，具心脏毒性，但煎煮一个小时以后，乌头碱就会被破坏。因此，如果方子里面有附子，就需要先煎40分钟，再下入其他的药物，这样就安全了。实际操作一定要根据医生的指导，千万不要自行操作食用。

接下来，我们以鼻炎为例子，具体介绍一下调阴阳的方法。为什么选择鼻炎为例呢？因为虽然鼻炎起初大部分是寒邪导致的，但是时间长了，它就会入里化热。也就是说，鼻炎有两种情况：一为寒；一为热。有意思的是，有时寒邪在体内停留很久，也不化热，这种邪气与人体正气共存的情况，往往是因为人体正气不足，不能驱邪外出。等到天气一凉，坏了，本来正气和外邪还能平衡，此时开始倾斜了，正气往往抵御不了外寒，于是鼻涕横流，喷嚏不断。

鼻炎是身体阴阳失调造成的气机升降失调。可以选择专门治疗鼻炎的中药进行调治，着重注意气机的升降。如果鼻炎患者流出的鼻涕是清的，这说明他体内处在寒的状态，也就是阳气不足，阴阳失衡，阳气的一方无力支撑了。所以，可以选用辛温的中药，以便向外清透寒邪，寒邪出去了，阳气自然就可以恢复了。如果鼻涕是黄色的，这说明体内有热，也就是阳气太足了，使阴液受到了伤害，阴的一方无力支撑了。所以，选用凉药，可以把热邪透发出去，这样，我们体内的阴阳就又获得了平衡，重新回到了健康的状态。这就是热则寒之。如此一来，经常调治，鼻炎症状便会很容易减轻，获得痊愈也会成为可能了。

阴阳平衡，气血畅通

寒与热是阴阳的一种表现方式，另外一种表现方式则是气与血。气是人体的生命之本，人体内气包括三方面内容：一是来自于父母之精的先天之气，它是一身之气的根本；二是来源于食物的水谷之气，它可以通过脾胃的运化作用，长生源不断的谷气；三是自然的清气，靠肺的呼吸功能和肾的纳气功能吸入人的体内。

中医认为"气为血之帅，血为气之母"，血是气这个根本的依靠。有人将气血的关系比喻成夫妻，气为阳，主动，扮演着丈夫的角色；血为阴，主静，扮演着妻子的角色。一个美满的家庭，夫妻和睦是关键，同样，对于身体而言，如果想要保持健康，气血平衡是关键。一旦气虚或者血虚，疾病就会随之而来，正如《黄帝内经》中所说："气血失和，百病乃变化而生。"

气虚像夫妻，和睦是关键

那么，气虚是什么呢？我们刚才说了气扮演的是丈夫的角色，如果气虚，就好比一个家庭里，作为一家之主的丈夫懦弱无能。在这种情况下，这个家首先经济来源会出现问题，而没了钱的支援，各家庭成员的吃喝问题就得不到保证，可以说这家人只能处在低水平的生活状态；其次，因为丈夫太懦弱，家庭就很容易受到其他强势者的欺侮。相应地，人的身体在气虚之后又会怎么样呢？首先，这人的气不足，脏腑功能会低下，以至于整个人出现精神萎靡、少言懒语、倦怠乏力、动不动就会出虚汗等现象；其次，身体的抗病能力减弱，即使是很微小的外邪都可以欺负自己，刮来一阵寒风，别人可能都会安然无恙，但气虚之人却可能大病一场。

当然，气的问题不止气虚，还有气陷、气滞、气逆等情况，但气虚是其中最主要的问题。气虚的人比较好辨认，他们通常容易感冒，也容易生病。从体型上来看，不是消瘦就是偏胖，很容易产生疲倦感。另外，他们还常伴有面色苍白，说话时声音低微，稍微运动就会出汗、心悸等身体特征。气虚的人在养生时，关键是要善于补气。肾是气之根，脾是气之源，所以在补气时不能忘了补脾益肾。平时常用的药物及食物包括人参、山药、胡萝卜、香菇、鸡肉等。

当人血虚时，又会出现哪些问题呢？我们知道气相当于一个家庭的丈夫，血则相当于妻子的角色，妻子在家需要给丈夫提供帮助，让丈夫无后顾之忧，无怨无悔地支撑着这个家。血液具有濡养四肢百骸的功能，身体的所有器官，都需要血液带来的营养，所以如果血液不足了，全身的各个脏腑都会出现问题。

如果心血虚，将会出现心悸、怔忡等情况。原因在于心藏神，需要血的滋养，心血不足时，身体上关于"思考"的整个系统都会出现问题，典型的就是记忆力会变差，夜晚梦多，白天烦躁，不喜思考。以上这些都是血不养心造成的问题。

如果肝血亏，对身体造成的危害也很大。我们知道，肝藏血，中医将肝脏为刚脏，属木，需要濡润，血液不足，就好像一棵树没有了充足的水源，失去了水的滋润，再苗壮的树木也会变得逐渐枯萎。肝脏缺少血，人就会变得容易发火，常感头昏脑涨、目赤肿痛；同时，因为肝开窍于目，目得肝血的濡养才能看清东西，假如肝血虚，还会影响到视力，出现视物模糊，眼睛易疲劳等情况。

如果肺血不足，也会出现很多问题。肺血亏虚，就会出现胸闷、气短、呼吸不利等情况，严重的甚至会导致心悸，很多老人的心脏问题，其实都和肺血不足密切相关。对于这种心脏不适，如果只是一味地活血化瘀，往往还会导致病情越来越重。

储存气血，奠定健康基础

在我们小的时候，很多人都玩过电动汽车，当它没有电的时候，我们会给它充两三个小时的电，然后就又可以玩两三天，使用的时间是充电时间的数十倍。同样的道理，我们体内的气血也可以这样储存，只要我们明白人体造血机能的各项条件，很快就能使气血能量迅速上升。

下面提供一些简单、有效的气血储存方法，让我们在儿童时期就养好自己的气血。

1. 好好吃饭

在传统的中医理论里，脾胃是后天之本，气血生化之源，所以要想气血充沛，必须要先把脾胃调养好才行，而好好吃饭就是调养脾胃的基础。

2. 好好睡觉

肝脏的特点是"卧则回血，坐立向外供血"。因此，一定要好好睡觉，只有保证充足的睡眠，才能养护好肝脏，肝脏养护好了，造血功能自然也就增强了。

3. 积极锻炼

因为适量运动能使气血通畅，神清气爽。所以，我们在空闲的时候要适当参加体育锻炼和文娱活动，放松自己的身心。

一个人健康的标准就是气血充足。对女性来说，调养气血尤为重要。由于女性的生理特点，月经时血液会有一定量的消耗和流失，加之经期情绪、心理的变化，身体中的雌激素分泌降低，月经失调紊乱也就时常发生。要想保养气血，除了从小开始锻炼之外，最重要的一点是要有平和的心态，心情愉快、开朗乐观。这样不仅可以增强机体的免疫力，有利于身心健康，同时还能促进造血机能更加旺盛，使面色红润，精力充沛。

判断身体阴阳的简单方法

从舌苔、舌质的颜色辨寒热

判断自己身体的阴阳情况，我们还可以通过观察自己的舌头。事实上，当我们生病去医院时，医生大都会让我们把舌头伸出来看看，因为这是判断身体情况最直观简便的方法。医生是怎么观察病人的舌头的呢？其实很简单，他主要是观察舌苔和舌质。这里我们为大家具体讲述一下观察舌头的方法，多掌握一点儿这方面的知识，平时我们就可以自行判断身体状况了。

舌苔就是舌头表面覆盖着的那一层东西，是舌质表面的滑腻物质。舌苔既是消化食物和语言表达的辅助器官，也是身体是否健康的警报器。正常情况下舌前端发红，舌苔很薄，白亮、湿润，没有裂痕和凹痕。发热病人大部分可出现黄苔，这是因为人体温度升高时体液消耗较多，唾液分泌减少，使口腔干燥，炎症渗出物和微生物易在舌上停留增殖，从而导致舌苔变黄。通常认为，舌苔发黄是人体内有热，不过这也要结合实际情况来看。如果舌苔发黄而舌质是红的，说明体内有热，而且多数都是寒中带热、虚中带热。舌苔发白是体内有寒，无论是吃了寒冷的食物还是受了寒，舌苔都会发白，现在的人多数都是白苔，就是因为吃寒冷的水果、蔬菜，常喝冷饮造成的；有的人舌苔还会发黑，这说明寒重，而且已严重影响了脾胃功能，消化能力已极差了。

舌质就是舌头的本质，一般会有一部分被舌苔覆盖了，我们可以观察没有被舌苔覆盖的部分，比如舌边。舌质的颜色如果偏白，身体说明正趋向寒的方向；如果偏红，则反映身体趋向于热。再具体一点儿，假如舌质红而发紫，说明是虚热，舌质若是深红，说明是实热。

总之，通过观察舌头的颜色，我们就能基本了解自己身体的寒热了。所以，如果发现自己出现了淡白舌，身体有寒，就不要再服用寒凉之药了，在饮食上，也要远离一些凉性食物，如西瓜、冷饮等，否则只会令我们的健康状况雪上加霜。如果发现自己的舌头偏红，那么千万不要再吃一些热性的食物，否则无异于火上浇油，把身体烧毁了。

寒则痰涕清白，热则痰涕浓黄

一般来说，流清鼻涕、咳白痰，也是受寒了，各位可以用六克苏叶熬水，将熬好的水再兑上温水来泡脚，让身体暖过来，这样寒

养生是比医生更好的医生

邪散去，身体就能恢复了。身体一受寒，如果能够马上采取这样的措施，基本可以把寒邪赶出体外。因为，这时寒邪还在体表，涕清痰白说明邪气尚未化热，正是好对付的时候。

倘若没有注意这些症状，这一个阶段过去了，问题就进入了第二个阶段。此时外邪开始和身体斗争，身体内出现了热证，这叫外寒内热的阶段。此时鼻涕开始黄了，或者黄白相间，一会儿是清的，一会儿是黄的，这是寒热错杂了；痰也是，很多人不会咳痰，但是可以听到声音大起来了，痰声很大，如果痰咳出来，肯定也是黄色的，或者黄白相间。大家可以记住，寒热杂错的时候，一般表现为鼻涕黄白相间，痰也是黄白相间的。鼻涕和痰呈白色，是清的，这代表寒象；一旦它们呈黄色，这代表热象。

总之，各位分析自己身体的寒热要紧紧地盯住鼻涕和痰的颜色，如果它们是白色的，那么就是有寒邪存在，要用温热的方法，使身体暖过来，驱除寒邪；如果痰或者鼻涕变成黄色，那就是有热了，就使用清热的方法，把热邪清除出去。

女看舌上红点，男看舌下经脉

如今，很多女性朋友都有健康问题，其中一部分是月经不正常，这严重影响了她们的学习和生活。为什么女性朋友会有这么多问题呢？一个很重要的原因，就是她们体内有了瘀血。

那瘀血是怎么出现的呢？

导致女性朋友瘀血的原因有很多：有的是受了寒，热胀冷缩，血液凝固在了那里，结果就造成了瘀血；有的是因为肝气不舒，气郁积之后造成了血的淤积。人的身体内有了瘀血，各种怪病就会随之产生。

那么，该怎么识别自己是否有瘀血呢？

首先，有瘀血的人身体某个地方容易疼痛，尤其是夜里会加重，这是因为夜里气血运行慢，瘀血更加瘀滞，所以疼痛感加剧；其次，人的记忆力会变得很差；另外，人总是喉咙干，想喝水，但水到了嘴里，却不想下咽，等等。

除此之外，人身体有了瘀血，从其舌头上也可以看出来。如果你体内有瘀血，那么就会有瘀斑舌。瘀斑舌的舌体满是舌苔，这样就给人一种假象，以为这个舌头是淡白舌，其实舌苔下面的舌质应该是红色的，并且上面有很多的红点，这些红点甚至有些会发黑，也就是瘀点，这是身体有瘀血的征兆。汗毛重也是一种表征。

说到瘀血，大家其实也不要害怕，你是女孩子的话，还有个天然的优势，那就是在月经期间，可以适当地用一些活血化瘀的药物，比如桃仁、红花、当归、川芎、丹参等，这样比平时更容易化去瘀血，更容易促进气血的畅通。不过，活血化瘀的药物自己不能随意服用，应该在医生的指导下使用，这样才比较稳妥。

判断身体是否有瘀血，女性朋友一般可以看舌上的红点，男性朋友则可以观察舌下静脉。观察舌下的静脉，对于男性朋友来说，则更为重要。舌下静脉变粗，或者舌下络脉青紫，这些都被统称为舌下瘀点，是瘀血的重要表象，跟冠心病的发生有非常密切的关系，高血压和高血脂患者的舌下也都可见到瘀点。

养生必养阳，养阳必祛寒

《黄帝内经》中说"阳强则寿，阳衰则夭"，意思是养生必须先养阳。但是，寒湿会阻滞阳气的运行，使得血流不畅、肌肉萎缩等，寒湿是最容易损伤人体阳气的。

张仲景在《伤寒杂病论》中将很多疾病都归因于寒邪入侵，在他生活的那个时代，人们忍饥受冻，疾病以寒邪为主。而如今随着生活环境的改变，单纯的伤寒已经很少见了，多是寒邪与湿邪交织，在人体形成一股浊重之气，阻碍人体气机，导致生病。

夏季为何多感冒

在生活中，我们可能经常会注意到这样奇怪的现象，就是冬天

养生是比医生更好的医生

很少见到着凉感冒的人，反而是夏天常有这样的病症发生。冬天气温低，受寒湿侵犯容易理解，而夏天这么热，怎么还会有寒湿呢？其实，这正是现代人不良的生活习惯造成的。

炎炎夏日，人们多待在空调房中，身体该出汗时却被空调冷气所阻，汗液发不出来就淤积在体内，导致体内湿邪堆积，造成阳气虚衰。尤其是到了七八月份的长夏天气，湿气达到最盛。而人体五脏之脾最喜燥恶湿，长夏湿气过盛，就容易损伤脾脏。脾主运化，可以运化水液，运化水谷，把吃进去的粮食、水谷精微营养的物质以及水液输送给其他的脏器，起到一个传输官的作用。脾的这种传输作用对生命来说至关重要，故而中医把它称为人的"后天之本"。而体内湿气过重会导致脾脏功能得不到正常发挥，人体各器官也会因得不到及时充足的营养而出现问题，导致人体生病。

由此可知，祛除寒湿是养生保健不可缺少的功课之一。事实上，祛除寒湿最好的办法就是让身体温暖起来。让身体温暖起来的办法有很多，可以通过食疗、运动、泡热水澡等。总之，一切可以让身体暖起来，令人体阳气升发，免疫力提高的方法都可以适当利用。

从源头上切断寒气入侵的通道

寒气其实也是一个欺软怕硬的家伙，专拣软的捏，它们通常会先寻找人体最容易入侵的部位，找到之后就大举进攻，并且在那里安营扎寨，为非作歹。所以我们与其等寒气入侵到人体以后，再费尽心思地去驱除它，不如事先做好准备，从源头上切断寒气进入我们体内的通道。

一般来讲，头部、背部、颈前部、脐腹部及足部是人体的薄弱地带，都是寒气入侵的主要部位。

1. 头部

中医认为，"头是诸阳之会"，体内阳气最容易从头部走散掉，就如同热水瓶不盖塞子一样。所以，在严冬季节如果人们不重视头部的保暖，导致阳气散失，就会使寒邪入侵，很容易引发感冒、头痛、鼻炎等病患。因此，冬天在外出时戴一顶保暖的帽子是很有必要的。

2. 颈前部

颈前部俗称喉咙口，是指头颈的前下部分，上面相当于男性的喉结，下至胸骨的上缘，时髦女性所穿的低领衫所暴露的就是这个部位。这个部位受寒风一吹，不只是颈肩部，包括全身皮肤的小血管都会收缩，如果长时间这样受寒，人体的抵抗能力就会有所下降。

3. 背部

背部在中医中称"背为阳"，又是"阳脉之海"，是督脉经络循行的主干，总督人体一身的阳气。如果冬季里背部保暖不好，就会让风寒之邪从背部经络上的诸多穴位侵入人体，损伤阳气，使阴阳平衡受到破坏，人体免疫功能就会下降，抗病能力也会减弱，诱发许多病患或使原有病情加重及旧病复发。因此，在冬季里人们应该加穿一件贴身的棉背心或毛背心以增强背部保暖。

4. 脐腹部

脐腹部主要是指上腹部，它是上到胸骨剑突、下至脐孔下三指的一片广大区域，这也是时髦的年轻女性穿着露脐装所暴露的部位。这个部位一旦受寒，极容易发生胃痛、消化不良、腹泻等疾病。这个部位面积较大，皮肤血管分布较密，体表散热迅速。在寒冷的天气里暴露这个部位，腹腔内的血管会立即收缩，甚至还会引起胃的强烈收缩而发生剧痛，持续时间稍长，就可能会引发不同的疾病，因此，不管是穿衣还是夜晚睡觉，都要注意脐腹部的保暖。

5. 足部

俗话说"寒从脚下起"。脚对头而言属阴，阳气偏少。而且双脚远离心脏，血液供应不足，长时间下垂，血液回流循环不畅；皮下脂肪层薄，保温性能很差，容易发冷。脚部一旦受凉，便会通过神经的反射作用，引起上呼吸道黏膜的血管收缩，使人体的血流量减少，抗病能力下降，以致隐藏在鼻咽部的病毒、病菌乘机大量繁殖，使人发生感冒，或使气管炎、哮喘、肠病、关节炎、痛经、腰腿痛等旧病复发。

因此，在冬季人们应该保持鞋袜温暖干燥，并经常洗晒。平时要多走动以促进足部血液循环。临睡前用热水洗脚后以手掌按摩足心涌泉穴5分钟。在夏季，要改掉贪图一时凉快而用凉水冲脚的不良习惯。

让身体远离寒气的6条建议

在生活中，我们很难完全避免身体受到寒气的侵袭，这就要求我们应该建立起正确的养生原则，尽量减少寒气的侵入。下面有6点关于养阳防寒的建议：

1. 洗头时不做按摩

许多人到理发店洗头时都喜欢叫理发师为自己按摩一下头部，但是这种按摩会使头部的皮肤松弛、毛孔开放，并加速血液循环，而此时我们的头上全是冰凉的化学洗发水，按摩的直接后果就是使吸收化学洗发水的时间大大延长，张开的毛孔也使头皮吸收化学洗发水的能力大大增强，同时寒气、湿气也会通过大开的毛孔和快速的血液循环进入头部。

2. 顺天而行，不吃反季节食物

有的人爱吃一些反季节的食物，例如在冬季的时候吃西瓜，而中医认为，温热为阳，寒凉为阴，只有将食物的温热寒凉因时因地地运用，才能让人体在任何时候都能做到阴阳平衡，不会生病。如果逆天而行，在寒冷的冬季吃性寒的西瓜，怎么会不生病呢？

3. 好好休息

要排泄寒气，休息是最好的策略。休息可以省下身体的所有能量，让身体用来对付寒气。这时如果强迫身体把更大的能量用在其他地方，例如耗费大量体力的运动，也能使症状消失，不过这并不代表着已经把寒气清理完毕，而是因为身体没有足够的能量继续驱赶寒气。只有等身体经过适当的休息有了足够的能量之后，才会继续祛除寒气。

4. 避免淋雨

经常淋雨的人，头顶会容易生出一层厚厚软软的"脂肪"，这些就是寒气物质。等身体有一天休息够了，血气上升，就会开始排泄这些寒气。由于长时间积累了大量的寒气，身体需要借助不断地打喷嚏、流鼻水的方式将之排出，这时又会因为频繁打喷嚏、流鼻水而被医生认定为是过敏性鼻炎。所以，要切忌淋雨。

5. 睡觉时盖好被子

夏天因为天热，有些人为了贪图凉快，睡觉时喜欢把肩膀露在外边，殊不知，寒气很容易从背部入侵，一个背部总是受凉的人，身体状态一定不是很好，所以在睡觉时一定要盖好被子。

6. 家中常备暖饮

除了按时的休息之外，人们也可以适当服用中药，加速寒气的驱出。比较简单的方法是服用市场上很容易买到的一些传统的配方。当确定是肺里的寒气时，可以服用姜茶；如果确定是膀胱经的寒气，则可以服用桂圆红枣茶来协助身体祛除寒气。

春夏养阳，秋冬养阴

春夏养阳、秋冬养阴，也就是在春、夏季节保养阳气，在秋、冬季节保养阴气。因为身体与天地万物的运行规律一样，春夏秋冬分别对应阳气的生长收藏。如果违背了这个规律，就会戕害生命力，破坏人身真元之气，损害身体健康。

但是，有人可能会对这种说法有疑问：春夏季节天气逐渐热了，为什么还要养阳？那不更热了？秋冬季节天气逐渐转冷，为什么还要养阴？不就更冷了吗？

　　　　养生是比医生更好的医生

道理在于，春夏的时节气候转暖而渐热，自然界温热了，会影响人体，人感到暑热难耐时，一则人体的自身调节机制会利用自身机能即大量消耗阳气，来调低自身温度抗暑热以适应外界环境的变化；二则天热汗出也会大量消耗阳气，汗虽为津液所化，其性质为阴，但中医认为，汗为心之液，所以汗的生成，也有阳气的参与。

秋冬的时节气候转冷而渐寒，自然界寒冷了，也会影响人体，人感到寒冷时，一则人体的自身调节机制会利用自身机能大量调动阳气，来调高自身温度抵御严寒以适应外界环境的变化；二则秋冬季节阳气入里收藏，中焦脾胃烦热，阴液易损。

所以说，春夏之时阳虚于内；秋冬之时阴虚于内。在养生保健上就要做到"春夏养阳、秋冬养阴"。正如清代著名医家张志聪所谓"春夏之时，阳盛于外而虚于内，所以养阳；秋冬之时，阴盛于外而虚于内，所以养阴"。总之，主要还是阳气易于亏耗。

但是，这并不代表，秋冬养阴就不用养阳了。因为对于人体来说，阳代表能动的力量，即机体生命机能的原动力。阳化气，人们把阳和气连起来叫阳气；阴代表精、血、津液等营养物质，即机体生命机能的基本物质。阳气是人体生存的重要因素，由阳气生成的生命之火，是生命的动力，是生命的所在；阴成形，通常又把它叫作阴液。阴液是有形物质，濡养了人体形态的正常发育及功用。阴所代表的精、血、津液等物质的化生皆有赖于阳气的摄纳、运化、输布和固守，只有阳气旺盛，精血津液等物质的化生以及摄纳、运化、输布和固守才有依赖。只有阳气的能动作用，才能维持人体生命的正常功能。这就是阳气在人体的能动作用，它不仅主宰了人的生命时限，而且还确定了人体五脏六腑的功能状态。所以，不论何季，"养阳"都是非常重要的。

春初调阴阳，要跳过五大"陷阱"

虽然春天给人的感觉是温暖的，但实际并非如此，为了抵御料峭的春寒，人们通常会采取一定的防御和保护措施，比如春天出门戴口罩，喝白酒御寒等，殊不知，这些单凭经验和感觉的做法会破坏身体阴阳平衡，让你掉进养生的"陷阱"。

陷阱一：有的人认为，只要出门戴上口罩，就可以防止冷空气，从而预防感冒。

专家分析：鼻黏膜里有丰富的血管，血液循环旺盛，当冷空气经鼻腔吸入肺部时，一般已接近体温。人体的耐寒能力应通过锻炼来增强，若完全依赖戴口罩防冷，会使机体变得娇气，不能适应寒冷的天气，正邪相争于表，从而也会感冒。通过适度的体育锻炼可以提高人体的耐寒能力。

陷阱二：有的人因脸部被寒风吹得麻木，便用热水来洗脸，以迅速使面部恢复常温。

专家分析：冬天人的面部在冷空气刺激下，汗腺、毛细血管呈收缩状态，当遇上热水时会迅速扩张，这样容易使面部产生皱纹。建议用比体温稍低的温水洗脸，使气血运行慢慢恢复正常。

陷阱三：饮酒御寒。

专家分析：饮酒御寒，酒气上攻，浑身发热，这是酒精促使人体散发原有热能的结果。但发散太过，卫阳不足，容易导致酒后寒。

陷阱四：手脚冰凉用炉子烤。

专家分析：手脚冰凉时用炉子烤，通过热力的作用，能使局部气血流畅，腠理开疏，从而能达到活血祛风的作用。但是当手脚冰凉的时候马上用炉子烘烤，会造成血瘀。当经脉不流通、阳气不畅达时，就容易形成冻疮。所以，冰凉的手脚只能先轻轻揉搓，待皮肤表面变红时，再移到取暖器旁或放入热水中取暖，使其慢慢恢复到正常温度。

陷阱五：皮肤发痒，用手使劲抓或用热水烫。

专家分析：中医认为"热微则痒"，痒是皮肤的自觉症状。冬天皮肤容易干燥和瘙痒，这是因为风邪克于肌表，引起皮肉间气血不和，郁而生微热所致，或者是由于血虚风燥阻于皮肤，内生虚热而发。浑身发痒时，用手使劲抓或用热水烫，不仅容易损伤皮肤，而且这样做也不可能起到根本的止痒作用。正确防治皮肤瘙痒的措施是多饮水，多吃新鲜蔬菜、水果，少吃酸辣等刺激性的食物，同时要经常用温水洗澡，保持皮肤清洁。

夏季天地之气相交，当借天以养阳

当桃红柳绿、风和日丽的春天走到尽头的时候，夏天便悄然来临了。《素问》中说："夏三月，此谓蕃秀，天地气交，万物华实。"夏天三个月，是从立夏开始的，立夏和立春一样，象征着一个季节的开始。《月令七十二候集解》对立夏的解释是："立，建始也。""夏，假也，物至此时皆假大也。"这里的"假"意思是大。进入夏季，天地间的阳气更盛，天阳下逼，地热升腾，天地之气相交，农作物也借助天地间的阳气而枝繁叶茂。

我国古代将立夏分为三候："一候蝼蝈鸣，二候蚯蚓出，三候王瓜生。"也就是说立夏之后先是听到昼伏夜出的蝼蛄在夜间鸣叫，然后是蚯蚓感应到阳气渐升而出土活动。立夏的最后一候，王瓜的藤蔓开始快速攀爬生长。王瓜是特产于东北的一种爬藤植物，立夏后生长最快，六七月份便会生出红色的果实。这三候反映了夏日阳气渐升的景象。

中医讲究"春夏养阳，秋冬养阴"，许多人可能不理解，夏天天气炎热，自然界的阳气最为旺盛，为什么还要养阳呢？夏天人体内的阳气虽盛，但却浮于外，而阴气伏于内。由于这个季节气温较高，人体往往通过排汗来达到调节体温的目的。因为我们的身体在此时是主泄的，是在往外发散，所以人们动不动就感到身上汗津津的。中医有"久泻伤阴，过汗伤阳"的说法，出汗太多或是过于频繁，就会使人体的阳气受伤。再者，许多人为了避暑，要么成天躲在空调屋里，要么癖食冷饮。再加上一些广告商的推波助澜，许多人误认为夏天要多喝凉茶以防暑去火，而凉茶配伍过于苦寒，这些都将导致体内阳气的耗散。

此外，古人认为阳气就相当于自然界中的太阳，大自然中没有太阳，则万物不能生长，人体也是如此。如果将人体比喻成银行的话，阳气就是货币，如果每天都透支的话，很快我们的健康就会出现问题了。轻则导致食欲下降、胃痛、腹泻等症，重则腰背酸痛、四肢僵硬，也就是患上人们通常所说的空调病。所以夏天更要注意补阳，只有阳气充足，身体才有能力抵御病邪，从而获得健康长寿。

顺天而调，秋天让阳气开始慢慢收敛

秋季，自然界的阳气由疏泄趋向收敛，人体的生理活动也要适应自然界阴阳的变化，因此，秋季要特别重视保养内守之阴气，凡起居、饮食、精神、运动等方面调摄皆不能离开"养收"这一原则。因为秋季的天气干燥，人体阴液不足，阳热相对旺盛，人们经常出现皮肤干涩、鼻燥、唇干、头痛、咽干、大便干结等秋燥症状。所以，此时养阴润燥是关键。

提到滋阴润燥，麦冬、百合是秋季必备的调整阴阳的佳品。《本草纲目》里说，麦冬可以养阴生津、润肺清心，适用于肺燥干咳、津伤口渴、心烦失眠、内热消渴及肠燥便秘等。而百合入肺经，补肺阴，清肺热，润肺燥而止，对"肺脏热，烦闷咳嗽"有效。所以，要防止秋燥，用麦冬和百合最适宜。

至于如何用麦冬和百合来滋阴润燥，还有一些小窍门。

1. 西洋参麦冬茶

秋季需要护气，尤其是肺气和心气，如平时应尽量少说话。不过，那样也只能减少气的消耗，而真正需要的是补气，而补气佳品非西洋参麦冬茶莫属。

材料：西洋参 10 克，麦冬 10 克。

做法：泡水，代茶饮，每天 1 次。

2. 蜜蒸百合

秋天多风少雨，气候干燥，皮肤更需要保养，多食百合有滋补、养颜、护肤的作用。但百合因甘寒质润，凡风寒咳嗽、大便稀

养生是比医生更好的医生

溏、脾胃虚弱者忌用。关于具体的吃法，《本草纲目》中记载了这样一个润肺的方子。

材料：百合200克，蜂蜜适量。

做法：用新百合加蜜蒸软，时时含一片吞津。

除此之外，预防秋燥，补水同样必不可少。秋季天气干燥，要多吃滋阴润燥的食物，如梨、糯米、蜂蜜等；常吃些酸性食物，如山楂、秋梨膏、柚子等，具有收敛、补肺的功能。尽量不要吃辛辣食物。

再有，秋季人体内的阳气顺应自然界的变化，开始收敛，故不宜添加过多的衣服。然而，深秋时候天气变冷，应加衣以预防感冒。此时，运动也是一个不错的方法，如打羽毛球、爬山、慢跑、散步、打篮球、登山等。还有一个非常简便的方法：晨起闭目，采取坐势，叩齿36次；舌在口中搅拌，口中液满后，分3次咽下；在意念的作用下把津液送到丹田，进行腹式呼吸，用鼻吸气，舌舔上腭，用口呼气。连续做10次。

冬季要闭藏，老年人更要养阳护阳

冬季如何养生，首先来分析下"冬"这个字，《说文解字》上指出："冬，终也。"一年生的本草到了冬天可能会枯死，而动物们则会选择冬眠或者是迁徙来躲避严寒。人是万物之灵，不会像动物那样应对寒冷的冬季，而是通过主动地改善起居环境，来达到御寒、保温的目的。我们会在冬天穿上厚厚的羽绒服，烧上暖气，同时也会有意识地减少外出活动。

中医顺应自然界万物生长的规律，认为冬季是一年里闭藏的季节。《黄帝内经》中提到："冬三月，此谓闭藏，水冰地坼，无扰乎阳。早卧晚起，必待日光。使志若伏若匿，若有私意，若已有得，祛寒就温，无泄皮肤，使气亟夺。此冬气之应，养藏之道也。"这就是说，冬季天气寒冷，人体的新陈代谢也变得缓慢，阴精阳气都处于藏伏的状态，养生要注意保存阳气，养精蓄锐。

尤其是老年人一般气血虚衰，冬季的起居更应早睡晚起，避寒就暖，绝不提倡"闻鸡起舞"，而应该和太阳一起起床。同时，因为寒冷，冬季需要歇冬、猫冬，有意识地减少外出。别看这个事情很简单，但却很关键。

人们常说"春困秋乏夏打盹，睡不醒的冬三月"，很多人在冬天总是一副无精打采的样子，之所以这样就是因为冬天天气寒冷，自然界中的阳气不足，人体内也随之出现了阳气不足的现象。阳气不足人就会感到没有精神。所以为了守卫住身体的阳气，睡眠充足很重要。通常来说，成人每天的睡眠时间不应少于 8 个小时，青少年则不少于 10 个小时。同时要做到不熬夜，同样是睡上 8 小时，但晚上 11 点之前入睡和夜里 3 点再睡的效果大有不同，后者更易感到疲劳。

闭藏的反义词是开泄，也就说冬天应该把自己包裹得严严实实，别冻着自己。尽量远离寒气，亲近温气，别让皮肤裸露于风寒之中，使已经收藏的阳气向外散失，特别是脚和腿。立冬那天有时候气温并不低，即便如此，我们也应该知道冬天来了，从而在生活中有意识地去防范。如果等到自己冷了，再去添加衣物，往往就已经迟了。

阴阳交合，养生大道

中国传统的观念，将男女分归为阳、阴，男归阳，女归阴。男女交合方可繁衍后代，所谓"孤阴不生，孤阳不长"。不过，男女交合必须在遵循一定的原则后，才能达到阴阳调和的目的。否则，阴阳不调，不但对于后代的繁衍不利，对自己的身体也会生出许多祸患来。

为了调和阴阳，在一些特殊的日子里是禁行房事的。比如冬至、夏至前后半月内禁忌房事。原因在于，冬至时阳气尚微，夏至时阴气尚微，这就好比新长出的草木一样，很容易受到伤伐。根据

养生是比医生更好的医生

中医"天人合一"的养生观，自然界里的阴阳二气尚微，也会影响到男女体内的血气精神，此时若行房事因不能配合节气而走泄了精血，导致神气疲乏，引来祸灾。农历每月的初一、十五是月廓亏空的时日，月属阴，此为阴虚，也不宜行房事。每年五月初五端午节，俗称"五毒日"，九月九日，俗称"九毒日"，也都应忌房事。

房事养生的要诀在于得其节宣之和，既不能纵欲，又不能禁欲，真正做到静心节欲以养阴，顺天时避虚而保精。除我们已经提到的特殊时期之外，还有一些其他因素也影响房事养生。

阴阳交合必知的房事四忌

中医养生非常重视入房禁忌，认为"房中之事，能生人，能煞人，譬如水火，知用者，可以养生；不能用之者，立可尸矣"。这些话告诫男人，房事应该有所节制，总的原则就是保精、守神、还精、补脑，避免精气耗损。

醉莫入房。生活中，不少人认为酒能助性，确实有人做过研究：酒对于性兴奋有一定的促进作用。但饮酒过量后不易入房，更不应该将酒作为男人的壮阳之物。不少喜好喝酒的男人可能会发现，初期少喝点儿酒能感觉到自己在性生活中比以往厉害了，但时间一长，精力却越来越不行，直到某天发现不管怎么努力，萎靡不振。到医院检查，被医生告知为酒精中毒性阳痿。平时常见的早泄、消渴病，与酒后房事不当也有一定的关系。另外，男人喝醉之后，有时会出现行为失控、动作粗暴，也许会做出超出双方可容范围的行为，导致房事不和谐。

切忌强和。所谓"强"，即勉强。勉强有三种，一是女方不愿意同房而男方却强行合房，这样就违背了阴阳顺乎自然的法则，给男女之间的关系带来不良影响；二是没有欲望还勉强同房的话，将会出现痒痛、体瘦、小便混浊、面黑、耳聋等症状；还有一种是阳痿时，通过服用壮阳类药物帮助行房。古代的医家是坚决反对这种行为的，因为人体有自保功能，阳痿其实是在提醒你肾精已经很虚了，不能再无故耗损。否则，肾精会耗散得更快，最后可能会导致暴脱，甚至是猝死。《金瓶梅》中的西门庆就是因为服用春药，最后精尽而亡。

病期慎欲，也就是生病或者大病初愈时千万不可以行房。人患病的时候，身体里的正气正在全力以赴地同邪气做斗争，这个时候要是耗散了元气，就会加重病情。比如，如果一个结膜炎患者行房后，视神经萎缩极可能引起失明；大病初愈时，人的正气刚把病邪打跑，身体虚弱，这就好像打仗一样，杀兵一千，自损八百。此时，最应好好养护阳气，千万不要损害它。

欲不可纵，这是一个大忌讳，就是身体再健康也不可任意地宣泄自己。肾是人的先天之本，肾精充足了，五脏六腑才会旺，人的正气十足，身体强壮，自然就会健康长寿。反之，欲多就会损精，肾精匮乏，则五脏衰虚，多病早夭。肾精不足还会导致固摄无力，所以纵欲过度的男人常会出现肌肉消瘦、牙齿脱落的现象。

总之，中国的房事禁忌理论，不仅帮助人们享受性爱，而且还要帮助你遵守一些禁忌，以增加精气，更好地生育健康宝宝。

"伟哥"壮阳其实在损阳

男人的阳痿，就像我们感冒了会打喷嚏一样，都是身体的自我保护功能。不过多数人阳痿后，只是想着如何重振雄风，盲目吃些壮阳药，最常见的就是伟哥之类。其实，身体是非常科学的，它不想这么做了，一定有它的理由，如果你不听警告一再强求，就等于把身体的报警机制破坏了，看似是壮阳，其实是一种严重的损阳行为。

"伟哥"不是保护身体健康的药，而是一种引致服药者"快乐死"的药。阳痿可能是身体虚弱或者其他病症引起的，此时的根本问题是治好病，养好身体，这样一来性功能自会恢复。而服用"伟哥"，就好比病马走不动了，你不但不治病，却还要用鞭子使劲抽打，使它快跑，马"不死何待"？

男人能够勃起的关键在于大量血液注入阴茎海绵体中，就好像一个个的小气球被吹涨起来一样。不能勃起时，并不是说这个器官出现了问题，有可能是血液在其他地方遇到了瘀堵，或者是因气机不畅，不足以令器官顺利充血等原因。这时候男人如果服用了伟哥，就好比给身体内部安插了一名"特务"，擅自调动身体里的大量血液，强行注入海绵体中，令男人勃起。

大家可以想象一下，这些药进入身体后，首先做的就是在短时间内集中并加快血液的流动。如果身体里有血栓，那血栓也会被快速流动的血液大军推动着前行，遇到细小的血管时，很容易卡住，引发中风、脑血栓或者心脏病。中老年人尤其不宜，他们本身因为生理机能的逐渐老化，需要血液能够以缓慢有节奏的速度循行，假如突然加快流速，对于血管和心脏都是不小的冲击。

另外，如果用伟哥能勃起，那么男人可能就会有恃无恐，不去关心阳痿背后的真正病因，仅用壮阳药强行完成本不可能完成的任务。虽然这种药物直观来看挺管用，本质上却是对生命的耗损，无疑为慢性自杀。所以，男同胞们不能盲目使用壮阳药，如果没有辩证思想，单纯用壮阳解决阳痿问题，就是在损伤自己的阳气。

人体是个小阴阳，水火在中间

在易学家们看来，天地、日月、四时、昼夜、阴晴……无不在按部就班地做各自的循环运动，一切生物和人事唯有在这循环运动中得以生化发展，走完自己的历程。世间所有变迁，都是循环式的运动，人体内循环结构也是如此。

阴阳是这个循环式运动轨迹的根本，著名中医彭子益先生在《圆运动的古中医学》一书中说"阴阳交合，发生爱力，彼此相随，遂成一个圆运动。阳性动，阴性静。静则沉，动则浮。由静而动则升，由动而静则降。"具体到人的身体上，圆运动中的方向为左升右降：脾土左升，肝气和深水都随着升，胃气右降，胆气和心火都随着下降。脾胃在这个圆圈中间，一阴一阳，就好像中心的轴一样，其他的脏腑围绕着它来运转，所以我们说，人体是个小阴阳，水火在中间。

水升火降，促成了圆运动

水和火是两个相互矛盾的事物，人们常用"水火不容"来形容两个人性格不合。的确，在自然界中，水性寒，往低处流；火性热，往高处窜。遇到火灾，人们懂得用水去浇灭，而放在锅中的水又可能因为火而被烧干。如此看来，水火果真是不相容的。

不过，以上只是从物性的角度来看。如果从生命的角度来看，水和火就可以成为一个统一体。比如，人体的正常体温基本都在36.5℃，因为生命中有水也有火，所以这个温度既不太寒也不会太热。

具体到人体中，心脏为火脏，肾脏为水脏。《黄帝内经》讲"人生有形，不离阴阳"，火脏和水脏就是阴阳在人体脏腑中的体现。心脏就好似天上的太阳一样给人以温煦，而肾脏则像雨露一样滋润着人的身体。

二者在人体的运动遵循了"水升火降"的原则，可能有人感到意外，水应该是下降的，而火才应该是上升的，为何心和肾正好相反了呢？这一问题，我们可以从元代名医朱震亨的《格致余论》中得到答复。书中说："人之有生，心为火居上，肾为水居下，水能升而火有降，一升一降，无有穷已，故生意存焉。"这句话的意思是说，正因为肾水的上升和心火的下降，如此的循环不停，人才有了生命。

这一点，其实我们还可以从地球上的生意盎然谈起。宇宙中有很多星球，但是真正有生命存在的却不多见，而地球上之所以存在着生命，与它所遵循的水升火降的原则脱不开关系。天空中的太阳就是火，江河湖泊为水，艳阳高照的时候，太阳的光芒会照射在湖泊上，这可以称为火在下降。湖水在受到太阳的热能后，会蒸发变成水蒸气，之后冉冉上升到天空化为云彩，这可以称为水在上升。

正因为水和火之间的相生相克，不断地循环才为孕育生命创造出了无限的生机。

《黄帝内经》一直推崇"天人相应"的养生原则，人体也是小宇宙，在我们的身体里，因为心火的下降，温暖肾水，肾水上乘，温暖脾土，滋润肝木，紧接着脾气上升，肝木生发，一场圆运动也就开始了。

圆运动的方向：左升右降

人体内是个圆运动：肝脾左升肺胃右降，脾胃居中调度升降，肝胆居中运行升降，心肺居上，肾居下。这样看起来圆运动比较枯燥，又难记，我们可以通过下面这个图更好地了解这一圆运动。

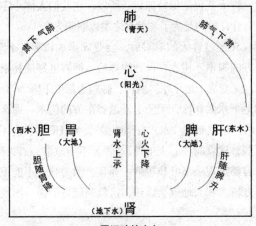

圆运动的方向

人体的圆运动分为左右两边。先看左边，肾水被温暖之后，令脾土得到温暖，脾气上升将一部分营养物质送到肺脏，同吸入的空气中的精微之物混合后，由肺脏向全身输布。同时，肝木也会因为脾土的滋养，开始生发，它跟随脾气一起上升，中医称为"肝随脾升"；再来看右边，心火本是上炎的，但是因为肺气的肃降特点，掉头向下，温暖肾水。在肺气下降的时候，人吃进胃里的食物也是向下走的，所以胃气下降，而"胆随胃降"，所以胆气也跟着向下降。

取象比类是中医一个最常见又最重要的一种思维方式，中医理论的创始多根据这种思维方式。我们要想理解圆运动，也可以采用这种将人体小宇宙与天体大宇宙的取象比类法。脾胃居中，五行属土，在此将它们都看作是大地之土。肝胆五行属木，在此将其看作是树木；心像阳光，而肺就是至高的青天，肾为地下之水。

地下水要温，否则就会寒凝成冰，地下结冰，地上相应地也就飘起雪花，心血管也会血瘀而阻。所以，阳光应该照射下来温暖地下水，水在受到温暖后就开始向上升，从而使土得到温暖，水还会滋养东方的树木，另外在阳光的照射下，水蒸气会上升到青天，有了大气圈里的水汽层，大地就不会因为阳光的过猛而受到伤害，大地不干裂，青天就仍能保持凉肃。所以，在我们人体小宇宙中，肝脾之气要上升，目的是为了"壮水之主以制阳光"。

水蒸气在经过青天的凉肃后，会变成露水和雾气下降到大地，滋润着西方的树木。树木在得到滋养后，能够更好地扎根于西方的大地之中，又变成了地下水。所以，肺胆胃都要下降。

假如地下水太寒冷，无法上升滋养东方的树木，那么水汽就会滞留在土内，这就叫作"水寒肝陷脾湿"。大气圈中没有了水汽，阳光过于猛烈，这就叫"心火上炎"。青天不能凉肃，心火刑克肺金，所以人就容易出现咳嗽吐痰等症。而且，因为肺气不能下降，雾露不降，西方树木和大地就会燥热，这就叫胆胃上逆，出现呕吐、反胃和胆病。

总之，在这项圆运动中，任何一个环节出了问题，都会影响到运动的进行。圆圈不能转动了，身体就会出现各种问题，这个时候只要用药物、针灸或者穴位按摩的办法，将气机重新顺畅起来，让他们恢复这一上下运行的运动，身体就会恢复健康。

八珍糕补脾胃，调阴阳

在人体内，心在上为阳，肾在下为阴，阴阳之气的上下运行构成了人体气机的运行。在气机的圆运动中，脾胃在中间一阴一阳，是气机升降过程中的枢纽。只有脾能带着清阳上升，胃气才能带着浊阴下降，在这一升一降中，身体的圆运动有了动力。《黄帝内经》将"脾胃为后天生化之源"，所以脾胃如果虚弱了，水泛土湿，圆运动就失去了动力。只要脾胃没有问题，中气不败，身体不管有多大的问题，都可以通过调理慢慢变好。正因为脾胃如此重要，李东垣的《脾胃论》才会形成中医的一个重要流派。

中医很看重脾胃的作用，目的无非就是想通过这个枢纽将人体的气机调畅，圆运动循环无阻，身体就会重新健康起来。在调补脾胃上有个名方，叫作八珍糕。八珍糕原来是明朝的御医陈实功开给小孩子的，清宫的御医认为八珍糕在调理孩子的病上屡见奇效。后来御医将八珍糕去掉了麦芽和山楂，替换为两味中药，做成了乾隆喜欢吃的一种糕点。这就是现在的八珍糕，据说这也是慈禧最爱的一款养身补品。

八珍糕怎么做呢？准备党参、白术、茯苓、山药、白扁豆、苡米、芡实、莲子肉等各 50 克，先将上味都碾成末，然后将 200 克大米和 200 克粳米也研成粉末，二者混合放入水中和成面，还可以在里面加少许白糖。然后像蒸馒头一样，将其放在火上蒸，熟了之后切成糕，烘干后更便于储存，也可以将药粉和水熬成糊。

这个方子比较平和，阴阳双补，而且几乎全部是食物，适合大多数人食用，不过一定要注意不可以生服，必须做熟了吃，孕妇禁服。现在也有一些八珍糕的成品，如果大家方便购买也是不错的，毕竟八珍糕做起来比较麻烦。苏州的八珍糕的方子据说是经过叶天士审定的，西塘的八珍糕早就是这个地方的特色产品了，绍兴也有八珍糕。

很多小孩不爱吃饭，脾胃不好，家长就可以给孩子蒸些八珍糕食用。做的时候，可以将陈实功的生山楂和炒麦芽加上，并且材料用量减半，药材磨成粉之后最好再筛一下，免得伤到孩子的牙齿。

八珍糕能够调理脾胃，而调补脾胃又可以称为"医中王道"，所以老年人脾弱无力者，也可以通过吃八珍糕来解决。

男人保阳护体，巩固生命之本

阳气是人体的正气，男子汉必要的浩然之气。男人为阳，女人为阴，阴阳平衡，天下则平衡。男人阳刚一点儿，女人阴柔一点儿，这是人类社会和谐安定、健康发展的必要。男人要有阳刚之气，也就是正气，一个男人面对敌人不敢亮剑，面对困难不敢直视，做什么事都是畏畏缩缩，缺乏一定的魄力，他还能成什么大气候？这样的男人没有女人会喜欢，同时造成男人这种状况的不只是天生的性格，而重要的是他身体上的病理缺陷，即他体内的阳气太少。一个男人养好体内的阳气能够唤醒他的阳刚之气和正义之感。

易怒、贪食、酗酒、欲望太多、懒于活动……这些现代男人身上经常出现的问题，无不在戕害着男人体内宝贵的阳气。其实，固护阳气就贯穿在日常吃、穿、住、行的点滴生活中。

三阳开泰，阳气始生

"三阳开泰"，出自《易经》六十四卦之中的泰卦。古人发现冬至那天白昼最短，往后白昼渐长，故认为冬至是"一阳生"，十二月是"二阳生"，正月则是"三阳开泰"。"三阳"表示阴气渐去阳气始生，冬去春来，万物复苏。"开泰"则表示吉祥亨通，有好运即将降临之意。人体的阳气生发也像季节那样有渐变的过程，武国忠医师在《养生就是养阳气》一书里提出了"三阳开泰法"来养阳气，即动则升阳、善能升阳、喜能升阳。

动则生阳

三国时期的名医华佗创编的五禽戏，里面有一句至理名言："动摇则谷气消，血脉流通，病不得生"，人只要动一动，摇一摇，那么气血流通就百病不生了。动摇正是对动则升阳最好的诠释。现代社会是以脑力劳动为主体的，人们大多时候动摇的是精神，不动的是身体。上班的时间坐在办公室里，出门就坐车，回家又坐在沙发上看半宿电视，一天绝大多数时间都是坐着的，不动则阳气不得升发，气血都瘀滞了，长此以往身体怎能不病呢。动摇精神损耗的是我们的阳气，动摇身体则能生发阳气，所以我们要身体健康，就一定得先让身体动起来。

中医有一句话："阳光普照，阴霾自散"。如果你体内的阳气严重不足，阴气过盛，可以选择一些柔和舒缓的传统功法，如养生桩、五禽戏、八段锦、太极拳等。运动有一个标准，就是以心脏不剧烈跳动，身体微微出汗发热为宜，运动过度反而会伤害身体。上午和春夏都属于阳长阴消的阶段，所以阳虚的人应该在上午锻炼。

善能生阳

《太上感应篇》中对"善"做了三个定义：第一是语善，第二是视善，第三是行善。

语善，就是要求我们说一些鼓励人、激励人、柔和的话，比如说一名员工犯了错，如果是位德高望重的领导，他一定不会去埋怨员工，而是用激励、鼓励的方式，让员工的信心建立起来，好的员工都是被不断激励而培养出来的。

事实上，现实中很多有成就的人，都是在上级不断肯定和鼓励下成长起来的，在这种肯定的阳性语言激励下，人的阳气就会持续得到生发，身心都会得到平衡的发展。古人讲，"良言一句三冬暖"，讲的就是语善升阳的道理。

视善，就是要让眼睛经常看到美好的事物。风景秀丽的名山大川，是天地间的大美，所以久居喧嚣都市的人要经常出去看看，以此养目调心。亲近大自然的过程，也是与天地交换能量，升发阳气的过程。据说德国有一位科学家做了一个实验，男人看漂亮女孩，如果每天看上5分钟，可以延长10年的寿命。眼睛是心灵的窗口，眼睛所见之物反过来也会影响心灵，生活中不要总看到社会、人生的阴暗面，凡事要多看阳光的一面。如此，不用刻意追求，也能做到随处视善了。

那什么是行善呢？在日常生活当中，也能看到很多这方面的例子。像汶川大地震，无数人伸出了关爱之手，捐出善款，还有的人做义工，亲自到一线去支援灾区，这都是行善的表现。再比如一个人用车拉着一车煤或者白菜，爬高坡时上不去了，这时你帮他推一把，过了这个坡以后，拉车的人会回头道一声谢谢。这个时候你心里是什么感觉呢？一定会感觉到暖暖的，这种暖就是阳气升发的表现。日常中帮助他人的行为其实都是行善。

《礼记·礼运篇》曰："大道之行也，天下为公"，不管是语善、视善还是行善，都是在讲做人做事要去掉私欲，内心光明磊落，多为他人着想，那种累在身暖在心的感受，也是能延年祛病的。

喜能生阳

古人说，喜则阳气生。在日常生活当中，喜应该是很好做到的，多想一些高兴的事情，看一些欢快的娱乐节目，听自己喜欢的歌曲，看自己喜欢看的书，业余时间多做自己喜欢的事，都可以使人的阳气生发。

喜能升阳，最典型的应用就是"冲喜"。按照道家医学的观点，冲喜是很高明的升阳方法，冲喜冲掉的是身体的邪气，换回的是正气。过去的人用办喜事的方法来治病或者转运。久病或长年身体不好的人，有意地操办些喜事，对病情是很有帮助的。实际上冲喜是借助外在的环境改变病人的状态。

只生欢喜不生愁的人，在古代就被称为神仙。喜是一种人生的大境界，能够保持一颗欢喜心，是比吃什么灵丹妙药都管用的。

命运是每个人穷其一生都想去把握和改变的事。从医学的角度来看，命运赋予了每个人更加切实可把握的意义。阳气旺盛不仅不会受到病邪侵害，还能使人的精神平和愉悦，心想事成。所以，升发阳气还是改变命运的最好方法。

站养生桩，激发体内阳气

站养生桩，不用费神寻经找穴，无须敲经打穴，不讲意守丹

养生是比医生更好的医生

田，静静地一站、微晃，健康就随之而来。不但筋骨、气血、脏腑功能得到增强，连人的神意都能得到调养。不少练过养生桩的男人，性格和气质都发生了很大的改变，他们遇事更加豁达从容，意志变得坚强而富有魄力。

练站养生桩一周左右就能够体会到其中的好处，感到轻松愉快，而且这种感觉是随着进程逐日增长的。

站养生桩的时候要选择阳光充足、空气流通的场地，有水有树之处更相宜（最忌讳的是迎风站立）。早上练习养生桩的时候最好面朝东，这样最能升发人的阳气。早上是阳气升发的时候，所以建议男士们练习养生桩最好选择早上。

站桩的具体事项可以参照下面几点：

（1）两脚平铺于地，与肩同宽，全身很随意地放松；腿稍弯曲，膝盖不超过足尖，可使膝盖不受太大的力，把体重放在前脚掌的2/3处；腰略后突，胯微下坐，臀部慢慢地往后靠，如同坐一个高凳，似坐非坐，以保证小腹收紧。

（2）脚心要虚含，脚后跟始终要有点儿虚悬的意思，但不是真正离开地面（可想象足跟下各踩着一只蚂蚁，既不能把蚂蚁踩死，也不能让蚂蚁跑掉，体会那种细微的劲儿），虚悬的目的是为了把足

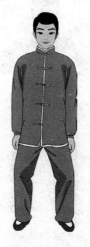
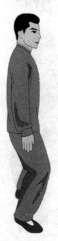

阳明胃经、足太阳膀胱经、足少阳胆经三条阳经的经气调动起来。一个简单的足跟踩蚂蚁，可启动三条阳经上的养生大穴。即：足少阳胆经的阳陵泉，主一身之筋，该穴有强筋壮骨之功；足太阳膀胱经的承山穴，可以祛湿升阳，对排除体内湿邪有奇效，足阳明胃经的足三里（长寿穴），是全身性的强壮要穴。

（3）站养生桩过程中，脚趾要有节奏地抓地，足心的涌泉穴也会随之一松一紧，气血在体内微微鼓荡，传导到掌心，连劳宫穴也调动了，既养心又养肾。同时活动脚趾可帮助脾胃减轻负担。可对经络产生松紧有致的刺激，随时随地有效健脾。坚持一段时间，脾胃功能能会得到显著增强（站养生桩的最大玄机：就是脚趾有节奏地抓地，使涌泉穴随之一松一紧，能够迅速使人体产生蚁行、麻胀热等得药之感）。

（4）双手在胸前持抱球的姿势（就像一手抱一个篮球），抱手时，手抱在胸前做一个深呼吸，用鼻把气吸满，口微张。初站养生桩时，如感觉有点儿累了，手可举高或举低一点儿，只要高不过眉、低不过脐就行；两手还可左右调整位置，只要左手不放到鼻子右边，右手不放到鼻子左边就可以。手要求掌心内凹，十个手指张开后，

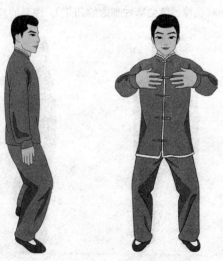

养生是比医生更好的医生

里面的关节往里夹，外面的关节往外顶，虎口是圆撑的，腕关节不能僵死。十个手指之间要如同夹一根香烟，不能让它掉下来。双手如同抱着篮球。

（5）两肩膀撑开，腋半虚（想象腋下夹着氢气球，用力轻了这个气球就飞出去了，用力紧了这个气球就爆了）。

（6）眼睛似闭非闭，下颌稍微往回收一下，和脖子之间好像夹住一个乒乓球；同时，感觉头上面有根绳子吊着（身体很轻，神经系统得到了休息）。

（7）身体微晃：姿势固定好了以后，可前后晃一下，幅度不要太大，全身放松，但松而不懈。3～5分钟时间，身体就会微微发暖，手也会发热发胀，里面有蚂蚁爬的那种感觉，即"蚁行感"，说明体内气血的流动已经加快了（注：身体轻微摇摆晃动时，如不能很好控制，可将意念集中在尾椎骨上，慢慢用尾椎骨画一个小圆圈，带动身体微晃）。

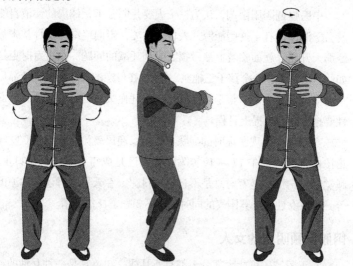

这里再提醒下男性朋友，站养生桩前，应排出大、小便，并把衣扣腰带松开，饭前、饭后一小时不宜练功。

站养生桩时要多想开心的事、高兴的事，如果一边站养生桩一边想心烦的事，站养生桩就不会起到好作用。站养生桩时精神集中，千万不要集中在紧张烦恼的事情上，而要集中在轻松愉快的事上，要集中在某一动作上，逐渐过渡到思想朦胧空洞，大脑细胞兴奋性进入抑制状态，代替了紧张烦恼。

女人滋阴，成就健康之基

古代书中形容女性多用"阴柔"，如某某女子含蓄内敛、婀娜多姿，有着阴柔之美……在人体中，阴具体到形上主要是血、精、汗、泪、涎五液。血是生命之海，是脏腑的"饭"，人体一时一刻也离不开它；自古有"一滴精十滴血"之说，精液消耗过多就会肾亏折寿；五脏对应五液：心对应汗，肝对应泪，脾对应涎，肺对应涕，肾对应唾。

中医强调阴阳协调，认为一个人要是阴亏了，体内的津液自然就会干涸，没有了这些能源，人也会枯萎，走向终结。女性从来月经那天开始，就面临着血液亏损、阴精耗减的问题。在生育时更是如此，俗话说"一个孩子三桶血"，孩子在母亲的腹中是完全依靠母亲的血液喂养大的，整个孕期就是一个耗血失阴的过程。所以，女性要把滋阴补血提上日程。

女性身体出现阴虚时的症状主要有：迎风就流眼泪；喜欢吃味道浓的东西；下午 17 — 19 点发低热；已是成年人了还总流口水；睡觉时总出汗；坐着时总是不自觉地抖腿；春天了手脚还是冰凉的等。所以女性在保养阳气的同时，也不要忘了补益阴精。

阿胶眷顾阴虚的女人

对于阿胶，可能大部分人都有所耳闻，知道它是一种女性的补品。但到底什么是阿胶呢？不熟悉本草药剂的人可能觉得阿胶是某种植物，实际上阿胶是驴皮经煎煮浓缩制成的固体胶质。《本草纲目》记载，阿胶甘，平，归肺、肝、肾经，能够补血、止血、滋阴润燥，用于血虚萎黄，眩晕，心悸等，为补血之佳品。尤其是女性的一些病症，如月经不调、经血不断、妊娠下血，等等，阿胶都有很好的滋阴补血之功。因此，如果你是阴虚体质，不妨试一试阿胶。

阿胶在中医药学上已经有两千多年的历史了，其实最早制作阿胶的原料不是驴皮而是牛皮，秦汉时期的医药学著作《神农本草经》记载："煮牛皮作之。"由于阿胶在滋补和药用方面的神奇功效，因而受到历代帝王的青睐，将其列为贡品之一，故有"贡阿胶"之称。

阿胶含有丰富的动物胶、氮、明胶蛋白、钙、硫等矿物质和多种氨基酸物质，具有补血止血、滋阴润肺等功效，特别在补血方面的作用更加突出，在治疗各种原因的出血、贫血、眩晕、心悸等症状方面也是效果卓著。

阿胶的养颜之功其实也就根基于它的补血之功，女性气血充足，表现在容貌上，就是面若桃花、莹润有光泽。但是当今社会节奏的加快，竞争压力的加剧，很多女性过早地出现月经不调、痛经、肌肤暗淡无光、脸上长色斑等衰老迹象。只有从内部调理开始，通过补血理气，调整营养平衡来塑造靓丽女人。而补血理血的首选之食就是阿胶，因为阿胶能从根本上解决气血不足的问题，同时改善血红细胞的新陈代谢，并加强真皮细胞的保水功能，实现女人自内而外的美丽。

下面介绍一种"阿胶粥"，阴虚体质的人可用于日常养阴补阴。

准备阿胶20～30克，糯米100克，红糖15克。先将糯米洗净，入锅加清水煮制成粥，再加入捣碎的阿胶粒，边煮边搅均匀，最后加红糖服食。阿胶糯米粥能够滋阴补虚，养血止血。对于女性因阴虚血少引起的月经过多、崩漏、口干舌燥、手足心热、盗汗等，都有很好的效果。不过，脾胃虚弱病者，不宜多食用。

需要提醒大家的是，在使用阿胶时，不要服用刚熬制的新阿胶，而是应该在阴干处放三年方可食用；要在确认阿胶是真品后才可食用，以防服用以假乱真的阿胶引起身体不适。

玫瑰、月季、墨鱼都是女性滋阴之良品

象征爱情的玫瑰花，不仅花味芳香，而且具有理气解郁和散血瘀之功效，能缓解高血脂、肝气郁积不疏、气血不和、乳腺增生、乳房胀痛、月经不调、女性激素分泌低下等。

因为玫瑰花朵香气的挥发性较强，所以非常适合热水沐浴。放一缸热水，撒入玫瑰花瓣，有平衡滋润肌肤、舒缓紧张情绪的作用。如果想降脂减肥、润肤养颜，不妨将加工过的花蕾 3 ~ 5 克，用沸水冲泡 5 分钟，加糖或蜂蜜，再放入茶叶，一起冲泡。

民间还有用玫瑰花蕾加红糖熬膏的秘方，方法是：将 100 克玫瑰花蕾加清水 500 克左右，煎煮 20 分钟后，滤去花渣，再煎成浓汁，加入 500 ~ 1000 克红糖，熬成膏状即可，具有补血养气之效。

月季花有活血调经的作用，主治肝郁不舒、瘀血阻滞所致的月经不调、胸腹胀痛、烦闷呕吐等。新鲜花朵可直接使用，也可在夏、秋季采摘半开放的花朵，晒干、阴干或烘干以备用。

取鲜月季花瓣 100 克、面粉 400 克、鸡蛋 3 个、牛奶 200 克、白糖 100 克、精盐一撮、沙拉油 50 克、发酵粉适量，在鸡蛋中加入糖、牛奶，搅匀后加入面粉、油、盐及发酵粉，搅成面浆，花瓣加糖浸半小时，和入面浆，在五成热的油中炸酥。长期食用可疏肝解郁、活血调经，适用于因瘀血所致的经期延长等。此外，月季花、益母草各 9 克，水煎服，可缓解痛经。

而墨鱼浑身是宝，是上好的食疗佳品。墨鱼味道鲜美，每百克肉含蛋白质 13 克，脂肪仅 0.7 克，还含有碳水化合物和维生素 A、B 族维生素及钙、磷、铁、核黄素等人体所必需的物质。历代医家认为，墨鱼性味甘、咸、平，有滋肝肾、养血滋阴、益气诸功效。

值得一提的是，墨鱼是适合女性的一种颇为理想的保健食品，女人一生不论经、孕、产、乳各期，食用墨鱼皆有益。据记载，妇女食用有养血、明目、通经、安胎、利产、止血、催乳和止崩漏等功效。中医古籍《随息居饮食谱》说它"愈崩淋、利胎产、调经带、疗疝瘕，最益妇人"。

金鸡独立——老年人调理阴阳的简单法

中医认为，老年人的疾病主要是因为阴阳失衡造成的，确切地说是五脏六腑之间的合作关系和协调性出了问题。所以，只要让五脏六腑都正常工作，疾病就可以不药而愈。单脚站立就是调节人体阴阳平衡的最简单方法。

两眼微闭，两手自然放在身体两侧，任意抬起一只脚，试试能站立几分钟，注意关键是不能将眼睛睁开。这样你调节自己的平衡就不再是靠双眼和参照物之间的协调，而是调动了大脑神经对身体各个器官的平衡进行调节。人的脚上有六条重要的经络通过，通过脚的调节，虚弱的经络就会感到酸痛，同时得到锻炼，这条经络对应的脏腑和它循行的部位也就相应得到了调节。

这种方法可以使意念集中，将人体的气血引向足底，对于高血压、糖尿病、颈腰椎病都有立竿见影的疗效，还可以治疗小脑萎缩，预防痛风等许多病症，对于足寒证更是效果奇特。因为是治本的方法，所以可以迅速增强人体的免疫力。

金鸡独立必须做到的就是心的安静和身体各器官的逐渐平衡，而身心的平衡是解决一切问题的根本，所以，老年朋友们可以试着学学。

金鸡独立是男女老幼都适合的动作，不仅可以防治老年人的常见疾病，年轻人非常关注的肥胖问题也能通过金鸡独立得到解决。因为单脚站立有助于张开股关节，使骨盆的紧张得到松弛，既能促进全身气血的流通，还能提高大肠的功能，将体内积聚下来的粪便与废物逐渐排出体外，从而达到减肥的目的。

1. 腿部动作

（1）双脚靠拢（也可分立，与肩同宽），全身放松，双手自然地垂于体侧。

（2）右手提起右脚，将右脚跟抵住左腿根部，也可以将右脚抵住左脚的脚踝。

（3）双手向左右平伸，借以保持身体的平衡，上半身伸直，站立 15 秒钟。

在做操时，意念集中于腹部，用鼻腔吸气时腹部鼓起，用嘴巴呼气时腹部凹陷，配合呼吸，则效果更佳。

2. 手部动作

（1）双手在胸前合掌，可以消除双腕的脂肪。

（2）双手在头顶上方合掌，可以治疗颈椎病、肩周炎与怕冷症。

（3）双手在背后相拉，可以锻炼胸部肌肉。

（4）双手手掌在背后合掌，可以预防肩周炎。

刚开始练习，可能会站立不稳，你可以用背部靠紧墙壁或单手抵住墙壁，练习一段时间后，就可以离开。

寒为阴邪，易伤阳气

一年四季，寒来暑往，寒气虽为平常事，人体祸患则无穷。人生病，多是因为寒气造成的，中医认为，寒气常伤人阳气。寒气会阻滞阳气的运行，使血流不畅、肌肉疼痛、关节痉挛等。因为湿困脾胃，损伤脾阳，或患者平时脾肾阳虚而致水饮内停，所以多表现为畏寒肢冷、腹胀、泄泻或水肿等。

一提到温度，人们就会把它和气象、气候联系在一起，而很少有人会想到它其实和我们的生活也是息息相关的，在生活中，我们的许多疾病都是因为寒气入侵所导致的，从一定意义上我们也可以这样说：温度决定人体的健康。

很多肠胃疾病也是因寒而生的，肠胃就是中医所讲的"脾"，负责掌管全身血流供应，如果肠胃功能不好，吸收能力差，食物营养便无法化成足够血液提供身体所需，末梢血液循环自然就会变差。

此外体内寒重还会导致上火。因为寒气造成的直接后果就是伤肾，造成肾气虚弱，各脏器功能下降，气血两亏。肾主水，这个水是灌溉全身的，当水不足时，就如同大地缺水一样，土地会干燥。

养生是比医生更好的医生

脏器也是一样，如果缺少了水的滋润、润滑，就易摩擦生热，最典型的是肝脏，肝脏属木，最需要水的浇灌，而一旦缺水，肝就燥，肝火非常明显。

体内有了寒气会积累在肌肉里，时间长了，人们就会觉得肌肉僵直、腰酸背痛，形成肩周炎（通常又叫五十肩、冻结肩）、关节炎。寒气积累到一定的程度，就会侵入到经络，造成气滞血瘀，从而影响到气血的运行，其实这就是中医理论上的虚亏，能够诱发各种反反复复难以治愈的病症。

所以，我们一定要想办法驱除体内的寒湿，涵养身体内的阳气，让身体温暖起来。具体的驱寒方法，我们在后文会做详细的介绍。

温暖后背补阳驱寒法

在气温较低的冬季，人体不注意防寒保暖，易感寒邪。其他季节，如淋雨涉水、汗出当风、贪凉露宿，或过饮寒凉之物，也可感受寒邪。寒邪伤于肌表，郁遏卫阳，称为"伤寒"；寒邪直中于里，伤及脏腑阳气，则为"中寒"。

有的人平时起床很早，很勤快，可一到冬天就像换了个人似的，不似以前那么早起床，最喜欢窝在家里"大门不出，二门不迈"，而且总是生病。像这种情况可能就是体内寒邪严重，平时应该注意冬季的保暖防寒，尤其要注意背部的保暖。这是因为，人体背部有全部的背腧穴，还有各个脏腑的反射区，是内外环境的通道，也是最易受到外邪侵袭的部位。冬季寒冷的刺激可通过这些穴位影响肌肉、骨骼和内脏的功能，使人致病。

受寒邪入侵的男人常表现为阳气衰弱。对一些患有心脑血管病、风湿性关节炎、支气管炎、哮喘、过敏性鼻炎、胃及十二指肠溃疡病的人来说，尤其要注意背部保暖。冬季，除了穿一般的棉袄外，最好穿一件紧身的棉背心或皮背心。

注意背部保暖，不仅限于背部不受凉，还应包括更为主动地对背部经络的"刺激"，从而有益于气血运行和血脉流畅，滋养全身器官，达到强身健体的目的。

下面有两种帮助背部升温的方法，介绍给大家：

1. 捶背

可请家人或浴室的搓背师帮忙。操作者手呈半握拳状，用掌根、掌侧拍打或叩击背部。动作尽可能地和谐，力量要均匀、缓和，以能耐受并感到舒适为度。每分钟可叩击或拍打 60 ~ 80 次，每次 10 ~ 15 分钟，每日 1 ~ 2 次。

2. 擦背

可请家人或浴室的搓背师帮忙。操作者五指并拢，用手指及掌在背部正中及脊柱两侧反复上下揉擦。开始时间不宜过长，以后逐渐延长时间，以皮肤发热、自我感觉舒服为度。可于每天晨起和睡前各做一次，注意不要用力过猛，以免损伤皮肤。

无论捶背或擦背，都能达到让背部常暖的目的。天长日久，还可预防老年性感冒和便秘，也可辅助治疗腰背酸痛、胸腹闷胀等多种慢性疾病。当然，冬季天冷，老年人做背部保健活动时，一定要注意对其他部位的保暖，千万不能"暖了脊背，冻了全身"。

能驱除胃寒的面粉白糖水

由于不健康的饮食习惯，肠胃疾病成了现代人的常见病症之一。有些人长年累月大便不成形，每日大便次数在 3 次以上，有的还伴有不同程度的腹部疼痛或不适，这就是慢性腹泻。是消化系统疾病的常见症状，以粪便稀薄、次数增加、病程超过 2 个月为诊断要点。由于慢性腹泻往往拖沓缠绵，治疗起来比较麻烦，成了肠胃疾病中最顽固的一种。

治病要治本，细究慢性腹泻的具体原因，主要有胃源性、肠源性腹泻，内分泌失调性和功能性腹泻之分。中医认为，脾胃虚寒是慢性腹泻的主要原因。因此，要彻底治愈还要从驱除脾胃寒气上下手。

驱除脾胃寒气有个最简便的方法，那就是喝面粉白糖水。

材料：面粉 50 克，白糖少许。

用法：将面粉炒焦，加适量白糖，用开水调匀。每日饭前服用，一日 2 次，2～3 天即可见效。

此外，还可以用经穴疗法来对付慢性腹泻。人体的神阙穴是寒气入侵人体的主要通道之一。驱除寒气也可以从神阙穴下手。神阙穴也就是人体的肚脐眼。取独头蒜 1 个，生姜 3 片，捣烂后外敷于肚脐上，用胶布固定住，每晚更换，3～4 日即可见效，简单又快捷。

除了了解这些治疗慢性腹泻的方法外，还要从日常生活入手，养成良好的饮食和生活习惯，如多吃热食，少喝冷饮，少吃反季节水果等，从根本上阻止寒气侵入脾胃。

五加皮酒——温补肝肾去寒湿

五加皮酒是由多种中药材配制而成，说起五加皮酒，熟悉酒文化的朋友都知道最有名的就是致中和五加皮酒。传说，东海龙王的公主下凡到人间，与凡人致中和相爱。不过他们的生活很清贫，于是公主提出要酿造一种既健身又治病的酒。致中和想破了脑袋也想不出酒的配方，于是公主偷偷告诉了他神仙的酿酒方法："一味当归补心血，去瘀化湿用姜黄。甘松醒脾能除恶，散滞和胃广木香。薄荷性凉清头目，木瓜舒络精神爽。独活山楂镇湿邪，风寒顽痹屈能张。五加树皮有奇香，滋补肝肾筋骨壮，调和诸药添甘草，桂枝玉竹不能忘。凑足地支十二数，增增减减皆妙方。"这里面包含了十二种中药，这便是五加皮酒的配方。

不过现在五加皮药酒的配方有多种，功能各有不同。以下五加皮酒方是最常见的用于祛伤寒风湿，壮筋骨的配法。定时适量饮用可以聪耳明目、祛虚补脾肺，适宜虚劳衰弱者饮用。

材料：党参 0.6 克，陈皮 0.7 克，木香 0.8 克，五加皮 2 克，茯苓 1 克，川芎 0.7 克，豆蔻仁 0.5 克，红花 1 克，当归 1 克，玉竹

2克，白术1克，栀子22克，红曲22克，青皮0.7克，焦糖4克，白砂糖500克，肉桂35克，熟地0.5克，脱臭酒精5000克。

制法：将党参、陈皮、木香、五加皮、茯苓、川芎、豆蔻仁、红花、当归、玉竹、白术、栀子、红曲、青皮、肉桂、熟地放入石磨内，用小石臼将其捣碎或碾成粉状。取干净容器，将糖、焦糖色素放入，加适量沸水，使其充分溶解，然后将党参等混合物料放入，搅拌均匀，浸泡4小时后，再将脱臭酒精放入，搅拌至混合均匀，继续浸泡4小时。将容器盖盖紧，放在阴凉处储存1个月，然后启封进行过滤，去渣取酒液，即可饮用。

爱上火？该调理阴阳了

你爱上火吗？嘴里长了小疱、溃疡、牙疼、牙龈出血、咽喉干痛，身体感到燥热，大便干燥……所有的这些都是上火的表现。虽然都是小病，却让你寝食不安。我们不禁要问：现代人的火怎么就那么大呢？

其实，人体里本身是有火的，如果没有火那么生命也就停止了，也就是所谓的生命之火。当然火也应该保持在一定的范围内，比如体温应该在37℃左右，如果火过亢人就会不舒服，会出现很多红、肿、热、痛、烦等具体表现。从某种意义上说有火则生、无火则死，正常意义上说来火在一定的范围内是必需的，超过正常范围就是邪火。不正常的火又分为虚火和实火，正常人体阴阳是平衡的，对于实火来说阴是正常的，但是阳过亢，这样就显示为实火。另一种情况是正常的阴偏少，显得阳过亢，这样就显示为虚火。

滋阴派大师朱丹溪认为，凡动皆属火，火内阴而外阳，且有君、相之分，君火寄位于心，相火寄位于命门、肝、胆、三焦诸脏，人体阴精在发病过程中，极易亏损，各类因素均易致相火妄动，耗伤阴精，情志、色欲、饮食过度，都易激起脏腑之火，煎熬真阴，阴损则易伤元气而致病。

其实，邪火大部分还是由内而生的，外界原因可以是一种诱因。外感火热最常见的就是中暑，通常都是在温度过高、缺水、闷热的环境下待的时间过长，然后体温也会升高。这就是一种典型的外感火热证。但一般来说内生的火热情况比外感火热多。比如现代人压力变大、经常熬夜、吃辛辣食物等，内生火的因素要大得多。可见邪火还是由身体的阴阳失调引起的。中医认为：人体生长在大自然中，需要阴阳平衡、虚实平衡。而人体的"阴阳"互为根本，"虚实"互为表里。当人体阴虚阳盛时，往往表现为潮热、盗汗、脸色苍白、疲倦心烦或热盛伤津而见舌红、口燥等"上火"的症状。此时就需要重新调理好人体的阴阳平衡，滋阴降火，让身体恢复正常。

芽菜养阳祛除春季上火

许多人发现每年春天二月都很容易"上火"，不知不觉间就会出现头晕、口腔溃疡、牙龈肿痛、咽喉疼痛，而且还会影响消化系统，出现小便发黄、便秘的症状。同时，体内的火可以引来外感，使患感冒、肺炎、流脑的概率增加。那么，为什么人在二月容易"上火"呢？

原来，从立春起，冬季结束，春季开始，但从气象学而论，冬天的寒气并没有完全消散，倒春寒时常来袭。这个时候我们的身体就像是刚刚发芽的幼苗，气血已经开始从内脏向外流动了，毛孔也处于从闭合到逐渐开放的过程。假如此时穿得少，一旦遭遇到寒凉的侵袭，毛孔就会自动闭合，体内的阳气也就无法发散，以至于体内"阳气郁"。外在表现就是各种"上火"症状。

中医认为，人体内有一种看不见的"火"，它能产生温暖和力量，维持器官的功能，但如果失去制约，火性就会上升，导致病症。因此，在二月，为避免"上火"，我们可以借助于一些发性食物来帮助体内的阳气进行发散，防止内热的产生。

芽菜是春季较常见的发性蔬菜，常见的有豆芽、香椿芽、姜芽等。芽菜在古代的文人墨客中很受称赞。唐朝的苏颂写道："椿木，皮细肌实，嫩叶甘香可茹。"赞美香椿的甘甜可口。苏东坡的诗句"春社姜芽肥胜肉"，说的是春天的姜芽肥硕鲜嫩，可与肉媲美。

《黄帝内经》中讲："春三月，此谓发陈。"如何理解呢？"发"是发散的意思，"陈"我们可以理解为陈旧。我们知道春天，万物复苏，幼苗都开始发芽，《黄帝内经》之所以将发芽称为"发陈"，是因为这些嫩芽具有将植物沉积物质发散出去的作用。因此，我们身体内的阳气如果发散不出去，也可以借助于芽菜的这一功效。

芽菜中的豆芽我们可以自己制作，方法很简单。先把挑选干净饱满的绿豆用清水浸泡几个小时。然后找一个较大容量的饮料瓶清洗干净后，在底部扎几个小洞，方便沥水透气。每天冲两次水沥干，瓶内不能有积水，早晚各一次。第二天就开始涨大出芽了，一般 3 ~ 5 天后就可以食用了，如果在冬季，时间会长一些。值得注意的是，装有绿豆的瓶子要放到避光通风处。

立春食用芽菜时有两点禁忌：其一，少放醋或不放醋。因为《黄帝内经》认为，酸味的食物有收敛的作用，不利于阳气的宣泄和生发。其二，少放肉或不放肉。《黄帝内经》中在谈春季养生时说："生儿无杀"，很多动物都会在春天产仔、哺育，我们也要顺应自然的这种变化，不要杀生。另外，经过了整个冬天的进步，如果到了立春时节还继续吃肉，就有点儿过度了。

芽菜在立春最好的食用方法就是凉拌或煮汤，这样吃起来比较幼嫩、可口。豆芽在凉拌的时候应先煮熟，香椿芽也要煮沸 5 分钟后再凉拌。豆芽性寒，所以凉拌时可加入一些辛辣、芳香的调料，比如姜丝，但是脾胃虚寒或患有慢性胃肠炎的人不要过多食用绿豆芽，以免伤到胃气。香椿属于发物，慢性疾病患者要少吃或不吃，以免使旧疾复发。

总之，大家在食用芽菜帮助宣泄体内阳气的同时，也有遵守一定的饮食禁忌，这样才能既不让身体因"阳气郁"而上火，也不至于因为泻火方式不对惹上疾病。

夏季"降火"，一家老少各不同

夏季天气炎热，人爱上火，有人认为上火就应该吃清火药，所以一家老少，不管谁上火都用同一个办法，殊不知，不同的人上火原因是不同的，不可一概而论，对症下药才能除病。

1. 孩子易发肺火

夏天，有些孩子动不动就发热，只要着一点儿凉，体温立刻就会升高，令妈妈们苦恼不已。中医认为，小儿发热多是由于肺卫感受外邪所致。小儿之所以反复受到外邪的侵犯，主要是由于肺卫正气不足，阴阳失于平衡。

针对这种"火大"的孩子，应及时给予中药对症治疗，如孩子属肺热郁闭可给予通宣理肺丸、麻杏石甘汤，阴虚肺热可给予养阴清肺口服液或者金果饮，湿热泻给予葛根芩连汤等，同时，应多给孩子饮水，多吃蔬果，少吃巧克力，肉类等高热量食品。

2. 老年易发肾阴虚火

夏天阳气旺盛，容易导致老年人肾阴亏虚，从而出现腰膝酸软，心烦，心悸汗出，失眠，入睡困难，同时兼有手足心发热，阳痿，早泄，盗汗，口渴，咽干或口舌糜烂，舌质红，或仅舌尖红，少苔，脉细数。应对证给予滋阴降火中药，如知柏地黄丸等，饮食上应少吃刺激性及不好消化的食物，如糯米、面团等，多吃清淡滋补阴液之品，如龟板胶、六味地黄口服液等，多食富含B族维生素、维生素C及富含铁等的食物，如动物肝、蛋黄、西红柿、胡萝卜、红薯、橘子等。

3. 妇女易发心火

妇女在夏天情绪极不稳定，特别是更年期的妇女，如突受情绪刺激，则会烦躁不安，久久不能入睡。这主要是由于心肾阴阳失调而导致心火亢盛，从而出现失眠多梦，胸中烦热，心悸怔忡，面赤口苦，口舌生疮，潮热盗汗，腰膝酸软，小便短赤疼痛，舌尖红，脉数。应给予中药对证滋阴降火，如枣仁安神丸、二至丸等。多吃酸枣、红枣、百合等，可养心肾。

值得注意的是，即使在盛夏，也不是人人都需要"降火"。一方面，婴幼儿绝对不能盲目"降火"，否则会出现腹泻、腹痛、咽痛、咳嗽等症，还会诱发扁桃体炎、咽炎；另一方面，月经期的女性和一些患有妇科疾病的妇女体质一般都偏寒，过度饮用"降火饮料"容易引起痛经、虚脱等现象。

感冒分寒热，调理阴阳来祛邪

从小到大，感冒是我们常患的疾病，在西医的眼中，人的感冒是由人体上呼吸道感染病毒、细菌等微生物引起的炎症。而中医却不这样认为，中医并不从病毒、细菌的角度立论，而是认为人之所以感冒是由人体感受外界风寒或风热等邪气而引起的。其中，寒为阴邪，热为阳邪，感冒原因不同，调理阴阳的办法也各有不同。

风寒感冒

当寒气侵入到我们体内时，我们会通过打喷嚏、流鼻涕等方式来排出体内寒气，但我们却时常服用药物来抑制身体的这种行为，导致体内的寒气越积越多，最终诱发严重的疾病。

其实，在对付风寒感冒时，有一个非常简单而实用的方法，比吃任何药都管用，而且还可起到预防作用，这就是"取嚏法"，也就是人为地诱发打喷嚏这一排寒气的过程。

只需用平常的卫生纸纵向撕 15 厘米，用手搓成两个纸捻，要稍有点儿硬度；把两个纸捻同时插入鼻孔，纸捻尖要贴着鼻内上壁，这样刺激性会较强。如果你已感受风寒，自然就会打喷嚏，喷嚏的多少取决于你感受风寒的程度。打了几个喷嚏后，头会略微出汗，这时风寒已经除去了，你的感冒症状也会得以好转。

还有些人有过敏症，如鼻敏感或花粉症之类，都是以往处理寒气不当、体内积压过多寒气所导致的，用"取嚏法"同样可以排出体内寒气，然后再根据个人不同体质配些增强免疫力的中成小药，诸如六味地黄丸等，就可以完全去除病根。

此外，通过饮食调节也可以对付风寒感冒，一般来讲，风寒感冒者不宜多吃鸡鸭鱼肉等荤食，饮食应偏清淡，宜多吃发汗散寒食品，如辣椒、葱、生姜、大蒜、豆腐、鲜生姜加红糖水，等等。而在日常生活中常用的两样食物对预防和治疗感冒效果极佳：

（1）生姜。性温，味辛，具有散寒发汗、解表祛风作用，适宜风寒感冒者食用。民间常以生姜3片、红糖适量，开水冲泡，俗称生姜红糖茶，频频饮用，汗出即愈。

（2）葱白。性温，味辛，具有调节体温，使汗腺的排汗工作正常的作用，并可减少和预防伤风感冒的发生，适宜风寒型伤风感冒者食用。在民间，初起感冒时，常用葱白连同葱头与豆豉煎水喝。也可用细葱2~3茎，与生姜1片煎水代茶饮。身体虚弱或年老体弱之人，受凉感冒后，最适宜用葱白3~5茎，同大米煮成稀薄粥，频频食用。

风热感冒

有人认为风寒感冒和风热感冒其实是感冒的两个阶段，任何一个人的感冒几乎都会经历这样的两个阶段。当处于风寒感冒阶段时，我们可以用取嚏法、生姜和葱白等治疗，而当处于风热感冒阶段时，这些方法就不管用了。原来，随着外邪的深入，人体内的抵抗力开始了与外邪进行更为激烈的斗争，身体的很多地方也成了战场，此时人也通常会表现出热证。比如，鼻涕发黄、咽喉肿痛、扁桃体发炎、咳嗽等。既然这种感冒是体内有"热"造成的，我们在调治时就应该用清内热的方法。

在日常生活中，人们经常用菊花茶来治疗风热感冒。菊花味甘苦，性微寒，归肺、肝、肾经，有散风清热、清肝明目和解毒消炎等作用。泡饮菊花茶时，最好用透明的玻璃杯，每次放上四五朵，再用沸水冲泡 2 ~ 3 分钟即可。待水七八成热时，可看到茶水渐渐酿成微黄色。每次喝时，不要一次喝完，要留下 1/3 杯的茶水，再加上新茶水，泡上片刻，而后再喝。饮菊花茶时可在茶杯中放入几颗冰糖，这样喝起来味更甘，冬天热饮、夏天冰饮都是很好的饮料。

此外，还可以熬制中药调治，比较简单的药物组就是双黄连口服液，它由金银花、黄芩、连翘组成。如果风热感冒处理及时，基本可以在两天内解决病痛。

补血气，调阴阳，对付过敏性鼻炎

每到秋、冬时节，因为天气逐渐转冷，气温开始下降，所以过敏性鼻炎的发生率也大幅上升。西医认为，过敏性鼻炎主要包括鼻痒、打喷嚏、流清涕、鼻塞四种常见症状，对它们通常是采取药物治疗的方法。而在中医的理论里，是没有过敏性鼻炎这一说法的，中医认为它其实只是身体在排除寒气时所产生的症状。

当寒气这种阴邪入侵人体时，只要这个人的体内阴阳平衡，血气能量足够，他就有力量排除寒气，于是会出现打喷嚏、鼻塞等症状。不过，通常这时我们却采用药物治疗来将身体这种排寒气的能力压制下去，虽然症状没有了，但是那些寒气还是存在身体里，身体只有等待血气能量更高时，再发起新一波的排除攻势，但是，多数时候患者又用药将之压了下去，就这么周而复始地进行着，很可能反反复复多次所对付的都是同一个寒气。如果这种反复的频率很高，间隔的时间也很短，就成了过敏性鼻炎。

所以，我们在治疗过敏性鼻炎时，首先要调理体内阴阳，使血气能量快速提升。在血气能量提升至足够驱除寒气的水平时，人体自然会开始进行这项工作。这时候最重要的是不应该再用抗过敏的药或感冒药，单纯地将症状消除，仍将寒气留在身体里，而应该让人体集中能量将寒气排出体外。对于病发时打喷嚏、流鼻涕等不舒服的症状，只有耐心地忍受，让寒气顺利地排出体外，过不了多久，过敏性鼻炎就会得到治愈。

气血"两虚"，补虚有道

气为阳，血为阴，气血充足，阴阳平衡，则身体健康。血为气之母，如果血不足就会影响到气的运行，体内阴阳不平，则百病丛生。同样，气为血之帅，如果气不足，也会影响到血的滋养功能。所以，要想体内阴阳平衡，就需要气血双补。

气血同补需以补血、补气的食物、药物慢慢调养，切不可操之过急。《本草纲目》里记载的补气血的食物有猪肉、猪肚、牛肉、鸡肉等，常与之相配伍的中药有党参、黄芪、当归、熟地等。药物调理需要在医生的指导下服用。补足了血再补气，或者气血双补才能达到补养的目的。

十全大补汤补气血

十全大补汤具有气血双补的作用，适用于血气俱虚或久病体虚、面色萎黄、精神倦怠、腰膝乏力的人。下面就教你如何在家熬制十全大补汤。

材料：党参、炙黄芪、炒白术、酒白芍、茯苓各10克，肉桂3克，熟地、当归各15克，炒川芎、炙甘草各6克，墨鱼、猪肚各50克，猪肉500克，生姜30克，猪杂骨、葱、料酒、花椒、食盐、味精各适量。

做法：将以上中药装入洁净纱布袋内，扎紧备用。将猪肉、墨鱼、猪肚洗净；猪杂骨洗净，捶破；生姜拍破备用。将猪肉、墨鱼、猪肚、猪杂骨、药袋放入铝锅内，加水适量，放入葱、生姜、花椒、料酒、食盐，置武火上烧沸；后用文火煨炖，待猪肉、猪肚熟烂时，捞起切条，再放入汤中。捞出药袋不用。服用时将汤和肉装入碗内后，加少许味精，食肉喝汤。早晚各吃1碗，每天2次，全部服完后，隔 5 天再服。

十全大补汤虽好，但风寒感冒者不宜食用。另外，一定要注意时间间隔，不能频繁地食用十全大补汤，曾经有因为过度食用此汤而上火严重的病例。患者太心急，连着喝了好久的汤，结果发热、流鼻血。所以，汤水再好，也不能过量。

细碎的食物更补气血

消化道对食物的消化目的是把食物磨碎，分解成小分子物质，顺利通过消化道的黏膜进入血液，而大分子的物质只能通过粪便排出。

胃为后天之本，只有胃、肠功能正常，吃进去的食物才能转变成血液，源源不断地供给全身的每一个器官，如果胃肠功能下降，那么把食物转化成血液的能力也就会下降，人体的抵抗力必然受到影响，各种疾病、传染病就会蜂拥而至。如果胃肠功能彻底瘫痪，就没有血液生成了，人体各脏器就会"罢工"，人就面临死亡。

当胃、肠的功能开始减弱，如果我们往胃、肠输送的营养物资都是液体或糊状的细小颗粒，就可以很快消化、吸收，这些营养物质直接生成血，反过来又滋养胃肠，就能帮助虚弱的胃、肠起死回生。保住了胃肠这个后天之本，身体就能少生病。

从孩子一出生到成人的这个过程很好地说明了细碎的食物更能快速地补养气血，孩子出生时喝母乳、奶粉等液体的食物，不需要任何帮助就直接进入血液。6 个月后，增添的稀饭、面条、各种肉泥、鱼泥、菜泥，同样在进入消化道后被顺利地吸收化生成血液。

因此，在喂养孩子的过程中，孩子才几个月大时，不能大人吃什么就喂孩子什么，孩子的牙齿没长全，胃肠又虚弱，不能将食物磨碎、消化。这样下去，用不了多久，原本胖乎乎的孩子就会面黄肌瘦了，原因就是消化吸收不好，营养不良。

不管是孩子还是胃肠不好、大病初愈的大人，吃一些有营养的、糊状的、稀烂的、切碎的食物，可加快气血的生成，以保证身体健康。

母乳不足补气血

气血不足是造成母乳不足的首要原因。母乳是由精气生成的，如果一个人肠胃虚弱，气血不足便难以生成母乳。

中医将母乳不足划分为因气血两虚造成易疲劳型母乳不足、因肝郁气滞造成易焦躁型母乳不足两种，并根据其不同的致病成因，提出了不同的施治方法。

1. 易疲劳型母乳不足

患者临床症状常表现为：脸色差、容易疲惫、缺乏食欲、肌肤干燥、软便等象征气血不足的症状。

此类母乳不足是由于在分娩和产后出血过多，导致气血不足。食物的精华无法促进母乳分泌。

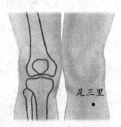

足三里

对治母乳不足的有效穴位是合谷穴，该穴位还有补充气血不足的作用。足三里穴则可促进脾胃功能。

另外，母乳不足的人要补充气血可以用十全大补汤和补中益气汤。食用猪脚和金针菇是不错的选择。患者还可多摄取有补充气血作用的山芋、马铃薯、香菇、枣子、胡萝卜等。

2. 易焦躁型母乳不足

此类病因是精神压力太大，导致肝功能减退，阻碍气血流通，使母乳分泌速度降低。由于气血停滞，会有乳房胀痛、腹部鼓胀、打嗝等症状，也有引发乳腺炎的病例。此类情况常见于生第一胎而精神紧张的母亲。母亲要避免压力的累积，让肝功能恢复。促进气机循环的膻中穴是本证推荐的穴位，少泽也有好的促进乳汁分泌的作用，可以配合刺激。

荞麦面、萝卜、菠菜、油菜和刀豆等都具有促进气血循环的作用。另外，茉莉花也有很好的治疗效果，可以用它泡茶喝来疏解身心压力。

食物也分阴性与阳性

因为自然界的阴阳都是相对的，所以食物的阴阳也是相对的，也就是说食物的阴阳是可以不断变化的。由于每个人的体质和所处的环境不一样，所以在运用食物养生时，对食物的需求和种类也会不尽相同。要想调节出好体质，就要从自身出发，针对自己的体质找对环境，吃对食物。首先，我们要学会认识食物。

不过，阴阳是相对的，食物阴阳也会随着参照物的变化而变化。比如，人类对草木而言是阳性，脂肪对蛋白质而言是阳性，而蛋白质对淀粉而言，蛋白质又成了阳性的了。另外，纵使是同样的物质，由于处理方式的不同，阴阳的性质也会有所变化。比如，生的白萝卜性冷、水分多属阴性，但经干燥后加热加压，再用盐处理之后就会呈阳性化。

此外，容易吸取太阳能的物质属阳性，而那些不容易吸取太阳能的物质就属阴性。从地面或是海面算起，因为越深的地方太阳的热能越难到达，所以在地层中或是海洋深处的一些物质只要一点点太阳能就能满足，属阳性。生活在离海面近，也就是浅海地区不容易吸收太阳能的沙丁鱼和在海底居住的鳗鱼、比目鱼等，就属阴性。

另外，不是在温室栽培，而是在天然的夏季里成熟、出产的作物，和在冬季成熟出产的作物相比也是属于阴性。以"身土合一"的原则来说明的话，在夏天的时候，还有在酷热的地区（阳性），为了适应这种环境，这样的地块会生长阴性的食物。

判断食物阴阳的四个办法

在判断食物的阴阳属性的时候，通常要考虑到味道、形状、产地的环境、盛产季节这4种因素。

1. 按味道判断阴阳

应该注意苦味、辛味、咸味。具有苦味、辛味的生姜、紫苏、

养生是比医生更好的医生

韭菜、大蒜、葱类、猪肝等属阳性，咸味的鱼类、蛤类、海藻类偏属阴性。

2. 按形状判断属性

根和茎叶相比属阳性，茎叶属阴性。因此，牛蒡、洋葱、人参、藕、红薯、芋头、土豆等根菜属阳。在根菜当中，牛蒡的阴性较强，藕和芋类的阴性也比较强，而萝卜虽是根菜，但由于含水分较多，其性属阴。白菜、菠菜、卷心菜等叶菜和含水分较多的黄瓜、茄子、西红柿等果菜与根菜相比，皆属阴，但是，卷心菜由于靠近根部，水分较少，在叶菜当中，偏于阳性。

3. 按生长环境判断属性

那么生产于温暖的地区、陆地上及塑料大棚中的食物属阴，这些场所以外的地方生产的食物属阳。因此，像土豆、大豆等生长在寒冷地方的食品属于阳性，而香蕉、西瓜、甘蔗等生长在温暖地方的食物属于阴性。

海洋中的海产品属于阳性，而陆地上产的肉类食品及普通的植物食品属于阴性。不过，海带、贝类因含盐分较多，与其他海产品相比当属阴性。此外，即使同样的蔬菜和水果，大棚栽培的与露天生长的相比，也属于阴性。

4. 按食物的盛产期判断属性

食物的盛产期在冬季还是在夏季也决定了其阴阳属性。比如盛产于夏季的西瓜、西红柿、茄子等食物属阴性，而盛产于冬季的胡萝卜和藕属阳性。

选择正确食物，吃出阴阳平衡

食物的阴阳分类对于我们平常选择食物以有效调节身体健康，其意义重大。正常情况下，阴性体质的人应该以摄取较多的阳性食品为宜，并经常活动，而阳性体质的人应以摄取较多的阴性食品为原则。事实上，食用的阴阳互补原则，也会让我们感觉到：那些被身体所需的食物吃起来味道会更好。

阴性体质的人一旦吃多了阴性食品，或者经常住在湿寒地区的人如果常吃白砂糖的制品和小黄瓜的话，身体就会发冷，易患神经痛以及风湿这类寒性疾病。另一方面，阳性体质的人一旦吃多了阳性食品，或者经常住在热燥环境内的居民如果吃很多在寒冷地带生产、生长的食物，或者脂肪肥厚的肉类鱼类的话，天长日久就会损害到肝脏，甚至累及其他的内脏器官也会生病。

不过，并不是阴性体质的人就应彻底远离阴性食品。而是说阴性体质的人，其饮食中阳性食品占较多比重会较好。阳性体质的人其饮食中阴性食品应占较多比重。

而且，每个人当下的体质并不是一直固定不变的，它时时刻刻都在变化。例如，虽然有些在平时是属于阴性体质的人，在洗完热水澡（阳性）流了满身汗时，他也会觉得凉开水（阴性）要比热茶（阳性）更好喝。同样，在平时属阳性体质的人也是如此，如果处在寒冷的地方（阴性），也会比较喜欢吃热腾腾的食物（阳性）。

我们选择的饮食还应该随着季节、性别、年龄、工作特性、机体的个别差异而不断变化。比如，如果你居住在南方的湿热气候区，那么在炎热的夏季，要尽可能进食阴性食物；而与此相反，北方居民就需要多摄入一些阳性食物。随着年龄的增长，当机体内冷的能量开始积聚的时候，饮食就应该更多地转向阳性。

细数《本草纲目》中的补血粥

中医认为气属阳，血属阴，因而补血类药粥有养阴作用，养阴类药粥也有补血作用。不过，补血类药粥性质偏于黏腻，故平素多痰、胸闷腹胀的人不能过量服用。

1. 阿胶粥

材料：阿胶 10 克，大米 100 克，红糖适量。

养生是比医生更好的医生

制法：将阿胶捣碎备用。先取大米淘净，放入锅中，加清水适量，煮为稀粥，待熟时，调入捣碎的阿胶、红糖，煮为稀粥服食，每日1～2剂。

阿胶性味甘、平，入肺、肝、肾经，有补血止血、滋阴润肺之功。本品止血作用较佳，《本草纲目》言其"疗吐血，衄血，血淋，尿血，肠风，下痢，女人血痛，血枯，月经不调，无子，崩中，带下，胎前产后诸疾……虚劳咳嗽，喘急，肺痿唾脓血……和血滋阴，除风润燥，化痰清肺"。同大米煮粥服食，能增强阿胶补肺之力，是一切血虚、出血及虚劳咳嗽的食疗良方。

2. 龙眼肉粥

材料：龙眼肉10克，大枣5枚，大米100克，白糖适量。

制法：将龙眼去皮取肉；大米淘净；大枣去核，与龙眼肉、大枣同放锅中，加清水适量，煮为稀粥，每日1～2剂。喜好甜食者，可加适量白糖同煮服食。

龙眼肉性味甘、温，入心、脾经，《本草纲目》言其"开胃益脾，补虚长智"，有补益心脾、养血安神之功，主要用于心脾虚损、气血不足所致的失眠、健忘、惊悸、怔忡、眩晕等。本品滋补之中既不滋腻，又不壅气，为滋补良药。

心主身之血脉，藏神，汗为心之液，贫血或心血虚者常有心悸失眠、自汗盗汗等症，常食龙眼肉粥有良好的补益作用。

3. 桑仁粥

材料：桑仁30克，鲜者加倍，大米100克，白糖适量。

制法：将桑仁择净，用清水浸泡片刻，而后同大米放入锅中，加清水适量，煮为稀粥，待熟时调入白糖，再煮一二沸即成，每日1～2剂。

桑仁性味甘而微寒，有滋阴补血、润肠通便之功，为中医常用的滋补强壮药。《本草纲目》言其"捣汁饮，解酒中毒；酿酒服，利水气，消肿"。桑仁粥属补益性药粥，可随意经常服用。

十大常用属阴食物

苦瓜泻心火

心为君主之官，所以心火也叫君火，这一点朱丹溪在"相火论中"也有提到："火有君、相之分。"

心对于人体，如同君主在国中处于主宰地位，心火也是如此，统领着其他各脏器的"火"。如果心火保持在正常的范围内，那么脏腑就会顺安，人体阴阳平衡，身体健康。而如果心火过旺，那么相火也就不再听从指挥，便会妄动，致人的精气易耗易损，疾病也就接踵而至。所以我们要去心火。

苦瓜营养丰富，具有除邪热，解劳乏，清心明目的功效，经常食用可以去心火，增强人体免疫力。《随息居饮食谱》载："苦瓜青则苦寒，涤热、明目、清心。可酱可腌，鲜时烧肉先瀹去苦味，虽盛夏肉汁能凝，中寒者勿食。熟则色赤，味甘性平，养血滋甘，润脾补肾。"

苦瓜可烹调成多种风味菜肴，可以切丝、切片、切块，作佐料或单独入肴，一经炒、炖、蒸、煮，就成了风味各异的佳肴。如把苦瓜横切成圈，酿以肉糜，用蒜头、豆豉同煮，鲜脆清香。我国各地的苦瓜名菜不少，如青椒炒苦瓜、酱烧苦瓜、干煸苦瓜、苦瓜烧肉、泡酸苦瓜、苦瓜炖牛肉、苦瓜炖黄鱼等，都色美味鲜，有生津醒脑、祛除心火的作用。

鱼腥草清肺热

鱼腥草是药食两用的植物，它也叫蕺菜，南方人也有将它称为折耳根的。不同地区对鱼腥草有不同的偏爱，福建人喜欢吃嫩叶，贵州人喜欢吃根茎，而成都人则是根叶都爱吃。鱼腥草生食有鱼腥味，熟食宜先用开水漂洗去腥，然后炒菜或做汤。冬春季节挖取鱼腥草根茎，可制作成咸菜。

历史上，有一个人吃鱼腥草吃出了一个千古流传的故事，这个人就是鼎鼎大名的越王勾践。2000多年前的春秋战国后期，长江下游吴、越两国多年争战，公元前494年吴王夫差击败了越王勾践。越王勾践和夫人成为吴王的臣仆和奴妾，三年后才得以回国。为了雪耻报仇，越王勾践卧薪尝胆，节衣缩食，与平民百姓同甘共苦。他经常上山采食一种带有鱼腥味的野菜（即鱼腥草）充饥，以牢记国耻。到后来，越国转弱为强，终于打败了原来比越国强大的吴国。后人为了纪念越王勾践卧薪尝胆的经历，将越王吃的鱼腥草叫蕺菜（蕺是当时越国的首都）。

中医认为，鱼腥草性味辛、微寒，归肺经，具有清热、解毒、利湿、消肿的作用。鱼腥草可以调理上呼吸道感染，既能退热又能止咳。风热感冒和流感就属于上呼吸道感染，患病后人通常会发热或者嗓子疼，严重者还会引起肺炎和水肿。有的人因为风热感冒而咳嗽长达两三个星期。其实如果能在风热感冒初起时，尽快用鱼腥草熬水喝下，就可以达到消炎退热的效果。对于老人和小孩而言，尤其适合，因为一般的退热药和抗生素药对于他们的副作用比较大，而鱼腥草是食物，性质平和，比较安全。

另外，鱼腥草对于肺经上的其他热证也很有效。如果我们因为感受外邪出现了痰黄、胸闷、高热、呼吸急促等症时，在及时就医的同时，还可以多吃些鱼腥草，借助鱼腥草清肺热的功效帮助我们尽快恢复身体健康。

空心菜清肠胃之热

空心菜又名蕹菜、藤菜、蓊菜、通菜等，生长于潮湿地带，它的茎呈柱形，中空，因此得名空心菜，是夏季主要的绿叶蔬菜之一。空心菜性寒、味甘，也是一种属阴的食物。《陆川本草》在提到空心菜时，认为它可以"治肠胃热，大便结"。也就是说空心菜这种蔬菜很适合那些肠胃有热，大便不通的人食用。

现代药理研究表明，空心菜所含果胶能使体内有毒物质加速排泄，木质素能提高巨噬细胞吞噬细菌的活力。空心菜是碱性食物，并含有钾、氯等调节水液平衡的元素，食后可降低肠道的酸度，预防肠道内的菌群失调，对防癌有益。另外，因为空心菜中所含的烟酸、维生素 C 等能降低胆固醇、甘油三酯，因此具有降脂减肥的功效。

空心菜的主要做法就是清炒，如果体内有热，直接放油后单炒即可，也可以同莲藕片一起做成汤，清热的效果更佳。如果身体没有明显的寒热，可以在炒完菜的时候放入一些蒜，以纠正空心菜的凉性。

因为空心菜的这种作用，它适宜高血压、糖尿病、习惯性便秘、痔疮、鼻出血、尿血及痢疾等患者食用。空心菜性寒滑利，故体质虚弱、脾胃虚寒、大便溏泄者不宜多食。

菠菜能清肠胃热毒

菠菜一般在深秋下种，然后发芽长大，历经整个寒冷的冬天，到春天后继续生长并开花结籽。通常我们食用的就是出生在深秋的菠菜。自然界生命的正常规律是春种、夏长、秋收、冬藏。深秋时节，大地日趋萧条，百草枯黄，而菠菜却敢在这个时候违背自然界的正常规律，出苗、生长。它身上究竟蕴藏着什么能量？除了人为操控（温室种菜等），凡是反季节生长的蔬菜，如与菠菜类似的秋冬生长的青蒜、荠菜等都有一个共同特点，就是得天地之真气，具有很大的补益作用。

菠菜可以清理人体肠胃里的热毒，避免便秘，保持排泄的通畅。《本草求真》记载："菠菜，何书皆言能利肠胃。盖因滑则通窍，菠菜质滑而利，凡人久病大便不通，及痔漏关塞之人，咸宜用之。又言能解热毒、酒毒，盖因寒则疗热，菠菜气味既冷，凡因痈肿毒发，并因酒湿成毒者，须宜用此以服。且毒与热，未有不先由胃而始及肠，故药多从甘入，菠菜既滑且冷，而味又甘，故能入胃清解，而使其热与毒尽从肠胃而出矣。"

一些久病的朋友，很容易会大便不通，还有一些长痔疮的朋友，也容易排便困难，那么，这些朋友如果坚持吃菠菜，很快情况就会得到改善。平常做菜时我们扔掉的菠菜根，其实是很好的药材，它可以治疗古人所称的以多饮、多食、多尿、身体消瘦或尿有甜味为特征的"消渴"。只需将等量的菠菜根打碎后和打成粉状的鸡内金调和，用米汤送服就可以了。菠菜性味寒凉，所以脾胃虚寒者同样不宜食用。

马齿苋泻五脏之热

马齿苋是田间地头常见的一种野菜，在全国各地到处都有，作为蔬菜来说，马齿苋的味道不算特别好，但是它的保健价值却相当高。《本草经集注》上说："马齿苋，又名五行草，以其叶青，梗赤，花黄，根白，子黑也。"它的叶子是青色的，梗是红色的，花是黄色的，根是白色的，籽是黑色的，因此马齿苋也被称为五行草。虽然看上去马齿苋很不起眼，但是却汇聚了五行的精气，能够去除心、肝、肺和大肠之热。

马齿苋入肝经，具有凉血、降肝火的作用。有的人在熬夜后双眼发红，这就是因为肝没有得到好的休息导致肝火上炎的表现。如果能吃点儿马齿苋就可以好转。也有的人年纪轻轻就长出了白发，这并非因为肾虚或是未老先衰，而是因为肝火太旺导致了血热现象，对付这种少白头吃补肾药远不如吃马齿苋效果直接。

马齿苋还是肠道的清洁剂，在治疗各种肠道病上，它可谓是首选的良药。肠道上属于热证的疾病，基本上它都可以通治。哪些肠道病属于热证呢？诸如实热便秘、痔疮出血、肠道息肉等。除了受寒引起的腹泻和脾虚引起的长期大便稀溏之外，大部分的肠道病都属于这个范畴。

在调治急性肠道病上，马齿苋的效果更是显著，尤其是细菌性肠炎和细菌性痢疾的效果非常好。这里向大家介绍一种简易食疗方：将新鲜的马齿苋入热水中焯两分钟，捞出来过下凉水，加些蒜泥和香油就可以当凉菜吃。焯过马齿苋的水不要扔掉，加适量白糖后，可以当汤饮。吃了马齿苋可能会有拉肚子的现象，加入白糖能够缓解拉肚子造成的脱水症状。

马齿苋的清热作用是全方位的，除了清肝热和肠热之外，它还可以清心火、散肺热等。需要注意的是，因为马齿苋性寒凉，所以脾胃虚寒、肠滑作泄者不宜食用。

苦菜清血热

苦菜是人们喜食的一种多年生野生蔬菜，它不但具有较高的营养价值，而且还有清热解毒等医疗作用。苦菜适应性很强，在田间、路旁均能生长。

中国人食用苦菜已经有两千多年的历史了，不仅如此，我们的先人也常把苦菜用做草药。不少古代中医典籍，比如《本草纲目》《嘉祐本草》等都记载了苦菜的药用价值。像《神农本草经》中就说它"苦寒，主治五脏邪气"，久服可以安心、益气。那么综合来讲，中医认为，苦菜性寒，主要有清热、凉血、解毒三大功效。

正常状态下，血在温暖的气息下运行，遇到寒气就会凝滞。不过如果体内阳气过盛，血液过热则会血行加速，脉搏跳动变急，甚至会伤害脉络、耗损阴气，出现皮肤潮红、爱出油，容易长痤疮，爱发脾气，手心、脚心都感觉很热，鼻子容易出血，晚上多梦等现象。对待血热的最好办法就是凉血，苦菜无疑是个不错的选择。在北方，这种野菜几乎遍地都是，食用时可以用苦菜蘸酱吃，也可以直接水焯后凉拌，或者作馅包成饺子或包子。春天时，人比较容易上火，此时也正是野菜疯长的时候，可以利用苦菜清热去火。

莲子心泻心火

莲子心是莲子中央的青绿色胚芽，它的芽根是黄色的，从根上又伸出了两瓣碧绿的细长芽。中医认为，苦味的莲子心具有清心泻火、安神的作用，对于心火旺引起的失眠、烦躁之症有很好的调理作用。

市场上卖的莲子心多属工艺处理后的干莲子心，通常用来泡茶饮用，常喝莲子心茶有清热去火、安神强心的功效，当然新鲜的莲子心也具有同样的功效。因为慢性病导致的心烦失眠者，平时可以多喝莲子心茶清火安神。如果用干莲子心泡茶，可以加糖调味，新鲜的莲子心泡茶时苦味若游丝，不必再加糖。不过，新鲜的莲子心泡茶时虽简单，但是取莲子心也有巧法。首先需要准备一根小小牙签，先用小刀或剪刀在莲子中间横划一圈，按照痕迹掰开壳，露出莲子。再用一根牙签穿过莲子，带出莲子心。最后用凉开水清洗掉莲子心上的黏液，并阴干。每次泡茶时，取出 2 克，浇上热水即可。

芹菜泻肝热降血压

芹菜的食用历史很久远了，属于古老的蔬菜之一。我国最早的诗歌总集《诗经》中就出现了"言采其芹""芹楚葵也"的诗句。在古代的欧洲，公元前 4 世纪已有关于芹菜的文字记载，在古希腊罗马时代，芹菜则被当作药物和香料。

中医认为，芹菜性味凉，味甘，入肺、胃、肝经，具有清热利湿，平肝凉血的功效。《神农本草经》认为，芹菜"保血脉养气、令人肥健嗜食"。《本经逢原》载，芹菜能"清理胃中湿浊"。《本草推陈》云，芹菜能"治肝阳头昏，面红目赤，头重脚轻，步行飘摇等症"。《随息居饮食谱》说，芹菜"甘凉清胃，涤热去风，利口齿咽喉"。不过，芹菜最主要的作用还是入肝经。

人体内肝风内动时，就会出现头昏脑涨，面红目赤的情况，这时量血压多半会发现血压升高了。食用芹菜就可以起到平肝降压的作用，民间也有"多吃芹菜不用问，降低血压喊得应"的谚语。不仅中医认为芹菜能降血压，现代药理分析也证明了这一点。芹菜中饱含丁基苯酞类物质，这种物质具有镇静安神的作用，也叫芹菜镇静素。高血压病的发病原因虽然很多，但血管平滑肌紧张造成肾上腺素分泌过旺，几乎是高血压患者的共性。而芹菜镇静素具有抑制血管平滑肌紧张的功效，因为可减少肾上腺素的分泌，所以具有降低和平稳血压的效果。而且这种食疗的方法比较简单，不会像降压药一样吃多了会引起低血压。

虽然知道芹菜能够降血压的人很多，但多数人都是把芹菜炒来吃，其实这样降压效果并不明显。最好的食用方法为：将新鲜芹菜洗净后连叶带茎一起嚼食，每日2次，每次20克。持续服一周，即有明显降压作用。这种食法对各类型高血压均有效，还可解除中老年便秘，缓解腹胀感。此外，对患有风湿性关节痛者，以芹菜汁局部涂擦，也有较好疗效。不喜欢这种食用方式的人，也可用开水将芹菜略微焯一下，然后凉拌，也能保留芹菜中的有效成分。

芹菜还是一种能过滤体内废物的排毒蔬菜。《本草纲目》中这样说芹菜："旱芹，其性滑利"。意思就是芹菜能清肝利水，可帮助有毒物质通过尿液排出体外。芹菜是高纤维食物，它经肠内消化作用产生一种木质素或肠内脂的物质，这类物质是一种抗氧化剂，高浓度时可抑制肠内细菌产生致癌物质。它还可以加快粪便在肠内的运转时间，减少致癌物与结肠黏膜的接触，从而达到预防结肠癌的目的。

总之，不管是从中医的角度还是从现代医学的角度来看，芹菜都是一种非常好的食物，加深对它的了解，能够让芹菜为我们的健康服务。

丝瓜全身可清热

丝瓜是人们常吃的蔬菜之一，平常我们见到的丝瓜有两副模样：普通型的呈细长圆筒形、长棒形，密生茸毛，无棱，嫩时瓜果清脆；棱角型的瓜形体大、短粗，无茸毛，有棱角，嫩时软脆，适于炒食。

中医认为丝瓜性凉，味甘，具有清热化痰、凉血解毒、安胎通乳的功效。丝瓜的药用价值很高，全身都可入药。

先来说丝瓜花，丝瓜花是黄色的，可以用来煮汤，或者跟鸡蛋一起炒。丝瓜花有雄花和雌花之分，只有雌花可以结出丝瓜。丝瓜花具有清肺热的作用，若肺热咳嗽或鼻子发炎，可以用它来调理。尤其在夏天因肺热久咳、痰黏稠的人群，就可以吃一些丝瓜花。

丝瓜皮具有清热解毒的作用。古人在使用时，喜欢将收集好的丝瓜皮晒干后储存起来，等到需要用的时候再将它们焙干，磨成粉末。若身上患有金疮、疔疮，就可以把粉末用酒调一下，涂在患处。

丝瓜肉可以清肠道之热，当人出现血热便血、痔疮出血、大便不利时，就可以清炒丝瓜吃。简单地将丝瓜切条，用油炒一下，加水和盐熬成汤，也是不错的一种吃法。不但味道鲜美，还能够清热凉血。

丝瓜老了之后，里面会形成一种网状的干燥纤维。以前人们常用它来洗碗，刷锅，其实这也是一种中药。老丝瓜筋络贯穿，类似人体的经络，因此可借老丝瓜之气来导引人体的经络，使气血通顺，在治疗湿热导致的经络阻滞时，就可以用丝瓜络来调理。比如，女性月经不顺的问题，就可以通过用丝瓜络煎汤来调理。

最后，再说一下丝瓜汁。在古代，人们常用丝瓜汁来清痰热，现代人则爱将丝瓜汁用做美容护肤品。丝瓜汁应该如何取得呢？将种植丝瓜的茎部割断，使留在地面上的茎干切口向下弯曲，用密封的瓶子留取瓜汁。现在城市中没有这个条件了，我们可以将丝瓜用果蔬机榨成汁饮用，效果也是不错的。

黄瓜清热补津液

说起黄瓜，我们都再熟悉不过，其实，它本来是叫胡瓜的，那为什么改成黄瓜了呢？这里面还有一个故事。

据说，后赵王朝的建立者石勒是入塞的羯族人，也就是百姓口中的"胡人"。他登基做皇帝后，对这个词很恼火，于是制定了一条法令：无论说话写文章，一律严禁出现"胡"字，违者问斩。法令听起来严酷无比，不过也只是石勒用来警醒人民的，真的遇到了犯忌的人，倒不一定真的会问斩。某次，石勒召见地方官员，襄国郡守樊坦就无意间犯了忌讳。他急忙叩头请罪，石勒也并没有多加指责，不过等到召见后例行"御赐午膳"时，石勒指着一盘胡瓜问樊坦："卿知此物何名？"樊坦看出这是石勒故意整他，便恭恭敬敬地回答道："紫案佳肴，银杯绿茶，金樽甘露，玉盘黄瓜。"石勒听后，龙颜大悦。自此，胡瓜就有了新名字——黄瓜。

黄瓜有清热、解渴、利水、消肿的功效，对肺、胃、心、肝及排泄系统都非常有益，能使人的身体各器官保持通畅，避免堆积过多的体内垃圾，生吃能化解口渴、烦躁等症，还能起到排毒清肠的作用。《本草求真》称黄瓜"气味甘寒，能清热利水。"《滇南本草》称"解痉癣热毒，清烦渴。"如果舌头发红，舌苔很黄，吃点儿黄瓜就能缓解，尤其是当人患有热病的时候，黄瓜能够很好地补充津液，缓解人的干燥症状。

不过需要注意的是，黄瓜性凉，气血不足者、久病体虚者、老人或儿童、孕妇、胃寒腹泻者、四肢不温者均不宜多吃，可以炒着食用。《滇南本草》称："动寒痰，胃冷者食之，腹痛吐泻。"黄瓜的性味偏寒凉，多食易耗损正气，伤脾胃，所以即便生吃黄瓜也不应空腹吃。

十大常用属阳食物

生姜发汗散寒

在五味中，生姜味辛，辛主散，故能发汗、祛风散寒，是典型的属阳的食物。民间有"冬天一碗姜糖汤，祛风祛寒赛仙方""冬有生姜，不怕风霜"的说法。一般人吃过生姜后，会有发热的感觉，这是因为生姜能使血管扩张、血液流动加速，促使身上的毛孔张开，从毛孔渗出的汗液不但能把多余的热带走，同时还能把病菌放出的毒素、人体内的寒气一同排出体外，所以身体受了寒凉，吃些生姜就能及时散寒。

夏天在空调房里待久了，四肢关节和腰部最容易受风寒的侵袭，导致酸痛，这个时候，可以煮一些浓浓的热姜汤，用毛巾浸水热敷患处。如果症状严重，可以先内服一些姜汤，同时外用热姜汤洗手或者泡脚，这样能达到散风祛寒、舒筋活血的作用，最大限度地缓解疼痛。

如果长时间吹空调加之室内外温差过大，很容易引起风寒感冒。主要体现在恶寒、头疼、发热、鼻塞、流涕、咳嗽等症状，这个时候喝上一碗姜汤，你会发现感冒症状好了许多。生姜有辛辣之味，一般人不爱吃，所以姜汤中可加入红糖，红糖性温味甘，有暖胃、祛寒的作用，且红糖中含有大量的矿物质，能加快新陈代谢、促进血液循环，与生姜一起熬成姜糖水，不仅好喝，还能祛寒防病，一举两得。

按中医理论，生姜还是助阳之品，自古以来中医素有"男子不可百日无姜"之语。宋代诗人苏轼在《东坡杂记》中记述杭州钱塘净慈寺80多岁的老和尚，面色童相，"自言服生姜40年，故不老云"。

值得注意的是，阴虚火旺，舌质红，舌苔黄或者目赤内热的人不宜吃姜，否则会令自己的症状加剧。

花椒驱寒祛湿

很多人一到了冬天就会很难受，因为手和脚就开始出现龟裂、冻疮等现象。发过一次后，第二年还会更容易复发，反反复复让人感到无从解决。那除了戴手套好像就没有再好的办法了，在脚上和手上涂抹各种护肤品都不管用。其实有个祛除冻疮非常有效的方法，所用的东西也是身边随处都可以看见的。

这种神奇的东西就是花椒，花椒是非常常见的调味品，但是它的药用价值一点儿也不能小看。花椒有几种，在治疗冻疮的时候最好选用川椒，川椒为花椒中的上品，比一般花椒粒大，香味浓郁，颜色略红而鲜艳。

中医认为川椒味辛、性热，具有温补脾胃、散阴寒等作用。如果用川椒泡脚能够燥湿祛寒，方法是抓一把川椒，放在锅中用水煮沸，然后稍凉后就边洗脚边泡脚，让整个脚部都接触上花椒水。在泡的时候肯定会出现疼痛，因为这里面具有一定的刺激性，但是只要能坚持一下，冻疮就再也不会出现在脚上。对手上的冻疮也可以用一样的方法进行处理，当然也有用普通花椒来代替川椒的，也能起到治疗的效果。利用川椒水治冻疮，不适宜那些冻疮已经溃破的人群。

除了驱寒的功效外，花椒还能祛湿。所以在南方雨水多的地区，因为湿气大，很适合吃点花椒祛湿，保持体内阴阳的和谐。需要注意的是，阴虚火旺的人还有孕妇不适宜吃花椒。

胡椒温中散寒

胡椒具有强烈的辛辣芳香气味，自唐代开始就成为人们广为应用的调味品。因为胡椒能够增加菜的香辣味，增进食欲，促进胃肠蠕动，所以深受人们的喜爱。中医认为，胡椒性热，有驱寒、发汗、解表的功用。但是如果过量或久服，就会损伤元气。

李时珍在《本草纲目》中记载，自己在小时候，每年春夏之交时，就会患上眼疾，而且药物往往不起作用。后来，他跟父亲学医后，随着知识的积累和增长，认为自己的眼疾是外在因素引起的。在认真地思索自己的起居饮食和生活习惯后，李时珍认为自己的眼疾跟胡椒有关系。因为他家紧靠湖边，食用鲜鱼、水菜较多，他母亲喜欢在煮蒸鱼虾时用胡椒调味，久而久之，自己也养成了嗜食胡椒的习惯。不过胡椒性热，宜生火，李时珍后来便决定不再食胡椒，一年后，他的眼疾果然不再复发了。

胡椒的这种辛热有什么办法制约吗？李时珍发现，有些医生在给病人用胡椒时，同时又用绿豆，在治疗中起到了很好的效果。因为绿豆性寒，与辛热的胡椒同用，寒热相互抑制，阴阳配合得当，自然会取得理想的疗效。李时珍把这些亲身体会都在《本草纲目》中做了详细的叙述。

对于体寒的人而言，胡椒无疑是一味很好的药，有胃寒、腹泻、虚冷等症的人可以适当吃些胡椒，但是体内有热的人不宜食用。

小茴香暖下腹

小茴香是我们在炒菜时常用的香料，尤其是在做肉菜的时候，它能去掉肉类的腥臭气，保留肉的香气。药物中被称作茴香的，还有八角茴香，也就是调料中的大料或八角，此物与小茴香的药用功能相似，不过气味偏于浑厚，不像小茴香辛燥香烈，因此理气、散寒的作用也相对逊色多了。

小茴香味辛、性温，具有散寒止痛、和胃理气的功效，不仅如此，它还可以治疗疝气，关于这一点还有一个故事。

清朝末年，俄罗斯富商米哈伊洛夫乘船游览杭州西湖，正当他尽情欣赏秀丽风光之时，突然疝气发作，痛得他捧腹大叫。这时，随行的俄罗斯医生束手无策，幸好船夫向他推荐了一位老中医。老中医用中药小茴香一两，研成粗末，让米哈伊洛夫用二两浙江绍兴黄酒送服，大约过了20分钟，他的疝痛奇迹般地减轻，并很快消失。得知自己的疼痛是被小茴香治好，米哈伊洛夫大呼神奇，此事一时也被传为佳话。

疝气也叫作小肠气，疼痛的原因主要是因为小肠之间存有寒气，令睾丸胀痛。小茴香因为具有驱散脾胃和小肠寒气的共享，所以能治好俄罗斯富商的疝气。对于胃痛或者因为寒凝引起的痛经，小茴香也有良好的止痛作用。

大家既可以用小茴香煎水喝，也可以将小茴香炒热后装入布袋温熨胃脘或小腹。嫌麻烦的也可以直接将小茴香同粗盐混合装入布袋中，用时只需在微波炉里加热3分钟就可以热敷了。凡是因为寒凉而来的疼痛都可以用它热敷，这远比热水袋有效，一是因为茴香的芳香能够渗透进皮肤，二是茴香具有补肾阳的作用，肾主骨，因此对于关节的疼痛热敷茴香也很有作用。

南瓜温补脾气

南瓜又名倭瓜、北瓜。南瓜品种较多,各地名称有异,功用相似。《本草纲目》说它能"补中益气",《医林纪要》记载它能"益心敛肺"。中医学认为南瓜性温,味甘,入脾、胃经,具有补中益气、消炎止痛、化痰止咳、解毒杀虫的功效。

对于糖尿病患者而言,南瓜可以补脾利水,是一种很好的食疗蔬菜。现代研究也发现南瓜对于轻度的糖尿病有治疗效果。我们知道糖尿病的发病机理是由于人体内绝对或相对的胰岛素分泌不足,而南瓜中含有丰富的铬和镍这两种微量元素,均可激活胰岛素的活性而降低血糖的作用。此外,南瓜是一种高纤维食品,它可以延缓小肠对糖的吸收,使血糖不至在食后急剧上升,以减轻胰岛素的负担,使其逐步恢复正常分泌功能。

南瓜的吃法很多,可以做成南瓜粥、南瓜饼或做馅、炒菜等。老年人在吃的时候,还可以将南瓜切成几个大块,直接放在锅里蒸熟吃,味道也不错。

南瓜补气,因此患有气滞湿阻的人不宜吃南瓜,南瓜为属阳食物,所以体质偏热或有胃热的人应该少食。普通人也不要多吃南瓜,一是可能引发脚气,二是容易发生黄疸。再好的食物也要食之有度,才能真正发挥它们的作用。

栗子温补脾肾

板栗素有"干果之王"的美誉,又被称为"铁杆庄稼"。在城市里长大的人,可能从未见过栗子的原生态面目——它的外观很像一个拳头大小的碧绿色刺猬,浑身是刺。如果脚上是硬底鞋,可以在它身上跺一脚,然后再用鞋底前后揉搓几下,栗子就会裂开,露出一窝光洁的果实,这时看到的才是我们平时所见的模样。

板栗不仅吃起来可口,养生功效也一直很受重视。《名医别录》

说栗子"主益气，厚肠胃，补肾气，入脾肾经"。孕妇在怀孕初期常常胃口不佳，就算是平时喜欢的菜也不想吃，这时就可以吃些熟板栗帮助身体改善肠胃功能。如今的家长对于孩子的营养照顾过于精细，导致很多小儿出现了脾虚之症，厌食或拒食、腹泻、体型偏瘦。此时也可将板栗仁蒸煮熟后，磨粉制成糕饼，增加孩子的食欲。

除了补益脾胃，板栗还有补肾的作用。唐代医药学家孙思邈就说板栗是"肾之果也，肾病宜食之"。值得注意的是，他在《千金方》中补充介绍说："生食之，甚治腰脚不遂。"也就是说，市场上所卖的糖炒栗子虽然味道好，但是补肾的作用不如生吃好。人到老年因为阳气的衰退，基本上都会出现腰膝酸软、牙齿松动等现象，这些其实是肾气不足的表现，可以从补肾入手，及早预防，食用生板栗是可行的方法。不过，栗子也不宜多吃，否则容易导致脾胃积热。

韭菜补肾壮阳

韭菜又名起阳菜、壮阳菜，是我国传统蔬菜，它颜色碧绿、味道浓郁，自古就享有"春菜第一美食"的美称。这是因为，春天气候渐暖，人体内的阳气开始生发，需要保护阳气，而韭菜性温，可祛阴散寒，是养阳的佳蔬良药，所以春天一定要多吃韭菜。

韭菜的味道以春天时最美，自古以来，赞扬春韭者不计其数。"夜雨剪春韭，新炊间黄粱。"这是唐朝大诗人杜甫的名句。《山家清供》载，六朝的周颙，清贫寡欲，终年常蔬食。文惠太子问他蔬食何味最胜？他答曰："春初早韭，秋末晚菘。"《本草纲目》也记载"正月葱，二月韭"。就是说，农历二月生长的韭菜最益于人体健康。

韭菜性温，味甘、辛，具有补肾壮阳、温中开胃、散瘀活血之功效。《食用本草》中说"韭菜性温，味辛、微甘；补肾益胃、散瘀行滞、止汗固涩。"现代医学证明，韭菜有扩张血管，降低血脂，预防心肌梗死的作用；韭菜中含有硫化物和挥发性油，有增进食欲和消毒灭菌的功效；韭菜中含膳食纤维较多，有预防便秘和肠癌的作用；所含 α－胡萝卜素、β－胡萝卜素可预防上皮细胞癌变；所含维生素 C 和维生素 E 均能抗氧化，帮助清除氧自由基，既可提高人体的免疫功能，又可增强人体的性功能，并有抗衰老的作用。

韭菜性温，一般人都可食用，比较适合阳痿、早泄、遗精、遗尿、高血脂者食用。妇女痛经、不孕及产后乳汁不通者也比较适合食用。但是，凡阴虚火旺、疮疡、目疾等患者及孕妇忌食。另外，夏季不宜过多食用韭菜，因为这个时期韭菜已老化，纤维多而粗糙，不易被吸收，多食易引起腹胀、腹泻。韭菜也不可与白酒、蜂蜜、牛肉、菠菜同食。

大葱通阳解表

俗话说："常吃葱，人轻松。"大葱营养丰富，味道香美，是烹饪中的调味佳品，也是一味民间广泛使用的良药。过去民间主要用它治疗鼻塞不通、伤风感冒、敷伤退肿。葱的药用价值早在《神农本草经》中已有记载，李时珍对葱的药用价值更是推崇备至，《本草纲目》中说它"性味辛平、甘温，能治寒热、外感和肝中邪气。"

如果用来治疗感冒，一般都是取葱白的部分，葱白有发汗解表、通气、理气的作用。简单点可以直接用葱白熬水喝，然后捂上被子出点儿汗，发冷和鼻塞的症状就会缓解。用葱白二两、一把淡豆豉煎汤，是中医治感冒的良方"葱豉汤"，如果加几片姜一起煮，趁热喝，出点儿汗，疗效更加显著。

大葱被中医列为解表药，走窜性强，易开腠发汗，适宜于感冒无汗的患者食用。如果感冒后汗多因表虚营卫不固，不宜服食大葱，否则会加重出汗的病情。

洋葱发散表寒

洋葱的营养价值极高，集营养、医疗和保健于一身，在欧洲被誉为"菜中皇后"。进入冬季后,洋葱摆上餐桌的频率高起来,特别是西餐,洋葱唱主角。洋葱是俄罗斯人一日三餐离不开的蔬菜,说明多吃洋葱可增暖、强身。

中医认为,洋葱味甘,微辛,性温,入肝、脾、肾、肺经,具有温中通阳、理气和中的作用。很多人在冬季常常感觉身体上某些小部位,比如手、脚、耳朵等特别寒冷,而此时身体的其他部位却并不是冷得受不了,医学上把这种反应统称为"寒证"。如果有这方面的症状,那就把洋葱请上餐桌,烹饪一些抵抗寒流的冬季暖身餐。其实一些味道辛辣、气味强烈的食物,大都是属阳食物。《黄帝内经》认为五味的作用是"辛散、酸收、甘缓、苦坚、咸软"。辛辣的气味具有发散的功用,能鼓动体内的阳气,发汗解表。

现代医学认为,洋葱鳞茎和叶子含有一种称为硫化丙烯的油脂性挥发物,具有辛辣味,有较强的杀菌作用,可以抗寒,抵御流感病毒。除此之外,它还有降血压、降血糖、防止骨质流失的作用。

因洋葱辛温,热病患者应慎食洋葱。患有皮肤瘙痒性疾病、眼疾以及胃病、肺胃发炎者应少吃洋葱。另外,洋葱与蜂蜜不宜同食,蜂蜜有清热的作用,洋葱中含有多种生物活性物质,遇到蜂蜜中的有机酸和酶类时会发生化学反应,产生有毒物质,并刺激胃肠道,导致腹胀、腹泻。

香菜辛味香窜

香菜,在北方俗称"芫荽",香菜原产于地中海东部和叙利亚等地,在公元前2世纪,张骞经中亚从西域将种子带入我国。香菜中含有许多挥发油,其特殊的香气就是挥发油散发出来的。它能祛除肉类的腥膻味,因此在一些菜肴中加些香菜,能起到祛腥膻、增味道的独特功效。

中医认为,香菜辟一切不正之气,为温中健胃养生食品。《本草纲目》记载香菜:"性味辛温香窜,内通心脾,外达四肢。"香菜具有显著的发汗、清热、透疹的功能,其特殊香味能刺激汗腺分泌,促使机体发汗、透疹。因为香菜辛香升散，能促进胃肠蠕动，还具有开胃醒脾的作用。

寒性体质的人适当吃点香菜能够缓解胃部冷痛、消化不良、麻疹不透等症状。患风寒外感者、脱肛及食欲不振者、小儿出麻疹者尤其适合吃香菜，但是患口臭、狐臭、严重龋齿、胃溃疡、生疮、感冒者要少吃香菜，麻疹已透或虽未透出而热毒壅滞者不宜食用。

第四章

养生肾为本

肾是先天之本，保肾就是保命

肾，俗称"腰子"，作为人体一个重要的器官，是人体赖以调节有关神经、内分泌等系统的物质基础。肾是人体调节中心，人体的生命之源，主管着生长发育，衰老死亡的全过程。

《黄帝内经》说："肾者，作强之官，技巧出焉。"这就是在肯定肾的创造力。"作强之官"，"强"，从弓，就是弓箭，要拉弓箭首先要有力气。"强"就是特别有力，也就是肾气足的表现，其实我们的力量都是从肾来，肾气足是人体力量的来源。"技巧出焉"是什么意思呢，技巧，就是父精母血运化胎儿，这个技巧是你无法想象的，是天地造化而来的。

肾的功能主要有四个方面：主藏精，主骨生髓，主水液代谢，主纳气。

肾藏精——主生长发育和生殖

"肾为先天之本"，中医对肾的这一评价实在很高。为何在人体的五脏六腑中，独独选中了肾作为其根本呢？原因就在于肾藏精，主生殖、发育的功能。

俗话说人要有"精、气、神"。中医认为，精这一人体最重要的物质就闭藏在肾中，精在人体中的地位非同一般，它是生命的物质基础。

"精"的两层含义：狭义上的精是指父母的生殖之精，这是每个人出生时候从娘胎里面带出来的，在出生之前就已经形成了，因此称为先天之精，这种精就好比我们现在所说的遗传基因。广义上的精则泛指一切精微到肉眼不可见，而作用又十分重要的物质，这种精是构成我们形体的微观物质。人们的生活、工作、学习和运动等一切生命活动的能量，都来源于精所化生的气。正因如此，中医将"精"看作是生命之源，健康之本。

肾中所藏的精气并不是固定不变的，它在我们人体里面不断地消耗，又不断地补充、更新，处于一种动态的平衡中。那么，那些消耗了的精气去了哪里呢？

在中医学的经典著作《黄帝内经》中可以找到答案，书中记载了男女生长、发育、生殖的过程，不管是男性还是女性，在生命发展的不同阶段，肾精都起着决定性的作用。

一个人从幼年开始，肾中精气开始充盛，人体的生长、发育迅速，呈现生机勃勃的状态；七八岁时，肾中精气逐渐充盛，人就会出现换牙齿、头发长得快的生理变化；青壮年时期，肾中精气更加充盛，生殖能力逐步成熟，处于人生中身体最强壮的时期，这时人的身体强壮，筋骨坚强，牙齿坚固，头发黑亮；进入老年时期后，因为肾中精气的衰减，人的形体逐渐衰老，不仅最后生殖功能丧失，而且头发斑白，牙齿松动、脱落，弯腰驼背，耳聋失聪，面憔无华。

由此可见肾精也同其他事物一样，遵循着由新生到发展，到成熟最后又到衰退的过程。以上只是各阶段肾精在人体中的不同表现，如果肾精不足了，人又会出现什么样的特征呢？在幼年时期出现肾精不足时，儿童的生长、发育会变得迟缓，智力也会受到影响。中医将这些表现统称为"五迟"（立迟、行迟、齿迟、语迟、发迟）、"五软"（手足软、头软、颈软、肌肉软、口软）；在成年时期，肾中精气如果亏损，则可能出现未老先衰的表现，比如发脱齿摇，头晕耳鸣，记忆力减退，性功能衰退，不孕、不育等。

从这个意义上说，养肾脏是一件关乎生活质量和生命延续的大事，足以引起我们的重视。

肾主骨——养肾是健脑益智的基石

每个人都希望自己拥有一个聪慧敏捷的大脑。可是，随着年龄的增长，人的智力、记忆力等，也会发生减退，这也是衰老很重要的表现。据不完全统计，在美国，老年痴呆是居死亡原因第四位的人类杀手，仅次于肿瘤、脑血管病、心血管病。美国65岁以上的老人中，每6个人就有1个患有某种形式的痴呆，前总统里根也长期受到此种疾病的折磨。现在随着出生率的下降和人类寿命的延长，老年性痴呆已经成为各个国家一个非常棘手的问题，在人年纪越来越大时，怎样益智、增智也逐步受到全社会的关注。

中医认为，人的智慧与肾有着紧密的关系，有"肾主骨生髓""肾气通于脑"的观点。在这里，髓分为骨髓和脊髓。骨髓的主要作用是营养骨骼，而脊髓则上通于脑，给大脑提供营养。脑主持精神情志活动，一切的智慧都在于脑的发育程度。脑和脊髓都是通过肾精来充养的，所以说，肾精还肩负着充养大脑的重任。肾精充足，则脑力强健、思维敏捷，肾精亏损则脑衰健忘。

养肾是健脑益智的基石，补肾强肾是增长智慧的有效手段。尤其是对于正在发育阶段的儿童、青少年要想科学健脑就一定要学会科学益肾，老年人想要避免过早衰老，远离老年痴呆，也可以从养肾的角度入手，总之，益肾补脑应该被作为一种理念来推广和接受。

肾主水——肾是人体水液代谢的"总开关"

《素问·逆调论》："肾者水脏，主津液。"这里的津液主要指水液。《医宗必读·水肿胀满论》说："肾水主五液，凡五气所化之液，悉属于肾。"中医学认为人体水液代谢主要与肺、脾、肾有关，其中肾最为关键。肾虚，气化作用失常，可发生遗尿、小便失禁、夜尿增多、尿少、水肿等。尤其是慢性肾脏病的发生发展与肾密切相关。

具体来说，肾主水液的作用主要表现在以下两个方面：

1.升清降浊

这一作用听起来挺玄乎的，又是清，又是浊，但理解起来并不很复杂。清是指含有营养成分的部分水液，比如唾液、胃液等，清者上升；浊是指含有各种代谢废物的水液，如汗液、尿液等，浊者下降。

食物在进入人体后，首先由脾胃对其进行消化、吸收、运输。其中精微成分被传输到肺。肺的宣散作用令清者上升，并将营养物质输送到全身的各个部分供人体利用。浊的也就是代谢废物则下降归于肾。尽管归于肾的水液名为浊，但是其中仍含有清的部分，所以因为肾阳的蒸化作用下，浊中之清可以进一步蒸腾汽化，重新上升于肺，再次布散周身，这种生理过程，即可称为"肾的升清功能"；浊中之浊，则会被注入膀胱变成尿液，这个生理过程称为"肾的降浊功能"。

2.司开合

膀胱的贮尿、排尿作用与肾的气化作用密切相关。司开合的意思是，膀胱的贮尿和排尿功能，需要依靠肾气的固摄能力和控制能力。开，尿液则能顺利排出体外；合，则使水津保留于体内，维持体内水液量的相对恒定。当合的时候合不上，人体不能固摄水液，人就会出现尿失禁、遗尿等问题。

如果肾出现了病变，失去了主持水液代谢的功能，我们的身体就会出现尿少、水肿等病理表现；而如果肾阳不足失去温化蒸腾作用时，人体则表现为小便清长或尿量明显增多的症状。身体的排泄出现了问题，污浊之气本该排出去却停留在体内，当然对健康有不利的影响。因此，我们在日常生活中需要小心呵护肾脏，保持小便的通畅，预防感染。

肾主纳气——呼吸运动不能少了肾的参与

肾主纳气，也就是接收气，这是肾封藏功能在呼吸运动中的体现。《类证制裁·喘症》有"肺为气之主，肾为气之根。肺主出气，肾主纳气，阴阳相交，呼吸乃和"之说。简单而言，在呼吸的过程中，肺是主呼气的，而肾是主吸气的，是指肾具有摄纳肺吸入的清气的作用。那些喜欢唱歌的人，经常练气，让声音从丹田处发出，这实际上练的就是肾主纳气的功能。

肺位上焦，吸入的清气应下达于肾；肾居下焦，肾中得的精气当上济于肺。肺肾两脏升降相成，气机和调，才能呼吸有常。肺吸入的清气，必须由肾摄纳潜藏，才能维持其呼吸的深度，并敷布于全身而发挥其滋养作用。肾的纳气功能以肾中精气为物质基础。如果肾中精气不足，则摄纳无力，肺气吸入的清气不能归于下元而上浮，人就会出现呼吸表浅，或呼多吸少，动辄喘促更甚的病理现象，也就是中医所说的"肾不纳气"。偏于肾阳虚而不能纳气者，多表现为喘息加剧，冷汗淋漓，肢冷面青；偏肾阴虚而不能纳气者，则见气短息促，面赤心烦，咽干口燥，舌红少苔。

生活中，一些气喘患者喘得比较厉害，他们可能是肾主纳气的功能出现了问题，在调理治疗上，应从补肾入手。需要提醒大家的是，如果你也患有呼吸系统疾病，在久治不愈的情况下，应该换个角度，看问题是否出在肾上面。

肾系大家族，逐一认识肾的成员

中医所说的肾，并不仅仅指的是肾脏，它是一个互相关联的大系统，成员相当多。

1. 骨骼

人体的骨骼靠骨髓来充养，骨髓又是靠肾中精气来化生，所以说肾"主骨生髓"。肾中精气充盛，则骨髓充盈，骨骼充实健壮；肾精不足，骨髓空虚，则会引起骨骼发育不良。

小儿骨软，成人骨质疏松，容易骨折的现象，用中医的话来解释，就是肾精不足，骨髓化生不足，骨失所养的表现。所以，人过中年之后，适当注意调补肾脏，对于预防这些情况的出现是很有必要的。

"齿为骨之余"，齿与骨同出一源，牙齿也由肾中精气所充养。小儿防龋齿，成年人健齿，老年防脱齿，都与肾相关。

2. 耳和二阴

中医认为，人的五官九窍都与脏腑相关。比如肝开窍于目，肾开窍于耳。肾精充沛，则听觉灵敏。有的学者认为，通过观察人的耳，还能够判断机体的健康情况，推测其寿夭。衰老后出现的听力渐退，通过补肾益肾，能获得一定的疗效。

肾开窍于二阴是指肾是二便的"大管家"，二阴分为前阴和后阴，其中前阴是指生殖和泌尿器官，后阴是指大便的问题。小儿的遗尿、老年人的夜尿频、五更泻，都与肾虚有关，防治保健则以补肾为主。老年人出现的便秘，不少情况也是与肾阴虚肠的津枯秘结有关。在服用润肠药的同时，还要注意滋补肾阴。

3. 头发

头发的光彩与肾精的充盛也有很密切的关系。肾精充盛，则头发乌黑有光泽，如果肾精不足，则发质分叉、枯黄无泽。人们都知道，如果头发看起来不好，应该多吃核桃、黑芝麻，其实这些东西在很大程度上就是用来强壮补肾的。

4. 唾液

中医认为五脏化液，分别是泪（肝）、汗（心）、涎（脾）、涕（肺）、唾（肾）。通过五行的归属，肾是与唾相应的。唾是口水中黏稠度很低，而多泡沫的液体，一般称为唾沫。它是人体津液的一部分，为肾精化生的，誉为神水、甘露。

古时候有户人家的小姐得了个异常消瘦的病，请了位"郎中"来诊治。"郎中"诊了半天，问了半天，觉得不太像是感情问题导致的，正在纳闷的时候，看见门口有不少的瓜子壳。"郎中"猛然醒悟，对小姐的父亲说，您女儿是因为唾液流失过多才得了这个病，罪魁祸首呢，就是这些瓜子。嘱咐家丁将瓜子壳收集起来熬水，给小姐喝了，小姐的病才慢慢好起来。这典故虽然不一定科学，但说明了燥伤津液也是致病的原因。

老人经常流口水或口干，则多由肾虚引起，当补肾。我国古代的导引家认为唾液是非常宝贝的东西，称它们为金津、玉液，主张以舌抵上腭，让舌下唾液缓缓泌出，将口中津液咽下后，能补养肾精，达到抗衰老的目的。

5. 膀胱

膀胱与肾有经脉相联系，它们俩互为表里。膀胱作为六腑之一，位于小腹的中央。膀胱主要是辅助肾脏，完成贮尿和排尿的工作。它是在肾气的指导下完成这些工作的。如果肾气不足，则容易出现遗尿或者小便失禁。老年人常出现的夜尿频，就得从肾入手治疗。

总之，肾是一个大家族。它属五脏之一，是人体生命的根本，有"肾为先天之本"之说。它藏精、主骨、生髓、通脑、主水液，与膀胱互为表里。其华在发，开窍于耳，通于二阴。可以这样说，肾就是生命之源，就是健康之本，是长寿与智慧的执行官。

知己知彼，了解肾虚的种类

"肾虚"对于我们而言并不是一个陌生的词汇，尤其是男性朋友。现在很多人在看病的过程中，总爱问医生自己是不是肾虚，需不需要补肾？还有的人根本不咨询医生的意见，身体一不舒服就干脆在家吃补肾药，无效时才来找医生。其实生活中哪儿有那么多的肾虚？由于现在生活水平的提高，身体素质的增强，肾虚患者正在逐渐减少。有医院统计，即便是男性常见的阳痿疾病，肾虚患者也不过占到了32%。

那究竟什么是肾虚呢？我们知道，肾为先天之本，是人体生殖发育的根源，脏腑机能活动的原动力。肾的精气从作用来说可分为肾阴、肾阳两方面，二者是相互依存、相互制约的，一旦这种平衡遭到破坏，就会出现肾阴、肾阳偏衰或偏盛的病理变化，也就是我们所说的肾虚。

中医养生和治病讲究对症，养肾的时候不能盲目乱补，否则不仅起不到应有的作用，甚至还会适得其反。所以，在调理肾虚体质的时候，首先需要了解肾虚的类型，常见的有肾阳虚、肾阴虚、肾气不固、肾精不足等类型。下面就详细介绍一下这几种肾虚类型和养生对策。

肾阳虚——畏寒怕冷

中医认为，肾为先天之本，肾阳能推动人体各个脏腑的生理活动，是一身阳气的根本，也称"元阳"。肾阳不足就会影响各个脏腑的生理活动而发生病变。所以要通过后天的精心调养来呵护肾脏。所谓的肾阳虚就是人体的卫气卫阳虚弱了，保卫身体的功能也降低了，也就是西医所说的免疫力降低了，从而出现各种不适症状。

感冒不断，畏寒怕冷，爱喝水，四肢不温，又口干舌燥，口腔常溃疡，夜尿多；腰痛、关节等骨头经常痛；怕热，腰酸，口舌生疮，小便黄热，烦躁且疲劳，坐立不安。这些都是肾阳虚引起的症状。

肾阳虚是每个年龄段的人都容易出现的情况，虽然不是什么大病，但如果不加注意的话，很容易导致胃、肺和肾脏上的重大疾病，如肾炎、肾下垂、膀胱炎、糖尿病、阳痿等。所以我们千万不能掉以轻心，一旦出现上述症状，要及时治疗，这时，合谷、鱼际和足三里就可以帮你的忙了。

合谷穴是人体保健的要穴，每天早饭前和晚饭前按揉两侧穴位

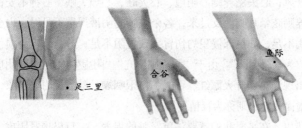

足三里、合谷、鱼际三穴

各 3 分钟，就可以很好地提高卫阳的功能。冬天和深秋以及夏秋之交时适宜艾灸合谷，春季和夏季的时候适合按揉。按揉时应该朝着小指方向按，以有酸胀的感觉为度，艾灸时应该拿着艾条在距离穴位约两指的地方进行灸。

足三里是胃经上的要穴，也是人体的长寿穴，主治肚腹上的疾病，每天按揉或艾灸两侧足三里各 3 分钟，可养胃、补肾、补肺，要配合合谷使用。

鱼际是手太阳肺经的穴位，每天坚持掐揉或艾灸双手鱼际各 3 分钟，可保肺平安无恙。一定要配合合谷、足三里使用。

除穴位疗法外，还可服用一些中成药来增强卫气的护卫防御功能，如玉屏风散、防风通圣散等都是不错的选择。

值得注意的是，肾阳虚的人最怕冷，在冬天很难熬。因此，防寒保暖是肾阳虚体质者防病的首要措施。寒伤阳气，肾阳虚体质的人平时可常吃温阳祛寒的"当归生姜羊肉汤"。这款药膳做起来并不复杂，需用当归 15 克，生姜 15 克，羊肉 200 克，吃肉喝汤，一日一剂，分早晚吃完。尤其是在寒冷的冬天，接连吃上一段时间，相信你的体质就会大有起色。

肾阴虚——容易上火

中医认为，肾阴是肾精作用的体现，全身各个脏腑都要依靠肾阴的滋养；是人体阴液的根本，所以又称"元阴"。人体各个脏腑失去肾阴的滋养就会发生病变，如肝失滋养则肝阴虚、肝阳亢，甚至出现肝风；心失滋养则心阴虚、心火旺、心烦失眠、心神不安；脑失滋养则眩晕耳鸣。反过来，各个脏腑的阴液严重不足时，也会导致肾阴不足，如热邪侵犯灼伤胃导致胃阴不足，进一步就会损伤肾阴，称为"肾阴涸"。由于"阴虚则阳亢""阴虚生内热"，肾阴虚往往会出现潮热、升火颧红、舌红、口干咽燥、脉数无力等热象，但也有虚而无热，则称为肾精亏损。

所以，在平时我们就要注重肾脏的保养，一旦出现肾阴虚，就

养生是比医生更好的医生

要及时补阴，以制约偏亢的阳气，来维护我们身体的健康。在这里向肾阴虚体质的人推荐一款药膳——海参猪蹄筋汤。

准备海参50克，猪蹄筋50克，在温水中发胀、发软后，捞出在开水中氽一次，放入锅中加清水适量、料酒10克、盐少许，小火煨炖。待猪蹄筋和海参煨炖至烂熟时，加入鸡精2克，煮1分钟、搅匀即成。佐餐食用，隔日吃1次，连吃1个月以上。

海参具有滋阴补肾精的作用，配合猪蹄筋更能增强滋养肾精、补肾阴之力。《食色申言》上有这么一个故事：明代有一书生，看上一女子，但是没能得其芳心，后来，每个晚上他都会在梦中与之交会，遗精无度。书生逐渐变得面黄肌瘦，出现了头昏耳鸣，腰膝酸软等肾阴亏损之症。虽服用了滋阴补肾药，但效果不明显。医生告诉他：肾精乃精血所化，单靠草木之品难以见功，需要吃些血肉有情之物。医生建议他可常吃海参，配合服用六味地黄丸，后来书生逐渐康复。

肾阴虚者，平时可以多吃些苹果、梨、香蕉、草莓、猕猴桃、番茄、胡萝卜、莴笋、菠菜、黑木耳、银耳、花生、黑芝麻、小米、黑米等有滋阴养肾功效的水果和食物，一定要忌食辛辣、性热的食物，如羊肉、狗肉等。

肾气不固——二便、精液、白带、月经有异常

"肾气"，是指肾精所化之气，它反映了肾的功能活动，对人体的生命活动尤为重要，所谓"肾气不固"是指肾气虚失于固摄。如果劳累过度，久病失养耗伤精气，肾气的固摄作用就会减弱，出现肾气不固的症状。

中医认为，"肾司二便"，特别是小便靠肾气摄纳控制。冬夜寒气盛，寒能伤肾，肾气虚固摄无力，控制不住小便而出现尿失禁。肾主精关，肾气虚则关门不固，精液自遗，虽不性交也会有精液流出，性交时又一触即发，出现早泄。男人无梦滑精，就是肾气虚，肾气不固所致。女人则会出现白带清晰，量多不止，或者经期过长，

淋漓不止等问题。

肾气不固的实质，相当于西医所说的垂体机能减退，下丘脑－垂体机能减退，抗利尿激素分泌减少，就会出现夜尿增多，甚至小便失禁。"下丘脑－垂体－性腺轴"机能减退，就会出现早泄、滑精。

肾气不固者平时调养当注意劳逸结合，切勿强劳伤肾。还要节制性生活，性生活过度会直接耗伤肾气。要常吃黑芝麻、黑豆、核桃等补肾精、固肾气的食物。药膳"芡实莲米粥"对早泄、遗精有良效。肾气不固者、无梦而精液流出者，可用莲须泡菜饮，或单用金樱子煎水服，有较好的固肾涩精作用。也可在医生指导下采用艾条悬灸，能直接作用于精关，增强控制小便的能力。

当然也可以用脚底按摩的方式来进行保健，不过按摩贵在坚持，持之以恒，必然有成。

肾不纳气——时常喘息

"肺主呼气、肾主纳气。"中医认为呼吸不单是肺的事，吸气靠肾，呼气靠肺。肺肾两脏密切配合才能正常平和地呼吸。如果肾气虚衰，肾不纳气，气上逆就会出现喘息不已，吸气困难，呼多吸少的现象。"肾不纳气"的实质相当于西医所说的中度以上肺气肿。中医认为"肾不纳气"，是肾气虚，摄纳无权，所以治疗这种喘症关键在于调补肾气。调补肾气，就能增强肾上腺皮质系统的功能，从而起到平喘的作用。

"肾不纳气"与上文的"肾气不固"都属于肾气虚，是肾精所化的气不足。肾气不固，失于封藏固摄，就会出现小便失禁，早泄滑精；肾不纳气，失于摄纳，不能接纳肺吸入之气，出现呼多吸少的喘息。二者虽然同为肾气虚，但表现的症状各异。因而"肾气不固"的治疗，是在补肾气的基础上重在固涩收敛；而"肾不纳气"的治疗是在补肾气的基础上，重在摄纳。

有摄纳作用的食物主要是核桃，药物主要是蛤蚧，补元气的人参也有摄纳作用。所以"肾不纳气"的患者，平时宜早、晚各吃

2 ～ 3 个核桃，要连肉带皮一齐嚼吃，因为核桃肉补肾，内皮助肾纳气平喘，只吃核桃肉疗效较差。

肾不纳气的患者，平时可以常吃药膳"四仁鸡子"，具体做法是：

（1）核桃仁 60 克不去内皮，银杏 30 克去皮尖，甜杏仁 3 克，花生仁 60 克，炒香后共研成末，放入瓷瓶内封存备用。

（2）取鸡蛋 1 个，打入碗中，下药末 15 克，调匀。

（3）将调匀的药蛋放冷锅中蒸熟。每日早晨空腹食之，连吃一个冬季。

这款药膳既可预防又能治疗，预防宜从秋天开始吃，一直吃到次年春暖花开。

留心身体异常，及早发现肾虚

随着工作和生活压力的加大、生活节奏的加快，人们没有时间去理会身体上的一些小病恙，从未重视过它们。殊不知，这些身体上的小小不适，有可能是大病到来之前的信号与征兆。

当我们出现肾虚的时候，身体也会提示人们一些信号，引起人们的注意，以便及早采取措施。我们只有接受了身体给予的忠告，才能及时地了解到自己的肾虚情况，抓住调理、治疗的黄金时间。

无缘无故口咸

在中医看来，口内的津液与心、肝、脾、肺、肾等脏器是相通的，口中有异味往往是内部脏腑出了问题。一般来说，如果无缘无故经常口咸，很可能是肾虚的问题。

为何口咸会跟肾虚联系在一起呢？中医认为，人体五脏和口味中的五味是相对应的——甜入脾，酸生肝，苦生心，辣入肺，咸入肾。肾在无形中属水，而五味中的咸味也属水，它们的五行属性是相同的，因此中医中有咸味入肾的说法。

通过口咸判断出自己有肾虚的可能后，还可以在此基础之上，通过身体的其他表现进一步判断自己是肾阴虚还是肾阳虚。

肾阴虚的人，因为肾阴不足，阳没有阴的制约，就会跑到身体的上面，产生虚火。这样的人除了口咸之外，常常感到身体上面似乎有热，下面的火也不安。比如有的人经常失眠，半夜喉咙发干，想喝水；有的则感觉脚心发烫，一回到家就要赶紧把鞋袜脱掉；有的还会出现经常性的脚跟痛，这些都是肾阴虚的表现。如果有以上症状，就可确定自己是肾阴虚。

肾阳虚的人，往往会伴有全身乏力、腿软无力的症状，有人会出现腰痛的感觉，并且痛的时候自觉腰里面发凉，这实际上就是肾阳虚的典型表现。肾阳是一身阳气的根本，如果肾阳虚，还会出现全身怕冷的情况。

肾阴虚的人在治疗上，医生通常会选用大补阴丸、知柏地黄丸等中成药，而肾阳虚的人，则通常会选用肾气丸、右归丸等药品。

无缘无故恐惧

许多人看过恐怖电影之后，一闭上眼睛，脑海里就会出现各种可怕的画面，结果导致晚上睡不着觉；有些人听别人讲过恐怖故事之后，晚上一个人走路时就会战战兢兢，疑神疑鬼，时不时忍不住往后看，生怕有什么东西跟在自己身后；还有些人，在寂静的夜里听到一点儿响动就会吓得失魂落魄，惴惴不安。

在电影和电视剧中，我们经常看到一些胆小的人面对恐惧的事，被吓得屁滚尿流。根据中医的看法，"屁滚尿流"就是"恐过则气下"所致。中医认为，肾控制二便，当人过度恐惧时，肾的固摄功能就会变差。恐惧对应六腑之中的膀胱，膀胱没有气化的能力，所以才导致二便失禁，一般情况下主要是小便失禁。从中医的角度来看，恐惧能伤肾，"吓得尿了裤子"就是表现之一。另一方面，恐惧是肾虚的表现，如果一个人无缘无故就会恐惧，那么他可能遇到了肾虚的问题。

肾虚导致的恐惧还会伴有其他的症状，比如失眠盗汗、失眠等。因为恐惧伤了肾之后，精气就不能往上供应，那么心肺就不能得到滋养，体内阴阳失去平衡，这时候人就容易出现胸闷腹胀、心神不宁、夜不能寐等症状。《灵枢·本神篇》中说"肾气虚则厥，实则胀，五藏不安"，讲的是同样的道理。

畏寒怕冷

一到冬天，许多人白天手脚冰凉，穿得再厚身上都暖和不起来；晚上睡觉，被子盖得比别人多，被窝却冷冰冰的。这种怕冷的感觉让人一整个冬天都显得缩手缩脚，感冒不断，老病也易复发和加重。中医认为，怕冷是由于体内阳气虚弱所致，其实说白了就是肾虚。人体肾阴、肾阳是相互依存、相互制约的，不是一成不变的。到了冬天过度怕冷说明身体当中阳气不足，也就是我们说的肾阳不足。肾阳不足，人体就像没有汽油的汽车一样，无论外观怎样，也不能发挥功能。肾阳不足还会造成脾虚，脾气虚弱之后，消化食物的功能必定降低，我们体内没有足够的食物运化之血来滋养五脏六腑，致使肢体末端血流不畅、血运不足、失其温运，导致手脚冰冷。

如何补足肾阳呢？食疗对于改善阳气虚弱的状况能起到一定作用。如常用的大枣红糖汤对改善手脚冰凉的疗效颇佳。准备大枣 10 个、生姜 5 片、红糖适量，每晚煎茶喝就可。手脚冰凉的人，还可适当吃些羊肉、狗肉等，暖中补虚、开胃健脾、益肾养肝、御寒去湿，同时也要做好身体的保暖工作。

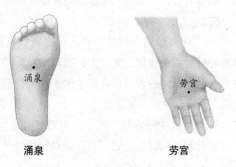

涌泉　　　　　　　　劳宫

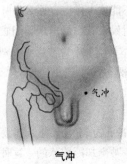
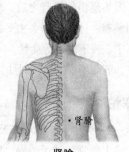

气冲　　　　　　　　　　　肾腧

　　另外，调治手脚冰凉，还可以用疏通经络的方法，改善血液循环。如果经常按摩涌泉、劳宫、气冲、肾腧四穴，往往能起到较好的疗效。下面是按摩的具体方法：

　　揉搓涌泉穴：涌泉穴位于脚心部，用手掌快速揉搓，直到有热感为佳，每天早晚揉搓涌泉穴100下，接着揉搓各脚趾100下。中医学认为，人体诸多经脉都汇集于足底，与全身各脏腑、组织、器官都有密切关系。尤其是刺激涌泉穴，有益于补肾壮阳、强筋壮骨。坚持揉搓此穴会促使手脚冰凉症状减轻。

　　揉搓劳宫穴：劳宫穴位于手心部。一手握拳，揉搓另一只手的手心部，直到感到手心微热，再换另一只手，交替进行。

　　按揉气冲穴：气冲穴位于大腿根里侧，此穴下边有一根动脉。先按揉气冲穴，后按揉动脉，一松一按，交替进行，一直按揉到腿脚有热气下流的感觉为佳。

　　按揉、拍打肾腧穴：肾腧穴位于两边腰眼，轻轻用力，两边各拍打100余次。

　　肾阳虚的人还可以用中成药补肾，金匮肾气丸就是不错的选择。它具有温补肾阳的作用，实际上，我们所熟知的六味地丸就脱胎于金匮肾气丸，只是后者比前者多了附子和肉桂而已。尽管只是多了两味药，药方的性质却完全改变了。因为肉桂和附子属于热药，能够调和六味地黄丸中的寒气，所以金匮肾气丸才能够温补肾阳。总之，围绕着补足肾阳这一主题，只要合理安排自己的起居，并按照上述方法，手脚冰凉的情况就能得到很好的缓解。

久立或久行后足跟痛

骨科门诊室里，经常会看到一些因足跟疼痛来看病的中老年男人，他们大多一进诊室就会说："大夫，我的脚跟痛，是不是得先拍张片子看看，是不是长骨刺了？"能够看出，在大多数人的眼中，足跟痛几乎已经同骨刺画上了等号，认为足跟之所以痛，都是扎到骨刺的结果。

这个观点并不完全正确。足跟痛也可能是肾虚引起的。骨刺造成的足跟痛，痛感不会只局限在足跟。而如果是肾虚引起的足跟痛，人们总觉得自己穿的鞋底子薄，走路时常觉得脚跟没穿鞋一样，直接踩到了地上，硌得生疼。在久行、久立后症状加重。中医认为，肝主筋、肾主骨，所以如果肝和肾出现了亏虚的时候，就会造成筋骨不利，脚跟就会变得很敏感，容易出现疼痛。老年人喜欢穿厚底鞋来减轻足跟疼，其实就是因为随着年纪的增长，阴虚程度也更加严重了。

同样一种症状的出现，造成的原因可能有很多种，所以一定要先辨清原因，再去辨证治疗。如果在足跟痛的时候，伴有头晕耳鸣、五心烦热、腰膝酸软等症，舌质偏红，可以大概判断自己为肾阴虚引起的足跟痛。这类患者多有纵欲过度的历史，大家都知道六味地黄丸是补肾阴虚的古今名药，不过在这里它的作用有点不及。中医讲"精入骨化为髓"，足跟痛其实是"髓"空虚的一种表现，如果不是肾虚到一定程度也不会出现这个症状。阴精消耗了这么多，自然也会出现虚火旺盛的症状，外在表现就是心烦意热，腰膝酸软，舌红。所以治疗时，既要滋阴还要降火。这时候就可以用大补阴丸这种滋阴降火并用的方剂。

如果你足跟痛，伴有头晕耳鸣、两眼昏花、手脚不问、舌质淡、舌苔白的症状，属于肾阳虚引起的足跟痛。这类患者多有强力劳伤的历史，在治疗的时候宜用温补肾阳的方法，比如右归丸等治疗。

望耳知肾况

历代医学专著多有关于"察耳""望耳""观耳""诊耳"的记载。《灵枢·本脏篇》云："高耳者肾高，耳后陷者肾下，耳坚者肾坚，耳薄不坚者肾脆。"王明鉴《证治准绳》曰："凡耳黑，皆为肾败。"人体内的器官组织发生病变时，在耳朵特定部位就会产生相应的变化和反应，肾脏也不例外。对此，常用的观察方法有：

望耳郭肉厚而润滑，耳轮光滑平整。中医认为，耳郭较长，耳垂半满，是肾气盛健的象征，肾气充足者多健康长寿。

耳垂肉薄呈咖啡色，常见病因为肾脏病和糖尿病。

耳轮色白且耳薄面白：此症状多见于遭突寒冷刺激以及病情垂危之人。正常耳朵的颜色红润，变成他色必有病因。如果耳薄面白，此是严重肾败的表现。因为中医认为肾开窍于耳。结合其他有关症状。例如毛发枯萎，齿落腰痛，微软无力等，就构成了病危之症。在此疾病的医治过程中，如耳朵变白，应当提高警惕，以防肾气衰败，生机枯竭。

耳朵瘦小，甚至枯萎：此种症状多见于严重的体能消耗疾病以及病程的后期阶段。中医认为，这是由于精气不足，其表象多为肾精亏损或者肾阳耗竭。本症如拖延日久，精气消耗殆尽，极易造成衰竭现象。故病情危重者应及时进行治疗。

总的来说，判断一个人的肾好不好可以参照下面的标准：一个肾功能比较好的人其精神也好，平时走路脚步轻快、不失眠、耳聪目明。而肾功能差的人，夜尿比较多，经常有头昏眼花、腰痛腿软、眼圈发黑、容易脱发等问题。

何时补肾效果最好——补肾的年龄、季节和时辰

人的肾脏出现了虚证，就需要通过补的方法来治疗。当然，如果一个人没有肾虚的问题，可以通过养肾和护肾的方法来保健，在这里大家需要区别补肾和养肾的区别，二者一个是治疗，另一个则

养生是比医生更好的医生

是预防。

肾虚了需要补肾，这是毋庸置疑的，不过中医上的补肾也是有讲究的。如果补肾选对了时间，能够起到事半功倍的作用。究竟何时补肾效果最好？以下我们从补肾的年龄、季节和时辰上向大家分别介绍。

女人35岁，男人40岁——肾气转衰的"分水岭"

什么时候补肾效果好，首先需要根据人体肾气的变化规律来决定。在《黄帝内经》的观点里，男女的生命周期是不一样的，男人从八岁开始，每八年一个生命周期，女人则从七岁开始，每七年为一个生命周期。之所以这样划分，依据的是"肾气"的盛衰和"天癸"的到来，不管男女都按照这个规律长大、成熟、衰老。

当女人在35岁（五七）之后，男人在40岁（五八）之后，肾气就会由盛转衰。《黄帝内经》里说女人"五七，阳明脉衰，面始枯，发始堕"。也就是说，女人步入35岁后，手阳明大肠经和足阳明胃经便开始衰弱，脸色开始发黄，也会产生脱发的情况。等"五八"四十岁的时候，男人一般就会开始掉头发，咬不了多少硬东西了。《黄帝内经·素问·上古天真论》中有男人"五八，肾气衰，发堕落，齿槁"的说法。头发和牙齿都依靠肾气的滋养，所以二者的变化也反映了肾气的盛衰。

女人在35岁后，男人在40岁后，肾气开始虚弱，因此从补肾的角度来说，女人应该在35岁后开始补肾，男人则应在40岁后开始补肾。值得注意的是，这一年龄指的是虚岁，需要在周岁上加一岁才是正确的补肾年龄。

冬季是养肾的最佳季节

中医顺应自然界万物生长的规律，认为冬季是一年中闭藏的季节。《黄帝内经》中说："冬三月，此谓闭藏，水冰地坼，无扰乎阳。早卧晚起，必待日光。使志若伏若匿，若有私意，若已有得，祛寒就温，无泄皮肤，使气亟夺。此冬气之应，养藏之道也。"在五脏之中，肾也是主藏的脏腑，所以冬季是养肾的季节。

冬季是自然界万物闭藏的季节，人体的阳气也要潜藏于内，由于阳气的闭藏，人体新陈代谢水平相应减弱，因而需要生命的原动力"肾"来发挥作用，以保证生命活动适应自然界的变化，人体能量和热量的总来源是肾，也就是人们常说的"火力"，"火力"旺说明肾脏机能强，生命力也强，反之生命力就弱。冬天，肾脏机能正常则可调节机体适应严冬的变化，否则将会导致心脏代谢失调而发病。因此，冬季养生的重点就是"防寒固肾"。

冬三月，这个季节寒水结冰，地表干裂，一派生机闭塞之象。人在此时千万不要扰动阳气的收藏，起居应该早睡晚起，早睡以养阳气，保持温热的身体。一定要等太阳出来了再起来活动，这时人体阳气迅速上升，血中肾上腺皮质激素的含量也逐渐升高，此时起床，则头脑清醒、机智灵敏，而且早晨空气中负离子浓度高，对人体非常有益。

冬季属阴属水，要藏得住才能保证春季的生发。因此，冬季一定要养好肾阴，要收敛，澡都要少洗，每周 1～2 次，但可以每天用热水泡脚。这样才能藏住体内已经收敛的阳气，所谓"无扰乎阳"。

衣服要穿暖，多晒太阳，冬天不宜洗冷水澡，也不提倡冬泳，以免阳气耗损太大；多吃温补性食物，这些食物能温暖人身，驱除寒邪。温热性食物主要指温热及养阳性食物，如羊肉、牛肉、鸡肉、狗肉、鹿茸等，冬天以炖食最好。其中，羊肉和鸡是冬天温补的主要肉食品，羊肉的膻味可用花椒、料酒及大蒜去除。鸡是中国传统的补品，俗话说："逢九一只鸡，来年好身体。"就是说要多吃鸡，冬天喝鸡汤最好。多吃益肾食品，如腰果、芡实、山药熬粥、栗子炖肉、白果炖鸡、大骨头汤、核桃等；多吃黑色食品，因黑色入肾，如黑木耳、黑芝麻、黑豆、黑米、乌骨鸡等"黑色食品"都可补肾；多吃冬令节气菜，如萝卜可顺气，还有抗癌作用；多吃养阴食物，如龟、鳖、鱼、海参、甲鱼等。

另外，中医认为肾藏精，是人的生命之本。房事不节，会损伤肾精，久而久之，会使肾气亏损，产生精神萎靡、耳目失聪、面容憔悴、皮肤干枯等未老先衰的症状。冬季与肾脏相应，因此这个季节应节制性生活，以保肾固精。

酉时是养肾的最佳时刻

"酉"在月份上对应的是八月。人体同自然天地的变化是相对应的，从酉时起便开始进入秋冬收敛收藏的时机。肾经当令之时，我们就要养护自己的肾经了。

酉时是下班的时间，我们应该养成下班之前喝一杯水的习惯，这样可以在身体的排泄高峰值后，在对肾脏和膀胱进行一次清理，从而大大降低残留的毒素对肾脏和膀胱的危害。

酉时正是吃晚饭的时间，老年人最好是在下午五点半之前把晚饭吃完，饮食宜清淡。下午5点至7点，是肾经最旺的时候，肾阳虚的患者在此时服药效果最好。下午6点左右，正是肾经气血最旺、功能最稳定的时候，此时开始锻炼，有利于促进饮食的消化吸收，增强脾胃的功能，防止肠胃疾病的发生。

特别要注意的是，冬季室内外温差较大，在外进餐后不宜立即出去，否则容易引起风寒头痛，还会增加心脏的供血负担。因此，饭后应坐下来休息一下，20～30分钟以后再开始活动。此外，饭后不要立即饮水，最好饭后半小时再饮水。

用好养肾的经络和穴位——人体自有养肾大药

当我们生病的时候，第一个反应就是到医院里开药或打针，其实有些疾病我们完全可以不用去看医生，根据中医的观点，我们每个人的体内都有"大药"，在我们感到不适的时候，他们就可以帮上大忙，即便没有生病，作为日常生活的保健，人体的这些"大药"也能发挥重要的作用。

中医认为，人体的五脏六腑对应着 12 条经络，比如肝脏与肝经相对应，肾脏与肾经相对应。《黄帝内经·海论》中说："十二经脉者，内属于脏腑，外络于支节。"这句话非常简洁地概括了十二正经与脏腑之间的关系：12 条经脉，在人体内部，隶属于所对应的脏腑，在人体外部，分布于四肢、头和躯干。根据这一特点，我们能够发现一个养生保健的小窍门：保养人体内部的脏腑，可以通过刺激位于体表与该脏腑对应的经络。比如说，保养肾脏，就可以对位于体表的肾经进行刺激。肾经上的穴位也是灵丹妙药，在养肾的过程中也可以通过刺激穴位来保健。

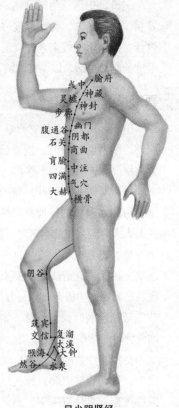

足少阴肾经

肾经是养肾的百宝箱

肾经循行部位起于足小趾下，斜走足心（涌泉），出于舟状骨粗隆下，沿内踝后，进入足跟，再向上行于腿肚内侧，出于腘窝内侧半腱肌腱与半膜肌之间，上经大腿内侧后缘，通向脊柱，属于肾脏，联络膀胱，出于前（中极，属任脉），沿腹中线旁开半寸、胸中线旁开两寸，到达锁骨下缘（腧府）。

肾经如果有问题，人体通常会表现出口干、舌热、咽喉肿痛、心烦、易受惊吓，还有心胸痛，腰、脊、下肢无力或肌肉萎缩麻木、脚底热、痛等症状。

针对这些问题，我们可以通过刺激肾经来缓解。一种方法是沿着肾经的循行路线进行刺激，因为肾经联系着很多脏腑器官，通过刺激肾经就可以疏通很多经络的不平之气，还能调节安抚相连络的内脏器官。

每天的 17 点到 19 点，也就是酉时，是肾经当令的时间，此时肾经气血最旺，因此这时候按摩肾经的效果是最好的。如果需要服中药的话，这个时候服用，效果也比较好。另外，如果家里有人经常在这个时候发低热，很可能就是肾气大伤引起的，一定要多加注意。这种情况多发生在青春期的男孩子和新婚夫妇身上。青春期的男孩子情窦初开，手淫的次数可能会比较多，新婚夫妇性生活往往不加节制，这两者都会过多损耗肾精，伤及元气。

总之，为了我们一生的幸福，一定要了解肾经，利用好肾经，这样肾精充足，肾就会变得强大，整个人充满了创造力，很多问题也就迎刃而解了。

涌泉穴——补肾固元的"长寿穴"

我们每个人都有多个"长寿穴"，涌泉穴就是其中之一。若常"侍候"这个穴位，可以实现身体健康，延年益寿。

涌泉穴是人体足底穴位，为全身腧穴的最下部，乃肾经的首穴。在人体的脚底，不算脚趾的部分，脚掌的前 1/3 那里有个凹陷，这就是涌泉穴的位置。我国现存最早的医学著作《黄帝内经》中说："肾出于涌泉，涌泉者足心也。"意思是说，肾经之气犹如源泉之水，来源于足下，涌出灌溉周身四肢各处。所以，涌泉穴在人体养生、防病、治病、保健等各个方面具有重要作用。

涌泉穴的功能很多，简而言之，即"骨耳水气精"。"骨"即骨骼是否健康有力，骨头怕冷、劳损，这些问题都与肾有关，因为肾主骨生髓。第二个"耳"，肾开窍于耳，所以耳聪目明与肾中的精气有关。第三个"水"，人体大部分由水组成的，所以一定要让身体当中

涌泉

的水活动起来，如果涌泉这个地方比较旺盛，这个泉眼涌出的水量足、力量大，就会通过肾主水的功能，使一些下焦瘀滞、水肿、小便不利症状得到缓解。第四是"气"，肾中所讲的气是呼吸之气的根，能不能把呼吸之气沉到元气所在的两肾之间的位置，就靠肾中这个气的力量。第五是"精"，人体各个脏腑的功能都依赖于肾中的精气充足，精还代表生殖功能。无论男性还是女性，只要与生殖功能相关的病症，都可以用涌泉这个穴位进行一些补养调理。

按摩涌泉穴之所以能防治各种疾病，尤其是老年性的哮喘、腰膝酸软、头痛头晕、便秘等病效果较明显，这是因为：第一，人体的经络系统内连脏腑，外络肢体，沟通了人体的内外上下，涌泉穴是肾经的第一个穴，也是心经和肾经交接的地方，按摩涌泉穴就可以达到对肾、肾经及全身起到整体性调节的目的。第二，人体的双脚有着丰富的末梢神经，以及毛细血管、毛细淋巴管等，通过按摩，可以促进局部血液、淋巴液的循环，从而对全身的新陈代谢起到促进作用。第三，由按摩时摩擦产生的热感对身体也是一种良性刺激。俗话说："若要老人安，涌泉常温暖。"说明了对涌泉的热刺激可以改善身体状态，对老年人尤其有益。

利用涌泉穴养生治病的方法很多，下面介绍一些常用的方法。

（1）点按法。用拇指的指腹垂直按压足心涌泉穴，也可以用食指操作，把食指屈曲，用指间关节点按涌泉穴，按下片刻后再提起，一按一放，反复进行。以局部有酸胀感为宜，每次3分钟，每天1次。

（2）指揉法。用拇指揉按涌泉穴，顺时针揉60次，再逆时针揉60次，速度保持在每分钟60次左右，每天1~2次。

（3）指搓法。以拇指在涌泉穴上从足跟向足尖方向反复搓动，速度不宜过快，每次2分钟，每天1~2次。

（4）掌擦法。这个方法就是我们常说的"搓脚心"，操作时，先将两手对搓，直至掌心发热。先以右手心的劳宫穴对准左脚心的涌泉穴，顺时针揉60次，再逆时针揉60次，速度保持在每分钟60

次左右即可。按摩后换左手揉右脚，方法同前。每天 1 ~ 2 次。

（5）拍打法。用双手掌自然轻缓的拍打涌泉穴，最好以足底部有热感为适宜。需要注意的是手掌要保持空心状态来拍打足底。

（6）熏洗法。用热盐水浸泡双侧涌泉穴。热水以自己能适应为度，加少许食盐，每日临睡觉前浸泡 15 ~ 30 分钟。

（7）艾灸法。可以直接用艾灸，也可以用隔姜或其他药物灸，每次 20 ~ 30 分钟，每天一次，可在临睡前进行。

（8）贴敷法。如果是穴位贴敷的话就要买些中药，打成细粉，然后用鸡蛋清调成糊状，每天睡觉前贴敷在穴位上，外用纱布包裹或胶布固定。两侧的穴位交替使用。常用的药物有桃仁、杏仁、栀子、胡椒、吴茱萸等。

（9）器具法。可以用脚心蹬搓床头或其他器械，起到对足底涌泉穴的刺激作用。

（10）意念法。取站立位，全身放松，去除杂念，双目微闭，舌抵上颚，将意念放于足心涌泉穴处，每次 30 分钟左右，可根据自身情况调整时间长短。这其实是气功锻炼的一种方法，每天进行一次，对体弱多病者尤为适合。

涌泉穴在人体养生、防病、治病、保健等各个方面都显示出它的重要作用。经脉就像是一条大河，每条河流都有自己的发源地，涌泉就是肾经的源头。别小看这涓涓细流，这里涌出的可是生命的力量，滋养着身体，这里就是生命的泉眼。

太溪——滋阴养肾之元气

太溪穴在足的内侧，内踝后方和脚跟的肌腱之间的凹陷。可以以坐姿或者仰卧的姿势来取穴。太溪穴是足少阴肾经的腧穴和原穴，腧穴就是本经经气汇聚之地，原穴就是肾脏的原气居住的地方，太溪穴合二为一，是肾经经气最旺的穴位。这个穴位在内踝高点与跟腱之间的凹陷中，穴位上有动脉可见。这之所以被称作太溪，是因为这里有血脉经过，肾经水液在此形成较大的溪水。这里流淌着源

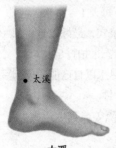

太溪

源不断滋养人体的肾脏之水，与肾脏的健康息息相关。

中医认为，肾是人体的先天之本，有藏精主生殖的功能，其内深藏着人体的元阴元阳，因此，太溪穴既可以补肾阴，又可以补肾阳，具有滋肾阴、补肾气、壮肾阳、理胞宫的功能，也就是说生殖系统、肾阴不足之症、腰痛和下肢功能不利的疾病都可以用此穴来调治。

如果是因为肾虚引起的足跟痛，可以多揉太溪穴，将肾经的气血引过去。痛就是有瘀血，停在那里不动了，造成局部不通，不通则痛。只要太溪穴被激活了，新鲜血液就会把瘀血冲散吸收，自然就不痛了。

如果是因为肾阴不足引起的咽喉干燥、肿痛等症，也可以按揉太溪穴以补足肾阴。大家可以一边按揉一边做吞咽动作，这样效果会更好。

如果家里有高血压、肾炎病人，也可以经常给他们按揉太溪穴，可使高血压有一定程度的降低，而且对尿蛋白有一定的治疗效果。手脚怕冷或发凉的人，可以在睡前按摩太溪穴，在每天反复刺激之下，慢慢会感觉到暖和。

除此之外，太溪穴还有养发的功效。中医认为，头发的盛衰和肾气是否充盛有很大关系。头发伴随人的一生，从童年、少年、青年、壮年到老年，均和肾气的盛衰有直接和密切的关系，也就是《黄帝内经·素问·六节脏象论》中"肾者……其华在发"的含义。因此，要想使自己的秀发飘逸、有光泽，就要注意补肾，补肾最好的办法就是按摩太溪。

按揉太溪一年四季都可以，但春秋季节天气干燥的时候，按揉的时间应该长一些，因为燥易伤阴，多揉一些时间，既可补阴，又可防燥伤阴；夏季可以时间短一些，因为夏季湿气比较重，按揉时间长了，体内的阴气太重反倒不好。冬季比较折中一些，每天每穴

养生是比医生更好的医生

5分钟就行了，但是无论什么季节，最好在晚上9－11点按揉，这时身体的阴气较旺，可以"趁热打铁"。

太溪主要用来补阴，所以不要用灸，因为灸是热性刺激，容易伤阴，最好是按揉。按揉太溪，将四指放在脚背上，大拇指弯曲，从上往下刮按左右脚上的穴位，按揉时要有轻微的痛感，每天早晚各按1～3分钟。刺激太溪穴，还可以将人参切片，外贴在穴位上，用折叠成方块的纱布覆盖在上面，再用医用胶布固定，两侧的太溪穴都要贴，12小时候取下，隔天再贴一次。

逢黑必补——肾脏喜欢黑色食物

根据《黄帝内经》中的五色应五脏原理，肾色为黑色，属冬天。黑色的食品有益肾、抗衰老的作用。早在《本草纲目》中，李时珍就论述过黑色食物的奇效："服（黑芝麻）至百日，能除一切痼疾。一年身面光泽不饥，两年白发返黑，三年齿落更生。"黑芝麻属于我们常说的黑色食物，其他黑色食物还有黑米、黑豆、黑枣、黑荞麦，这是最典型的代表，食材也比较容易得到。黑色食物个个都是养肾的"好手"，一起熬粥，更是难得的养肾佳品。

1. 黑米

黑米还有一个美丽的名字——"黑珍珠"，得此美名主要是因为其含有丰富的营养物质和很好的保健作用。《本草纲目》中记载：黑米有滋阴补肾、健脾暖肝、明目活血的功效。其含有丰富的蛋白质、氨基酸以及铁、钙、锰、锌等微量元素，有开胃益中、滑涩补精、健脾暖肝、舒筋活血等功效，其维生素 B_1 和铁的含量是普通大米的7倍。冬季食用对补充人体微量元素大有帮助（但用它煮八宝粥时不要放糖）。

2. 黑荞麦

黑荞麦也是一味中药，具有消食、化积滞、止汗之功效。其除富含油酸、亚油酸外，还含叶绿素、卢丁以及烟酸，这些物质对降低体内胆固醇、降血脂和血压、保护血管功能有重要作用。它在人体内形成血糖的峰值比较延后，因此血糖偏高或者有代谢综合征的人可以选择食用黑荞麦。

3. 黑枣

枣被视为补血的首选食物，更是女性朋友青睐的美食。其中有"营养仓库"之称的黑枣性温味甘，有补中益气、补肾养胃补血的功能；含有蛋白质、糖类、有机酸、维生素和磷、钙、铁等营养成分。女性朋友在安全期多食用黑枣，一方面可以补充经期流失的营养，另一方面还可以起到补气养肾的作用，是一举两得的选择。

4. 黑豆

单从形状上看，黑豆的外形就与肾脏极其相似，黑豆曾被古人誉为"肾之谷"，黑豆味甘性平，不仅形状像肾，还有补肾强身、活血利水、解毒、润肤的功效，特别适合肾虚患者。黑豆还含有核黄素、黑色素，对防老抗衰、增强活力、美容养颜有帮助。所以肾虚的人可以通过食用黑豆，来增强肾脏功能。

5. 黑芝麻

黑芝麻也是补肾的佳品。黑芝麻性平味甘，有补肝肾、润五脏的作用，对因肝肾精血不足引起的眩晕、白发、脱发、腰膝酸软、肠燥便秘等有较好的食疗保健作用。它富含对人体有益的不饱和脂肪酸，其维生素 E 含量为植物类食品之冠，可清除体内自由基，抗氧化效果显著。对延缓衰老、治疗消化不良和治疗白发都有一定作用。

此外，李子、乌鸡、乌梅、紫菜、板栗、海参、香菇、海带、黑葡萄等，都是营养十分丰富的食物，也是补肾的良品。对于肾脏不好的人而言，可以每周吃一次葱烧海参，或者将黑木耳和香菇配合在一起炒着吃，或炖肉时放点儿板栗，都是补肾的好方法。

咸入肾——咸味食物善养肾

咸味是人类食物中必不可少的味道，自古就被列为五味之手，《黄帝内经·素问·五脏生成》中说："色味当五脏……黑当肾，咸"。这说明咸味为肾之味。在《黄帝内经》中，五味对应着五脏，其中甜入脾、酸生肝、苦生心、辣入肺、咸入肾。五脏之中，肾属水，五味之中，咸属水，因此咸味的食物都入肾，具有补肾的作用。

五味本身都有各自不可替代的作用，咸味亦然。咸味归肾，为寒水之性，所以，咸味药物多偏入肾，部分咸味药物有补肾的功能，如鹿茸、紫河车、龟板、鳖甲、海马、蛤蚧等，均是填补肾精的上佳药物。部分补养药在炮制时经过盐炒，其补肾作用就会增强，如巴戟天、补骨脂等。传统医学认为"肾主水"，即肾有调节水液代谢的作用。而咸味食物能调节人体细胞和血液渗透压平衡及水盐代谢，可增强体力和食欲，防止痉挛。因此，在呕吐、腹泻及大汗后，适量喝点儿淡盐水，可防止体内微量元素的缺乏。

适当的咸味有益肾气，但倘若咸味太过，就会损伤肾阳。根据《内经》的论述，在五味过用对人体产生的损害之中，咸味涉及的系统最多，病症最广。《素问·生气通天论》中提到："味过于咸，大骨气劳，短肌，心气抑"。意思是说food咸味，肾气会受损。而肾主骨，肾伤则骨骼易劳伤，出现肌肉无力、萎缩、心慌胸闷等症状。食咸过多会同时损及肾、脾、心脏等多个器官系统，严重的还会令人损折寿命。中医讲"肾主骨生髓"，即人身的骨骼都与肾的功能相关，因此过咸的东西会损坏骨头。

还有两类人群不宜食"咸"。

（1）高血压患者：高血压患者饮食尤其要清淡。因为，咸味过多会导致水液大量滞留在体内，会增加血容量，使血压升高，特别是舒张压。从中医的角度来说，咸伤肾，肾阴被伤，会导致肝阴亦伤、肝阳愈亢，则头晕、头痛症状加重。

（2）肾病患者：素有急慢性肾炎、肾病者，已经存在肾功能的损伤，为保护肾脏，应尽可能少食盐，减少咸味对肾的损伤。

谷果畜菜中的养肾佳品——《黄帝内经》中的平衡膳食观

我们的祖先很早的时候就讲究膳食要平衡。《内经·素问》中提出"五谷为养、五果为助、五畜为益、五菜为充"。谷、果、畜、菜4个字说明我们的祖先几千年前就已经在讲求饮食中的营养平衡，重视膳食中的合理搭配。以粮豆为主，肉菜为辅，饭后吃些水果帮助消化，这种搭配完全符合现代营养学的观点。

这种平衡膳食的观点也适用于我们对肾的养护上，因为不同的食物都有不同的营养保健作用，合理搭配、膳食平衡，能够发挥每种食物的最大营养功效。那么在谷果畜菜中，有哪些食物有益于我们对肾的养护呢？下面我们就一一来分析一下。

菽——五谷之中大豆最养肾

《黄帝内经》中认为五谷即：稷（小米）、麦（面）、稻（大米）、黍（黏黄米）和菽（豆类）。现在通常说的五谷杂粮，是指稻谷、麦子、高粱、大豆、玉米。古人用菽泛指一切豆类。今天所说的大豆则专指黄豆和黑豆。

黄豆的营养价值很高，含有丰富的植物性蛋白质以及人体必需氨基酸，自古就有"田中之肉"的美称。《黄帝内经·素问·金匮真言论》中有这样一段讨论肾的经文："北方色黑，入通于肾，开窍于二阴，藏精于肾，故病在溪，其味咸，其类水，其畜彘，其谷豆，其应四时，上为辰星，是以知病之在骨也。""其谷豆"其实说的就是五脏之中的肾同五谷之中的豆具有特殊的关系，豆类食物对肾脏有保护作用。

肾的方位为北方，尚黑色，所以黑豆对于肾脏的保健功效也很强。黑豆味甘性平，黑归脾、肾经。中医认为它具有补肾强身、活血利水、解毒、润肤的功效，特别适合肾虚者。《黄帝内经》认为，肾脏其味咸，在五气中为腐。因此，经过发酵的黑豆补肾的作用最强。

《本草纲目》说常食黑豆，百病不生。日本有一个地方的人普遍长寿，他们爱吃一种用黑豆发酵后制成的食物，类似于中国的淡豆豉。

黑豆对一般人群来说均可食用，其做法很多，这里为大家介绍一款黑豆乌鸡汤。

准备黑豆 150 克，何首乌 100 克，乌鸡 1 只，红枣 10 枚，生姜 5 克，精盐适量。先将乌鸡去内脏，洗净备用。将黑豆放入铁锅中干炒至豆衣裂开，再用清水洗净，晾干备用。将何首乌、红枣、生姜分别洗净，红枣去核，生姜刮皮切片，备用。然后往锅中加适量清水，用猛火烧沸，放入黑豆、何首乌、乌鸡、红枣和生姜，改用中火继续煲约 3 小时，加入精盐适量，汤成。

黑豆有滋补肝肾、活血补血、丰肌泽肤等功效，久服可使皮肤变得细白光洁。何首乌补肝肾、益精血。乌鸡健脾补中、养阴退热。红枣健脾和胃、益气生津，多食可使人脸色红润。故此汤可以补血养颜，乌发，养心安神。当然，食用黑豆也有所"忌惮"，据《本草经集注》记载："黑豆恶五参、龙胆"。黑豆忌与蓖麻子、厚朴同食。

豆类食物的油脂含量很高，导致其难以消化。若是饲畜，大豆算是精饲料，因其蛋白质、纤维含量高，而食草动物的回肠、盲肠很长，能充分消化吸收大豆的营养成分又不致消化不良。但人就不一样了，吃过炒豆子的都知道，吃完很容易胀气、腹痛、不停放屁等，其实就是消化不良。那怎么办呢？就此舍弃营养丰富的大豆么？当然不是，我们智慧的中华民族发明了豆腐。我们首先通过浸泡大豆、磨成豆浆，再过滤、煮沸，从而替我们的牙齿和胃减轻负担，也为豆浆在小肠中被酶转化分解创造了条件。如果在煮沸的豆浆中按比例加入卤水，就能制成豆腐。中医认为大豆性凉，于是以毒攻毒，用卤水的热毒平衡豆浆的阴寒，阴阳中和产生豆腐，这样相对容易被人体消化吸收。但因为卤水有毒，现在已经不允许再用它来制豆腐了，改用石膏点豆腐，因此在口感和易消化程度上都打了折扣。

除了制成豆浆、豆腐供人食用外，大豆在中医上还有很多妙用。大豆入药已有一千多年的历史，不仅大豆加工过的豆豉是一味重要的中药，甚至发芽后的大豆晒干也可以入药，它还有一个美丽的名字——大豆黄卷，这在《全国中草药汇编》中有明确的记载。大豆和其他中草药配合能够治疗很多病症，用大豆和其他植物种子组成的八宝粥也有很好的保健和防病功能。

彘——五畜之中猪肉最补肾

《素问·脏气法时论》中说"五畜为益。"五畜是指犬、羊、牛、鸡、彘。《黄帝内经》认为五脏配属五畜，他们之间的对应关系是：肝应鸡，心应羊，脾应牛，肺应马，肾应彘。所谓的彘其实就是猪。

猪是十二生肖之末，也称之为亥。杂食类动物，身体肥壮，性情温驯，适应力强。人类养猪的历史非常久远，"溷"字为猪圈之意，在春秋时期的书籍中已经出现，而浙江余姚河姆渡新石器文化遗址出土的陶猪，其图形与现在的家猪形体十分相似，说明早在原始社会我们的祖先对猪的驯养已经初具雏形。

中国人吃猪肉的历史源远流长，但历史上食用猪肉曾一度被禁。据《明实录》等记载，明代朱厚照于公元 1505 年登帝位为明武宗，"正德"十四年（1519 年）农历十二月。他决定南下巡游数地，启程之前，特发布诏令严禁各地养猪、宰猪和吃猪肉，一是因为他的生肖属猪（生于明"弘治"四年，岁次为辛亥，正好是"猪年"）；二是明代皇帝姓朱，与"猪"同音。因此他认为，养猪、宰猪和吃猪肉对于明王朝和生肖属猪的他本人，都极为不利与不敬，所以通令严禁。当然因为猪肉在人们日常的饮食、祭祀中有无可取代的作用，所以后来禁令并未持续施行。

猪为五畜之一，对人体有益，红烧猪蹄、炖猪肘子、回锅肉、糖醋里脊都是与猪有关的名菜，也是中医食疗的重要组成部分。中医认为猪肉性寒，具有补虚、滋阴等食疗作用。不过猪肉吃多了，容易患心脑血管疾病，那么如何避免这一隐患呢？其实我们只要注意烹调方法就可以了，向大家介绍一种长寿老人常用的一种猪肉食用法。先将猪肉煮上两三个小时，之后加入海带或萝卜继续煮一个小时，做成一种汤菜食用。有研究显示，猪肉在经过长时间的炖煮之后，其脂肪含量会降低 30% ~ 50%，不饱和脂肪酸也会增加，胆固醇的含量也会随之降低，这样就可以避免吃猪肉带来的心脑血管疾病风险了。

正所谓"百菜不如白菜，诸肉不如猪肉"，猪肉这种常见的食材有着无可替代的永恒魅力。但值得注意的是，吃猪肉在搭配上也有禁忌。

猪肉和牛肉不共食的说法由来已久，《饮膳正要》指出："猪肉不可与牛肉同食"。这主要是从中医角度来考虑，一是从中医食物药性来看，猪肉酸冷、微寒，有滋腻阴寒之性，而牛肉则气味甘温，能补脾胃、壮腰脚，有安中益气之功。二者一温一寒，一补中脾胃，一冷腻虚人，性味有所抵触，故不宜同食。

猪肉也不能与羊肝、香菜搭配。羊肝有膻气，与猪肉共同烹炒，则易生怪味，从烹饪角度看，亦不相宜。而香菜辛温，耗气伤神。猪肉滋腻，助湿热而生痰。一耗气，一无补，故二者配食，对身体有损害。

栗——五果之中栗子最补肾

《黄帝内经》中所说的"五果为助"，即普通食物营养不足的地方可由果品来补充。那五果究竟是哪五果呢？《黄帝内经》中的"五果"分别为李、杏、枣、桃、栗，也就是我们现在所说的李子、杏、大枣、桃、板栗。五脏之中，肾属水，五果之中，李属木，杏属火，枣属土，桃属金，栗属水。栗子与肾同类相属，所以栗子具有补肾的功用。

栗就是我们常说的板栗，是我国的特产。栗子味甘性温，无毒，入脾、胃、肾三经，其药用价值很高，南梁陶弘景说其能"益气，厚肠胃，补肾气"。《本草纲目》则称其可"治肾虚，腰脚无力""以袋盛生栗悬干。每日吃十余颗，次吃猪肾粥助之，久必强健"，能补脾健肾、补肾强筋、活血止血，适用于脾胃虚寒引起的慢性腹泻，肾虚所致的腰酸膝软、腰肢不遂、小便频数以及金疮、折伤肿痛等症。

一般人都可食用栗子，尤其身体虚弱、腰酸腿痛、小便频数、内寒泄泻、支气管哮喘等患者更宜食用。这里为大家介绍几种与栗子有关的食疗方。

1. 板栗粥

准备栗子肉 20 ~ 30 克，大米（或糯米）100 克，同煮粥，用适量白糖调味食用，可健脾养胃、强筋补肾，适用于老年人肾虚腰酸背痛、下肢无力、脾虚泄泻等症。

2. 板栗煲鸡汤

准备鸡肉 100 克，生姜 5 克，枸杞 10 克，板栗 15 ~ 20 粒。先将整鸡剁成寸块，选有骨肉 100 克，在开水中焯一下，放入汤锅内。再把枸杞、板栗、生姜依次放入锅中，倒入高汤适量。大火烧开后，文火再煲 1 小时。出锅时，调入精盐、味精、鸡精，即可食用。这道板栗煲鸡汤，对体乏气短，肾虚腰痛，有较好的滋补疗效。

3. 板栗核桃粥

准备板栗、核桃仁各 50 克，大米 100 克，盐 3 克，鸡精 1 克。先将板栗剥壳后切粒，核桃仁切粒，大米淘洗干净，备用。锅置火上，注入适量清水，用大火烧开，下入淘净的大米，改用中火烧约 10 分钟。取紫砂锅，将汤锅里的大米倒入，用小火煲至米花开，然后加入板栗、核桃仁，再煲 20 分钟，加入盐、鸡精调匀即可。板栗核桃粥适用于妊娠初期，因体虚脾肾不足而导致的阴道下血、头晕耳鸣、小便频繁等。但应注意一次不宜多吃，否则易伤脾胃。

这里再为大家提几点建议：（1）选购板栗时，要选择外壳褐色、表面光滑、无虫眼、呈半圆状的板栗。（2）可将板栗放锅中煮熟，过凉水后再剥壳，这样容易剥出完整的板栗仁。（3）煲粥时，水量要一次加够，否则煮出来的口感会差一些。（4）糖尿病患者当少食或不食；消化不良或患有风湿病的人不宜食用。

藿——五菜之中豆类的叶子和豆苗最补肾

《黄帝内经》中明确提出了"五菜为充"的饮食观，充者，乃补充五谷、五果、五畜之不足之意，是用以"辅佐谷气"的。那"五菜"究竟指哪五菜呢？《内经》中的"五菜"指的是：葵、藿、薤、葱、韭等蔬菜。葵、藿、薤现在人已经不怎么吃了，偶尔吃吃也只是为了增加点儿生活情趣。但这些菜其实都是"大有来头"的，古人认为五菜与五行相配，配属关系分别为：韭属木，薤属火，葵属土，葱属金，藿属水。五脏之中，肾属水。其中藿与肾同类相属，所以又把藿称为肾菜，认为食用它能够补肾。

那藿到底是一种什么蔬菜呢？这是大多数人都会有的疑问。读过《诗经·小雅·白驹》的人，都知道中国古代的留客之道，即留客先留马——"皎皎白驹，食我场苗……皎皎白驹，食我场藿……"马儿吃得乐不思蜀了，客人自然就留下了。藿一般指的是豆苗或豆叶，现在的豌豆苗就可以看作五菜中的藿。

豌豆苗又名龙须菜，指的是豌豆苗荚上的须丝。在古代，豌豆苗是备受推崇的清鲜小蔬，深爱此味的苏轼曾写了一首《元修菜》："彼美君家菜，铺田绿茸茸。豆荚园且小，槐芽细而丰……"这里的元修菜就是豌豆苗。当年苏轼烹饪豌豆苗的方式与今人大不相同。"点酒下咸豉，缕橙芼姜葱。那知鸡与豚，但想放箸空。"先将姜葱切碎，佐以豌豆苗，再用酒和盐酱调味，一同煮成菜羹，他认为这样吃起来比鸡肉味道更鲜美。因为藿是豆类的嫩芽，在古代应该是很珍贵的，人们也不大舍得掐掉老的部分，以至于豌豆苗每根有十几厘米长，寥寥数根就可以用鸡汤煮了，是一道高档的菜肴。

现代社会豆苗比较常见了，大家可以很方便地购买。豌豆苗的做法很简单，既可以清炒也可以凉拌。看看生煸豌豆苗的做法吧。准备豌豆苗250克，盐3克，味精1克，白砂糖5克，大葱5克，色拉油30克。先将豌豆苗择去老茎，洗净，沥去水；锅架火上，放入油烧至七八成热，下精盐，再下豌豆苗，快速煸炒；见豌豆转为翠绿色，下白糖和葱花，放少许清水，翻炒几下，放味精拌匀，即可出锅装盘。需要注意的是，如果是糖尿病患者应不放白砂糖。

桑葚、枸杞、核桃——补肾"三剑客"

桑葚——益肾明目、润肠生津

酸酸甜甜的桑葚是很多女性朋友的最爱，其实，桑葚对于我们补肾大有裨益，男人也可以适当食用。桑葚归肝肾两经，具有滋阴、补血、生津、润肠的作用。人常说"岁月不饶人"，当人到了一定年龄，肾气就不像年轻时那么充足了，这时候可能会出现须发早白、失眠多忘、耳鸣目暗等病。桑葚因为能够补益肝肾，很适合作为中老年人的日常保健食品。

春夏相交之际，街头上大都有卖桑葚的水果摊，大家可以吃到新鲜的水果。平时，没有应季桑葚时，也可以在药店里购买。不过，从药店买回的桑葚就不能生吃了，大家可以将 20 克桑葚加入适量的水，等煎煮成一杯的时候就可以。每天喝点儿酸酸甜甜的桑葚水，给肝肾补充了营养，身体也就不容易生病了。

桑葚除了生吃和泡水两种食用方法之外，大家还可以自己制作桑葚膏。方法也不难，桑葚水煎，过滤取汁后加蜂蜜熬膏，每次15 ~ 30 克，温开水冲服。

当桑葚上市的时候，大家买上 1 千克桑葚。先仔细将桑葚清洗干净，并沥干里面的水分，然后再进行煎煮。中药在煎煮的时候都会反复煎煮三次，制作桑葚膏的时候也是如此。第一次煎煮后，将水倒出备用，并继续向锅里加水煎煮。如此反复三次之后，将所有的桑葚水混合在一起，放在炉子上小火慢慢熬，等到水变得浓稠之时，加入适量的蜂蜜，大概在 300 克就行，继续熬，直到成为膏状。桑葚膏制成后，放入冰箱内，就可以长时间的保存了。每次食用时，舀上一勺加上温水冲服就行。桑葚性寒，所以每天的用量不要超过30 克。另外，脾胃虚寒，容易大便溏稀的人不宜服用。

养生是比医生更好的医生

有一点需要提醒大家一下，桑葚膏只是大家日常的保健品，它对于一些疾病具有一定的保健作用，但并不代表能够治病。有的人在养生保健上过于急切，不管吃药还是日常保健，都喜欢达到"立竿见影"的效果。须知"冰冻三尺非一日之寒"，如果服用之物的能量过大，反倒会打破身体的平衡。当身心慢慢平衡的时候，才是化解"寒冰"的重要途径。

枸杞——补肝益肾，爱护精子

枸杞子红如胭脂，艳如玛瑙，古人称之为"仙人草""西王母杖"，意为天赐之物，是我国常用的滋补类中药材。自古以来，枸杞子就是滋补强身的佳品，有延缓衰老的功效，所以又名"却老子"。枸杞子是肝肾同补的良药，它味甘，性平，归肝肾二经，有滋补肝肾，强壮筋骨、养血明目、润肺止咳等功效，尤其是对于男人而言，枸杞子更是不可多得的滋补良药。

一些中药方常用枸杞子配伍治疗腰膝酸软、肾阴不足的症状。在一项临床报道中，42 例患有不育的男性中，在服用枸杞子 1 ~ 3 个月内，只有 6 例无效，其他的大部分都出现了不错的治疗效果，有 23 人完全治愈。这说明，枸杞子除了补肾养肝之外，还具有益精的作用。未生育的男人们可以将它当作平常的零嘴，为拥有一个孩子做好准备工作。

实际上，生活中有不少人喜欢用枸杞泡酒喝，这也算是一种养生之法。还有的人喜欢用枸杞泡水当茶饮，或者在水中放入其他药物混合使用，其实相比这些，服用枸杞有个特别简单的方式，那就是"嚼"。

为什么枸杞要嚼着吃呢？我们都知道，咀嚼的过程中嘴里会产生唾液。中医认为，唾液是津液所化，古人给予"金津玉液""玉泉""甘露"等美称。《红炉点雪》中说，津液如果到了肾，具有生精的作用。当我们咀嚼枸杞的时候，除了枸杞本身的功用之外，唾液还能将枸杞的精华引到肾里面，这样就能更好地补肾生精了。

民间嚼食枸杞的时候，一般每天2~3次，每次10克枸杞即可。枸杞算是比较好吃的中药了，味道甘美，大家在咀嚼的时候，要慢慢嚼，尽量享受这个过程，不要像猪八戒吃人参果似的，还未尝出味道，就囫囵地吞了下去。另外，咀嚼的时间一长，还会产生更多的津液，更有利于人体吸收。

不管是药店还是商店，大家都可以很轻松地购买到枸杞。挑选的时候，尽量挑橘红色的枸杞，这样的比较正宗，虽然鲜红的枸杞比较漂亮，不过如果经过了人工染色，不仅对人体起不到补肾益精的效果，常吃还会危害健康。枸杞一次不要买得太多，如果长时间放置，它的颜色就会发黑，药效就会丧失很多。

核桃——适宜肾阳虚患者的食疗佳品

核桃又名"胡桃"，与扁桃、腰果和榛子一起，并列为世界四大干果，素有"万岁子""长寿果""养人之宝"的美称。其卓著的健脑效果和丰富的营养价值，已经被越来越多的人所推崇。中医认为，核桃仁性温、味甘，入肺、肾、大肠三经。《本草纲目》中记载：核桃仁有"补气养血，润燥化痰，益命门，利三焦，温肺润肠，治虚寒喘咳，腰脚重疼，心腹疝痛，血痢肠风"的功效。对于由肾阳虚所引起的腰膝冷痛、乏力、白发早生，肺阳虚所致的咳嗽、气短、畏寒以及肠燥便秘等症状，都有很好的防治作用。同时能强身壮体，益寿延年。此外，核桃与其他补品或补药同时使用时，有增强滋补的作用。

核桃仁有多种吃法，可生吃、水煮、烧菜、糖蘸、煮粥、浸酒等，也可制成核桃粉、核桃仁蜜饯、核桃仁糕点和糖果。阳虚体质者有咳嗽、失眠、头晕、有痰喘等症状时，每天生吃30克核桃仁即可见效。阳虚体质者有腰背下肢寒痛、健忘、耳鸣现象时，可加盐煮熟后食用。此外，核桃仁与其他菜肴搭配炒食、制汤，还可温胃消食、补肾益肠。

阳虚体质者肾阳不足，有腰膝酸软、冷痛，头发早白，头昏耳鸣，心神不宁，记忆力减退等现象时，可常食核桃仁糖。具体做法是：准备核桃仁250克，黑芝麻250克，红糖500克。先将黑芝麻、核桃仁炒香备用。将红糖溶化后煮沸，再用文火煎熬至黏稠状，然后加入核桃仁和黑芝麻，搅拌均匀。再将瓷盘涂上一层薄薄的食用油，把搅拌好的成料倒入盘中摊平。待冷凉后切成小块，装瓶备用。每次吃3块，每日早晚各食1次。

值得注意的是，核桃具有较强的温补肾阳的功能，尤其适合肾阳虚的人食用。一般人在食用时，不宜太多，基本上控制在每天五六个核桃即可。否则核桃的火气大，含油脂多，吃多了容易令人出现上火和恶心症状。

药到病自除——常见补肾阳中草药

中药在古代称为"本草"，因为中药的主要来源是植物。中医治病的药方，多是煎汤药的方式，足以见到这些草药在治病过程中的作用。最早系统记载中药知识的《神农本草经》，成书于中国汉朝时期，收药365种，分为上、中、下三品。之后，随着时代的发展，到明朝时，李时珍的《本草纲目》已收集中药达1829种。中药的应用充分反映了我国自然资源及历史、文化等方面的若干特点，所以人们把它称为"中药"。

中药的来源主要包括植物、动物、矿物三大类。中药是在中医理论的指导下，经过辨证论治，联合服用的。肾虚患者若能在医生的指导下，正确选用合适的草药，则能够更好地调理自己的偏颇体质。现在仅就补肾阳的中草药，向大家简单介绍一下。

锁阳——补阳不伤阴的"不老药"

锁阳是一种神奇而名贵的天然野生植物，自古有"金锁阳、银人参"的美誉。它生于沙漠戈壁地带，自身无根系，寄生于蒺藜科植物白刺的根上，至今难以人工栽培，有沙漠"不老药"之称，锁阳富含多种活性成分和对人体有益的 17 种氨基酸、糖、有机酸类、黄酮类、柑橘类、甾体类、三花类、聚酯类、矿物质元素等，油性足，味道鲜美。

提到锁阳，首先要说的应该是它的外形，锁阳的外形非常类似男性的阳根，其名称也是因此得来。依照中国人以像补像的观点，锁阳补肾壮阳的功效应该是毫无疑问了。锁阳可以滋阴壮阳，对于中老年尿频和阳痿早泄、便秘、腰膝酸软、失眠、脱发有着非常神奇的功效，故为历代名医所珍重。锁阳的作用早在明代《本草纲目》中就有"锁阳性温、补肾、润肠通便，用于骨蒸潮热、腰膝痿弱、筋骨无力、肠燥便秘"的记载。

现代研究发现：锁阳中的油酸及棕分别有抗肿瘤及抗炎作用。锁阳能够促进人体细胞再生和新陈代谢，增强免疫调节能力，具有抗胃溃疡、抑制血小板聚集、抗艾滋病病毒蛋白酶和抗癌等作用。锁阳生长之地，环境非常恶劣，但是生活在那里的人们的健康水平和平均寿命都大大高于其他地方，这就是锁阳的功劳。

锁阳的食用方法很多，可泡酒、煲汤、炖肉、做菜、泡茶、入药等。为大家介绍一种药粥的做法。准备锁阳 10 克，精羊肉 100 克，大米 100 克。先将羊肉洗净切细，先煎锁阳，去渣，后入羊肉与米同煮为粥，空腹食用。这款粥适用于平素体阳虚、腰膝酸软、肢冷畏寒、早泄、老年便秘等症，大便溏泻及早泄者慎用。

用锁阳泡酒的方法也很简单，只要将 30 克的锁阳洗净切片后，放入 500 克白酒内浸泡 7 日，每日摇一摇，即可饮用。

锁阳是补肾助阳的名药，不过它跟一般人理解的补阳药不太一样，那就是锁阳在扶阳的时候，能够补阴，调节阴阳平衡，阴虚了补阴，阳虚了补阳，所以适用范围比较广。

肉桂——大补命门之火

肉桂，又名玉桂、桂皮，为樟科植物肉桂的树皮。多于秋季剥取栽培 5 ~ 10 年的树皮和枝皮，晒干或阴干，主要产于云南、广

养生是比医生更好的医生

西、广东、福建。中医认为，肉桂味辛、甘，性大热，入肾、脾、心、肝经，有温中补阳、祛风健胃、活血化瘀、散寒止痛之效，适用于脾肾亏虚所致的畏寒肤冷、遗尿尿频、脘腹冷痛、虚寒吐泻、食少便溏、虚寒闭经、痛经等。

《玉楸药解》中记载："肉桂，温暖条畅，大补血中温气。香甘入土，辛甘入木，辛香之气，善行滞结，是以最解肝脾之郁。凡经络埋瘀、藏腑症结、关节闭塞、心腹疼痛等症，无非温气微弱，血分寒冱之故，以至上下脱泄，九窍不守，紫黑成块，腐败不鲜者，皆此症也。女子月期、产后，种种诸病，总不出此。悉用肉桂，余药不能。"《本草经疏》中则说："桂枝、桂心、肉桂，夫五味辛甘发散为阳，四气热亦阳；味纯阳，故能散风寒；自内充外，故能实表；辛以散之，热以行之，甘以和之，故能入血行血，润肾燥。"

也就是说，肉桂可以温补我们的肾阳，也就是命门之火，同时对脾阳也有温补作用。现代药理研究也表明，桂皮含挥发油及鞣质等，对胃肠有缓和的刺激作用，能增强消化机能，排除消化道积气，缓解胃肠痉挛。又有中枢性及末梢性血管扩张作用，能增强血液循环，并有明显的镇静、解热作用。

肉桂在食用时，可以将其磨成粉，每天取出一茶匙，用温开水冲服，水中还可以加入些蜂蜜，这样能够温暖脾胃的阳气，对脾胃虚寒的人特别有好处。当然，肉桂还有其他的做法，比如做成肉桂粥、肉桂羊肉汤等。

肉桂粥需准备肉桂、茯苓各2克，桑白皮3克，大米50克。将上述药水煎取汁，加大米煮为稀粥，每日一剂，做早餐食用。可温阳化饮，适用于水饮停蓄、上逆于肺所致的胸满、咳逆、痰白稀、欲呕、饮食不下、下则呕逆等。

肉桂羊肉汤需准备羊肉1000克，肉桂10克，草果5个，香菜及调味品适量。将羊肉洗净，切块，余药布包，加水同炖沸后，调入胡椒、姜末、食盐、黄酒等，炖至羊肉熟烂后，去药包，调入葱花、味精及香菜等，再煮一二沸即可。可健脾温肾，适用于脾肾阳虚之四肢不温、食欲缺乏、腰膝酸软、脘腹冷痛等。

因为肉桂极易伤阴助火，所以一定要根据自己的体质来选择，应该在医生的指导下食用，而且不宜过量和长期食用。那些因热上火、咳嗽痰热、风热感冒的人不宜食用，以免加重病情。

鹿茸——温肾壮阳大补之药

鹿茸可是"关东三宝"之一，非常珍贵，因为它是大补之药。许多人还未到中年，就开始腰酸背痛、夜尿多且出现了阳痿早泄、耳鸣等肾衰的信号。在众多补肾的药品中，鹿茸在温肾壮阳方面的作用比较受人青睐。

据《本草纲目》记载："鹿茸味甘，性温，主病下恶血，寒热惊悸，益气强志，生齿不老。"它主要用于治疗虚劳羸瘦、神经疲倦、眩晕、耳聋、目暗、腰膝酸痛、阳痿滑精、子宫虚冷、崩溃带下，还能壮元阳、补气血、益精髓、强筋骨等。目前鹿茸主要被用于全身衰弱、年老或病后体弱，或病后恢复期。

鹿茸并不是普通的鹿角，而是雄鹿的嫩角在还没有长成硬骨时的带有茸毛的幼角。因为它是雄鹿督脉阳气、精血所化生，所以鹿茸能植入肾经，具有壮肾阳、补气血、益精髓的功效。

那么鹿茸怎么吃呢？最常见的就是煲汤了，取鹿茸片5～10克，与鸡（鸭、鹅、鸽、猪、牛、羊）肉、大枣、枸杞、莲子、百合、当归、人参等随意搭配，放入电饭煲或砂锅内炖3～5小时，之后食用。另外，还可以用鹿茸来泡茶、熬粥、泡酒，只要坚持食用一定会收到很好的效果。

另外再介绍给大家一款补肾壮阳的药膳——鹿茸鸡汤。准备鸡肉400克，肉苁蓉15克，熟地12克，菟丝子10克，山萸肉12克，远志10克，淮山12克，鹿茸3克。将鸡肉洗净、斩块，与鹿茸一起放入炖盅内，加开水适量，炖盅加盖，置锅内用文火隔水炖2小时，备用。然后将肉苁蓉、熟地、菟丝子、山萸肉、远志、淮山分别用清水洗净，一起放入锅内，加水煎汁，汤成去渣留汁，把药汤冲入鸡汤中，调味服用。

但是要注意的是，也有不适合服用鹿茸的人群：

（1）外感风寒及外感风热等外感疾病者均不宜服用鹿茸。

（2）肾有虚火者不宜服用。

（3）内有实火者不宜服用。

（4）高血压、肝病患者慎服。

在这里要提醒你的是服用鹿茸时最好不要喝茶、吃萝卜，也不要服用含有谷芽、麦芽和山楂等的中药，这些食物都会不同程度地削弱鹿茸的药力。

淫羊藿——不同凡响的壮阳作用

淫羊藿又名仙灵脾、三枝九叶草、弃杖草、千两金等，它的来历非常有趣。传说，南北朝时医学家陶弘景出去采药，恰好遇到一位老羊倌对旁人说他家的羊吃了一种很奇怪的草以后，公羊的阴茎极易勃起，老是赶着母羊进行交配，一天十来次，还有一只公羊一天之内竟然击败了 24 个性对手，非常厉害。陶弘景听了就过去与老羊倌攀谈，得知那种奇怪的草生长在树林灌木丛中，叶青，状似杏叶，一根数茎，高达一两尺。陶弘景暗想：这很可能就是一味还没被发掘的补肾良药。后来，经过反复验证，果然证实这种野草有很强的补肾壮阳的作用，后将此药载入药典，命名"淫羊藿"。

淫羊藿性温，味辛，能补命门、助肾阳，是临床上治肾阳不足的常用药物，有壮阳增进性功能的效果。《开宝本草》记载淫羊藿："味辛，寒，无毒。坚筋骨，消瘰疬，赤痈，下部有疮洗出虫。丈夫久服，令人有子。"《本草纲目》中论述淫羊藿："仙灵脾、千两金、放杖、刚前，皆言其功力也。"中医认为，淫羊藿味辛、味甘甜、性温，入肝、肾二经，可作为强精、强壮药用。有补肝肾、强筋骨、助阳益精、补肾壮阳、兴奋性机能、祛风寒湿、降血压、抗病毒的功效。主治：阳痿、遗精、尿频、腰膝冷痛、腰膝痿弱、筋骨挛急、半身不遂、神经衰弱、健忘症、风湿痹痛、高血压等病，还可治疗健忘症。

现代病理研究认为，淫羊藿的功效主要有增强性机能、抗衰老、对机体免疫系统进行双向调节、调节心血管系统、镇咳祛痰平喘等。

在居家食用中，淫羊藿一般都用来泡酒或者是炖食。淫羊藿酒比较简单，只需准备淫羊藿 30 克，白酒 500 毫升，浸泡七天后，即可饮用，每次 20 毫升，每日 2 ~ 3 次。这款酒对于治疗肾虚阳痿、腰膝冷痛等效果不错。因为淫羊藿有壮阳的功效，所以这里再为男性朋友介绍一款用淫羊藿做成的壮阳粥。准备淫羊藿 10 克，大米 50 克，白糖适量。将淫羊藿择净，放入锅中，加清水适量，浸泡 5 ~ 10 分钟后，水煎取汁，加大米煮粥，待熟时调入白砂糖，再煮一二沸服食，每日 1 剂。

需要提醒的是，有口干、手足心发热、潮热、盗汗等症状，属中医学阴虚相火易动者，则不宜服用淫羊藿。

鼎鼎有名的补肾阳中成药

如果说生命是一棵大树，那么肾脏就是树根。对于肾脏，中医里永远只存在着补，从没有泻的说法。不能给肾脏撤火，更不能灭火，只有通过不断地、适度地添加"燃料"，才能让肾火烧得长久而旺盛。

因现代人生活及精神压力大，"肾虚"就成了许多人常见的病证；相应地，补肾中成药因其便于服用、疗效良好、副作用小等优点一直是市场热销药。但是，补肾也有讲究，不要盲目。现在为大家介绍几种常见的补肾阳的中成药，方便大家正确选购。当然使用时，最好能在医生的指导下进行。

金匮肾气丸——补肾阳的代表中成药

金匮肾气丸又名桂附地黄丸、八味地黄丸。此方来源于汉代张仲景所著的《金匮要略》一书。它由炮附子、熟地黄、山茱萸、泽泻、肉桂、牡丹皮、山药、茯苓八味药组成。金匮肾气丸能够温补肾阳，长期以来主要用于治疗因肾阳不足所致的咳嗽、哮喘、阳痿、早泄、慢性肾炎等疾病。

中医认为，肾为水火之脏，有肾阴和肾阳两方面，凡是有肾虚的症状，必然会引起阴阳两虚的病理变化，有可能偏阳虚也有可能偏阴虚。金匮肾气丸主要是为了肾阴阳两虚、偏肾阳虚者而设。其实，从东汉末年至今，有很多补肾名方都是由此而来，比如大家所熟知的六味地黄丸就脱胎于金匮肾气丸，明代张景岳的右归丸和右归饮也受此影响。

金匮肾气丸在使用上并没有什么窍门，只需要按照使用说明服用即可。服用时间应该在吃饭前后，相隔一个小时左右即可。中药起效的作用相对来说会慢一些，而且金匮肾气丸的丸剂比较小，所以需要长时间坚持用药才能看到效果。当然时间的长短同所治疾病有很大关系，比如治疗慢性腰腿痛，2 周为 1 个疗程，2 ~ 4 个疗程后可见效；治疗前列腺增生，10 天为 1 个疗程，一般服药 1 ~ 3 个疗程才会显效。

值得注意的是，金匮肾气丸虽然是补肾阳的代表方，但没有症状的人群最好不要长期服用。身体虚弱的肾阳不足之人，可以在咨询医生后再确定服用时间。另外，肾虚若以阴虚为主，尤其是兼有内热的人群，不宜服用金匮肾气丸，以免引起口干烦热、牙痛等"上火"的症状。

右归丸——温补肾阳

右归丸出于《景岳全书》，药方如下：熟地黄 240 克，山药 120 克，山茱萸 90 克，枸杞子 120 克，杜仲 120 克，菟丝子 120 克，制附子 60 ~ 80 克，鹿角胶 120 克。

研末为丸，每服 3 ~ 6 克（本方有成药）；亦可适当调整用量，水煎服，分 2 次服。

右归丸是补阳名方。中医看来，人的左肾属水主阴，右肾属火主阳，所以"右归"的意思就是"温阳补肾，使元阳得归其原"。故此称为"右归丸"。凡是肾阳不足，久病滞后出现了少气无力，神疲倦怠，畏寒肢冷、阳痿、滑精、腰膝酸软等症者均可服用。

关于右归丸还有这样一个故事：张景岳是明代杰出的医学家，他和自己的父亲都爱喝酒，结果到了四十岁以后，身体出现了问题。每次一喝酒，就会闹肚子。张景岳参照古代各个医家论述的治疗酒泻的方法，服用了理中丸、金匮肾气丸、补中益气汤、六君子汤等，都没有效果。他很不甘心，于是就潜心开始仔细地研究，最后认为自己的这个病是命门火不足造成的，而金匮肾气丸里有泻的成分，因此他去掉了金匮肾气丸里的茯苓、泽泻、丹皮三味泻的药，加上了些补的药物，如枸杞子可以补肾精补阴；鹿角胶可以补阴中之阳。于是，他自己创立了右归丸、胃关煎、一气丹等方子，戒酒并服用了一年，最后把自己的病彻底给治疗好了。

因为这个药方是补阳方中的温补肾阳、填精作用较强的一种，所以建议大家选用时最好请中医师诊断一下，以舌淡、脉沉细为特点，确属肾阳不足者方为对症。

屡见奇效的补肾阴中成药

六味地黄丸——滋肾补阴

六味地黄丸出自《小儿药证直诀》，是滋补肾阴的基本方，也是流传至今非常有名的方剂。各位男士对于六味地黄丸应该是比较熟悉了，肾阴虚的人才适合吃六味地黄丸。此外，一些因为慢性疾病导致的肝肾不足、肾阴亏损者也可服用。六味地黄丸之所以能够滋补肾阴，不仅因为它能养阴、涩精，还因为其中的几味药能够补充脾、肺、心、肝之精。

六味地黄丸是宋代一个叫钱仲阳的儿科医生创造的。他在自己的著作《小儿药证直诀》中，将汉代医学家张仲景的肾气丸稍做

养生是比医生更好的医生

修改，使原来的八味药变成了六味药，专门治疗小孩的发育不良。肾是我们的先天之本，过去有的小孩儿一出生就先天不足，成长发育都不好，钱仲阳就专门用这种药方治疗小孩儿因肾气不足出现的问题。

值得注意的是，小孩儿的阳气一般都会比较充足，如果不长个，并不是他们的阳气出了问题，而是阴津不足的表现。这里就涉及肾虚的两个方面：肾阳虚和肾阴虚。六味地黄丸专门针对肾阴虚的人而治，如果肾阳虚的人吃了，不但达不到补肾的效果，反而会越来越坏。

有的人自觉肾虚，还没弄清楚自己属于何种肾虚呢，就先补了两个月的六味地黄丸，结果情况更加糟糕。如果你有腰痛的感觉，并且痛的时候腰里面也发凉，这其实是肾阳虚的典型表现。这个时候如果吃六味地黄丸，无疑是给病体雪上加霜了。

大补阴丸——滋阴降火

大补阴丸是滋阴降火并用的方剂，如果只是滋阴而不降火，那么阴就会继续消耗下去，所以在治疗阴虚的时候，还要把旺盛的火平抑下去。方剂中的黄檗和知母都能泻火，清虚热，熟地和龟板则能补充肾阴，为了补充已经空虚的"髓"，药方中还特意加了猪脊髓。这个药比"六味地黄丸"多了清虚热的力量，比"知柏地黄丸"多了滋补的力量。现代的药店里一般都有直接卖大补阴丸的，如果不嫌自己制作麻烦，大家也可以自行制作。

说了这么多，看看大补阴丸怎么做吧。

（1）黄檗 120 克、知母 120 克、熟地黄 180 克、龟板 180 克。

去药店将上面的几味药买齐，最好让药店直接研成细末，如果自己家里方便也可以自己在家操作。

（2）准备适量猪脊髓，蒸熟捣成泥状。

一般卖肉的那里都有专门的钩子可以很方便地勾出猪脊髓。

（3）炼蜜并混合药粉和猪脊髓制成蜜丸。每丸大概 15 克。

如果不是学医的，可能不太了解炼蜜的办法，实际上炼蜜就是熬蜂蜜。把蜂蜜放到锅中，沸腾后改成温火。旁边最好放碗凉水。等到蜂蜜冒出均匀的小泡后，用一根竹筷子沾一滴蜂蜜滴到凉水中，如果蜂蜜不散开就直接沉到水底，又叫作"滴水成珠"，就算炼好了，然后再把炼蜜与药粉等混在一起制成药丸。季节不同，蜂蜜与药粉间的用量比重也不同，在 0.8 ~ 1.2 不等，冬天要多用蜂蜜，夏天就可少用。

（4）每天早晚各服用一丸，服用的时候要用淡盐开水送服。

值得注意的是，大补阴丸为滋阴降火的常用方，所以脾胃虚弱、食少便溏以及火热属于实证的人不宜使用。

生活中的养肾妙方——小方法，大健康

通过前面的学习，大家已经了解到肾为先天之本，生命之源。在我们的日常生活中，如果肾脏出现健康问题，就会影响到人体的正常代谢，体内淤积的有害物质就不能正常排出体外，影响肾脏健康。很多人注意到了用饮食或者药物补肾的方法，但却未能注意到在生活中保持良好的生活习惯，很多不良的生活习惯也很容易损害肾的健康。

例如，有的人平时不爱喝水，因为平时多喝水，可以帮助人体把新陈代谢的废物排出，避免有毒物质在体内淤积；有的人，平时吃饭比较咸，容易导致肾功能衰退；有的男性，因为工作的原因，需要经常应酬，过量饮酒，引发肾小管阻塞，造成肾脏衰竭；平时滥服止痛药，降低人体免疫能力，影响肾功能正常运行；还有就是因为现在社会发展得比较快，大多数人们的工作生活压力都比较大，出现失眠症状，从而间接影响了肾脏的症状运行。所以说人们在日常生活中就应该注意补肾养肾。

在遵循健康的生活方式的基础上，大家还可以利用一些小方法，简简单单来补肾。

养生是比医生更好的医生

拿五经梳头法——治疗脱发又快又好

很多男士一到中年，头顶上就会出现一片"地中海"，也有一些年轻的女孩每天掉头发掉得非常严重，而且是梳头梳得越多，头发掉得就越多。这是为什么呢？在中医看来，"发为血之余"，发的生机源于血，但是其生机却根源于肾。肾藏精，精能化血，如果精虚血弱，肾精不足，不能化生阴血，阴血亏虚，就容易出现脱发现象，头发因为失去濡养，也容易变成白发。

常梳发能促进发根血液循环，使毛母角化细胞和毛母色素细胞得到充分营养，有坚固发根、黑润发色的作用。但是，用普通的梳头方法（沿头皮向后梳）会带下头发，特别是对那些本来已经有脱发症状的人来说，更是不好的方法。

有一种不仅不掉头发而且能治疗脱发的方法，就是用"拿五经"的方法梳头。五指张开，分别置于前发际督脉、膀胱经、胆经的循行线上（中指位于头部正中的督脉线上，食指和无名指位于头部正中与额角之间内 1/3 处的膀胱经线上，拇指与小指位于头部正中与额角之间外 1/3 处的胆经线上）。五指指尖立起，用力点按 5 ~ 10 秒，使点按处出现明显的酸胀感，在原地揉 20 秒，这叫作点揉法。然后指尖放松，五指垂直向上移动约半厘米的距离，再次

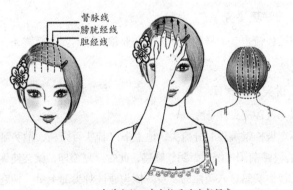

督脉线
膀胱经线
胆经线

自前发际一直点按至后头部颅底

拿五经梳头法

用力点按，如此反复点按，自前发际一直点按至后头部颅底，计为一次，共点按20～30次。

按揉时如果遇到某个部位的疼痛感较为明显，可将揉的时间延长到1分钟，然后继续如上操作。

为什么称为"拿五经"呢？因为手法是用五指分别点按人头部中间的督脉，两旁的膀胱经、胆经，左右相加，共5条经脉，所以称之为"拿五经"。中医认为，头为"诸阳之首"，是人体的主宰，人体所有阳经均上达于头面，所有阴经的经别合入相表里的阴经之后均到达头面，并且这些经脉通过头顶的5条经脉汇于百会穴，起着运行气血、濡养全身、抗御外邪、沟通表里上下的重要作用。此外头部还有穴位40多个、刺激区十余处，常刺激能疏通经络，增强血液循环，改善颅内营养，起到醒脑提神和养脑安神的作用，既可以让白天精神旺盛，又可以让晚上睡眠安稳。

有人可能要问，一定不能用梳子吗？当然不是，不过有几个细节需要注意：

1. 梳子有讲究

用硬齿梳，而且齿要粗而疏，拿在手里要有质感，不能轻飘飘，长短大小不限，一般以13～17齿的手拿着比较舒服。

2. 梳法更讲究

用硬齿梳也是同样的操作方法和要领，即不要前后梳动，而是局部点揉。

3. 讲究梳的时间

（1）黄昏梳头健身法

苏东坡推崇黄昏时分梳头，他主张："梳头百余梳，散头卧，熟寝至明。"睡前阳气沉伏，阴气隆盛，此时反复梳理，就会使你睡意增加，帮你安然进入美丽的梦乡。梳头通过对头部上星、神庭、百会等穴位的反复梳理，可使烦躁、抑郁逐渐消退、思维稳定，能起一定的催眠作用。

（2）晨起梳头健身法

那么晨起梳头的作用又是什么呢？

《养生论》说："春三月，每朝梳头一二百下，寿自高。"说明了春天勤梳头对养生具有特别的意义。春天是万物萌生、成长的季节，人体也在顺应自然的特点，阳气逐渐生发，表现为毛孔开放，循环系统功能增强，新陈代谢加速。此时，养生的要点，就是要顺应天时，顺应生理，使肢体舒展，气血流畅。如每天梳理头发，只是"举手之劳"，却能宣行瘀滞、疏理气血、通达阳气。

一年之计在于春，一日之计在于晨。一天之中早晨为阳气生发之时，此时梳头有醒神开窍的功效，可以预防中风，促进卒中后遗症的康复。脑出血或脑血栓引起的瘫痪、肢体麻木、反应迟钝、记忆衰退、失语、嘴歪眼斜、大小便失禁等后遗症的患者，若能长期坚持梳理，对以上症状都可起到缓解和治疗作用。

叩齿吞津——强肾又健脾

中医认为，牙齿的好坏是由肾气的盛衰决定的。"齿为肾之余"，肾气足则牙齿坚固，肾气衰落则牙齿也会慢慢脱落。而叩齿时，牙齿和面部肌肉的不断活动，能改善牙周和面部肌肉的血液循环，改善供血状态，提高细胞的代谢功能，使牙齿坚固，肾精强健，面部肌肤红润光泽。

唐代名医孙思邈主张"清晨叩齿三百下"。叩齿对牙齿保健确实能起到很大的促进作用，经常叩齿可增强牙齿的坚固，使牙齿不易松动和脱落，加强咀嚼力，促进消化机能。

叩齿要先静心聚神，轻微闭口，然后上下牙齿相互轻轻叩击数十次，所有的牙都要接触，用力不可过大，防止咬舌。

具体做法是：晨起先叩臼（后）齿36下，次叩门（前）齿36下，再错牙叩犬齿各36下，最后用舌舔齿周3～5圈。早、中、晚各叩齿一次，多做更佳。早晨叩齿最重要，因为人经过一夜休息，牙齿会有些松动，此时叩齿，既巩固牙龈和牙周组织，又兴奋了牙神经、血管和牙髓细胞，对牙齿健康大有好处。

即使我们一直在做着保健工作，人老了也免不了要掉牙。这是为什么呢？中医认为肾主骨，牙齿是肾精的外现，也是骨头的表象，一个人牙齿好不好和肾精是否充足有关。随着年龄的增长，人的肾精越来越少，超过一定的限度后，牙齿就会慢慢脱落。所以，平时我们一定要注意情欲的控制，戒除不良生活方式，以防阴精暗耗。

介绍了牙齿的日常保健方法，再来看看"吞津"的方法。中医认为唾和液是两个不同的东西。《黄帝内经》中说："五脏化液……脾为涎，肾为唾。""叩齿"的方法能够催生唾液，"吞咽口水"是强肾健脾的重要养生途径。古时将其称为咽津，亦称"赤龙搅海""胎食"，是一种常用的强身健体方法。经常坚持正确地吞咽口水，对牙齿、容颜、皮肤、头发等与肾功能相关的外在表现都大有裨益，同时，还有助于脾胃的消化吸收。

吞津的方法很简单：

首先，上身自然挺直，安然坐于凳上，两腿分开如肩宽，两手轻放于大腿上，嘴唇微合，全身放松，摒除杂念。

其次，自然呼吸，轻闭双目，思想集中在口腔处。口微微合上，将舌头伸出牙齿外，由上面开始，向左慢慢转动，一共转 12 圈，然后将口水吞下去。之后再由上面开始，反方向再做一次。

最后，口微微合上，这次舌头不在牙齿外边，而在口腔里，围绕上下颚转动。左转 12 圈后吞口水，然后再反方向做一次。

如今，有很多人都烦恼于牙齿不好、食欲不佳、感觉自己老得快等各类跟肾脏和脾脏有关的问题，而且忙得既没时间专门去做强肾健脾的保健调理，又没心思去做美味的食疗验方。对此，这种简单、省时又省事的"叩齿吞津法"，再合适不过了。

堵耳朵——改善肾亏引起的耳鸣、头痛

堵耳朵，是在长期流传于民间的一种行之有效的健身方法——

俗称"鸣天鼓"的基础上，经过稍加发展演变而来的，有利于改善因肾亏所引起的耳鸣、头痛、头晕、眩晕和健忘。

具体操作方法为：

（1）用双掌心相向压住双耳郭，将耳郭先摩擦 20～30 次。

（2）摩擦完双耳郭之后再将其压紧，用双手食指与中指交叉后发力，快速对后脑勺进行弹击，共击 10 下，以自己可以听见"砰砰"的响声为宜。

（3）接下来双掌交替进行按压——松开的动作，共进行 20 下，最后一次按压的时间要稍重稍长，并且按完之后快速打开双掌，同时可以听见"嗡"的一响。

其实，这一系列动作就是让耳道反复从密闭的状态突然间变成开放的状态，进而产生气压的快速变化。进行这个练习的时候，巧妙地运用了声音传导和气压的变化，促使内耳血液循环得到改善，对养益听力十分有利。

耳郭上分布着丰富的耳穴，它们是和体内脏腑以及四肢百骸相通的，是机体各种生理或者病理变化的一处重要窗口，而对耳穴进行按摩，也已经成了中医的一种治疗保健方法。

通过以上这种按摩耳郭和双掌交替对耳郭进行按压——松开的动作，可以使耳穴得到尽可能的机械按摩，也能够使内耳得到气压按摩，对于改善机体的脏腑功能是非常有利的，长期坚持练习的话，对于因肾亏所引起的耳鸣、头痛、头晕、眩晕、失眠、记忆力减退、健忘和思维能力减退等症都具有一定的疗效，能够收到不错的健身效果。

打坐——敛心神，固肾精

一提到打坐，很多人恐怕会以为这是佛家弟子或者道家弟子才做的事情。如果你也有这样的认识，那可要赶快纠正过来。实际上，不管是佛家的打坐参禅，道家的打坐修炼，或者是瑜伽中的静坐，都是用来休养身心、强身健体的。

打坐可以让人心无杂念，让大脑得以休息，是极好的养心方法。当心得到休养，欲望也就少了，这对于男人保精固肾很有帮助。名医朱丹溪在《格致余论》里曾说："心动则相火亦动，动则精自走。"也就是说，一个人如果淫心欲念妄动时，肾中的相火也会因此而煽动，相火一动精可自泄。所以古代的圣贤常劝解人应收敛淫心，好好养护自己的心神。

说了这么多，那具体地需要怎么打坐呢？打坐方法，实际上有很多种，包括道家打坐法、佛家打坐法等，其中有很多繁文缛节，只有那些潜心修行的人才会认真钻研，而一般人很难掌握。在此为大家推荐一种简易打坐法，任何人随时随地都可以使用。

（1）坐姿不强求。坐于高椅、板凳自便，双腿交叉。最好于毯状物上盘腿而坐，五指张开，放于膝或大腿上。

（2）全身处于微微绷紧中的放松状态，挺胸、展肩、收腰、收颌，头顶像放了一碗水或一本书的感觉。

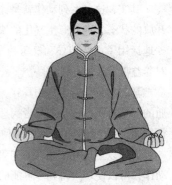

打坐

（3）双眼睁开，看所有的一切都逐渐进入广阔状态，刚开始不习惯，可先闭一会儿眼睛，再看自己的鼻尖，慢慢凝神后再抬眼。

（4）深呼吸，即腹式呼吸，一边呼吸，一边进入大脑空白的状态，可以想象大海、森林。

（5）刚开始打坐10～20分钟即可，当双腿和脚掌麻胀感增强，可将双腿收起后交叉，双手相交，抱膝而坐，深呼吸至双腿不麻后再起立。

在打坐的过程中，我们还可以采用黄帝内视法，以达到健五脏、护心神的目的。这是一种以观想为主的修炼方法，主要借助观想自身五脏，"神行则气行"，用意念调集内气，防治有关脏腑和经

养生是比医生更好的医生

络疾病。

具体方法为：先闭目存想，观想自身体内五脏，一个个如悬挂钟磬，光芒四射，五色分明。其中肝为青色，心为红色，脾为黄色，肺为白色，肾为黑色。可以五脏同时观想，也可按五行相生顺序遍想五脏，即按肝→心→脾→肺→肾的顺序想，一般先把一脏观想清楚后，继而想下一脏，依次想下去。

壮腰八段功——民间流传的填髓补精秘法

中医认为"腰为肾之府"，腰不好，肾也会受到损失。肾藏精，化生出肾阴和肾阳，它们相互依存、相互制约，对五脏六腑起到滋养和温煦的作用。这一平衡如果遭到破坏或某一方衰退，就会发生病变，男人就会出现性功能问题，比如早泄、滑精等，严重的甚至还会影响生育。所以，对男性来说，护腰就是保护男人的根本。

提到护腰，就不得不说一下"壮腰八段功"，该功法源于秦汉时期的导引功，流传于民间，一共八段。整套动作都是以练腰为主，具有壮腰健肾之功，特别适合在办公室久坐不动或腰肾有病的人练习。

1. 拧腰功——大鹏展翅万里遥

预备姿势：直立，两脚平开与肩同宽，双臂自然下垂，目视前方，头要摆正，脖子要直。

双腿不动，把腰当作轴心，先向左侧尽量旋身，两手臂也要随着身体的旋转平举起来，掌心朝上，眼睛注视着左手的手心处；稍停后，再向右做同样的动作。

大家可以把自己想象成展翅高飞的大鹏，一会儿向左望一下，一

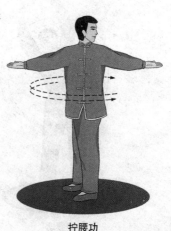

拧腰功

会儿又要观察下右侧。刚开始做，速度可以放慢，自然呼吸即可，不需要屏息闭气。另外，旋身时也要注意让手臂呈一条直线，有的人刚开始做，总是不自觉地把手臂180°的弧度缩小。

2. 翻腰功——鹞子翻身腾九霄

预备姿势：双脚开立，俯身，弯腰，垂臂。

下垂的两只手臂随着腰部的旋转，从下向左、上、右举起，再向下还原成预备姿势。同时头部也随着动作转动，正好从低头开始逆时针转动一圈，眼睛可以注视着两只手，这样做动作的时候，头部就会自然地转动；稍停后，再向右做同样的动作。

翻腰功中，手臂从俯身下垂开始，在空中逆时针画了一个大圆圈，腰部得到了很大锻炼。旋转时的速度要放慢，否则很容易造成头晕，尤其是年纪大的男士。晕车的朋友，常练这个动作，下次坐车感觉会好很多。这个动作练完后，如果感到腰脊内有热胀感，说明效果达到了。如果感到了酸痛，初时不宜多做。

3. 侧腰功——古松迎客斜展枝

准备姿势：直立，两脚开立与肩同宽。

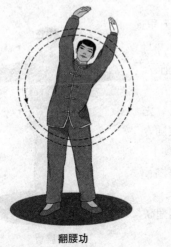
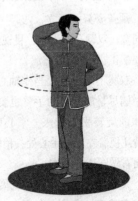

翻腰功　　　　　　　　　侧腰功

养生是比医生更好的医生

先将右手上举，屈肘横臂放在脑后，掌心朝前，手指向左。再把左手下伸，屈肘横臂放于腰后，掌心朝后，手指向右。最后腰向左侧柔缓地尽量弯曲，两手臂也尽量向对侧伸展。稍停片刻后，接着做右面的动作，手的方向正好与左面相反。

做这个动作的时候，大家可以把自己想象成黄山上的迎客松，腰部就是树干，两只手臂就是树枝，尽量向侧面挥展着双臂，热烈欢迎内外游客。值得注意的是，向侧方屈腰时，膝部不要弯曲，不过也不能绷直，自然放松即可。练习完后，会感觉腰部左右竖着的筋脉都被拉伸了，感觉很舒服。

4.拗腰功——降龙伏虎称英豪

预备姿势：两脚开立，屈膝下蹲，抱拳于腰际，拳心朝上，也就是马步腰拳式。

这个动作包括两步：第一步，先把腰际处的左拳伸至肚脐外的一拳半处，拳心向下，虎口的地方正对着肚脐。同时，右拳向上伸至额头外一拳半处，拳心向外，虎口向下对着左拳。第二步，随即两脚向左从马步变为弓步，两只拳头也变成手掌，左掌从身体的左胯部尽量向后下方按掌，右掌也相应地在额头的左侧向外撑，掌心朝外，腰部和颈部尽量向左后方拗到极度，眼睛注视着左手。稍停后，从第二步开始再做右式动作。

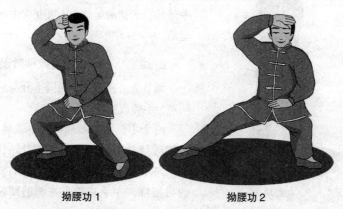

拗腰功 1　　　　　　　　拗腰功 2

动作的名字为"降龙伏虎"，龙在上，虎在下，大家在锻炼的时候，一定要记得上掌为降龙，下掌为伏虎，上下的力量应贯通。另外，撑掌拗腰时的方向不能错，向左拗腰就是左弓步，切莫做反了。拗腰功与侧腰功一样，可增强腰脊的力量，疏通腰背的气血运行。

5. 折腰功——二龙戏珠显灵功

准备姿势：直立，两脚开立与肩同宽。

手臂从侧面呈"一"字形平举，掌心向下，俯身弯腰向左扭转，右手直臂下垂沿着地面指向左足，同时左手臂相应地向上指向天空，手臂仍呈"一"字形。稍停片刻，接着做右面的动作。

俯身弯腰时，想象手里有颗龙珠，

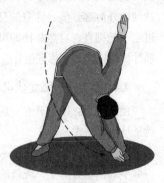

折腰功

先是右手一碰，它跑到了左边，然后左手一碰，它又跑到了右边。整个动作都是以腰椎为中心，把手臂当成一个杠杆一样左右拧转，一定要记住真正发力的部位是腰部，上身和手臂都属于被动运动，不可变为主动运动。

6. 拍腰功——货郎击鼓神逍遥

预备姿势：直立，两脚平开与肩同宽，手臂放松自然下垂。

两个手臂随着腰部的左右转动，自然缠绕拍打腰部、腹部等处。比如，向左扭转时，左手背拍打到右侧的后腰部，左手掌拍击左侧的腰胯

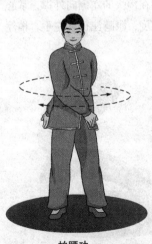

拍腰功

养生是比医生更好的医生

部。大幅度转腰的时候，还可以拍击颈部、肩背部等处。拍打的力度，以身体感觉舒适为宜。

大家都见过小孩儿玩的拨浪鼓，摇动它时，被线拴着的小球就会自然地击打鼓面。在做这个动作的时候，要的也是这个效果，手臂、肩膀、手腕等处必须放松，自然地随着动作甩开，不要用力。

7. 弯腰功——观天按地练精气

预备姿势：直立，双手在身后托着腰部，指尖朝下。

先向后仰身，身体呈反弓势，仰面观天，同时长吸一口气，稍停，身体向前俯身弯腰，两手臂顺势从体侧向前方地面按掌，指尖朝前，同时呼气。然后再直腰起身，恢复到预备姿势。

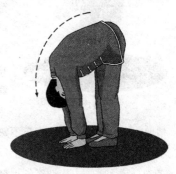

弯腰功

"观天按地"很形象地说明了这个动作，不过"按地"只是动作的一个趋势，向地面方向按下去，但要避免接触地面。如果身体比较柔软，一下按就会触地，可以把手向前方伸些去。按地时，眼睛应目视前方，两腿也不要弯曲。刚开始练的时候，呼吸可能达不到要求，这个不必强求，大家可以自然呼吸，慢慢熟悉之后再过渡过去。

8. 晃腰功——黑熊晃身天柱摇

准备姿势：直立。

左脚先向前迈出一小步，同时腰部向右摆动，右肩上耸，左肩下沉。然后，腰部再向左摆动，左肩上耸，右肩下沉。这样随着两脚的一起一落，两肩的一耸一沉，腰部及整个上身就会左右摇摆，双手手心朝下，也随之一屈一伸地在身体前后打圈，头部则左顾右盼。

在这个动作中，肩膀和跨步的配合，看起来有点儿顺拐。肩膀

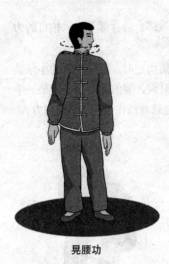

晃腰功

的耸和沉是随着腰部运动的自然动作，不可特意耸沉。肩部、手腕处尽量放松，总之晃动的时候要把身体晃舒服了。

"壮腰八段功"对腰部的锻炼很有针对性，动作有柔有刚，是一套不错的外功练法。不过，这套动作的运动量其实还比较大，身体虚弱的人可以每次先练几个动作，等身体好转或熟悉之后再多练习。对腰部的锻炼，我们一定要用力柔和，幅度由小到大，每节动作重复的次数可由自己的情况决定。如果感觉动作记不熟练，把口诀背会了动作也就不是难事了。动作口诀念起来朗朗上口，很好记——大鹏展翅万里遥，鹞子翻身腾九霄，古松迎客斜展枝，降龙伏虎称英豪，二龙戏珠显灵功，货郎击鼓神逍遥，观天按地练精气，黑熊晃身天柱遥。

恢复男人"本色"——男人常见肾系疾病

阳痿——推拿、艾灸来"显威"

男人是这个世界上"阳刚"之气的代名词，一说到男人，人们首先就会想到力量、强壮、阳气等名词。不过，也有一些人虽然看似高大、体格强壮的人，因为在性功能上出现了问题，精神上萎靡不振，总觉得自己底气不足。

在性功能障碍中，阳痿是最常见的男子性功能障碍。它是指阴茎不能勃起，或硬度不足，无法插入阴道进行性交。因为阳痿的主要表现为阴茎痿软，所以中医又称其为阳痿。造成阳痿的原因很多，一是精神过于紧张、恐惧，或者夫妻感情冷漠等原因，另外

养生是比医生更好的医生

则是生理方面的原因。肾的一个功能就是主性和生殖，所以如果身体出现了肾虚，人的性功能可能就会出现障碍。

对男人因肾虚导致的阳痿，中医有很多的建议和药方，我们现在选择两个易于掌握和操作的办法：推拿和艾灸。

推拿处方主要分两步，一为仰卧，一为俯卧。推拿的时候，有的穴位自己并不方便操作，最好再找一个帮手。

仰卧时，操作者先用手的掌根部按揉神阙穴（肚脐），以脐下有温热感为度，按揉的时候要轻柔，坚持3分钟；然后，再用手的鱼际位置（大拇指下方）分别按揉气海、关元、中极三穴，每穴约2分钟即可；最后在气海和关元穴的位置，用手掌来回摩擦治疗大约3分钟，以小腹部有温热感为度。

俯卧时，操作者先用手按揉肾腧、命门，手法不宜过重，当感觉微酸并胀气后，每穴按揉两分钟。然后用一指禅推法作用于次髎、中髎，每穴各1分钟；然后改用点揉法，刺激要稍重，每穴约半分钟；最后横擦腰阳关。

艾灸的方法属于隔附子灸。附

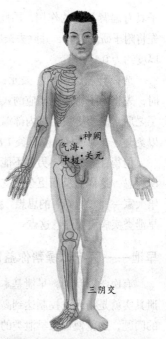

神阙、气海、关元、中极、三阴交

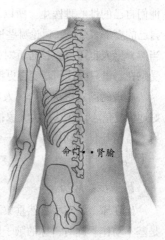

肾腧、命门两穴

子具有温肾补阳的作用，因此常被用来治疗各种阳虚症。制作时，先将附子研为细末，并除去杂质，加上沸水或者是黄酒调和做成饼。厚度约为 0.5 厘米。

选择肾腧、命门、关元、三阴交四穴，分别进行艾灸。艾灸时，先将附子饼放在相应的穴位处，上面再放艾炷灸之。附子饼干了之后，需要更换，以内部温热，直到皮肤出现红晕为度。每次可以灸艾炷 2 ~ 3 柱，隔日灸 1 次。

值得注意的是，男人不能认为阳痿可治，便在恢复功能后，无所顾忌，这样做反而更会透支身体。中医治阳痿，更重要的是传递给大家一种"慎养"的思想。疾病要三分治，七分养，尤其是阳痿、早泄类疾病更要注意这点。

早泄——医疗体操帮你益肾固精

有医学家认为，早泄基本属于一种心理问题，广义上来讲，早泄其实就是指无法控制达到高潮的时间。国内很多人不习惯讨论性的问题，这就使得像早泄类的问题因得不到及时沟通和解决，反倒进一步加重了问题的严重性。通过互相沟通，一对夫妇可能会成为他们自己的性心理医生。所以，男人们要抛弃传统观点的束缚，同自己的妻子多交流，讨论哪些地方双方都满意，哪些地方有不适感。当然，男人也可以直接告诉对方自己为早泄问题而苦恼，将这些感受憋在心里只会让问题变得更糟糕。

心理的问题解决后，男人可以做一些保健类运动，帮助自己更好地恢复信心。在这里为大家推荐"阳痿早泄医疗体操"，可以帮助男人益精补肾。动作一共就三步，非常容易操作。现在就一起学习一下吧！

第一步：起势

坐在床上，双手自然垂放两边，两条腿向前伸直（如图 1），这是基本动作。此时，你的脑子里最好什么都不要想，把一切杂念都统统地赶跑，一定要保证头颈部的放松。

养生是比医生更好的医生

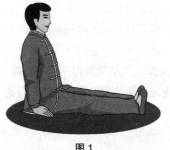

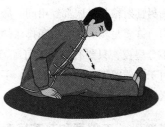

图1   图2

第二步：伸腰前屈动作

稍微低点儿下巴，同时一边呼吸一边做前屈动作（如图2），注意一定要尽量伸展腰部，这样才能达到保健的作用。这个动作可以多做几次。

第三步：盘坐前屈动作

盘腿坐在床上，把自己的双脚对在一起，两条大腿尽量分开，双手要做成叉腰状（如图3）。然后继续做向前屈体动作（如图4）。一边做，一边要用力收缩肛门的括约肌，呼吸频率要慢。同上个动作一样，前屈动作可以反复做数次，益精操每天要做一两次，早上起床和晚上睡觉的时候，都可以抽出十几分钟的时间做一下。

养生的方法有很多，只要你能坚持，肯定能让自己摆脱早泄的困扰。平时小便时，你也可以有意识地突然中断排尿，等停5秒钟

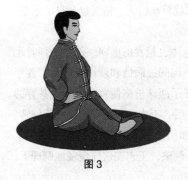

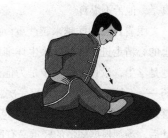

图3   图4

后再继续，这样反复几次（不超过五次）也有助于早泄的康复。因为男性射精与排尿都经由同一尿道，所以这两种生理现象涉及的肌肉有许多是相同的，中断排尿的练习还是大有裨益的。这样的训练不分昼夜，只要有排尿就可练习，大多数人都能取得不错的效果。对于体质差而致的早泄患者，平时更应加强体育锻炼，提高全身的素质。

遗精——五倍子和茯苓显奇效

男性在进入青春期后，从 15 岁左右起睾丸开始产生精子，睾丸的生精作用一旦开始，可以维持到老年。中年以后，生精能力虽然会减少，但是却从不会间断。睾丸所生成的精子，首先会进入附睾和输精管等处暂时贮存起来。不过因为睾丸的生精作用是持续不断的，所以贮存精子的地方很快就会充满起来，于是就会出现精子过剩的情况。这时的外在表现就是呈周期性的遗精了。

王志今年刚 20 岁，刚上大二，应该是非常有朝气的一个年龄，但是他却面黄肌瘦，一幅无精打采的样子。平常最喜欢的课，现在也听不进去。经常躲在宿舍里郁郁寡欢。究其原因，与他最近的遗精经历有关。之前王志就有过手淫经历，上大学后一直沉迷于从网上下载成人电影，在这种感官刺激中，频繁地用手淫的方式来"解决问题"。最近，他发现自己总是在遗精时醒来，心里特别着急。从网上查了查资料，自己就买来有固精作用的知柏地黄丸，可是吃了基本没什么用。发展到最后，王志就算在白天，精液也会自动滑下，真是令他苦不堪言。

眼看自己的病越来越严重，身体也越发的虚弱，他终于怀着忐忑的心情走进了医院。医生详细地询问过病情和就诊史之后，鉴于他是学生，没什么钱，于是为他开了两味价格便宜，但疗效甚好的药——五倍子和茯苓。服用一次之后，王志的遗精现象就有所好转，继续服用两剂后，整个人的肤色和精神状态都出现了很大的改观。此后，汤剂根据病情的轻重又有所调整，王志在这样慢慢地调理下，

养生是比医生更好的医生

终于康复。

实际上这款可以帮助男人固精之药，制作起来也很简单。

大家可以在中药店买 30 克的五倍子、60 克的茯苓，顺便让药店帮忙研成细末。每天空腹服 6 克，用温水送服，早晨和晚上各服用一次就可以。

其实，古代有很多专治遗精的药方，效果也都不错，但是大都属于大补之药，价格较贵。那位医生独辟新径，用五倍子和茯苓的巧妙搭配，制成一种令普通人都能接受的药。实际上，补肾不止地黄、鹿茸之类，茯苓不仅有开泄之功，还有静心宁神之效，而五倍子可以固涩闭阖，且入肾经敛浮火，正可以应肾脏动静开阖之机、心肾交通之制。所以，王志在使用之后，能在短时间内收到不错的效果。值得注意的是，在服用此药时应忌辛辣之物。相火旺者，可加知母、黄檗；虚甚者，再酌加补品。

手淫与正常的男女性生活并不是一回事，尽管它在一定的特殊时期，可以作为男人宣泄欲望的手段。但是，人是有感情的动物，两情相悦时，气血畅通，身体也会产生很微妙的变化。年轻人的遗精，可以说相当一部分应称作"手淫后遗症"。有的时候就算没有手淫现象，在看了一些色情小说或电影后，也会造成生殖器的反复充血，最终可能导致遗精现象。因此，如果发现自己遗精次数过多，一定要远离一些色情信息的诱惑，饮食清淡，不去跟自己的伙伴出去喝酒，吃辛辣肥甘之物。做到这些，再配合五倍子与茯苓的功效，遗精的现象慢慢就会得到缓解。

男性不育——养肾护肾成功当爸爸

俗话说："不孝有三，无后为大。"虽然新社会不流行这个了，不过，没有自己的孩子仍是不少人心中永远的痛。不育的患者中，多是精子质量不高、精液异常、有精子抗体等类型。究其原因，一方面是因为现在男性体质普遍下降而导致的生殖能力下降，另一方面也是平时不注意保养，小病不治酿成大病的结果。

中医认为，男性不育和身体中的元气精血不足有关系，肾藏精，主生殖和生长发育。所以如果肾气不足，也会影响到性功能和生殖情况。一般20岁出头的小伙子只关注性生活的数量和质量，而不会去关注生育问题，甚至希望不要因为生育问题给自己背上思想和生活上的包袱，所以常为阳痿、早泄、遗精等问题去求诊。但从医理上来讲，绝大多数阳痿、早泄、遗精和不育的原因都是相同的，都是肝肾肺脾心等出了问题，比如脾肾虚、阴精不足、肝肾两虚等。原因相同，但是因为每个人的体质、生活习惯和环境不同，最后显现出来的病症是不同的。

下面几个食疗方推荐给大家，大家可以根据自己的情况咨询下医生后选用：

1. 二仙羊子汤

准备羊肾6个，仙茅、仙灵脾各20克，生姜2片，红枣2枚，食盐少许。先讲仙茅、仙灵脾、羊外肾分别用清水洗干净，备用。生姜用清水洗干净，刮去皮，切2片，备用。红枣洗净，去核，备用。将以上所有原料一齐放入砂锅内，加水炖4小时，吃时以食盐少许

调味。佐餐食用，每日1～3次，每次150～200毫升。

羊肾能补肾助阳、生精益脑。仙灵脾（又名淫羊藿）味辛、甘，性温，可补肾阳、强筋骨、祛风湿。仙茅味辛，性温，能温肾阳、壮筋骨。本方具有补肾强精之功。二仙羊子汤适用于肾虚精少、精液不液化、阳痿不举、精神萎靡、腰膝酸痛、两膝酸软无力等。

2. 三黑猪脬汤

准备黑补骨脂、黑豆各30克，黑芝麻15克，猪膀胱1个。先将黑补骨脂、黑芝麻、黑豆用冷水浸泡2～3小时后，沥干水备用。猪膀胱剪开一条口，清洗干净，将以上3味药装入膀胱内，用线缝合好，置砂锅中，加水适量，文火清炖至熟，除去补骨脂，猪膀胱切块，加入少许食盐、味精调味即成。佐餐食用，每日1～3次，

每次 150 ~ 200 毫升。

补骨脂味辛、苦，性温，补肾助阳、纳气平喘、温脾止泻。黑豆味甘，性平，能补肾益阴、健脾利湿、除热解毒。黑芝麻味甘，性平，补肝肾、益精血、润肠燥。本方具有温肾固精、补血益肝之功。三黑猪脬汤适用于肾精血亏虚所致精子活动度低、夜间遗尿、小便频数清长、余沥不尽或小便失禁、腰膝酸冷、肢冷畏寒等症。

预防或治疗男性不育，应养成良好的生活习惯。在进行性生活时，可以适当调节房事频率，科学研究发现每天性交 1 次，精液质量会有所降低，隔 1 天精液质量就能够保持正常。假如精液长期不排出，精子又会在生殖道内老化而失去活力，并被其他细胞所吞噬。因此，平时如果有性生活的要求，不要故意克制。2 ~ 3 天性交 1 次，这样就可以使精子与卵子结合的概率上升。

如果经常接触放射性物质、高温及毒物，如铅、汞等，一定要严格按照操作规定和防护章程作业，千万不要疏忽大意。如果想要孩子，最好能够脱离此类工作半年后再做生育计划。男性的睾丸是一个很娇嫩的器官，它的最佳工作温度要比人的体温低 1 度左右，如果温度高，就会影响精子的产生和精子的质量。所以，长时间骑自行车、泡热水澡、穿牛仔裤等任何能够使睾丸温度升高的因素都要避免。

女人无病一身轻松——女人常见肾系疾病

女性不孕——补肾强肾，你也可以当妈妈

中医认为，与怀孕息息相关的脏腑是肾脏。肾中储存有构成生命根源的基本物质，通常被称为精或者是肾精。肾精不足的时候，就不容易怀孕。另外，如果月经不调或出现经前综合征的症状，也容易导致不孕。

故而，中医将不孕症划分为肾阳虚所致的易受凉型不孕症、肾

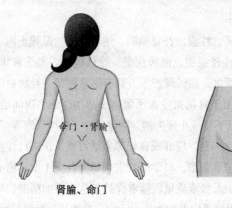

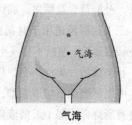

肾俞、命门   气海

阴虚所致的易头晕型不孕症、肝郁气滞所致的月经不调型不孕症。易受凉型不孕症是肾弱体质，不适当的性生活会让肾经和阳气不足，子宫不能得到足够的温暖。此类不孕症患者的临床症状表现为：身体容易发冷，没有精神，夜里起床上厕所很多次，还会感到目眩、耳鸣、性欲减退等症状。月经周期往往有偏长的倾向，经血的量偏少，甚至有停经的可能。治疗此类不孕症应在注意身体保暖的同时，补充肾精，同时通过治疗恢复元气。

命门穴和气海穴是可温暖子宫的穴道，用灸罐加温刺激效果更佳。另可配合能促进肾功能的肾俞穴一起刺激。

还可服用六味地黄丸等能够温暖身体、促进肾功能、改善体质的中药。另外，能够改善肾阳虚的代表药方则为右归饮。平时可以食用虾、海参、韭菜等能够补肾并温暖身体的食物。栗子与胡桃等也具有促进肾功能的作用，可以尝试。

除此之外，我们为大家推荐几种治疗不孕的偏方，不妨一试。

1. 米酒炒海虾

准备鲜海虾 400 克，米酒 250 克，菜油、葱花、姜末适量。先把海虾洗净去壳，放入米酒，浸泡 10 分钟。将菜油放入热锅内烧沸，再入葱花爆锅，加入虾、盐、姜连续翻炒至熟即成。每日 1 次，每次 50 ~ 100 克。

米酒炒海虾适用于肾阳不足，形寒肢冷，性欲冷漠者。

2. 枸杞汁

准备新鲜枸杞250克。将枸杞洗净，用干净纱布包好，绞取汁液。每日2次，每次10～20毫升。枸杞汁适用于肝肾阴虚，肝气郁结者，症见多年不孕，腰膝酸软，两胁胀满等。

3. 柚子炖鸡

准备柚子1个，雄鸡1只，姜、葱、盐、味精、绍酒适量。先将柚子去皮留肉，鸡杀后去毛，除内脏、洗净。将柚子肉放入鸡腹内，再放入锅中，加葱、姜、绍酒、盐、水适量，将盛鸡肉的锅置盛有水的大锅内，隔水炖熟即成。本品可供佐餐，宜常吃。

柚子炖鸡适用于痰湿型不孕症患者。

值得注意的是，有一些患不孕症的女性怀疑自己是因为身体不好而不孕，想对身体进行一次大滋补，但是在滋补的时候一定要区别对待，无目的地服用太多保健滋补品可能会加重病情，一定要谨慎。

更年期综合征——不让衰老提前到来

人们普遍认为更年期是女性生长的一个阶段，如同儿童、青年、中年、老年这些概念一样，女人到了这个阶段必然会呈现情绪暴躁、容易失控的状态，就像年轻人的"叛逆期"一样。但事实上，更年期综合征是一种病理反应，并非女人必经的一种状态。

现代医学认为，更年期症状是人体雌激素分泌开始减少造成的，因为身体的各个器官无法迅速适应变化，于是出现了心烦、莫名其妙地发脾气，容易急躁、失眠、盗汗、莫名其妙地想哭、月经减少、性功能下降等症状。在中医上看来，更年期综合征是随着肾气渐衰，天癸将竭，冲任二脉虚衰，精血日趋不足，进而导致多个脏腑功能失调所致。也就是说人体伴随年龄的增长，肾气会不断衰弱，而气为血之帅，气弱则血虚。我们知道，女性是以血为本的，经、带、怀孕、生产等都离不开血，血虚就会导致一系列脏腑功能的失调，于是便出现了包括停经在内的各种病理现象。

如果更年期综合征伴有头晕目眩、饮食不香、困倦乏力及面色苍白等症，可尝试杞枣汤来调理。方法是：准备枸杞子、桑葚子、红枣各等份，水煎服，早晚各1次；或用淮山药30克，瘦肉100克炖汤喝，每日1次。

如果更年期综合征伴有易怒忧郁、虚烦不安、健忘失眠等症，可尝试食用合欢花粥来调理。方法是准备合欢花（干品）30克，或鲜品50克，粳米50克，红糖适量。将合欢花、粳米、红糖同放锅内加水500毫升，用文火煮至粥熟即可。每晚睡前1小时空腹温热食用。具有安神解郁、活血悦颜、利水消肿等功效。

如果更年期综合征伴有精神恍惚、时常悲伤欲哭、不能自持或失眠盗汗、舌红少苔、脉细而数等症，可尝试食用甘麦大枣粥。方法是准备大麦、粳米各50克，大枣10枚，甘草15克。先煎甘草，去渣，后入粳米、大麦及大枣同煮为粥。每日2次，空腹食用，具有益气安神，宁心美肤功效。

在饮食上，对于更年期有头昏、失眠、情绪不稳定等症状的女性，应选择富含B族维生素的食物，如粗粮（小米、麦片）、豆类和瘦肉、牛奶。牛奶中含有的色氨酸，有镇静安眠功效；绿叶菜、水果含有丰富的B族维生素。这些食品对维持神经系统的功能、促进消化有一定的作用。此外，要少吃盐（以普通盐量减半为宜），避免吃刺激性食品，如酒、咖啡、浓茶、胡椒等。

肾强更长寿——老人常见肾系疾病

前列腺病——肾气不化老人易癃闭

男人在上了年纪之后，因为肾气衰弱或者前列腺增生等病，常会出现小便不利的问题。排尿困难、不畅可能只是早期的一些症状，如果膀胱中的存尿过多，小便时就更加费劲了。中医上将这样的症状统称为"癃闭"。

对于尿不出来的症状，有两种简单易用的方法。

第一种是葱白药熨法。取葱白250克，切碎，白酒喷炒，装入布袋。布袋可以稍微大一点儿，将布袋置于肚脐处，上面覆盖上厚布。用熨斗或者水袋、水壶等热汤器具开始反复熨烫肚脐周围及小腹部，直到药力渗入为止。温度以身体能忍受而又不灼伤皮肤为度。

葱白用的时候，需要把须毛去掉。《本草纲目》中说葱白有"发散通气之功"，它能治因膀胱气化失司引起的小便不利，以及寒凝腹痛等症。加热是为了让药效能更好地发挥作用，而且腹部周围热了，有利于气血的流通，对小便不通的问题也有帮助。除了能缓解小便不通的问题，药熨葱白的办法对于大便干燥也有一定的作用。

第二种方法是用豆豉15克、黑山栀9克，研成细末，加上葱和盐一起捣烂成病，贴在关元穴上。同时服用滋肾通关丸12克。有位60多岁的老先生因为寒热后，睾丸出现了坠涨、疼痛感，两天未能小便，腹部胀得难受。用此方法后，两个小时，这位老先生顺利排出小便。

有句老话说："人老肾气衰，屙尿打湿鞋。"很多老年人在出现小便无力，晚上频繁起夜时，常在心里感慨：人老了，不中用了。千万不要觉得这是人体机能退化的表现，更不要觉得没关系，一旦出现这种状况，首先就应该去医院检查一下自己的前列腺。

另外，老年人还应该熟悉前列腺增生的几个迹象，在上厕所的时候，注意观察。首先，前列腺增生会导致人体的排尿"启动"慢，也就是说，健康的人去了厕所，能够很顺畅地尿出来。不过，患有前列腺增生的人，虽有尿意，身体却迟迟接收不到排尿信号，往往等到别人都尿完了，自己才开始尿，而且

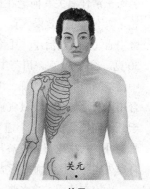

关元

尿细无力；其次，五十岁之后频繁起夜，睡前若在没喝水的前提下还起夜 3～4 次，就应该考虑前列腺增生的情况了；最后一种情况，是尿血。尿血的原因有很多，前列腺增生只是其中之一。不管是哪种信号，一旦出现，都应该尽快去医院接受治疗，同时还可以用我们提到的一些小方法，慢慢治愈。

耳聋耳鸣——补足肾精，重获新"声"

平时，我们所见到的耳朵上的疾病主要有两种：一是耳鸣，二是耳聋。在中医里，三焦经和胆经都经过耳朵，二者都属于少阳。所谓的少阳是阴阳交通的枢纽，如果阴阳交通不利，耳病也就出现了，换句话而言，像耳鸣这样的病症肯定跟人的阳气有关。另外，《黄帝内经》认为，肾开窍于耳，耳朵需要肾精的滋养，当肾精不足，耳朵得不到充分滋养时，听力就会下降。所以不少肾虚的人都有耳鸣、耳聋的症状。

有关耳聋耳鸣的调治，可以试试国医大师何任教授的"耳聋汤"。

柴胡 12 克，制香附 9 克，川芎 12 克，石菖蒲 12 克，骨碎补 9 克，六味地黄丸（包煎）30 克。水煎服，每日 1 剂。

耳聋汤是何任教授的自拟汤，说起来，这副汤药的来源与清朝名医王清任有关。何老在最初治疗耳聋和重度听力下降的患者时，总是取不到好的效果。有一次，他想到了王清任在《医林改错》中，曾用通气类散剂治疗"耳聋不闻雷声"。散剂由三味药组成——柴胡 30 克、香附 30 克、川芎 15 克，共为细末，早晚各冲服 10 克。其中的柴胡能够升阳达郁，川芎可引气调血，香附能开郁散滞，三药合用，非常契合"疏其气血，令其条达，而致和平"的原则。有感于此，何任教授在这个通气散的基础之上，添加了石菖蒲以开窍，骨碎补、六味地黄丸以益肾。因为标本兼顾，所以不管是对于因为肾虚久病还是气滞血瘀形成的耳聋，都有不错的疗效。

大家在使用本方之前，须咨询专业医师，不可自己乱用。另外，服药期间，要尽可能做到心情舒畅，自我宽慰，不可动气恼怒，如果能坚持服药，调治的效果不错。

另外，耳聋耳鸣也可以通过按摩的方式来调理。

患者侧卧，微张口，按摩的人用一指禅推法推（或用按揉法）耳门、听宫、听会，再按中渚、合谷。

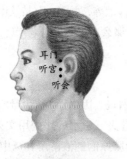
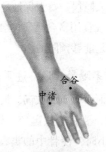

耳门、听宫、听会三穴　　　　　　合谷、中渚两穴

［注：分泌性中耳炎或航空性中耳炎也可参照本法治疗。］

所谓的一指推法其实就是用大拇指向前推穴位的一种按摩方法，顺序依次为耳门、听宫、听会。这三个穴位紧紧相邻，就在耳朵中间与脸颊的交接部位。耳门穴是听力的门户，专门管着"该不该听"；听宫穴是接受听力的宫殿，专门储存"听到"的话；听会穴接近耳垂，它主宰的是人"用心听进去"的能力。它们与人体接受外界声音的能力，密不可分。所以，耳鸣的人可以时常用大拇指推推穴位，当然也可以用按揉的方式。

中渚穴是治疗耳鸣的要穴，它在手的背部。取穴时，可以握拳，在无名指和小指关节的凹陷处，也就是两个关节的中点，向手臂方向下移2厘米即是。大家可以直接按摩这个穴位，也可以采用一指禅推的办法，用大拇指从手背处无名指和小手指的中间向手臂推去，如果感到疼痛，可以抹点儿润肤油。合谷穴是日常养生中很常见的穴位了，就在大拇指和食指的虎口位置，可以直接用手指按摩，或者借助火柴棒等工具。

骨质疏松——肾主骨的能力减弱了

人老后很容易患上骨质疏松症，这与肾气减弱、肾精不足有很大关系。

尽管骨质疏松是人体一种正常的生理过程，但并不是说它是不可避免的。如果我们从少年开始，特别是在进入骨骼发育并逐渐定型的成人阶段，每天保证足够的身体锻炼，并至少坚持饮用1200克的牛奶或食用富含钙质的乳制品，那么当我们步入老年后，骨质疏松大多是能够预防的。

1. 多喝骨头汤，注重养肾

平时多喝点骨头汤，最好是牛骨汤，因牛骨中含大量的类黏朊。熬汤时，要将骨头砸碎，以一份骨头五份水的比例用文火煮，煮1～2小时，使骨中的类黏朊和骨胶原的髓液溶解在汤中。另外，还可以多吃一些坚果，比如核桃、花生、腰果，这些果子都是果实，是植物为了延续后代所集中的所有精华，所以有很强的补肾作用。"肾主骨生髓"，肾精充盈了，骨髓就得到补充了。

2. 补钙要科学

骨量的维持在很大程度上与营养及合理摄入的矿物盐密不可分。养成合理饮食的良好习惯，多吃含钙食物，对骨的发育和骨峰值十分重要。对于饮食中钙含量低者，应给予补钙。

一般来说，口服是大家主要的补钙方式，但每次服用的量不要过多，可分多次服用。依据我国营养学会的推荐标准，成年人每日补钙要达到800毫克，50岁以上的人最好能达到1000毫克。最佳服用时间是饭后半小时，晚上服用效果更佳。

最后需指出的是，骨质疏松的调治并不是任何一种药物或方法单独使用就能达到明显疗效的，它需要根据男人本身的具体情况综合用药并结合体育运动，更重要的是积极地预防其发生，才能达到防治骨质疏松的目的。

养生是比医生更好的医生

第五章

向脾胃要健康

脾胃在生命中的地位——后天之本

　　中医认为："脾胃为后天之本"，我们怎么理解这个"后天之本"呢？你不妨想一想土地。虽然现在人们的生活水平提高了，有汽车、电脑、高楼等，但是这些不是人类生存所必需的，没有这些人类照样生活了几千年，那么什么才是人类不可或缺的呢？那就是土地，离开了土地，人类将面临灭亡。在中医理论中，脾胃就是人的后天之本，是人体存活下去的根本。

　　中医认为，脾与胃同属五行之土，脾主运化，胃主受纳；脾主升清，胃主降浊；脾喜燥而恶湿，胃喜润而恶燥；二者纳运相合、升降相因、燥湿相济，在生理上相互联系，病理上相互影响，共主饮食物的消化、吸收及水谷精微的运输、布散，同为"后天之本"，"气血生化之源"。

　　我们每次吃到嘴里的食物，不用说，首先必须要经过牙齿的咀嚼，舌头的搅拌，然后下咽至胃，由胃受纳。《黄帝内经·素问·刺法论》曰："胃为仓廪之官，五味出焉。"仓廪，即管理财物并按时发放的官员，可以说，我们身体所需要的全部能量，都来自于胃的提炼、转化。

　　胃上承食道，下接十二指肠，是一个中空的由肌肉组成的容器。金朝医学家说："胃者，脾之腑也……人之根本。胃气壮则五脏六腑皆壮也。"在中医理论中，胃被称为"水谷之海"，它最主要的功能便是接纳腐熟的水谷。可以说，在饮食物消化的过程中，胃的作用是至关重要的，所以中医将它与脾一起，合称为"后天之本"，于是也就有了"五脏六腑皆禀气于胃"，胃气强则五脏功能就旺盛的说法。

脾和胃相表里，位于中焦，在膈之下。脾主运化，饮食入胃，经过胃的腐熟后，由脾来消化吸收，将其精微部分，通过经络，上输于肺。再由心肺输布于全身，以供各个组织器官的需要。脾还运化水液，水液入胃，也是通过脾的运化功能而输布全身的。若脾运化水谷精微的功能失常，则气血的化源不足，易出现肌肉消瘦、四肢倦怠、腹胀便溏，甚至引起气血衰弱等症。若脾运化水液的功能失常，可导致水液停留，聚湿成饮，湿聚生痰或水肿等症。

"胃主受纳，脾主运化"，即强调脾胃在人体调养中的重要性。因饮食水谷全靠脾胃的作用，才能转化为人体加以利用的营养物质。因此，人的饮食必需营养均衡，饮食调和，脾胃消化吸收功能正常，身体才能健壮。

脾胃若伤，百病由生

李东垣晚年自称东垣老人，是我国金元时期四大名医之一，是著名的医学家，也是养生学家。他在所著的《脾胃论》中提出如下观点："内伤脾胃，百病由生"。为何脾胃内伤是人们最重要的致病因素呢？这主要同脾胃的功能有关，有以下三方面原因：

（1）脾胃是气血生化之源，如果脾胃虚弱，我们的气血生活就会受到影响。一个气血不足的人，身体又怎能健康呢？

（2）脾胃有运化食物的功能，如果脾胃受损，我们进食的营养物质就不能很好地输送到全身，人体在没有得到充分滋养的情况下，就会导致免疫功能低下。这样的人群很容易受到外泄的侵入而生病。

（3）脾胃是人体气机运行的枢纽，脾气宜升，胃气宜降，如果脾气不升反降或者胃气不降反升必然会影响到其他脏腑的气机运行，各种病症也会随之而来。

因此，避免脾胃损伤，是维护人体健康长寿的关键。日常生活中如调养脾胃呢？对于这一问题，李东垣也给出了自己的建议。

1. 要节劳

即注意劳逸结合。李东垣提出"不妄作劳以养形"。他认为过度的劳作会伤耗元气，损害健康，因此要避免过劳。这是针对当时人们深受繁重劳役之苦这一现实情况提出来的。身体弱的人不耐劳，过劳就会出现气短疲乏现象，这就是过劳伤气的一个例证。当然现在应当辩证地看待这个问题，正确的方法是既不过劳，也不过逸。

2. 要预防外邪侵袭

李东垣认为，外来的邪气如风、寒、暑、湿、燥、火等都能损伤脾胃，导致疾病。因此在日常生活中一定要慎起居、适寒温，防止外邪侵袭。其具体方法如下：

（1）遇到天气突然变化，转冷或起风下雨雪等，应当避其邪气，居于温暖之地。如在外突然遇到寒流气温下降，而衣服单薄不能御寒，在这种情况下要努力振作起来，鼓起全身的劲，就能有效地抵御寒邪。

（2）如穿衣单薄，因而感到气短，应当赶快增加衣服，并转移到无风温暖的处所。如还气短，就须用沸水一碗，以其热蒸气熏口鼻防治。这个方法对于因为住处较高或天寒阴湿所引起的气短都很有效。如因穿着较厚或居处不通风而引起气短，就应当减少衣服，并到通风的地方去，当然要记住用手摩擦周身汗孔令其闭合，以免受风邪入侵。如大热天居处寒凉而引起气短的，应多到户外活动，见见阳光。

（3）风寒之邪总是从汗孔而入。因此预防风寒感冒的方法之一是不要汗出当风，特别是淋浴后汗孔开启，津津汗出，此时当风最易感冒风寒，要先摩擦汗孔使其闭合才可当风，这样就不致感冒了。

3. 要保证良好的睡眠

睡眠也是养生的重要方面。一般睡眠不安稳有四种常见的原因：一是铺盖被面太厚太热，以致周身出汗，这时应适当减少被褥，并将汗擦干，才能安睡；二是被褥太薄，冷而不安，此时加盖被褥

养生是比医生更好的医生

以保暖，必能安然入睡；三是肚中饥肠辘辘无法入睡，应少吃些东西再睡；四是吃得太饱以致寝卧不安，则应稍事活动，或散步，或坐会儿，待食消胀除，再行入寝。

4.省言

李东垣的养生方法中，还有一种比较特殊但简而易行的方法，叫作"省言"，就是少说废话。李东垣根据他自身的体验，认为多语能伤气，少言能养气。李东垣一生诊务繁忙，愈到老年，病人愈多，接诊既多，言语更繁，以致感到中气不足，究其原因之一，便是语多伤气。于是李东垣就有意地避免多说话，以省言作为养气养生的重要手段。

综观李东垣先生的养生之道，从远嗜欲，节饮食，到适寒温及日常生活细节的调摄，都贯彻了重脾胃保元气这样一种医学思想，其方法既无气功导引的深奥，也无灵丹仙药的玄虚，而是实实在在为普通人所设，因而人人都可做到，其可贵之处也正在这里。

脾胃是元气生发的源泉

元气也叫作原气、真气，它是人体最基本、最重要的气。一个人元气充足，才会健康、不易生病。明朝著名医药学家李时珍认为，脾胃与人的元气有着密切的关系，人体内的元气因脾胃而滋生，脾胃的功能正常运转，人体内的元气才能生长并充实。而人吃五谷杂粮、果蔬蛋禽都要进入胃中，人体内的各个器官摄取营养，都要从胃而得来。

李时珍在《本草纲目》中有"土为元气之母，母气既和，津液相成，神乃自生，久视耐老"；"土者万物之母，母得其养，则水火相济，木金交合，百诸邪自去，百病不生矣。"他认为脾胃与人的元气有着密切的关系，脾胃功能正常，人体内的元气才有了滋生的可能性。

李时珍强调脾胃是五脏升降的枢纽。他曾经说过"脾者黄官，所以交媾水火，会合木金者也"。他认为人体气机上下升降运动正常，有赖于脾胃功能的协调。脾胃如果正常运转，则心肾相交，肺肝调和，阴阳平衡；而如果脾胃一旦受损，功能失常，就会内伤元气，严重的还会因此影响全身而患病。那么吃什么才能养脾胃呢？李时珍在《本草纲目》中提到枣、莲子、南瓜、茼蒿、红薯等都有养脾胃的功效。

另外，下面保养脾胃的四大要诀要记牢："动为纲，素为常，酒少量，莫愁肠。"

（1）"动为纲"：指适当的运动可促进消化，增进食欲，使气血生化之源充足，精、气、神旺盛，脏腑功能不衰。因此，我们要根据各自的实际情况选择合适的运动方式和运动量。散步是一种和缓自然的体育活动，可快可慢，可使精神得到休息，使肌肉放松，气血调顺，帮助脾胃运化，借以祛病防衰。

（2）"素为常"：素食主要包括植物蛋白、植物油及维生素类的食物，如面粉、大米、五谷杂粮、豆类及其制品、蔬菜、瓜果等。日常饮食应以淡食为主，以便清理肠胃。进食温凉适当，不要过热也不可过凉，因为热伤黏膜、寒伤脾胃，均可导致运化失调。少食质硬、质黏、煎炸、油腻、辛辣性食品。

（3）"酒少量"：不要嗜酒无度，以免损伤脾胃。少量饮酒能刺激胃肠蠕动，以利消化，亦可畅通血脉、振奋精神、消除疲劳、除风散寒，但过量饮酒，脾胃必受其害，轻则腹胀不消，不思饮食，重则呕吐不止。

（4）"莫愁肠"：指人的精神状况、情绪变化对脾胃亦有一定影响。中医认为，思可伤脾。意指思虑过度，易伤脾胃。脾胃功能失衡，会引起消化、吸收和运化的障碍，因而食不甘味，甚至不思饮食。久之气血生化不足，使神疲乏力、心悸气短、健忘失眠、形体消瘦，导致神经衰弱、胃肠神经官能症、溃疡病等。所以，必须注意性格、情操及道德的修养，做到心胸豁达，待人和善，遇事不要斤斤计较，更不要对身外之物多费心思。尽量避免不良情绪的刺激和干扰，经常保持稳定的心境和乐观的心态，这也是保养脾胃、祛病延年的妙方。

饮食调养对脾胃的养生保健最为重要，在日常生活中，饮食营养成分的均衡，食物品种的丰富多样，进餐的定时定量，尤其是早饭一定要吃，这些均有利于脾胃的保养。

你的脾胃还好吗——判断脾胃是否虚弱的绝招

脾和胃是一对孪生兄弟，在各种场合中总是出现。脾和胃有接收、消化和运输的作用，化出营养供应全身的需要。因此，一个人脾胃功能的强与弱，直接关系着他生命的盛衰。脾胃功能好的人，气血旺盛，中气十足，说话有力气，身体也结实；脾胃虚弱的人，说话无力，身体羸弱，疾病丛生，影响健康和寿命。

患有脾胃病的人一般精神状态都不太好，有的面色苍白，口唇没有光泽；有的身体消瘦，羸弱不堪；有的则过于肥胖，看着体格庞大，却是一身肥肉；还有的说话有气无力，多跑几步就气喘吁吁……这些都是由于脾胃失常造成的。

有的人可能要问了，从一个人的外表是否能判断出他的脾胃情况？当然可以，很多时候，我们可以通过观察一个人的外在状态判断他的身体状况。具体到判断脾胃是否虚弱，有三个最简单的判断方法：一个是观察口水，一个是看手，一个是看眼袋。

观察口水

一个人如果唾沫和口水过多，可能是脾胃出现了问题。《黄帝内经》中说得很清楚"五脏化液，心为汗，肺为涕，肝为泪，脾为涎，肾为唾"。意思就是说，出汗异常可以从心脏上找毛病，鼻涕多了要看肺是不是出现了问题。眼泪不正常要从肝上找根源，相应的，口水和唾沫多了就要从脾肾上找原因。

唾多而且黏稠，口中还伴着苦味，往往说明是脾热，这时候一定不要吃辛辣的食物，牛羊肉也尽量少吃，但可以吃一些清脾热的药物，如栀子和连翘等。口水多，且伴有咸味的话，这可能是肾虚的征兆。

很多小孩子就特别爱流口水，如果大一点儿不流了是没有什么问题的，但是如果都七八岁了还在流口水，这就说明孩子脾虚，因为脾是主肉的，因为脾虚，所以嘴角不紧，不能抑制口水外流，家长一定要引起重视，该给孩子补脾了。

口水多了不行，但少了也不行，如果嘴里总是干干的，这就说明你的津液不足，是内燥的表现。这个时候就要注意多喝水，多吃酸味的食物，以及多吃水果，苹果、梨子、葡萄等，都是不错的选择，只要含水分多就可以了。

观察食指

通过食指判断脾胃的方法，首先需要观察食指，然后再将十指并拢，看手指间是否有缝隙。原因在于，食指能够反映出整个脾胃功能的状况。食指，顾名思义，它是与饮食有关的一根手指。脾胃的主要功能是负责消化水谷食物，具有运化和传输的功能，中医认为，脾胃"主通降，以降为和"。意思就是说，脾胃运化和传输应有力，如果出现了问题，本应排泄出去的物质就会积聚在肠内，埋下隐患，成为百病之源。当脾胃的运化和传输出现了问题时，一定会反映到食指上。这时候的食指通常不能轻松张开，弯曲时会有点儿变形，并且内侧根部还有酸痛的感觉。食指靠近拇指的这侧，其根部被称为"第二间"，人的大便不通畅，"第二间"就会出现酸痛之感。所以，便秘或者腹胀的患者如果能长期按摩这个部位，就可以减轻便秘的症状。

食指上假如出现了硬块，颜色变紫，也能反映出脾胃的虚弱，这时的脾胃已经虚弱至极，所以会出现完谷不化，不便溏稀和肚子痛等症状。

另外，我们还可以通过手掌来判断脾胃的情况。具体方法是，将十指并拢，看看手指间是否有缝隙，如果指缝过大，就表明脾胃的功能出现了问题。算命先生将这种十指并拢出现缝隙的手，称为"漏财手"——不会聚财，有再多的钱财也会漏掉。实际上，脾胃不好的确很像一个漏斗，吃多少漏多少，有意思的是，脾胃内部形成了漏斗形状，表现在外部就成了这种漏财手。

观察眼袋

爱美之心，人皆有之。不论男女老少，谁都不希望自己天天顶着一个大眼袋出门。一般而言，饮食无节制、饮酒过量和吃肉太多都可能引起眼袋，这种原因造成的眼袋外表鼓胀饱满。这种眼袋比较容易调理，只要饮食规律之后，眼袋就会很快消失。不过如果眼袋松弛下垂，还有皱纹，就很难调理了，因为这种眼袋是脾胃长期虚弱造成的，所以调理起来时间也比较长。

为何脾胃虚弱会引起眼袋呢？眼袋这个地方正好是足阳明胃经的起始处，如果脾胃长期虚弱，运化无力，水湿就会在身体内停留，首先就会停留在眼袋处，因为眼部周围的皮肤较薄，组织疏松，所以眼睑因为水湿的停留就会隆起，形成眼袋。很多人将眼袋称为"水泡眼"，如果明白了中医的道理，我们就能明白这一生动形象的名字的含义。对付这种眼袋，必须补脾胃，等到脾胃强壮后，运化水谷的能力提升了，身体内的水湿慢慢减少，眼袋也就会消失了。

保养脾胃，从饮食细节入手

脾胃是后天之本，是气血生化之源。胃是主消化的，脾是主运化的。我们身体所需要的营养物质，是通过人们进食食物后，先经胃的消化吸收，再由脾将营养物质运到全身，以备身体各方面功能的需要。如果把脾胃比喻成生产力，食物就是原材料，没有了食物，身体的营养物质就没了来源。脾胃和食物的关系如此密切，因此想要保养脾胃就一定要关注饮食细节。

脾胃喜欢应季的蔬果

脾胃喜欢什么样的食物呢？其实食物本身并没有好坏之分，关键是你要根据自己所处的季节和身体情况选择适合自己的食物。我们知道，中药有四气五味和归经之说，中医认为，食物同中药一样，不同的食物具有不同的性味与归经，具体来说就是"寒、热、温、凉"四性和"酸、苦、甘、辛、咸"五味。

中医养生讲究"天人合一"的思想，饮食养生上也是如此，我们应该不断地去适应周围的气候变化所带来的温热寒凉。《黄帝内经》中有一句名言叫"司岁备物"。意思就是说要遵循大自然的阴阳气化采备药物、食物，与节气相顺应的就是与阴阳气化相顺应，这样的食物得天地之精气，能够养护我们的脾胃。植物生长都有一定的生长周期，违背自然生长规律的植物，违背了春生夏长秋收冬藏的寒热消长规律，会导致寒热不调，气味混乱，徒具其形而无其质。

孔子有句名言："不时，不食"。就是说，不符合节气的菜，不吃。但现代人吃东西不再受制于季节，冬天想吃根黄瓜不再是难事，夏天萝卜白菜也照吃，去超市走走，原来分季节出产的东西现在都摆在货架上。这样丰富的供应却把我们的身体与自然之间的微妙联系给搞乱了。反季节蔬果虽然样子看起来很好看，但寒热不调，气味混乱，是所谓的"形似菜"，比如夏天的白菜，外表可以，但味道远不如冬天的；冬天的西红柿大多质硬而无味。这类反季节蔬果违背了自然生长规律，违背了春生夏长秋收冬藏的寒热消长规律。

过去讲究冬吃萝卜夏吃姜，春天吃葱韭，夏天吃冬瓜，都是有一定道理的。夏天虽热，但阳气在表，阴气在里，体内反而是冷的，容易腹泻，所以要吃暖胃的姜；冬天时阳气内收，体内反而是燥热的，要吃萝卜清胃火。如果我们不分时节地乱吃，很可能需要清火时却吃了热的东西。

当然，有的人想调一下胃口，吃点儿反季节菜，这也未尝不可，但长期吃就不好，对身体无益。

脾胃喜欢细碎的食物

随着现代生活节奏的加快，现代人吃饭的速度也越来越快了，不管是家常蔬菜还是大鱼大肉，大多数人在吃饭的时候嚼不了两口就直接下咽了。"囫囵吞枣"一词应该能代表很多人的饮食特点。之所以这样，都是快节奏生活引起的，人们急着去上班，急着去逛街，急着去打麻将，而留给吃饭的时间却越来越少了。殊不知，这样快节奏的饮食方式的直接受害者就是脾胃，脾胃喜欢细碎的食物，"囫囵吞枣"的吃法无疑会加重脾胃的负担。

其实，我国历代医学家和养生家都非常看重吃饭时的细嚼慢咽。唐代名医孙思邈在《每日白咏歌》云："美食须熟嚼，生食不粗吞。"明朝郑瑄的《昨非庵日纂》云："吃饭须细嚼慢咽，以津液送之，然后精味散于脾，华色充于肌。粗快则只为糟粕填塞肠胃耳。"清代医学家沈子复在其书《养病庸言》中说："不论粥、饭、点心、肴品，皆嚼得极细咽下，饭汤勿做牛饮，亦徐呷徐咽"，这些说的都是进食时应细嚼慢咽，不可狼吞虎咽。

现代人得脾胃疾病的这么多，与"狼吞虎咽"不无关系。因此，我们要养护脾胃，在进餐时要细嚼慢咽，宜选择那些容易消化、温度适宜的食物。细嚼慢咽不但对脾胃的养护有好处，对于人的健康还有其他的好处。

（1）预防口腔疾病。反复咀嚼可让口腔有足够的时间分泌唾液，而唾液中含有多种消化酶及免疫球蛋白，不但有助于食物的消化，还有杀菌作用，可预防牙周病。

（2）增进营养吸收。充分咀嚼让食物变得细小，使之与消化酶完全混合，被分解成分子更小的物质，便于人体吸收。

（3）增强食欲。细嚼慢咽可让人的牙齿和舌头感受到食物的美好滋味，从而对中枢神经产生良好的刺激，产生食欲。

（4）减少胃肠道疾病。通过细嚼慢咽的食物，因在口腔中已对食物做了精细的加工，所以可减少胃肠道加工的负担，有利于胃肠道的健康。

（5）有利于减肥。狼吞虎咽者因血糖值上升较慢，只有在胃中充满食物时才有饱腹感，由于进食太多，必然引起肥胖。

（6）促进血液循环。多咀嚼具有改善脑部血液循环的作用。咀嚼时，下颌肌肉牵拉该部位的血管，加速了太阳穴附近血液的流动，从而改善心脑血液循环。

（7）有利于防癌。唾液中含有过氧化酶，可去除食物中某些致癌物的致癌毒性。经过实验发现，唾液腺的分泌物与食物中的黄曲霉毒素、亚硝胺、苯并芘等多种致癌物接触32秒钟以上就有分解其致癌毒性的作用。细嚼慢咽使口腔分泌更多的唾液，并与食物中的致癌物充分接触，可以减少致癌物对人体的危害。嚼的次数愈多，抗癌作用愈强。

那么，怎样才能达到慢食的要求呢？你可以饭前喝水或淡汤以增加饱感，或者多吃耐咀嚼的食品，如红薯条、鱼干、带骨鱼、带刺鱼、鱼头、鸭头、鸡头、螃蟹、牛肉干、甘蔗、五香豆、玉米等。

此外，吃饭的时候要专心，不要一边看电视、看书一边吃饭，或者边吃边说，这样就会忽略对食物的咀嚼，也会阻碍食物营养的摄入，甚至会营养不良。

脾胃喜欢温度适宜的食物

中医讲，脾胃有三怕：一怕生，二怕冷，三怕撑。生和冷其实就是指食物的温度如果过于寒凉，容易伤及脾胃。食物具有寒、热、温、凉四种性质，也称四性。因为凉仅次于寒，温与热性质相近，所以实际上是寒、热两个方面的性质。《素问·阴阳应象大论》中说："水谷之寒热，感则害于六腑。"饮食过寒过热，易于损伤脾胃。《灵枢·师传》又说："食饮者，热无灼灼，寒无沧沧。"都说明了饮食不能偏嗜寒或热。如果过食寒凉，贪食生冷瓜果，日久则损伤脾胃阳气，导致脾胃虚弱，寒湿内生，而发生腹痛、泄泻等病；若过食辛温燥热，则可使胃肠积热，出现口渴、腹满胀痛、便秘等症。

现代医学也认为进食温度过高，可能诱发食管癌。

人体的阴阳是相对动态平衡的，如果吃的食物温度过凉或过热，则会打乱阴阳和谐，影响人的身体健康，甚至会造成病态。我们日常生活中的食品在食用时，有的温度要适当高一些，有的温度要低一些。"热无灼灼"，指的是食物不要像沸腾的开水那样灼热伤人；"寒无沧沧"指的是食物也不要像寒冰那样刺骨。食品寒温适中则阴阳调和，有益于身体健康；反之则会对身体造成损伤。

饮食寒热与季节也有关系，《素问·六元正纪大论》云："用寒远寒，用凉远凉，用温远温，用热远热，食宜同法，有假者反常，反是者病，所谓时也。"提出运用寒凉药物要远离寒凉的季节，运用温热的药物要远离温热的季节，并且食物和药物的运用原则相同，即"食宜同法"。这里的"寒热温凉"在《内经》里的本意是指药物或食物的性质之偏，如药物中的肉桂、食物中的韭菜性温热；药物中的黄连、食物中的绿豆性寒凉等，但后世医家将其义扩充后也包括食物的温度，与理也通。即秋冬季节应少食寒凉低温的食物，春夏季节应少食温热或烫的高温食物。按照这段文字可以推理得出：秋冬季应多食温热稍烫的食物以助阳气，纠正秋冬季人体阳虚阴盛的现象；春夏季应多食寒凉的食物，防止体内阳气过盛，夏季还可以起到消暑降温的作用。

然而这种饮食要求又不能走向极端，如夏季虽宜常吃寒凉及瓜果以清暑，但又不可过食无度，在夏季，脾胃功能由于天气炎热而减弱，如不注意饮食卫生，饮冷无度，就有可能导致脾胃功能紊乱，引起胃肠道疾病的发生。《孙真人卫生歌注释》记载了夏季食物的具体宜忌："盛暑之时，伏阴在内，腐化稍迟，瓜果同疏，多将生痰，冰水桂浆，生冷相值，克化尤难。"这些论点是立足于维护脾胃功能，预防胃肠疾病的发生而提出来的。

《内经》对饮食物温度的要求既有一般规律，又有个体差异，一般而言，里热盛者宜适当进食寒凉食物，里有寒者宜适当进食温热食物。如《灵枢·师传》就提出了要根据病人的病情调节食物寒温的要求，要让病人感觉饮食适宜，尽可能满足病人的喜好。

综上所述，饮食养生对饮食物的温度一般要求是寒温适宜，不能过寒过热，但在特殊情况下又需灵活掌握，阴盛阳虚喜进暖食者可适当进食温热，阳盛阴虚喜进冷食者则宜适当进食寒凉。食物的冷热作为调整体内阴阳平衡的一种手段对于养生有一定意义。

让三餐成为脾胃健康的基石

一日三餐的重要性人人都知道，可是有些上班族为了赶时间，早晨不吃饭就急匆匆地去上班了；有的人中午在公司，午餐只是随便凑合着吃一些；有的人晚上回到家，本应少吃的晚餐却总是吃到撑才算。《千金要方》中说："饮食以时"，其意是说饮食一定要定时有规律，这样才能调养好脾胃，气血充沛。如果连一天的三顿饭都没吃对，何谈调养脾胃呢？

饮食的定时原则，就是要做到"早餐宜好，午餐宜饱，晚餐宜少。"具体来说，可以从下面三点做起。

早餐要吃好

胃经在辰时当令，就是早晨的7点到9点，一般这段时间大家都非常忙碌，赶着去上学、上班，但是不管多忙，早饭都一定要吃好，而且最好是在这段时间吃。因为这个时候太阳升起来了，天地之间的阳气占了主导地位，人的体内也是一样，处于阳盛阴衰之时，所以，这个时候人就应该适当补阴，食物属阴，也就是说应该吃早饭。

很多人以为不吃早饭可以减肥，其实这是非常错误的观念。早饭即使吃得再多也不会胖，因为上午是阳气最足的时候，也是人体阳气最旺盛的时候，食物很容易被消化。胃经以后是脾经当令，脾可以通过运化将食物变成精血，输送给人体五脏。如果不吃早饭，9点以后，脾就是在空运化，它也没有东西可以输送给五脏，这时人体会有不适现象产生，比较明显的表现就是头晕。所以，早饭一定要吃，而且要吃好。中医说脾胃是"后天之本"，也是这个道理。因为人维持生命靠的就是食物，而脾胃负责食物的消化吸收，脾胃不好，人体运转就会出问题。

早餐应该吃"热食"。一些人贪图凉爽，尤其是夏天，早餐喝蔬果汁代替热乎乎的豆浆、稀粥，这样的制法短时间内也许不觉得对身体有什么影响，但长此以往会伤害胃气。

从中医角度看，吃早餐时是不宜先喝蔬果汁、冰咖啡、冰果汁、冰红茶、绿豆沙、冰牛奶的。早餐应该吃"热食"，才能保护胃气。因为早晨的时候，身体各个系统器官还未走出睡眠状态，这时候你吃喝冰冷的食物，会使体内各个系统出现挛缩、血流不畅的现象。也许刚开始吃喝冰冷食物的时候，不会觉得胃肠有什么不舒服，但日子一久或年龄渐长，你会发现皮肤越来越差，喉咙老是隐隐有痰、不清爽，或是时常感冒，小毛病不断。这就是因为早餐长期吃冷食伤了胃气，降低了身体的抵抗力。

因此，早饭应该是享用热稀饭、热燕麦片、热羊乳、热豆花、热豆浆、芝麻糊、山药粥等，然后再配着吃蔬菜、面包、三明治、水果、点心等。牛奶容易生痰，导致过敏，不适合气管、肠胃、皮肤差的人及潮湿气候地区的人饮用。

其次，午饭前先喝肉汤，可以很好地调摄胃气。常言道"饭前先喝汤，胜过良药方"，这是因为从口腔、咽喉、食道到胃，犹如一条通道，是食物必经之路。吃饭前，先喝几口汤，等于给这段消化道加点"润滑剂"，使食物能顺利下咽，防止干硬食物刺激消化道黏膜。若饭前不喝汤，则饭后会因胃液的大量分泌使体液丧失过多而产生口渴感，这时喝水会冲淡胃液，影响食物的消化和吸收。

午餐要吃饱

俗话说，"早吃好，午吃饱，晚吃少"，可对上班族来说，午餐怎一个"饱"字了得！午餐不仅要补充大半天消耗的能量，还要保证下午工作的精力和效率。而且午餐和身体健康息息相关，你不重视它，它可能就会给你找"病"，而且多数是慢性病。

营养专家说，现在的年轻人生活和工作压力比较大，但午餐多是凑合吃。很多人午饭都在外面打游击，只求填饱肚子完事。天长日久会造成下面这些隐患：

（1）胃病：很多人都有这种经历，工作几年后，胃就不知不觉出了问题，主要原因就在于午餐的不规律和马虎。

（2）精力不济：作为脑力、体力双料重压下的现代职业人，经过一个上午的辛苦工作，中午如果吃一顿没有营养的饭食，午后的工作精力肯定打折。

（3）厌食：很多职业人不是忙得没了食欲，而是午餐的游击战让他们吃倒了胃口。

（4）发胖：与之相对，人们在午间没有得到照顾的胃口通常会保留到晚餐时恶补一番。自家的菜也好，和家人相聚时的气氛也好，吃得津津有味，不知不觉就违背了饮食的规律：晚餐要少。

营养专家指出，不规律的饮食会造成身体代谢紊乱以及胃纳差等消化系统疾病。专家建议，吃午餐时有意识地选择食物的种类，可以起到平衡营养的作用。

根据营养专家分析，一份健康的午餐应具备以下元素：①选择不同种类、不同颜色的蔬菜类；②食物应以新鲜为主，因为新鲜食物的营养价值最高；③多进食全麦食品，避免吸收过高热量和脂肪；④应尽量少食盐。如果长时间坚持上述健康的饮食方式，不仅患病的概率降低，而且还有可能比预期寿命延长 15 年。

另外，还要注意工作餐的"五不主义"。

1. 辣椒过量不利身体

适量吃辣椒能开胃，有利于消化吸收，但不能过量。太辣的食品对于患胃溃疡的人就不合适，对口腔和食管也会造成刺激。吃得太多，容易令食道发热，破坏味蕾细胞，导致味觉丧失。

养生是比医生更好的医生

2.面食不是工作的"动力之源"

中午如果仅仅吃一碗面，其中蛋白质、脂肪、碳水化合物等三大营养素的摄入量是不够的，尤其是一些矿物质、维生素等营养素更是缺乏。再者，由于面食会很快被身体吸收利用，饱得快也饿得快，对于下午工作强度大的人来说，面食所能提供的热量是绝对不够的。

3.不可用水果代替正餐

有的人为了减肥，中午以水果代替正餐。其实水果与蔬菜各有营养特点，两者不能相互代替。各种蔬菜都含有丰富的膳食纤维，能促进肠蠕动，让肠胃新陈代谢保持正常，但是水果却没有这种功效。

4.不要喝酒，以免影响工作质量

酒的主要成分是酒精，它对人的大脑有强烈的麻痹作用。如果一次饮用较多的酒，会使人的意识在很长一段时间内处于混乱状态，从而无法控制自己的情绪和行为。所以中午最好不要喝酒。

5.吃饭过快、过饱不利于下午工作

吃饭求速度不利于机体对食物营养的消化吸收，还会影响胃肠道的"加工"负担。如果吃饭求速度，还将减缓胃肠道对食物营养的消化吸收过程，从而影响下午脑力或体力工作能力的正常发挥。

晚餐要吃少

早餐要看"表"，午餐要看"活"，只有到了晚上才能真正放松下来稳坐在餐桌前，美美地大吃一顿，这是大部分上班族的饮食习惯。殊不知，这是极不符合养生之道的，医学研究表明，晚餐不当是引起多种疾病的"罪魁祸首"。

越来越多的科研成果表明，危害人类健康的高血脂、心血管疾病、糖尿病、肥胖症以及癌症等，部分与饮食不当有关。特别是晚餐摄入不当，很容易导致多种疾病，最常见的疾病有以下8种：肥胖症、高血脂、高血压、糖尿病、冠心病、急性胰腺炎、肠癌、尿道结石、神经衰弱。

由此可见，晚餐与身体健康有着密切的联系，那么如何吃好晚餐呢?

1. 晚餐早吃少患结石

晚餐早吃是医学专家向人们推广的保健良策。据有关研究表明，晚餐早吃可大大降低尿路结石的发病率。

人的排钙高峰期常在进餐后 4 ~ 5 小时，若晚餐过晚，当排钙高峰期到来时，人已上床入睡，尿液便滞留在输尿管、膀胱、尿道等尿路中，不能及时排出体外，致使尿中钙不断增加，容易沉积下来形成小晶体，久而久之，逐渐扩大形成结石。所以，傍晚 6 点左右进晚餐较合适。

2. 晚餐素吃可防癌

晚餐一定要偏素，以富含碳水化合物的食物为主，而蛋白质、脂肪类吃得越少越好。

但现实情况是大多数家庭晚餐准备时间充裕，吃得丰富，这样对健康不利。据科学研究报告，晚餐时吃大量的肉、蛋、奶等高蛋白食品，会使尿中的钙量增加，一方面降低了体内的钙贮存，易诱发儿童佝偻病、青少年近视和中老年骨质疏松症;另一方面尿中钙浓度高，罹患尿路结石病的可能性就会大大提高。

另外，摄入蛋白质过多，人体吸收不了就会滞留于肠道中，会变质，产生氨、硫化氢等毒质，刺激肠壁，诱发癌症。若脂肪吃得太多，可使血脂升高。研究资料表明，晚餐经常吃荤食的人比吃素者的血脂要高 2 ~ 3 倍。

3. 晚餐避甜防肥胖

晚餐和晚餐后都不宜经常吃甜食。国外科学家曾以白糖摄入进行研究发现，虽然摄取白糖的量相同，但若摄取的时间不同，会产生不同的结果。这是因为肝脏、脂肪组织与肌肉等的白糖代谢活性在一天 24 小时的不同阶段中会有不同的改变。摄取白糖后立即运动，就可抑制血液中中性脂肪浓度升高，而摄取白糖后立刻休息，结果则相反，久而久之就会令人发胖。

4. 晚餐适量睡得香

与早餐、中餐相比，晚餐宜少吃。晚间无其他活动，或进食时间较晚，如果晚餐吃得过多，可引起胆固醇升高，刺激肝脏制造更多的低密度与极低密度脂蛋白，诱发动脉硬化；长期晚餐过饱，反复刺激胰岛素大量分泌，往往造成胰岛素 β 细胞提前衰竭，从而埋下糖尿病的祸根。

晚餐过饱还可使胃鼓胀，对周围器官造成压迫，胃、肠、肝、胆、胰等器官在餐后的紧张工作会传送信息给大脑，引起大脑活跃，并扩散到大脑皮层其他部位，诱发失眠。

喝茶调脾胃，三餐各不同

我们平常喝茶都很简单，随便喝一种就行了，除非上火的时候，可能会泡点儿菊花茶。如果注重养脾胃，每天可以通过三杯茶轻松办到。上午喝绿茶，午后应喝乌龙茶，晚上应喝普洱茶。医生治病时，需要辨证下药，喝茶也应具有辩证思想，小小的三杯茶中也蕴含着调理脾胃的养生理念。

1. 早上喝绿茶，让心神俱旺盛

绿茶恐怕是大家喝得最多的一种茶了。根据专业的解释，绿茶是指采取的茶树新叶，没有经过发酵，而是经杀青、揉捻、干燥等典型工艺制成，它保存了鲜茶叶的绿色主调，常见的有龙井、碧螺春、毛尖等。绿茶中较多地保留了鲜叶内的天然物质，属于茶中之阳，对人体的脾胃消化功能有助益，将水谷精微运送到周身。

人们常说"一天之计在于晨"，早晨是脾胃的阳气向上走的时候，之所以老年人年纪大了出现"五更泻"的情况，就是脾肾阳虚的表现。这时候喝点绿茶，自然能帮助人生发阳气，有利于脾胃的运化功能。中医认为"心主血"，一个人要想精神好，得益于血的滋养，而血的生成又依赖于脾胃化生的精微物质。所以，脾胃消化功能好，早晨人的精神就会比较充沛，绿茶助消化，养心气，使心脑得到滋养，所以适合男人在早晨和上午饮用。一般饮绿茶宜用瓷杯、玻璃杯、小茶壶浸泡。

2. 午后喝乌龙茶，健脾消食

乌龙茶和绿茶是由同一种茶树所生产出来的，最大的差别在于乌龙茶有发酵这一环节，而绿茶没有，比如铁观音就属于乌龙茶。虽然西方一直对"茶的减肥功效"持怀疑态度，但中医发现，乌龙茶中所含有的单宁酸能够减少身体对糖类和脂肪类的吸收，降低血液中的胆固醇含量，起到减肥的作用。其实，《本草拾遗》早就指出，饮茶可以"去人脂，久食令人瘦"。

午后喝乌龙茶的原因在于，此时阳气减弱，脾胃的功能不如早晨，而中午一般人多吃油腻食物，就更会妨碍脾胃的功能。喝点儿乌龙茶，可健脾消食，促进消化，对于健运脾胃，防病养生很有好处。一般饮乌龙茶宜用紫砂壶，品茗杯浸泡。

3. 晚上喝普洱茶，让人安然入睡

这里说的普洱茶，指的是熟普洱。相比生普洱，熟普洱具有黏稠、甘滑的特点，老人饮用后，能够起到对胃的保护作用。晚上阴盛阳衰，脾胃的消化功能减弱，有的人晚上如果吃得多，对于脾胃是一个很大的负担。中医讲："胃不和则卧不安"，如果身体的能量用在消化上，就会耗伤心神，对睡眠的影响很大。

另外，熟普洱中的咖啡因经多年陈放发酵，作用减弱，因此就算是晚上喝，人也不会兴奋。普洱茶还有补肾固精的作用，适合男人经常饮用。一般饮普洱茶宜用兴紫砂壶、盖碗杯、土陶瓷提梁壶浸泡。

素养脾胃，平平淡淡才是真

我国养生学家历来主张饮食宜清淡，忌味重肥浓。《素问·生气通天论》说："膏粱之变，足生大丁。"《吕氏春秋·尽数》提出："凡食无强厚味，无以烈味重酒……食能以时，身心无灾。"孙思邈也强调"勿进肥浓羹臛，酥油酪饮等"，"善养性者常须少食肉，多食饭。"嵇康还在所著《养生论》中将南北饮食习俗不同对寿命长短的影响作了比较，他说："关中土地，俗好俭啬，厨膳佳馔，不过菹酱而已，其人少病而寿；江南岭表，其处饶足，海陆鲑肴，无所不备，土俗多疾，而人早夭。"当然，南方人比北方人平均寿命要短些，其原因不只是饮食习俗的肥浓与清淡与否，但饮食习惯也确是一个重要的原因。

多食厚味肥浓，不易消化，可引起胸满、腹胀、肠炎、腹泻、胃痛等消化系统疾病，还能导致心血管系统、肾脏功能等多方面的疾病。《素问·奇病论》指出："肥者令人内热，甘者令人中满，故其气上溢，转为消渴。"现代医学认为，膳食中脂肪摄入量过高，会使血中脂质（脂蛋白、胆固醇）增加。胆固醇是人体内组成细胞膜和固醇类激素的重要成分，近年来发现它是人体抗癌最重要的物质，过少于人体不利，但过多便会在血液中堆积，使动脉管壁变厚，管腔变窄，变硬，形成动脉粥样硬化，导致高血压、冠心病、糖尿病等。在正常情况下，人体能自动控制胆固醇的合成量，以维持身体的需要，但人到中年以后，这种自动调节能力减弱，合成数量有时可能失控，所以饮食还是清淡一点为好。

莲藕——滋养我们脾胃的灵根

莲藕虽然是生活中十分常见的蔬菜，但是它的许多补药功效，大家并不一定很清楚。李时珍在《本草纲目》中曾这样赞美莲藕："夫藕生于卑污，而洁白自若。质柔而穿坚，居下而有节。孔窍玲珑，丝纶内隐。生于嫩而发为茎、叶、花、实，又复生芽，以续生生之脉。四时可食，令人心欢，可谓灵根矣。"秋令时节，正是鲜藕应市之时。其味道微甜而脆，十分爽口，是老幼妇孺、体弱多病者的上好食品和滋补佳珍。

中医认为，生藕性寒，甘凉入胃，可消瘀凉血、清烦热、止呕渴，适用于烦渴、酒醉、咯血、吐血等症，也是秋季除燥的佳品。而且妇女产后忌食生冷，唯独不忌藕，就是因为藕有很好的消瘀作用，故民间有"新采嫩藕胜太医"之说。熟藕，其性也由凉变温，有养胃滋阴，健脾益气的功效，是一种很好的食补佳品。而用藕加工制成的藕粉，既富有营养，又易于消化，有养血止血，调中开胃之功效。

下面，为大家推荐两款贴心食疗方：

1. 鲜藕茶

准备鲜莲藕250克，红糖20克。先把洗净的莲藕切成薄片，放入锅中，加水适量，以中火煨煮半小时左右，再加入红糖拌匀即可。鲜藕茶的功效是清热去火、养胃益血。

2. 藕粉粥

准备藕粉100克，粳米100克，红糖适量。先将粳米淘洗干净，放入锅中加水煨煮，待稀稠粥将成时，放适量红糖和已经用冷开水拌匀的藕粉，最后搅拌成稠粥即可。藕粉粥具有安神补脑、健脾止血的功效。

莲藕的功效很多，它可养血生津、散瘀止血、清热除湿、健脾开胃。现代医学认为，莲藕含丰富的单宁酸，具有收缩血管和降低血压的功效，如果生食鲜藕或挤汁饮用，对咯血、尿血等症有辅助治疗作用；莲藕所含丰富的膳食纤维对治疗便秘、促进有害物质排出十分有益。

不仅如此，藕节也是一味著名的止血良药，其味甘、涩，性平，含丰富的鞣质、天门冬素，专治各种出血，如吐血、咯血、尿血、便血、子宫出血等症。民间常用藕节六七个，捣碎加适量红糖煎服，用于止血，疗效甚佳。由于藕性偏凉，所以产妇不宜过早食

养生是比医生更好的医生

用，一般在产后 1 ～ 2 周后再吃藕可以逐瘀。在烹制莲藕时要忌用铁器，以免导致食物发黑。

山药——益气补脾，当仁不让

山药又称薯蓣、薯药、长薯，为薯蓣科多年生缠绕草本植物的块茎。山药中以淮山药最好，是一种具有高营养价值的健康食品，外国人称其为"中国人参"。山药口味甘甜，性质滋润平和，归脾、肺、肾经。中医认为它能补益脾胃、生津益肺、补肾固精，对于平素脾胃虚弱、肺脾不足或脾肾两虚的体质虚弱，以及病后脾虚泄泻、虚劳咳嗽、遗精、带下、小便频数等非常适宜。

《本草纲目》对山药的记载是："益肾气，健脾胃，止泻痢，化痰涎，润皮毛。"因为山药的作用温和，不寒不热，所以对于补养脾胃非常有好处，适合胃功能不强，脾虚食少、消化不良、腹泻的人食用。患有糖尿病、高血脂的老年人也可以适当多吃些山药。

山药蒸着吃、做汤喝、炒菜均可。蒸着吃，营养损失最小。如果能合理搭配其他食物，能更好地发挥滋补效果。下面为大家推荐两种做法：

1. 山药枸杞粥

准备 100 克白米、300 克山药、10 克枸杞。先将白米和枸杞洗净沥干，山药洗净去皮并切成小块；将 500 克的水倒入锅内煮开，然后放入白米、山药以及枸杞续煮至滚时稍搅拌，再改中小火熬煮 30 分钟即可。

山药枸杞粥具有健脾益胃，补血养颜的功效，尤其适宜体弱、容易疲劳的女士食用。

2. 山药红枣粥

准备山药 100 克，粳米 100 克，红枣适量。先洗净山药，去皮切片，将其捣成糊；红枣洗净后浸泡在温水中，捞出后去核；淘净粳米，然后将红枣与粳米一起放入锅中煮成粥。稠粥将成时，把山药糊调入搅匀即可。

山药红枣粥具有健脾补血、降压益气的作用，对贫血、高血压、慢性肠炎、腹泻等有益。

3. 酸甜山药

准备山药 250 克，糖、醋、面粉各适量。先洗净山药，去皮后切成滚刀块，然后沾上干面粉，放入烧至六成热的油锅炸；待山药炸成黄色起皮后，捞起备用；再在油锅中加入糖水和醋一起烧，烧沸后把山药块放入，待山药块被糖汁裹匀即可。

酸甜山药具有开胃健脾、滋肾固精的作用，对肠炎、胃炎、遗精、早泄等尤为有益。

尽管山药具有益气健脾的作用，但是因其有收敛作用，所以大便干燥者不宜食用。

小米——最补我们的后天之本

小米是中国老百姓的传统食品，在北方有些地方小米粥更是每天饭桌上必不可少的。但是可别小看了这随处可见的小米。中医认为，小米味甘咸，有清热解渴、健胃除湿、和胃安眠等功效，内热者及脾胃虚弱者更适合食用它。有的人胃口不好，吃了小米后能开胃又能养胃，具有健胃消食，防止反胃和呕吐的功效。

在所有健胃食品中，小米是最绿色也最没有副作用的，它营养价值高，对于老弱病人和产妇来说，小米是最理想的滋补品。我国北方许多妇女在生育后，都用小米加红糖来调养身体。小米熬粥营养价值丰富，有"代参汤"之美称。小米之所以受到产妇的青睐，皆因同等重量的小米中含铁量比大米高一倍，其含铁量高，所以对于产妇产后滋阴养血大有功效，可以使产妇虚寒的体质得到调养。

另外，小米因富含维生素 B_1、维生素 B_2 等，还具有防止消化不良及口角生疮的功能。小米粥是健康食品，可单独煮熬，亦可添加大枣、红豆、红薯、莲子、百合等，熬成风味各异的营养粥。对脾胃虚弱，或者在夏季经常腹泻的人来说，小米有很好的补益作用。

与山药熬粥，可强健脾胃；加莲子同熬，可温中止泻；食欲不振的，可将小米加糯米与猪肚同煮而食，方法是将小米和糯米浸泡半小时后，装到猪肚内，炖熟后吃肉喝汤，内装的小米和糯米取出晾干，分次食用。小米磨成粉，可制糕点，美味可口。

美中不足的是，小米的蛋白质营养价值没有大米高，因此不论是产妇，还是老弱人群，都不能完全以小米为主食，应合理搭配，避免缺乏其他营养。

花生——健脾和胃的"长生果"

花生既是特种优质蔬菜，又是滋补佳品和治病良药，《本草纲目》记载："花生性平，味甘，悦脾，润肺，养胃，利肾去水，理气通乳"。花生可以调理脾胃，增强脾胃功能，对人体健康非常有利，所以人们将花生称为"长生果"。

现在向大家推荐几款花生的养生食谱：

1. 花生小豆鲫鱼汤

准备花生米 200 克，赤小豆 120 克，鲫鱼 1 条。将花生米、赤小豆分别洗净，沥去水分；鲫鱼 1 条剖腹去鳞及肚肠；将花生米、赤小豆及洗净的鲫鱼同放碗中；加入料酒、精盐少许，用大火隔水炖，待沸后，改用小火炖至花生烂熟。

2. 花生粥

准备花生米 50 克，桑叶、冰糖各 15 克。取饱满花生米洗净，沥去水分，桑叶拣去杂质；花生米加水烧沸，加入桑叶及冰糖，改小火同煮至烂熟，去桑叶，其余服食。

3. 红枣花生汤

准备红枣 50 克，花生米 100 克，红糖适量。先将红枣洗净，用温水浸泡，去核；花生米略煮一下，冷后剥衣；将红枣和花生衣放在锅内，加入煮过花生米的水，再加适量的清水，用旺火煮沸后，改为小火再煮半小时左右；捞出花生衣，加红糖溶化，收汁即可。

另外，值得注意的是，受潮的花生米对人体危害很大，因此一定不要吃发霉的花生米。患有肝胆方面疾病的朋友，就该对花生忌口了。因为花生中的脂肪需要人体内一定量的胆汁来帮助消化，如果肝胆功能不佳的话就没有足够的胆汁来促进消化，很容易加重肝胆的负担并造成消化不良。

香菜——让你胃口大开

胃是一个特殊的器官，酸甜苦辣、荤素五谷都要在胃里消化，而胃又是一个颇为娇嫩的器官，不注意保养便可能出现问题。有些人吃饭不定时，有的饥一顿饱一顿，有的经常吃刺激性较大的食物，这都会对我们的胃造成伤害。长此以往，我们就会失去原来的"好胃口"。这里介绍一样让你找回好胃口的本草——香菜。

香菜，俗称芫荽，是一种人们经常食用的香料类蔬菜，具有增加食欲、促进消化等功能。《本草纲目》中有："芫荽性味辛温香窜，内通心脾，外达四肢。"的确，香菜具有芳香健胃、祛风解毒的功效，能解表治感冒，具有利大肠、利尿等功能，能促进血液循环，老人儿童皆可食用。

现代医学也认为，香菜嫩茎叶中还含有甘露醇、正葵醛、壬醛和芳樟醇等一类挥发油物质，这是它有特殊香味的主要原因，具有刺激人的食欲，增进消化等功能。日常食用香菜，还能治疗胃脘冷痛、消化不良等症。

除了香菜以外，《本草纲目》里还记述了以下这些养胃佳物：茯苓、白术、黄芪、人参、淮山、薏米、灵芝、黄精、刺五加、沙参、大枣、甘草等。我们要注意在日常的饮食中多添加这些食物，多吃一些对胃有好处的食物。

此外，良好的饮食习惯也是养胃的重要途径。

首先，我们可以在饭前先吃一点儿开胃的菜和汤，使胃液分泌活跃起来，使胃处于消化吸收的准备状态。不要一边吃饭一边饮水，因为饮水过多会稀释胃液，使消化能力减弱。而吃饭时要细嚼慢咽，有利于消化吸收。我们烹调食物要注意温度，过冷或过热都会损伤胃壁。并且要注意胃部的保暖，避免受寒。

上面提到的养胃食物要多吃，但不是多多益善。我们吃饭要适量，以八分饱为宜。饭后要充分休息30分钟，使胃肠能够正常工作。这些都是民间养胃的老经验，老经验可是无价之宝，我们在日常生活中做到这些，就能保养好我们的胃了。

适当吃点荤，养脾又健胃

俗话说："人是铁，饭是钢。"但是若无健全的脾胃，纵然有满桌的美味佳肴，也是心有余而力不足。养脾胃需远离肥甘厚味，这只是针对那些整日大鱼大肉的人而言，实际上，适当吃点儿荤，对于脾胃还是很有好处的。很多肉类食物都有其独特的价值，下面我们就简单介绍几种较为常见的肉类食物。

鸡肉——全身都是宝的"脾胃灵"

中医认为，鸡肉有温中补气、补虚填精、益五脏、健脾胃、活血脉，以及强筋骨的功效。鸡肉营养价值比较高，而且很容易被人体吸收利用，是增强体力、强壮身体的佳品。鸡几乎浑身是宝。

鸡肉：母鸡肉可治湿痹、病后产后体弱身虚；公鸡肉有益于肾虚阳痿者服用；乌骨鸡肉既是营养珍品，又是传统中药，单用或配制复方，可补气血，调阴阳，养阴清热，调经健脾，补肾固精，常用于病后康复。

鸡肠：性味甘平，可治遗精、消渴、小便不禁等症。

鸡肾：性味甘平，风干火培入药，可治头晕眼花、咽干耳鸣、耳聋、盗汗等病症。

鸡内金：性味甘平，治胃肠疾患良药。文火炒熟碾成细末，单用或配制复方对小儿消化不良有特效。

这里为大家介绍一款百合粳米鸡。

准备仔母鸡 1 只，百合 60 克，粳米 200 克。先将上二味装入鸡腹，缝合；加姜、椒、盐、酱油少许，用水煮熟。再开腹取百合、粳米做饭，并饮汤吃肉。此方源于《圣惠方》，方中母鸡益阴血、补气益脾；百合久蒸能益脾养心；粳米益胃气，可用于产后虚羸少气，心悸，头昏，少食等。

鸡肉一般人群均可食用，尤其是老人、病人、体弱者更宜食用。专家提示，鸡屁股是淋巴最为集中的地方，也是储存病菌、病毒和致癌物的仓库，应弃掉不要。鸡肉性温热，感冒发热、内火偏旺、痰湿偏重之人，肥胖症、患有热毒疖肿之人，高血压、血脂偏高、胆囊炎、胆石症的人忌食鸡肉。鸡肉性温，助火，肝阳上亢及口腔糜烂、皮肤疖肿、大便秘结者不宜食用鸡肉。

狗肉——暖胃祛寒的调补良药

现代社会爱狗人士众多，有很多人把忠诚的狗当作自己的好朋友，但单纯从中国传统饮食文化以及中医历史上来说，狗不但具有肉用、皮用价值，其药用价值也不错。狗在《本经》中被列为中品，狗肉能安五脏，补绝伤，轻身益气，补胃气，壮阳道，温暖腰膝。

狗肉在中国某些地区，又叫"香肉"或"地羊"。在粤语地区也叫"三六香肉"，因为三加六等于九，"九"和"狗"在粤语中同音。因其味道醇厚，所以才冠以"香肉"之名，有句俗话叫"狗肉滚三滚，神仙站不稳。"说的就是狗肉的美味连神仙都挡不住。俗话又说："寒冬至，狗肉肥"，寒冬正是吃狗肉的好时节，能够暖胃祛寒，同羊肉一样都是冬令进补的佳品。

吃狗肉时，一定要煮熟煮透，忌吃半生不熟的狗肉，以防寄生虫感染，忌食疯狗肉。切不可在火锅中一烫就吃。一些外表健康的狗的唾液中也发现有狂犬病毒，狗肉中的旋毛虫检出率达到 15% 以上。如未煮熟煮透，极易感染疾病。因此，吃狗肉应煮 25 分钟以上。

这里给大家介绍一下生焖狗肉的做法。

准备带骨狗肉 1 ~ 2 千克，切块，每块约 15 克，放入锅内炒干血水取出；大蒜末 3 ~ 5 克，豆瓣酱、芝麻酱各 15 克下热油锅爆炒，再下姜片 60 克及狗肉，边炒边加植物油 30 克，约炒五分钟后，烹入料酒，加鸡汤（或水）、食盐、陈皮、酱油、红糖，煮沸后倒入砂锅内，用小火焖一个半小时，加入味精即可食用。有温肾壮阳、补脾健胃的作用，适用于肾虚遗精，遗尿，阳痿，早泄，小儿发育迟缓，营养不良等症。

需要注意的是：①狗肉属热性食物，不宜夏季食用，而且一次不宜多吃。凡患咳嗽、感冒、发热、腹泻和阴虚火旺等非虚寒性疾病的人均不宜食用。②脑血管病人一般伴有动脉硬化、高血压。狗肉热性大、滋补强，食后会促进血压升高，甚至导致脑血管破裂出血。因此，脑血管病人不宜多吃狗肉。③大病初愈的人也不宜食用，因此时病人体虚，进补只能温补。④吃狗肉后不要喝茶，以免给身体造成不利的影响。

猪肚——补虚损，益中气

猪肚也就是猪胃，中医认为，猪肚味甘，微温，具有补虚损、健脾胃的功效，适用于气血虚损、脾胃虚弱、食欲不振、中气不足、气虚下陷等症的食疗。食用猪肚的时候，做法多种多样，既可以爆、烧、拌、蒸，又可以煲汤，可根据喜好烹饪出适合自己口味的猪肚菜肴。

《本草经疏》说："猪肚，为补脾之要品。脾胃得补，则中气益，利自止矣⋯⋯补益脾胃，则精血自生，虚劳自愈。"所以，它适合脾胃虚劳的人食用，有时候也会将一些食疗药物装入猪胃，一起蒸熟食用。

向大家推荐一款适合脾胃虚弱者的药膳——鲜莲子百合煲猪肚。在制作的时候，需要准备猪肚一副、鲜百合、鲜莲子各适量，以及适量的胡椒粉、盐、味精、葱、姜。先将清洗干净的猪肚放进开水中用大火焯一下，加入料酒去除腥味，再用清水把猪肚洗干净并切成条，葱切段、姜切片备用；把猪肚条、莲子、葱、姜放入盛有开水的砂锅里，武火煮开，再改文火炖 30 分钟；还要将百合放入锅中煮 30 分钟，最后加入胡椒粉、盐、味精调味，搅拌均匀后即可出锅食用。

百合则有清肺润燥、滋阴清热、理脾健胃的功能。二者合用作为药膳，可以润肺益脾、补虚益气、除虚热。

在做猪肚的时候，教给大家一个小窍门。烧熟后的猪肚，切成长条或长块，放在碗里，加点儿汤水放进锅里蒸，猪肚会涨厚一倍，又嫩又好吃。不过，一定要注意不能先放盐，否则猪肚就会紧缩。挑选猪肚也要讲求方法，新鲜猪肚黄白色，手摸劲挺黏液多，肚内无块和硬粒，弹性较足。猪肚的清洗也很关键，将猪肚用清水洗几次，然后放进水快开的锅里，不停地翻动，不等水开就把猪肚取出来，再把猪肚两面的污物除掉即可。猪肚不适宜贮存，所以应随买随吃。

牛肉——滋养脾胃的"肉中骄子"

牛肉素有"肉中骄子"的美称，是中国人的第二大肉类食品，仅次于猪肉。牛肉的蛋白质含量特别高，达到 20% 左右，比猪肉、羊肉都要多，而脂肪含量低，又加上其味道鲜美，深受人们的喜爱。中医认为，牛肉有补中益气、滋养脾胃、强健筋骨、化痰息风、止渴止涎的功效，适合中气下陷、气短体虚、筋骨酸软、贫血久病以及面黄肌瘦的人食用。

这里为大家介绍一款强身健体、益气安神的黄芪牛肉汤。

（1）准备牛肉 250 克，黄芪 10 克，防风 10 克，白术 10 克，红枣 10 枚。

（2）先将牛肉洗净，切成小块放入水中煮沸，同时把上面的血沫撇掉，3 分钟后端下来，将牛肉捞起，在凉水里过一下。

（3）在锅里放适量的水，将洗净的黄芪、白术、防风、红枣放进锅里，搅拌均匀，然后用大火煎煮半小时。

（4）把备好的牛肉块放入已经煮了半个小时的药汤锅里，改用小火再炖两小时，等到牛肉熟透，将黄芪、防风、白术拣出来，加入适量盐、葱、姜后，继续用大火再煮8分钟，最后放少许味精即可。

黄芪牛肉汤能益气补肺，养心安神，强身健体，平时容易感冒、体质虚弱、怕冷的人，每天喝一碗即可。

需要注意的是：①牛肉不宜常吃，一周一次为宜。②牛肉不易熟烂，烹饪时放一个山楂、一块橘皮或一点儿茶叶可以使其易烂。③牛肉的肌肉纤维较粗糙不易消化，更有很高的胆固醇和脂肪，故老人、幼儿及消化力弱的人不宜多吃，或适当吃些嫩牛肉。④患皮肤病、肝病、肾病的人应慎食。

中草药是恩物，养生又治病

养护脾胃也可以通过经常服一些补益中药或保健品，达到"有病治病，无病养身"的目的。不过，需要注意的是服用补益中药在脾胃养生方法中属于最后一位，养生首先要注意精神的调理，其次要注意饮食养生，之后是运动保健，最后才是中草药或者中成药的保健。由此可以看出，补益类的中草药在使用时，应该是在身体已虚弱到应用以上三种方法无效，或在已患有慢性疾病的情况下方可以采取的养生保健方法。

所以说，补脾胃的中药比较适合中老年人的保健或者体质偏于虚弱的人群。儿童及青少年人群不适用，中医认为儿童为幼稚之体，正处于生长发育时期，应按照人体的正常规律成长。如果服用过多的补益药，犹如揠苗助长，非但无益反而有害。一些儿童性早熟就是因为服用过多的含有补益药的保健品而出现的；青壮年时期血气方刚，身体强壮也没有必要服用补益中药，但是如果因为某些原因而引起身体虚弱的情况，可以在医师的指导下酌情服用些补益药物。

虽然中草药对于适宜的人群有限定，但是我们不能因此而否认中草药对脾胃的作用，现在就向大家介绍几种适宜补养脾胃的中草药。

芡实——保养我们脾胃的忠臣

芡实，又名鸡头米、鸡头实，乃睡莲科水生草本植物芡的种子。被誉为"水中人参"，有健脾养胃，益肾固精的作用。并有南芡、北芡之分。南芡主要产于湖南、广东、皖南以及苏南一带地区。北芡又称池芡，主产于山东、皖北及苏北一带，质地略次于南芡。

古药书中说芡实是"婴儿食之不老，老人食之延年"的粮菜佳品，它具有"补而不峻""防燥不腻"的特点，是冬季补虚的上选。其性能与莲子相似，但收涩性较莲子强，常与莲子同用，"仙方取此合莲实饵之，甚益人"，为健脾益肾佳品，自古作为永葆青春活力、防止未老先衰之良物。宋代大文豪苏东坡到老年仍然身健体壮，面色红润，才思敏捷。原来据他在书中自述，主要得益于数十年如一日地坚持天天食用煮熟的芡实，所以才腰腿壮健，行走有力。

中医认为，芡实"性平，味甘、涩。有补脾止泻、益肾固精、祛湿止带的功能。用于梦遗滑精，遗尿尿频，脾虚久泻，白浊，带下等症。"即说芡实有补脾止泻、固肾涩精之功，为健脾止泻、益肾固精之良药。中医认为，脾健则水湿自去，肾气旺则固摄有权，长期服食，诸症自消。芡实含碳水化合物极为丰富，含脂肪很少，因而极容易被人体吸收。并且人体经过服用芡实调整之后，再服用其他补品消化系统就能适应了。

为了减轻胃部负担，冬季进补既要营养滋补，又要容易消化吸收。芡实就具有这一特点。

食用芡实的方法很简单，冬季用芡实进补，最简单的是制作芡实粥：

将炒芡实 50 克倒入锅内，加水煮开片刻，再加淘洗干净的大米 100 克，粥成即可食用。常吃可健身体，强筋骨，耳聪目明。

也可制作芡实糊：

将炒熟的芡实 1000 克研磨成粉，临服时，取 50 ~ 100 克粉末冲开水调服。随自己喜好，可加入芝麻、花生仁、核桃肉等。

若用芡实与瘦肉同炖，对解除神经痛、头痛、关节痛、腰腿痛等虚弱症状也有很大的好处。

需要注意的是，芡实一次不能吃得过多。芡实虽然营养丰富，但性质较固涩收敛，不但大便硬化者不宜食用，一般人也不适合把它当主粮吃。"生食过多，动风冷气，熟食过多，不益脾胃，兼难消化，小儿多食，令不长。"平时有腹胀症状的人更应忌食。便秘、尿赤者及妇女产后皆不宜食。

茯苓——益脾又安神

茯苓是菌科植物，生长在赤松或马尾松的根上，可食用也可入药。《本草纲目》记载，茯苓性平、味甘淡，功能是益脾安神、利水渗湿，主治脾虚泄泻、心悸失眠、水肿等症。如果用牛奶等乳制品调和后食用，能增添它的美味与营养。

北京名小吃茯苓饼就是以茯苓为原料制成的。相传慈禧太后一日患病，不思饮食。厨师们绞尽脑汁，以松仁、桃仁、桂花、蜜糖等为原料，加以茯苓霜，再用淀粉摊烙外皮，精心制成夹心薄饼。慈禧吃后十分满意，让这种饼身价倍增。后来此法传入民间，茯苓饼就成了京华名小吃，名扬四方了。

茯苓淡而能渗，甘而能补，能泻能补，称得上是两全其美。茯苓利水湿，可以治小便不利，又可以化痰止咳，同时又健脾胃，有宁心安神之功。而且它药性平和，不伤正气，所以既能扶正，又能祛邪。用茯苓做成的食物都很美味，以下介绍两款：

《本草纲目》说茯苓能补脾利湿，而栗子补脾止泻，大枣益脾胃。这三者同煮，就可以用于脾胃虚弱，饮食减少，便溏腹泻。

1. 茯苓栗子粥

准备茯苓 15 克，栗子 25 克，大枣 10 个，粳米 100 克。先加水先煮栗子、大枣、粳米；茯苓研末，待米半熟时徐徐加入，搅匀，煮至栗子熟透。可加糖调味食。

茯苓可以宁心安神，《本草纲目》还记载麦冬养阴清心，粟米除烦热。这三者同煮就可以用于心阴不足，心胸烦热，惊悸失眠，口干舌燥。

2. 茯苓麦冬粥

准备茯苓、麦冬各15克，粟米100克。先将粟米加水煮粥；二药水煎取浓汁，待米半熟时加入，一同煮熟食。

人参——补益元气的"百草之王"

人参是举世闻名的珍贵药材，在人们心目中占有重要的地位，中医认为它是能长精力、大补元气的要药，更认为多年生的野山参药用价值最高。据《本草纲目》记载：人参，亦名黄参、血参、人衔、鬼盖、神草、土精、地精、海腴、皱面还丹，其味甘、微寒，无毒，能补五脏，安神定惊，除邪气，明目益智，久服可轻身长寿。故男女一切虚证，阴阳气血诸不足均可应用，为虚劳内伤第一要药。既能单用，又常与其他药物配伍。

中国食用人参的历史悠久，具体的食用方法也很有讲究，主要包括以下几种：

（1）炖服：将人参切成2厘米薄片，放入瓷碗内，加满水，密封碗口，放置于锅内蒸炖4～5小时即可服用。

（2）嚼食：以2～3片人参含于口中细嚼，生津提神，甘凉可口，是最简单的服用方法。

（3）磨粉：将人参磨成细粉，每天吞服，用量视个人体质而定，一般每次1～1.5克。

（4）冲茶：将人参切成薄片，放在碗内或杯中，用开水冲泡，闷盖5分后即可服用。

（5）泡酒：将整根人参切成薄片装入瓶内，用50～60度的白酒浸泡，每日酌情服用。

（6）炖煮食品：人参在食用时常常伴有一定的苦味，如果将人

养生是比医生更好的医生

参和瘦肉、小鸡、鱼等一起烹炖，可消除苦味，滋补强身。

这里，我们详细为大家介绍一下人参酒。中医认为，用人参泡制的酒能增强大脑皮质兴奋过程的强度和灵活性，强壮人的身体，增强对多种致病因子的抗病力。定时饮用适量人参酒可以改善食欲和睡眠，并能降低血糖、抗毒、抗癌，提高人体对缺氧的耐受能力等作用。

由此可见，人参酒能够大补元气，对各种虚证都有疗效。脾虚的人就适合喝一点儿人参酒保养身体。另外有下列虚证的人，人参酒也是对症良药。如经常腹泻、气喘、失眠多梦、惊悸、健忘、面色萎黄、神疲乏力、气短懒言、音低、久病气虚、心慌、出虚汗、食欲不振、容易感冒，等等。

人参酒的滋补效果很好，所以阳气旺者反而不宜服用，否则容易出现燥热、口干、咽喉肿痛、流鼻血等。而且每次饮用时，应当控制量，每次不要超过20毫升。

人参酒的具体配制方法如下：

准备人参30克，白酒1200毫升。先将人参整根或者切片，炝水洗后泡入白酒中，室温遮光下浸泡3～5天（切片者）、2周（鲜参）或3～4周（干参）即可以饮用。之后倒入砂锅内，在微火上煮，将酒煮至仅剩500～700毫升时，将酒倒入瓶内；将其密封，冷却，存放备用。

需要注意的是，每瓶药酒中应不多于1根参，以免浓度过高。以淡淡的黄色、淡苦味为适合。因为人参属于比较贵重的药材，当药味不明显后，还可以将人参捞出，分次煮掉食用，以免浪费。配制人参酒时，用鲜参和干参均可，大小粗细亦无要求，只要无发霉、变质、虫蛀即可。表面有泥土的须洗净。

除此之外，体虚的人可以用人参煮粥，方法为：人参3克，切成片后加水炖开，再将大米适量放入，煮成稀粥，熟后调入适量蜂蜜或白糖服食，可益气养血，健脾开胃，适用于消化功能较差的慢性胃肠病患者和年老体虚者。

党参——中气不足来补气

党参其实是我们比较常用的传统补益药物。生活中一些中气不足或者肺气虚的人群，很适合食用党参。听到这儿，你可能有点儿疑惑，怎么判断自己是中气不足或是肺气虚呢？告诉大家一个简单的办法：所谓的中气不足其实就是脾气虚，多是感觉四肢无力，没有胃口不爱吃东西，大便溏稀，舌头上也多有齿痕；肺气不足的人，常感觉气短，稍微活动一下就会喘个不停，说话时自觉没有力气，声音低沉。

在古时人参和党参是不分的，所以《本草纲目》中有人参而无党参的介绍，后来在清代《本草从新》中开始正式将他们分为两种药。一些急症、重症的人适合用人参补气，而轻症、慢性疾病的人则可以用党参代替人参。正因党参的药力比人参薄弱，所以更适合大家的日常保健使用。在作为药用煎汤的时候，党参的使用量每天宜在 6 ~ 15 克左右，想要代替人参的功效时，可用人参量的四倍。

人年纪大了之后，脾胃气血不足，常感觉四肢无力，这时候就可以用党参煮粥或者煲汤。

煮粥的时候，需要先把党参切成大段，然后洗净泡上 10 ~ 20 分钟，泡过的水不要扔掉，放入锅中煮沸。然后再将党参放入锅中，二十分钟左右后将洗净的小米也放入锅中，等水再次煮开后，转成小火直到粥成。

煲汤的办法也比较简单，可以用党参搭配当归、生地一起炖骨头汤喝，每周喝一次，对身体的补益作用不错。也可以在煲鸡汤、猪肚汤等各种肉汤的时候放上些党参，让汤的味道更鲜美，滋补的功效也会更上一层楼。

除了以上这些之外，大家还可以用党参泡水、泡酒喝，也可用党参水来洗脚。总之，党参在使用的时候，方法是多样的，总有一种是适合你的，大家可以根据自己的需要选择。

养生是比医生更好的医生

以酒为浆脾胃伤，谨避"美酒"之惑

中国作为饮食文化的大国，酒在其中占据着重要位置，据《内经》记载，嗜酒之风在西汉时期已经盛行。酒文化作为一种特殊的文化形式，在传统的中国文化中有其独特的地位。在几千年的文明史中，酒几乎渗透到社会生活中的各个领域，但凡婚丧嫁娶、搬迁升职均会以酒相庆。

人饮酒时一定要"少饮有节"，每天稍微喝一点点，对脾胃是有好处的，因为酒可以通血脉、厚肠胃、御风寒，同时还可以消愁。《内经》中，酒性辛温，主于驱寒，提神，调畅气血。因此，在寒冷的季节，有一定气血瘀滞性病症的人少量喝一点儿酒，确实会对健康有一定的好处。但这个分寸要把握好，因为过量饮酒对人体不仅没有好处，而且还会有很多损害。把握好度，酒就能成为良药。中医最初对酒的认识其实就是把酒当成药来用，酒有"百药之长"的美称。而值得注意的是，最早的"医"字中就含有"酉"（酒）字。中医认为：酒可以使人通神明，还可以通行经脉，所以酒通常是用来做引经药的，比如说我们现在常食用的米酒，在古代就是非常好的药引子。

古人喝酒不像我们现在这样推杯换盏、狂饮无度，而是常把喝酒作为一种仪式，一定要有歌舞助兴，在观赏中慢慢品味，有意放缓节奏。此外，古代喝酒一定是烫过的，边饮佳酿，边吟诗作画，不仅情致高雅，还十分有利于健康。现代人常常忽略了酒在养生中的奇妙功用，仅将其当作应酬之物，滥饮无度。《黄帝内经》讲"以酒为浆，以妄为常"，说的就是如果你滥饮无度的话，必将会导致一种非理性的生活方式。

饮酒过度就会乱性损身，尤其对胃肠有影响，很多人喜欢痛饮，觉得那样显得特豪爽，但殊不知觥筹交错中，酒已悄悄地伤神耗血、损胃亡精。另外，在喝酒的时候也要注意一定的禁忌，比如喝酒时不适合喝牛奶类的乳品，酒和牛奶类的东西一起喝会"令人气结"，阻碍正常的气机流动。

过思伤脾胃，别让情绪帮倒忙

中医认为："过思伤脾，思则气结。"思虑太过，会伤及脾胃，引起食欲不振、腹胀腹泻、头脑胀痛，甚至肌肉消瘦等症状。长期思虑过度，还可能会影响心神，造成神经系统功能紊乱，轻者经常失眠，形体消瘦，重者则会神经错乱。

我们小时候都读过不少关于科学家废寝忘食工作的故事。科学家们之所以经常忘记吃饭，除了因为他们探究科学奥秘、攻克科学难题的专注的精神外，还有一个你不知道的奥秘，那就是生理上的原因。中医一句话道破天机，即"脾主思"。

如果一个人过度思虑，他的脾胃就会出现问题，这就是为什么干体力活的人吃起饭来狼吞虎咽，而从事脑力活动的人胃口就差多了，有些人甚至会觉得吃饭"真麻烦"。这里要特别说明的是，大家千万别把食欲和文明程度联系起来，其实更多的时候，是劳动的性质决定了食欲的大小，和文明程度无关。简单地说，我们吃完饭的时候，气血都往胃里走，去帮助你消化，如果这时候你的血不往胃里走，而是往脑子上走，长期如此，脾胃功能就要受到影响。这就是"过思伤脾"的道理所在。你只要看一下自己的体检报告就会知道，经常用脑的人脾胃功能都比较差。

人在思考问题的时候，其神就处于非常活跃的状态。神不停地活动，跟汽车不停地奔驰是一个道理，汽车奔驰要耗油耗电，而人的神在活动时则要消耗五脏的精血物质。这就是为什么那些作家、艺术家们喜欢称自己的作品是心血凝聚而成的，而称他们的创作状态是"呕心沥血"。

当一个人的精血主要是用来支持和滋养神的活动时，全身的气血运行就随之迟缓下来。这里大体上有这样的两种关系，一种是正比例关系，一种是反比例关系。所谓的正比例关系，就是指倾注的思考力越多，精血的耗用也就越多。还是以汽车的奔跑来做比喻，汽车跑得越快，车内的灯与空调等设施启动的越多，那么耗油量与耗电量也就越大，二者道理是一样的。所谓的反比例关系，就是说如果一个人的精血耗损越大的话，那么气血的运行就会越迟缓。如果我们将人的身体比作一个城市，那么，为了救灾救急而将高速公路、铁路等主要干道临时作为专用通道的话，其他支线的压力就增加，堵塞情况自然就会增加。堵得厉害时，一小时才挪动十几米，就跟没走一个样。这就是"思则气结"的道理所在。

当然，这里的"思"是广义上的，并不单指用脑思考，也包括精神的高度专注等。比如汽车司机，尤其是那些长期开长途车的司机，很多都有胃病。这是为什么呢？因为他们只要往驾驶座上一坐，就始终保持一个坐姿，精神高度专注，血自然就会往头上走，吃进去的食物就得不到充分的消化，时间久了，就难免会得脾胃病。

我们也可以用现代医学的观点来参照理解。人的血液量在一定的时间内是相对稳定的，在思考问题时，脑的耗氧量大大增加，血液大部分流向大脑，其他脏器的供血就会相对减少，这其中自然也包括消化系统。这样一来，胃肠的蠕动就会减慢，食欲自然下降。这就是废寝忘食的真相。

打通胃经，一生皆有福报

足阳明胃经是人体前面很重要的一条经脉，它也是人体经络中分支最多的一条经络，一共有两条主线和四条分支，胃经主要分布在头面、胸部、腹部和腿外侧靠前的部分。它起于鼻旁，沿鼻上行至根部，入于目内眦，交于足太阳膀胱经；沿鼻外侧下行至齿龈，绕口唇，再沿下颌骨出大迎穴；上行耳前，穿过颌下关节，沿发际至额颅。它的支脉从大迎穴下行，过喉结入锁骨，深入胸腔，穿过横膈膜，归属胃，并与脾相络。它的另一支脉直下足部二趾与中趾缝，此支又分两支，一支自膝膑下三寸分出，下行至中趾外侧，一支从足背分出，至大趾内侧，交足太阴脾经。

从胃经的循行路线可以看出，与胃经关系最为密切的脏腑是胃和脾。脾胃是人体的后天之本，这是因为每个人在出生后，主要依

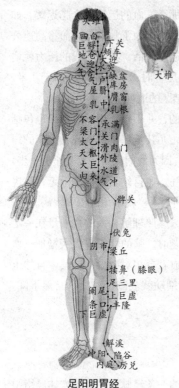

头维
本神
颔厌
百会
悬颅
悬厘
四白
巨髎
承泣
地仓
人迎
水突
气舍

关冲
下关
颊车
大迎
地仓
缺盆
气户
库房
膺窗
乳中
乳根

盆房
窗口
天椎

承满
梁门
关门
太乙
滑肉门
天枢
外陵
大巨
水道
归来
气冲

承满
梁门
肉门

髀关

伏兔

阴市
梁丘
犊鼻（膝眼）
足三里
上巨虚
条口
下巨
丰隆

解溪
冲阳
陷谷
内庭
厉兑

足阳明胃经

赖脾和胃以运化水谷和受纳腐熟食品，这样人体才能将摄入的饮食消化吸收，以化生气、血、津液等营养物质，才能使全身脏腑经络组织得到充分的营养，维持生命活动的需要。

胃肠功能一旦失调，人就会虚弱下来。在日常生活中，如果某个人爱吃、能吃，而且消化特别好，大家就会说他有口福。而有的人虽然能吃，吃下去的东西却停在肚子里不消化；有的人吃一点儿就肚子胀；还有的人不论对酸的、辣的、凉的、硬的都非常敏感，沾一点儿肚子就不舒服。这些不仅是肠胃问题，还会影响睡眠，并且最终影响整个人的心情和精神状态。

那么，从哪里调节最便捷呢?

就从胃经来调节。因为，胃经上的很多穴位都是非常对症的，而且十分好找，用起来也特别方便。

按摩胃经，一方面可以充实胃经的经气，使它和与其联系的脏腑的气血充盛，这样脏腑的功能就能正常发挥，就不容易生病；另一方面可以从中间切断胃病发展的通路，在胃病成气候前就把它消弭于无形。

当然，按摩胃经的目的主要还是调节胃肠功能，饭后1个小时左右就可以开始按揉胃经的主要穴位了，如足三里、天枢等一定要按到；然后在睡前1个小时左右灸一会儿，灸完后喝1小杯水。每天早上7－9点这个时间按揉的效果应该是最好的，因为这个时辰是胃经当令，是胃经经气最旺的时候。

天枢穴——止泻通便的腹腔枢纽

什么是天枢呢?《黄帝内经·素问》说:"天枢之上，天气主之；天枢之下，地气主之；气交之分，人气从之，万物由之。"可见，天枢就是区分天与地的临界点，那么天枢穴也就不难理解了，它位于肚脐两旁，是上下腹的分界，处于人体的中间地带。上半身为阳，下半身为阴，天枢同时也是阴阳转换的枢纽。可见，天枢穴在人体当中也是一个"交通要道"。

天枢穴是胃经上的重要穴位，取穴时从肚脐的中间，向旁边侧开两寸，也就是两个拇指的宽度，即为天枢穴。因为与脏腑是"近邻"，所以内外的病邪侵犯，天枢都会出现异常反应，起着脏腑疾病"信号灯"的作用。从位置上看，天枢正好对应着肠道，因此对此穴的按揉，能促进肠道的良性蠕动，增强胃动力。所以，便秘、腹泻之类的疾病都可以找天枢穴来解决。

吸毒的人在戒毒期间会出现很多症状，其中较为常见的就是胃肠功能紊乱，有的人可能表现为便秘，有的则表现出腹泻的症状，此时若能刺激天枢穴，这些症状都可以得到很好的缓解。我们普通人平时也会因为各种原因伤害到脾胃，比如经常食用过冷食物、压力过大等都会令胃肠功能失常。这个时候，按揉天枢穴，能够起到调整胃肠的作用。即便是健康人群，常按摩天枢穴，也有助于保持肠道的健康。另外，因为天枢穴能通肠道、排宿便，肠道通，脂肪便不会堆积，顺畅代谢，所以它还有减肥的功能。

点按此穴时，可以仰卧或取坐位，解开腰带，露出肚脐部，全身尽量放松。如果是腹泻者，应该先排便再做上述动作。分别用拇指指腹压在天枢穴上，力度

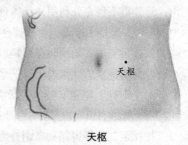

天枢

由轻渐重，缓缓下压（指力以患者能耐受为度），持续 4 ~ 6 分钟，将手指慢慢抬起（但不要离开皮肤），再在原处按揉片刻。经过治疗，患者很快就会感觉舒适，腹痛、腹泻停止，绝大多数都能一次见效。便秘患者则需要大概 1 ~ 2 天见效。

足三里——补脾健胃的要穴

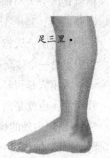

足三里穴是胃经的要穴。我们知道，胃是人体的一个"给养仓库"，胃里的食物只有及时地消化、分解、吸收，人体的其他脏器才可以得到充足的养分，人才能身体健康，精力充沛。所以，胃部消化情况的好坏，对我们来说极为重要，而足三里穴则能担此重任。《黄帝内经·灵枢》认为："阳气不足，阴气有余，则寒中肠鸣腹痛。阴阳俱有余，若俱不足，则有

足三里

寒有热。皆调于足三里。"这说明，足三里对调节人体阴阳平衡有着很好的效果，在该穴处按摩，不但能补脾健胃，促使饮食尽快消化吸收，增强人体免疫功能，扶正祛邪，而且能消除疲劳，恢复体力，使人精神焕发，青春常驻。

从古至今，人们一直非常重视足三里穴的保健作用，民间有"肚腹三里留"这种说法。现代人通常气血不足，身体处于亚健康状态，这在很大程度上都是受了消化不好的影响。胃肠功能不好，人体的吸收能力就弱，吃进身体里的食物经常因为无法吸收而直接排出，营养得不到充分利用，身体自然就不好。所以，每天用手指揉上 5 分钟，坚持十来天，食欲就会有改善，身体也会明显感觉舒服。

按揉足三里穴能预防和减轻很多消化系统的常见病，如胃十二指肠球部溃疡、急性胃炎、胃下垂等，解除急性胃痛的效果也很明显，对于呕吐、呃逆、嗳气、肠炎、痢疾、便秘、肝炎、胆囊炎、胆结石、肾结石绞痛以及糖尿病、高血压等，也有很好的作用。

按揉足三里要遵循"寒则补之，热则泻之"的原则，如果胃部

养生是比医生更好的医生

不适或病症是因为受了寒气，手法上的指腹方向就得往上，如果是暴饮暴食而引起的胃痛、腹部不舒服，手法上的指腹方向就得往下，通过泻法来排出淫邪之气。按压时，用大拇指指腹稍用力，分别对准两腿足三里穴，先按顺时针方向旋转按压50次后，再用反时针方向按压50次，至皮肤有热感，病症消失。病症严重者按这个方法，每天进行3次左右的按压，连续两三天，胃痛症状就会明显减轻。

刺激足三里也可用艾灸，就是把艾炷直接放在穴位上面灸，皮肤上面不放置任何导热的东西。这样对提高人体自身免疫力有好处，对于那些由于机体免疫力下降导致的慢性疾病效果很好。每星期艾灸足三里穴1～2次，每次灸15～20分钟，艾灸时让艾条离皮肤2厘米，灸到局部的皮肤发红，缓慢地沿足三里穴上下移动，注意不要烧伤皮肤。

还可以用手或按摩锤经常按揉敲打足三里，每次5～10分钟，做到使足三里穴有一种酸胀、发热的感觉即可。

总之，不管使用哪种方法，一定要每天都坚持，并按要求去做。每天花上几分钟就能换来身体健康，非常值得。

地仓穴——治疗孩子口角流水

地仓穴位于人体的面部，口角外侧，上直对瞳孔。

地，脾胃之土也。仓，五谷存储聚散之所也。该穴名意指胃经地部的经水在此聚散。本穴物质为胃经上部诸穴的地部经水汇聚而成，经水汇聚本穴后再由本穴分流输配，有仓储的聚散作用，故名。（地仓之所以在头之地部，而不在脾胃所主的腹部，乃地仓为一身之粮仓，国家之粮库，为君皇所管辖，头乃皇室之位，故穴在头而不在腹。）

地仓穴有一个很大的作用，尤其是对于小孩子来说，更是值得引起注意的一个穴位。因为，本穴是治疗口角流水、口角

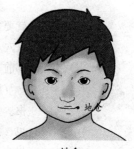

地仓

炎、面瘫最好的穴位。小孩子容易流口水的话，做妈妈的不妨在孩子睡觉之前，以一种亲子游戏的方式来帮助孩子刺激两角的地仓穴。既不让孩子受吃药打针之苦，还能增进与孩子之间的感情。

值得注意的是，按摩本穴力度适中为好，给孩子按摩的时候要注意力度，不可太用力。每次施治时间为 3 ~ 5 分钟，一天 3 次左右。

内庭——泻胃火，除口臭

口臭是比较烦人的一个事情，因为每天都要跟人打交道，如果有口臭，人际关系也会受到影响。那么为什么嘴里会出现很难闻的味道，而且大多数口臭的人都会感到嘴里非常的难受，就像有一团火在燃烧。

口臭的一个重要影响因素就是胃，因为人体的消化系统最上边就是口腔，接下来的就是胃，所以当胃中有火气的时候，口腔中就一定会出现难闻的气味。例如吃了特别油腻的东西，胃中就会有湿热，湿热向上方走就会导致口臭的出现。经常口臭的人会有一种奇怪的现象，那就是睡觉比较容易流口水。大多数人都不会把口臭和流口水联系到一起，也会认为睡觉的时候谁不会流口水呢。实际上，口臭和流口水有时是相同的原因引起的，那就是脾胃中的湿热。因此，如果能去掉体内这些湿热，口中的异味就会减少，而且趴在桌子上睡觉的时候也不会流口水了。

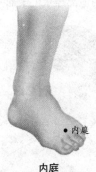

• 内庭

内庭

究竟怎么能把这些湿热都祛除掉呢？这时就要知道人体脚上的一个重要穴位，那就是内庭穴。内庭穴就在脚背上，第 2、第 3 跖骨结合部前方凹陷处。

按摩内庭穴祛热、祛胃火效果非常好。《灵枢·本输》在谈及此穴时说："内庭，次趾外间也，为荥。"它是足阳明胃经的荥穴，"荥"有泉水已成小流的意思。所以内庭穴具有清胃泻火、理气止痛的功效，可以说是热证、上火的克星。《难经·六十八难》中指出："荥主身热。"说明荥穴主要应用于发热病症。凡是因为胃火引起的口臭或者是牙痛、咽喉痛、鼻出血都可以揉内庭穴，它的祛热、祛胃火效果非常好。在刺激和按摩内庭穴的时候，可以借助一些头部圆小的器具，但是不要过于尖锐，因为用手指在内庭穴进行按摩通常效果不会很深透。

此外，如果有很严重的口臭，足部的反射区域在胃和脾的位置，会有比较明显的感觉。那么每天进行反射区的刺激就非常有必要了，通过反射区的原理，使上升的火气降下来，口中的异味也会减少。另外如果经常饮食比较滋腻，又有烟酒的嗜好，就应该多食用一些降火气的东西。这样就不会让这些火气逐渐的积累，造成口中难闻的气味，还会导致其他的不适。

口臭虽然不是什么大病，但是却会给人带来很多的麻烦。有过这样经历的人都会深有体会，大家都不喜欢与他近距离地接触或者是说话。其实只要多多注意一下，通过简单的穴位和反射区疗法就会变得吐气如兰。

打通脾经，让生命之树长青

足太阴脾经主要循行在胸腹部及下肢内侧，即从足走头。它从大脚趾末端开始，沿大脚趾内侧脚背与脚掌的分界线，经踝骨，向上沿着内踝前边，上至小腿内侧；然后沿小腿内侧骨头，同肝经相交，在肝经的前面循行，上膝股内侧前边，进入腹部；后又通过腹部与胸部的间隔，夹食管旁，连舌根，散布在舌下。其分支从胃部分出，上过膈肌，流注心中，经气接手少阴心经。

从上面的路线可以看出来，与脾经关系密切的脏腑有脾、胃和心。中医认为，脾除了有运化的作用外，还有统血的作用，就是统摄、约束血液行于脉内而不外溢。脾气充足，新鲜气血就会被输送到身体的各个部位，没有瘀血的堆积，身体就不会生病。但是，如

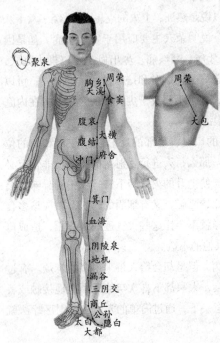

聚泉

胸乡 周荣
天溪
食窦

腹哀
大横
腹结
冲门 府舍

箕门

血海

阴陵泉
地机
漏谷
三阴交
商丘
太白 公孙
大都 隐白

周荣

大包

足太阴脾经

果脾气虚弱，不能承担起这种约束功能，就会出现各种出血病症，如呕血、便血、尿血等。治疗脾虚引发的出血症状重点在于补脾气，中成药归脾丸就是治疗这类出血症的有效药物。

当脾经不通时，人体还会出现一些常见的慢性病症：大脚趾内侧、脚内缘、小腿、膝盖或者大腿内侧、腹股沟等经络线路会出现冷、酸、胀、麻、疼痛等不适感，或者全身乏力、疼痛、胃痛、腹胀、大便稀溏、心胸烦闷、心窝下急痛，还有舌根发强、饭后即吐、流口水等。

那么，如何健脾呢？除了平常多喝山药薏米粥、冬天吃大枣等食疗方法，或吃些参苓白术丸、人参健脾丸、补中益气丸等常用健脾中成药之外，最安全有效且持久的方法就是揉脾经。可以在脾经当令的时候（上午9点到11点）按摩脾经上的几个重点穴位：太白、三阴交、阴陵泉、血海等。

此外，思伤脾。所谓"衣带渐宽终不悔，为伊消得人憔悴"，思虑过度就会扰乱脾的正常工作，使其方寸大乱，反映到身体上就是食欲不振、无精打采、胸闷气短。所以，一定要做到思虑有节，这样脾的功能才会正常。

阴陵泉——可以祛湿的大穴

感冒、发热、咳嗽后，我们经常服用西药将病强行压制下去，这样一来体内的寒气未能抒发出去，寒气就会变成湿气流入肺经。中医认为，肺经与脾经同属于太阴经，肺在上，脾在下。长久压制疾病，寒气就会从肺经沉到脾经，造成脾湿，比如关节炎、湿疹、过敏性鼻炎、颈椎病、后背痛等都与体内湿重有关。患上这些病后，首先要做的就是除湿，调理脾经，尤其是脾经上的阴陵泉一定要多加运用。

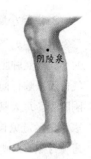

阴陵泉

阴陵泉是祛湿大穴，沿着小腿内侧骨往上捋，向内转弯时的凹陷就是阴陵泉穴的所在。每天坚持按揉阴陵泉穴 10 分钟，就可以除脾湿。

具体来说，阴陵泉穴的保健作用主要有下面几点：

1. 祛除脾湿引起的黑头

中医认为鼻头归属于我们身体内部的脾脏，原因是鼻子位于我们面部的正中央，而脾属土，土是在五行相对的中央位置。脾主运化，喜燥恶湿，鼻部皮肤代谢的废物都需要脾来运输出去，如果湿热太重，脾的功能下降，就会使黑头加重，这也是为什么人会在长夏湿热重时，鼻周黑头最为明显的原因。按摩阴陵泉，会让脾脏"干劲十足"，把身体里多余的水分和废物都代谢出去，鼻头也就完全不会出现黑头样的东西了。

2. 调理脾虚引起的肥胖

肥胖的人大都存在脾虚的问题，脾负责运化水谷之精微，也运化水湿，如果人吃得太多，容易造成营养过剩，使脾超负荷"劳动"，易引起脾虚。如果脾虚更会影响脂肪的代谢，令肥胖加剧，所以胖人在代谢力减弱的情况下，想要减肥，就需要先养好脾。按摩阴陵泉，或者常常刮一刮，就可以缓解脾虚的问题，慢慢让自己瘦下来。

3. 消除小腿肿胀

很多中老年朋友，在干了一天的工作或者家务后，会发现自己的小腿居然肿胀了。实际上，这可能是小腿长期保持同一姿势，令气血无法顺行而导致的。此时，就可以用到令小腿消肿的穴位——阴陵泉。每天刺激这个穴位 3 ~ 5 分钟，可以畅通气血。另外，大家也尽量避免长期保持同一姿势，这样才有利于全身的气血循环，避免身体的僵硬。

另外，阴陵泉穴还有通利小便的作用。有些老年人小便排不干净，无论如何用力也不行，严重的甚至一点儿也排不出来。这种现象在医学上称为"癃闭"。如果能坚持按摩本穴，对这个问题有一定的缓解效果。另外，喜欢喝酒的朋友经常按摩这个穴位，可以促进水湿的排泄。此外，按摩阴陵泉穴可治疗慢性前列腺炎，使患者解小便自如，而且对肛门松弛的治疗也有效。每次按摩 100 ~ 160 下，每日早晚按摩一次，两腿都需按摩，一般按摩两周见效。

太白穴——缓解运动后的肌肉酸痛

很久没有运动，一运动后肌肉酸痛，浑身不舒服，相信很多人都有过类似的经历。这主要是由于突然剧烈的运动导致血液给肌肉供氧不足，使肌肉细胞做无氧呼吸，释放能量，产生乳酸，乳酸堆积越来越多，就会感到肌肉酸疼。大部分人对这种症状并不在意，因为歇上几天后就会自动好转，而有经验的人在剧烈运动后都会做做按摩，这样可以加速血液循环，带走肌肉中的乳酸，肌肉酸痛的感觉就会减轻很多。

在这里，有一个有效的穴位疗法，就是用艾条灸太白穴。一个人如果逛街或者长时间站立以后，感觉腿脚都很累，晚上回家用热水泡泡脚，用手揉揉脚，用拳头或保健用的小锤敲击太白穴，感觉会很舒服，这其实就是在不知不觉中按摩了脾经，促进了血液循环，使肌肉得到放松，身体得到休息。

"太白"为古代星宿之名，传说此星有平定战乱、利国安邦之能。此穴是足太阴脾经的原穴，为健脾要穴。中医认为，脾主肌肉，当人突然运动时，会导致脾气一下子耗费过多，使肌肉内部气亏，而艾灸脾经原穴太白，可以调理疏通经气，迅速消除肌肉酸痛的症状。运动过度造成的局部受伤也可使用这个方法。

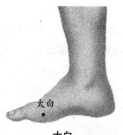

太白

具体操作方法：取艾条一段，采用温和的灸法灸两侧太白穴15～20分钟，半小时后酸痛感就可消失了。

如果手边没有艾条或者嫌艾条麻烦，用拳头或保健的小锤敲击太白穴也可以。

此外，太白穴还能治疗各种原因引起的脾虚，如先天脾虚，肝旺脾虚，心脾两虚，脾肺气虚，病后脾虚，等等；并有双向调节作用，如揉此穴腹泻可止，便秘可通；另外点揉太白穴还可调控血糖指数，高者可降，低者可升。所以，要经常按揉太白穴。

若要脾胃健，天天来锻炼

由于生活忙碌，饮食不规律等，许多人都有胃不好的毛病，对脾胃虚弱的人来说，有的人甚至成了所谓的"药罐子"。有句话，叫作"是药三分毒"，这个毒当然指部分药物的毒副作用，但更多情况下是指错用药物后对人体的伤害，因为任何药物都有它的适应范围，即对应的人体的疾病状态。

锻炼相对来讲就安全得多。虽然不同的锻炼方式、刺激量也会激发出不同的作用，但是经常活动确实能起到健脾养胃的作用。

九鬼拔马刀——拉伸脾经和胃经

脾经的锻炼可以采用"九鬼拔马刀"的动作，这是易筋经中的一式，通过"拔刀"等系列动作舒展筋骨，对应拉伸了人体的脾经和胃经，使脾胃经络一松一紧，一张一弛，这促进了经络内的气血循环，从而增强人体的脾胃功能。正如东汉名医华佗所说："动摇则谷气得销。血脉流通，病不得生，譬如户枢。终不朽也。"

九鬼拔马刀势，顾名思义，这个动作就好像九个鬼从后背拔出马刀的样子。如果一个人要想从后背拔出一把刀，自然要将手放到脑后尽力抻拉。这一动作也是如此，口诀为："侧首弯肱，抱顶及颈；自头收回，弗嫌力猛；左右相轮，身直气静。"意思是说："手臂肱部弯曲抱头及颈部，头转向左右两侧；自头向上拔刀，用力用猛；左右轮换练习，身体正直，静心调息。"下面我们以左式动作为例，学习动作要领。

两手先自然伸直，身体往左旋转。当身体转到不能再转时，右手放于脑后，手指握住耳郭，右腋张开；同时，左手手背贴于两肩胛间，左腋紧闭。

身体向左转，两臂都向后扩张。

紧接着，身体再向左下方俯身，微屈膝，两肘内合夹紧，眼睛看右脚跟（如图1），停留片刻后，身体再向左转至正前方，展臂扩

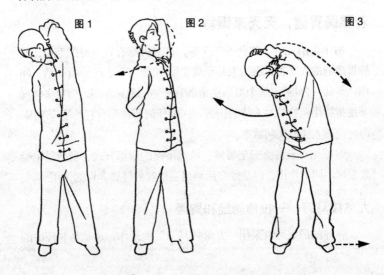

图1　　　　图2　　　　图3

养生是比医生更好的医生

胸（如图2），动作稍停。

动作稍定片刻，左手指松开，手掌与左臂自然伸直，向左侧下落到最低点，反手提起，以手背贴于两肩胛间；同时右手提至脑后（如图3）。相反方向把这个动作再做一遍。

练习的时候，还要配合着呼吸，从第一个动作开始，即须气沉丹田，不可升降气机，略带闭气之意，轻轻呼吸。这样，头、颈、胸、肩才能特别放松，全身才能笔直，气机才能沉静下来。

易筋经的锻炼设计讲究自然，注重对身体左右部位同时锻炼。左九鬼拔马刀势与右九鬼拔马刀势要点和次数相同，只是方向相反。练习时可以自行掌握两式的练习次数，需要注意的是一定要左右次数相等，这样才能起到良好的锻炼效果。

除了调理人的脾胃之外，九鬼拔马刀势因为注重肩颈的肌肉关节运动，能够促进血液循环，有效防止颈椎病的发生。现代人大多伏案工作，或者长时间使用电脑，会导致颈、肩臂、肩胛上背及胸前区肌肉酸麻、疼痛，严重者可能会导致手臂麻木，肌肉萎缩，这些症状就是颈椎病的表现。其实，颈椎病的形成是一个长期、缓慢的过程，主要由不良的工作习惯导致。已经患有颈椎病的人和年老体弱者，练习时应注意动作幅度，头部转动的角度应适当减小，并且注意动作轻缓，避免拉伤。

摩腹法——调脾胃，强体质

一个人爱不爱生病、身体状况如何，是由体质决定的。体质分先天和后天，先天的体质是父母赋予我们的，我们无法改变，但后天体质却是由我们自己掌握的。《黄帝内经》里说，脾胃是后天之本。补益脾胃是改善体质的关键和前提，除了饮食外，摩腹法也可以增强脾胃功能。

唐代著名医学家孙思邈说："平日点心饭讫，既自以热手摩腹，出门庭；行五六十步。消息（令食消化）之。"又说："中食后，还以热手摩腹，行一二百步；缓行；勿令气急，行讫，还床偃卧，四展手足勿睡，顷之气定。"（《千金翼方》卷十四）。孙思邈的这套食后养生法，实践证明它是行之有效的保健措施。

摩腹的具体做法是，饭后以热手轻轻摩擦腹部，手法可以从上往下，从左至右，以顺时针方向，用手掌环转推摩，这样能促进腹腔内血液循环，加强胃肠消化功能。经常用这样的保健按摩法，必定对身体大有好处。孙思邈还说："食毕摩腹，能除百病"，又说明这一方法可以治病，如消化不良、慢性胃炎、肠胃炎、胃肠神经功能症。原因在于摩揉腹部能够刺激中脘、神阙、气海、关元等穴，可健脾和胃、益肾壮阳、化湿降逆。另外，食后摩腹作为一种良性刺激，经传入神经送给大脑皮层，引起有益于调节各种生理机能的条件反射，从而对各种病产生治疗作用。

明代医学家周于蕃指出，摩腹"缓摩为补，急摩为泻"，因此我们如果只是想补脾胃，那么在按摩的时候一定要注意力量要轻柔，稍微带动皮肤就可以了，速度不要太快，每分钟30圈就可以了。如果腹泻，那么就要改变摩腹的方向，要做逆时针方向的按摩。

自我摩揉腹部，不论男女老幼均可适用，方法简便，切实可行，特别对年老体弱、消化和泌尿系统功能减退的患者更为适用。在摩腹的时候，如果出现了腹内温热感或产生肠鸣、排气等都属于正常反应，不要过于担心。另外，如果腹部的皮肤有化脓性感染或急性炎症，不宜进行摩腹，腹部有癌症的也不宜摩腹。

四季脾胃不受邪——脾胃需要时刻关心

中医养生治病强调"正气存内，邪不可干"。我们的身体若有强壮的正气存在，任何邪气都是不可能侵犯的，而邪气之所以能够侵犯人体，多是正气虚弱造成的。脾胃是我们的后天之本，是气血生化之源，养好脾胃，就会强盛我们身体的正气，留住健康。东汉末年著名医学家张仲景有"四季脾旺不受邪"之说，也就是说在一年四季中，如果脾胃的功能旺盛，人就不容易受到病邪的侵袭。

《脾胃论·天地阴阳生杀之理在升降浮沉之间论》一节指出："若夫顺四时之气，起居有时，以避寒暑，饮食有节，及不暴喜怒，以颐神志，常欲四时均平，而无偏胜则安。不然，损伤脾胃，真气下溜，或下泄而久不能升，是有秋冬而无春夏，乃生长之用陷于殒杀之气，而百病皆起；或久升而不降亦病焉。"

这句话的意思是说，假如我们能够顺应四季的气候变化，起居有常，避开寒暑，饮食有规律，跟随季节的变化调节心情，那么我们的身体就会保持健康，否则就会损伤我们的脾胃，引发各种疾病。

那么，一年四季中，我们如何照顾好脾胃，使之不受邪呢？

脾气虚弱，春天易犯困

清明时节，万物复苏，到处都呈现出一派生气勃勃的景象。人体因为阳气的升发，也开始活跃起来，再加之人们的心情也受到自然界的影响，精神焕发、心情愉悦。不过，此时人们也会出现一种逆反的现象，感到困乏没劲，提不起精神，总想睡觉，这种"懒洋洋"的现象就叫"春困"。

现代医学认为，"春困"是人体生理变化的一种反应。冬季气温低，人体受到低温的影响和刺激，皮肤的毛细血管收缩，血流量相对缓慢，汗腺和毛孔也随之闭合，减少了热量的散发，以维持人体正常体温。进入春季以后，随着气温的升高，体表毛孔、汗腺等开始舒张，皮肤血液循环加速。这样一来，供给大脑的血液就会减少。随着气温升高，新陈代谢逐渐旺盛，耗氧量不断增加，大脑的供氧不是很充足，加上暖气温的影响，使大脑受到某种抑制。因此，人们常感疲倦想睡，总觉得睡不够。

中医则认为，春困的原因主要有两种。一是经过一冬的蓄积后，人体内积聚了很多郁热，它们会阻碍阳气的升发，使人精神不振，多见于肝气过旺的人。另外，春季如果不注意调整作息时间，也容易出现春困现象。《黄帝内经》认为冬日的作息规律为"早卧晚起"，而春日的作息规律则为"夜卧早起"，脾虚的人更容易发生春困的现象。

中医认为，脾气充实的人，才能将人体所需要的营养物质输送到全身，提供能量。但是假如脾气虚弱，加上春季旺盛的肝气制约，身体所需能量得不到满足，所以即便在万物以荣的春季也会整天懒洋洋的，总想睡觉。这种"春困"的调理重在健脾胃，可以在医生的指导下服用一些健脾益气的中药调理治疗。当然，也可以采用食疗的方式，山药扁豆饭就是不错的选择。

需要准备的材料是：鲜山药200克，白扁豆50克，陈皮3克，大枣500克。先将山药用清水洗净，去皮切成薄片，再将大枣去核切碎，与扁豆、陈皮混匀后放入碗中，如常法蒸熟即成。做成后的山药扁豆饭有健脾和胃的功效。

大家还需要注意一点，春天疲乏无力有时候是某些疾病的表现。比如，精神病发作前可能会出现抑郁、精神不振的状态；肝炎前期也会有低热嗜睡的表现；糖尿病等慢性疾病因为体虚，也会引起困乏。还有人发现，高血压患者在春天嗜睡，哈欠增多时，很有可能是中风的先兆。如果是由病理因素引起的"春困"，千万不可忽视，应尽快去医院检查调治。

长夏养脾，先除湿热

中医认为"脾主长夏"，夏季炎热又多雨，湿为阴邪，好伤人阳气，尤其是脾阳，由于脾脏喜燥而恶湿，一旦受损，则导致脾气不能正常运化，而使气机不畅，表现为消化吸收功能低下，症状表现可见脘腹胀满、食欲不振、口淡无味、胸闷想吐、大便稀溏，甚至水肿。从现代医学观点来看，长夏时节天气闷热，阴雨连绵，空气潮湿，衣物和食品都容易返潮，甚至发霉，人也会感到不适。若穿着返潮的衣物，容易感冒或诱发关节疼痛，吃了霉烂变质食品，就会引起胃肠炎，甚至中毒。所以在长夏一定要注意饮食、起居的应时应季变化，以预防疾病发生。

为避免湿热，我们在生活中应该从下面三个方面着手小满的养生：

首先，居住环境上要避免潮湿。《黄帝内经》提出："伤于湿者，下先受之。"意思是湿邪伤人，最容易伤人下部。这是因为湿的形成往往与地的湿气上蒸有关，故其伤人也多从下部开始，如常见的下肢溃疡、湿性脚气、妇女带下、下肢关节疼痛等，往往都与湿邪有关。因此，在小满时，居室一定要避免潮湿，尽可能做到空气流通、清爽、干燥。

　　其次，在饮食上宜食清淡，易于消化的食物。祖国医学认为，湿为阴邪，易伤阳气。因为人体后天之本——脾喜燥而恶湿，所以，小满时节湿邪最易伤脾，一旦脾阳为湿邪所遏，则可导致脾气不能正常运化而气机不畅，可见脘腹胀满、食欲不振、大便稀溏、四肢不温、口甜苔腻脉濡等症。若影响到脾气升降失司，还能出现水液滞留，常见水肿形成、目下呈卧蚕状，也可见到下肢肿胀。因此，长夏季节最好少吃油腻食物，多吃清淡易于消化的食物，如元代著名养生家丘处机所说："温暖，不令大饱，时时进之……其于肥腻当戒。"这里还指出，饮食也不应过凉，因为寒凉饮食最能伤脾的阳气，造成脾阳不足。此外，由于消化功能减弱，一定要把好"病从口入"这一关，不吃腐烂变质食物，不喝生水，生吃瓜果蔬菜一定要洗净，应多食清热利湿的食物，使体内湿热之邪从小便排出。常用清热利湿食物以绿豆粥、荷叶粥、红小豆粥最为理想。

　　最后，还要避免外感湿邪。由于长夏阴雨连绵，人们极易感受外来湿邪的侵袭，出现倦怠、身重、嗜睡等症，严重者还能伤及脾阳，造成呕吐腹泻、脘腹冷痛、大便稀薄。因此，小满一定要避免湿邪侵袭，做到外出带伞、及时避雨。若涉水淋雨，回家后要立即服用姜糖水。有头重、身热不扬等症状者，可服藿香正气水等。此外，由于天气闷热，阴雨连绵，空气潮湿，衣物极易发霉，人也会感到不适。穿着发霉的衣物，容易感冒或诱发关节疼痛，因此，衣服要经常晒一晒。总之，根据《黄帝内经》"春夏养阳"的原则，长夏防湿的关键在于要保养人体阳气，从生活起居入手保证阳气充足，湿邪才不易侵犯。

贴秋膘，滋补粥能健脾和胃

刚入秋的时候，老北京有"贴秋膘"的习俗，有的人认为，"贴秋膘"就是吃补药、补品，所以这类人不管自己的身体是什么情况，就把许多补药补品，如人参、鹿茸等集中起来突击食用，称之为"大补"；有的人则认为，夏天天气热，人们不思饮食，所以现在应该好好地吃几顿，把夏天的损失补回来。其实，这些补法都是不科学的，不但浪费财力物力，还对健康无益，甚至可能有损脾胃。

因为夏天气温高，所以人们胃肠功能普遍不好，多不思饮食，因此，日常中吃的大多是瓜果、粥类、汤类等清淡和易消化食品，脾胃活动功能亦减弱，秋凉后如果马上吃进大量猪、牛、羊、鸡等炖品，或其他一些难以消化的补品，就会加重脾胃的负担，甚至损害其正常消化功能。这就好像跑步一样，我们必须要先经过慢跑后才能逐渐加快，如果一下吃进大量难以消化的补品，胃肠势必马上加紧工作，才能赶上这突然的需要，势必会造成胃肠功能紊乱，无法消化，营养物质不但不能被人体所吸收利用，甚至还会引起疾病。

下面这五种滋补粥，正是健脾和胃的良方，大家可以根据自己的身体状况在秋季进行选择：

方一：菊花粥

菊花 60 克、米 100 克。先将菊花煎汤，再同米煮成粥。具有散风热、清时火、明目等功效，对秋季风型感冒、心烦口燥、目赤肿痛等有较好的治疗功效。同时对治疗心血管疾病也有较好的疗效。

方二：梨粥

梨 2 个，洗净后带核切碎加粳米 100 克，和水煮粥。梨具有良好的润燥作用，可作为秋令常食的保健食品。

方三：核桃粥

核桃肉 20 克、米 100 克。核桃肉洗净放入锅中，同米大火煮沸，转用文火熬煮至熟。常食核桃粥，有补肾健脑和抗衰老的作用。

方四：赤小豆粥

赤小豆 50 克、米 100 克、白糖少许。赤小豆和米同放锅中，大火煮开，改用文火熬煮，食用时，放入白糖即可，可清热、利尿、止渴。

方五：红枣小米粥

红枣 50 克、小米 150 克、白糖适量。红枣用水泡软洗净后，同米下锅大火煮开，然后用文火慢慢熬煮，待黏稠时，放白糖调匀即可。此粥香甜可口，补血安神，滋养肌肤。

这里，值得注意的是，对于胃肠功能衰退的老年人来说，粥有自己的优势，比如老年人牙齿一般都不太好，而喝粥不用细嚼。但专家指出，为了健康，老年人不宜经常喝粥。因为粥毕竟以水为主，"干货"极少，在胃容量相同的情况下，同体积的粥在营养上距离馒头、米饭，还是差得不少。尤其是白粥，单靠各类谷物的搭配远远无法达到人体的需求量，老年人长期喝粥，必将导致营养不良。同时，水含量偏高的粥进入胃里后，会稀释胃酸，这对消化不利。

冬日巧滋补，一年不受寒

到了冬季，天气变得越来越冷了，因为天气转凉，人的食欲也变得旺盛起来，食量增加。俗话说"今年冬令进补，明年三春打虎"，这是在强调冬季进补对健康的益处，而传统中医也认为冬季进补有助于体内阳气的发生，能为下一年开春直至全年的身体健康打下基础。整个冬季都应该提倡进补，大雪时更应该进补。不过，进补也是要讲原则的，如果胡乱进补，不但不能强身健体，还会损害健康。

身体虚弱的时候，吃些所谓的大补之药，还能将人致死。这一点我们从一些影视作品和历史事件中就能有所领悟。相信很多人看过《杨乃武与小白菜》，从中医的角度来看，小白菜丈夫葛品连的死因，与杨乃武无关，也不是被人毒害，而是因为患病错吃补药造成的。事情究竟是怎么回事儿呢？原来，当时葛品连患有丹毒，中医认为这种病并非是多大的不治之症，用些清热解毒类的凉药调治一下身体就会恢复健康。但是，对于当时不懂医学用药知识的小白菜，误听了邻居的话，让丈夫服用了党参、桂圆之类的补药，这可谓犯了用药之大忌，结果，葛品连的病情更加严重，脸呈紫黑色，体质也虚弱到了极点。而他的母亲却还错以为这是病症所致，让小白菜用万年青、萝卜煎汤施救，谁知道汤灌下后葛品连就气绝身亡了。

由这个故事中我们应该明白，凡生病用药，必须辨证施治。不管是药补还是食补，都必须有所选择。因为任何一种药物和食物都有其特定的适应证，这是由药食本身所具有的性能、作用所决定的。即使是补药，但在身体虚弱或者其他情况下，也可能变成毒药。那么，在冬季食补的时候，到底有什么注意事项呢？

第一，滋补不要随意服用，无须滥补。一个人如果身体很好，对寒冷有良好的适应能力，在冬季就不要刻意进补，过多进补不但对健康无益，反而会产生一系列副作用。如服用过多的人参，会出现烦躁、激动、失眠等"人参滥用综合征"。

第二，平素胃肠虚弱的人，在进补时应特别注意。药物入胃全靠胃肠的消化吸收，只有胃肠功能正常，才能发挥补药的应有作用。对于这类病人，可先服用些党参、白术、茯苓、陈皮之类调理胃肠的药物，使胃肠功能正常，再由少至多地进服补药，这样机体才能较好地消化吸收。

第三，在感冒或患有其他急性病期间，应停服补品。尤其是有些体质虚弱的人，应该等急性病治愈后再继续进补，否则会使病症迁延难愈。

在滋补的同时，应坚持参加适当的体育运动，这样可以促进新陈代谢，加快全身血液循环，增强胃肠道对滋补品的消化吸收，使补药中的有效成分能够被机体很好地吸收。

另外，值得注意的是，现代人在选择补品的时候往往存在一个误区，那就是越贵重越好，其实不然，补品的价值和价格根本不成正比。只要合理搭配，对症进补，食物就能起到"贵重药"的效果。

补中益气汤——调理脾胃的名方

中医认为，气是维持人体生命活动的基本物质。古时判断一个人的生死，常常摸一摸这个人嘴里还有没有气，有气则生，无气则死，故而有了"人活着就是一口气"之说。而气的来源主要有两个，一个是肺从自然界吸入的清气，另一个则是脾胃所化生的水谷精微之气。明代医学家李时珍认为，人体的元气有赖于脾胃之滋生，脾胃生理功能正常，人体元气就能得到滋养而充实，身体才会健康。因此，古人有"内伤脾胃，百病由生"的说法，即一个人如果脾胃不好，阳气就会不足，各种疾病也就随之而来。

宋金时期著名医学家李东垣是"补土派"（五行中"胃"对应"土"）的代表人物，他以"人以脾胃中元气为本"的原则，结合当时人们由于饮食不节、起居不时、寒温失所导致的胃气亏乏的现状，创制了调理脾胃的代表方剂——补中益气汤。方药组成如下：

组成：黄芪 1.5 克，甘草 1.5 克（炙），人参 0.9 克（去芦），当归身 0.3 克（酒焙干或晒干），橘皮 0.6 ~ 0.9 克、升麻 0.6 ~ 0.9 克（不去白），柴胡 0.6 ~ 0.9 克，白术 0.9 克。

用法：上药切碎，用水 300 毫升，煎至 150 毫升，去滓，空腹时稍热服。

功用：补中益气，升阳举陷。

主治：脾胃气虚，少气懒言，四肢无力，困倦少食，饮食乏味，不耐劳累，动则气短；或气虚发热，气高而喘，身热而烦，渴喜热饮，其脉洪大，按之无力，皮肤不任风寒，而生寒热头痛；或气虚下陷，久泻脱肛。

对于补中益气汤，当代国医大师张镜人先生颇有研究，他指出：方中黄芪补中益气、升阳固表为君；人参、白术、甘草甘温益气，补益脾胃为臣；陈皮调理气机，当归补血和营为佐；升麻、柴胡协同参、芪升举清阳为使。综合全方，一则补气健脾，使后天生化有源，脾胃气虚诸证自可痊愈；一则升提中气，恢复中焦升降之功能，使下脱、下垂之证自复其位。

另外，张老还指出，补中益气汤的适应指征为脾胃气虚，凡因脾胃气虚而导致的各类疾患，均能适用，一般作汤剂加减。使用药物的分量，也可相应提高。

解决小儿厌食、腹胀等——小儿常见脾胃病

中医认为脾胃为后天之本，气血生化之源。可是，小儿一般都"脾胃不和"，"肠胃脆弱"，如果不注意养护，一旦生病，脾胃功能就更会因为处于低下状态，致使小儿胃口不佳，饮食少思，影响孩子的身体健康。

哪些原因容易使小儿脾胃受损呢？常见的原因有两个：一是饮食不当。有的家长缺乏育儿保健知识，喂养孩子不科学，片面强调高营养的滋补食品，损伤了小儿娇嫩的胃肠，造成胃肠不能正常消化、吸收，以致食欲下降；有的家长甚至还滥用补品，令小儿出现了性早熟等疾病；也有的家长认为孩子在小的时候胖乎乎的才健康，使小儿营养过剩，形成肥胖症，要知道肥胖并不是健康，反是百病之源。

二是过于放纵孩子的饮食，饮食不节制。有些家长太溺爱孩子，对孩子的各种要求简直是百依百顺，这样的放纵养成了孩子任性的坏习惯，如无节制的吃零食、喝冷饮、吃瓜果等，这些行为很容易导致小儿脾胃不和，脾失健运，出现积滞、呕吐、泄泻、厌食等症，影响孩子的身体健康。

因此，家长需要好好给孩子调理一下脾胃。调理脾胃往往离不开药物，但不少家长都有这样的体会：让小孩吃药特别困难。当小孩患上脾胃失调、消化不良、厌食时，怎么在不吃药的情况下调理脾胃呢？下面就针对小儿常见的脾胃问题，给出一些简便的解决办法。

婴幼儿积食——炒米粉促消化

中医认为：婴幼儿脾常不足。这一阶段的孩子生长发育非常迅速，需要大量的营养和能量，家长也希望孩子营养充足，什么有营

养就喂什么，也不管孩子能否消化。要知道，小孩此时脾胃的功能尚弱，没有发育完全，稍有不慎，过度的营养反而会阻滞脾胃功能，出现"积食"的情况。

此时，建议大家选用炒米粉的方法，帮助孩子消化。婴儿在四个月以后，逐渐增加辅食了，所以婴幼儿米粉是每家都有的。炒米粉的做法很简单，先取些米粉放到锅中翻炒，直到米粉的颜色变为焦黄色为止，这个时候我们还会闻到一种清幽的香味。然后用温水将炒焦的米粉冲成水，叫作焦米粉汤。每周喂几次，可以促进幼儿的消化功能，减少幼儿发生消化不良、积食的问题。

小儿厌食——食疗加按摩拥有好胃口

有些家长经常发现自己的孩子食欲不振，甚至拒食，而且孩子出现面色少华、形体消瘦、皮肤干燥缺乏润泽，或稍进饮食后易泻，大便中夹有不消化残渣或大便不成形等，这是因为孩子得了厌食症。

儿童得了厌食症之后，脾胃虚弱，通常服药难以下咽，在这种情况下，可以佩戴中药健胃神奇药袋（白蔻、香附等），可以起到芳香醒脾、开胃进食的作用。除了药疗之外，对小儿厌食也可采用食疗的方法。对不同类型的厌食，可选用不同的疗方，调理孩子的脾胃，增进食欲，下面是几种比较有效的饮食疗方，家长可以参考一下。

1. 麦芽糕

【出处】《本草纲目》

【组成】麦芽 120 克、橘皮 30 克、米粉 150 克、炒白术 30 克、神曲 60 克、白糖适量。

【制法】将麦芽淘洗后晒干，然后取晒干后的新鲜橘皮 30 克，将麦芽、橘皮、炒白术、神曲一起放入碾槽内研为粉末，与米粉、白糖和匀，加入清水调和，做成 10 ~ 15 块小糕饼，放入碗内用蒸锅蒸熟。每日让孩子食用自制麦芽糕 2 ~ 3 块，连服 5 ~ 7 天。

【功效】消食、和中、健脾、开胃，适用于小儿厌食或消化不良、脘腹胀满。

2. 麦蜜饯山楂

【出处】《医钞类编》

【组成】生山楂 500 克，蜂蜜 250 克。

【制法】选取优质上乘的山楂 500 克，去掉果柄、果核，洗净后放入锅内煮熟，待锅内的水收干时加入蜂蜜，改用小火煎煮 5 ~ 10 分钟即可。饭前让孩子嚼食 3 ~ 5 枚可增进食欲，饭后嚼食 3 ~ 5 枚可帮助消化。

【功效】开胃，帮助消化，适用于小儿没有食欲或过饱伤食、消化不良。

3. 麦砂仁粥

【出处】《养生随笔》

【组成】砂仁 2 ~ 3 克，大米 50 ~ 75 克。

【制法】先把砂仁捣碎为细末，然后将大米淘洗后放入锅内煮粥，待粥煮熟时，调入砂仁末，稍煮即可。每日在早晚餐的时候让孩子温热服食。注意事项：砂仁放入粥内后，不可煮得时间过长，以免有效成分挥发。

【功效】健脾强胃，帮助消化，适用于小儿食欲不振、消化不良。

4. 麦糖渍金橘

【出处】《随息居饮食谱》

【组成】金橘 500 ~ 700 克，白糖 500 ~ 600 克。

【制法】将新鲜金橘洗干净后用木块压扁、去核，然后加入白糖腌渍 1 昼夜，在金橘浸透糖后，加少量温水，再用小火煨熬至汁液耗干，停火晾凉后，再加入白糖搅拌，然后放入盘中风干数日，放入瓶中备用。可当果脯让孩子随意食用。

【功效】理气、化痰、开胃，适用于小儿食欲不振、消化不良、胸闷腹胀。

由于患上厌食症的小孩往往既厌食又厌药，很难配合治疗，所以治疗小儿厌食症还可以采用推拿疗法，消食导滞、滋养胃津、健脾补气。推拿疗法操作简便，既无痛苦，小儿又容易接受，家长可通过学习，在家里为孩子做保健治疗。具体手法包括以下三种：

1. 补脾经

操作手法：脾经在拇指末节螺纹面，按摩的时候，孩子采取坐位的姿势，家长用右手拇指螺纹面在孩子左手拇指螺纹面上做顺时针方向的旋转推动，用力要均匀，频率约每分钟200次，按摩100 ~ 200次为宜。

2. 摩腹

操作手法：孩子采取仰卧的姿势，家长在孩子右侧，用右手掌对整个腹部做顺时针方向按摩，频率约每分钟120次，按摩2 ~ 3分钟。在按摩的时候，家长需在孩子腹部放少许滑石粉或爽身粉。

3. 捏脊

操作手法：孩子采取俯卧的姿势，家长在孩子左侧，用两手拇指、食指和中指捏住孩子脊椎骨上皮肤，从尾骨处开始捏拿，直到平肩处。家长在初学的时候手法要轻柔，捏脊前后可用手掌在腰背部作按摩，让背肌放松，每次按摩5遍。

以上三种按摩手法具有调脾胃、理脏腑、补气血等功效，多用于治疗小儿厌食、营养不良、反复呼吸道感染等疾病，能够增强小儿体质，家长不妨一试。

孩子生鹅口疮——按摩清热泻脾

小儿鹅口疮是一种小儿常见的口腔疾患。它以口腔内唇颊、上颚黏膜、牙龈及舌边等处出现数个大小不等的浅黄色或灰白色溃烂面，并见周围红赤疼痛为特征。本病常由脾胃积热、心火上炎、虚火上炎几种情况所引起。

孩子再患鹅口疮时，就用泡得浓浓的绿茶水涂抹孩子的口腔，每天3 ~ 4次。与此同时，还可以通过按摩给孩子补一补脾胃。中医认为，脾开窍于口，口部的疾病多由脾功能失调引起。所以孩子得了鹅口疮，做父母的可以给孩子通过按摩的方式清热泻脾。

常用手法为，清天河水 300 次，推六腑 300 次，清肝经 300 次，清心经 300 次，清胃经 50 次，揉板门 50 次。然后，从横纹推向板门 20 次，按揉大椎穴 1 分钟。

如果孩子有如下症状：口腔黏膜布满白屑，白屑周围红晕较甚，伴心烦口渴、面赤、口臭、大便干结、小便短赤、舌尖红、苔黄，说明孩子心脾郁热，要清脾经 200 次，清心经 500 次，推下七节骨 300 次，按揉心腧、脾腧各 1 分钟。

如果孩子有下列症状：口腔黏膜布满白屑，周围红晕色淡，伴面色白、身体瘦弱、四肢欠温、口唇色淡、大便溏薄、小便清长、舌质淡、苔白腻，则是脾虚湿盛，要摩中脘 5 分钟，补脾经 300 次，揉板门 100 次，按揉脾腧、胃腧穴各 1 分钟，按揉足三里穴 1 分钟。

此外，父母一定要注意孩子的口腔卫生，哺乳的妈妈，喂奶前把乳头擦洗干净，食具应严格消毒。多让孩子饮水，不要给其食用过冷过热及过硬的食物，以减轻对口腔黏膜的刺激。

小儿腹泻——分清原因再调理

腹泻是孩子的常见病之一。一般来说，孩子腹泻多是因受寒凉引起的，如天气变凉时，未及时添加衣服，腹部受冷，吃了过多的寒凉食物，光脚走路，晚上睡觉时没盖好被子等。作为称职的父母，一定要根据小儿腹泻的不同原因，采用不同的调理方法。中医认为，小儿腹泻是脾胃功能失调或外感时邪所致，这是因为孩子的脾胃很脆弱，承受不住一点侵害，所以很容易腹泻。临床可分为伤食泻、惊吓泻、风寒泻、湿热泻和脾虚泻，小儿秋季腹泻以脾虚泻最为多见。

1. 受寒引起孩子腹泻

首先祛除体外的寒凉，注意给孩子保暖；其次是去掉体内的寒凉，临睡前给孩子泡脚，并按摩脚底的涌泉穴。另外，还要多给孩子吃一点儿米汤之类温平的食物，比如大米汤、糯米汤、玉米汤、小米汤等，给孩子喝的米汤不要太稠也不要太稀，饮用的次数和量也要视腹泻的次数而定，与腹泻次数成正比。

2. 饮食不当引起孩子腹泻

孩子发育快，身体需要更多的营养，但孩子的咀嚼功能很弱，消化系统负担较重，加之神经系统调节功能不成熟，所以容易因饮食不当而引起腹泻。如果是这种情况，你应该及时给孩子调整饮食，多给孩子吃稀烂软的流食，避免过多固体食物的摄入。

3. 细菌感染引起孩子腹泻

这类腹泻多发于夏秋季，常由饮食不洁、病原体侵入所致，也就是俗话说的"病从口入"。对此，你应定时给孩子的餐具消毒，注重饮食卫生。

中医采用推拿捏脊疗法治疗小儿秋季腹泻时，可酌情选用补脾土、揉板门、揉外劳、运内八卦、揉脐、摩腹、按揉足三里等推拿手法，捏脊疗法中运用推拿的推、捻、捏、提、按、抹等手法，配合其他推拿手法与穴位，治疗小儿秋季腹泻有较好的疗效。

具体操作方法：

补脾土：脾土穴在拇指桡侧边缘，医者用左手食、拇指捏住小儿大拇指，用右手指腹循小儿拇指桡侧边缘向掌根方向直推。

揉板门：板门穴在手掌大鱼际平面，医者用右手拇指指腹旋揉小儿手掌大鱼际。

揉外劳：外劳宫穴在小儿手掌背正中，医者用右手食指指腹，按揉小儿手掌背中心的外劳宫穴。

运内八卦：内八卦穴在手掌面，以掌心为圆心，从圆心至中指根横纹约 2/3 处为半径作圆，内八卦穴为一圆圈。医者用左手捏住小儿手指，用右手拇指在小儿掌心做圆圈运动。

揉脐：脐即肚脐，医者用中指指腹或掌根揉之。

摩腹：腹指小儿腹部，医者用四指指腹或全掌放在小儿腹部做圆周运动。

按揉足三里：足三里穴在膝下三寸外侧一寸，医者用拇指或中指指腹在足三里穴做按揉。

捏脊：捏脊时，主要将手法作用于小儿后背的脊柱及两侧，脊柱属中医督脉，主一身之阳，捏脊可调理阴阳，健脾补肾。操作时，医者以双手食指轻抵脊柱下方长强穴，向上推至脊柱颈部的大椎穴。同时双手拇指交替在脊柱上做按、捏、捻等动作，共捏六遍。第五遍时，在脾腧、胃腧、膈腧做捏提手法。六遍结束后，用两手拇指在小儿的肾腧穴轻抹三下即可。捏脊疗法在每日晨起或上午操作效果最佳。

小儿在腹泻时，要补充液体，父母可用口服补液盐给孩子冲水喝。饮食上要忌一切寒凉、厚味的食物，忌暴饮暴食。父母要依天气变化及时给孩子增减衣物，预防感冒等。要让孩子参加适当的体育活动，以增强体质。

老人要管好嘴巴，别让脾胃越来越虚弱

古代名医朱丹溪在著作《养老论》中，叙述了年老时出现的症状与保养方法。朱丹溪根据他的"阳常有余、阴常不足"与重视脾胃的学术思想，提出老人具有脾胃虚弱与阴虚火旺的特点，因此，老年人一定要注意管好自己的嘴巴。

1. 节制饮食，但不偏食

在《养老论》中，朱丹溪指出，老年人内脏不足，脾弱明显，更有阴津不足、性情较为急躁者，由于脾弱，故饮食物消化较为困难，吃完饭后常有饱胀的感觉；阴虚易生虚火，又往往气郁生痰，引发各种老年疾病，出现气、血、痰、郁的"四伤"症候。所以他提出诸多不可食的告诫。现代医学也认为，饮食失节失宜，是糖尿病、高脂血症、肥胖症、心脑血管疾病、普通老化症等代谢病的潜在诱因。

因此，老年人每餐应以七八分饱为宜，尤其是晚餐更要少吃。另外，为平衡吸收营养，保持身体健康，各种食物都要吃一点儿，

如有可能，每天的主副食品应保持在 10 种左右。

2. 饮食宜清淡、宜慢

朱丹溪在《茹淡论》中说："胃为水谷之海，清和则能受；脾为消化之器，清和则能运。"又说，五味之过，损伤阴气，饕餮厚味，化火生痰，是"致疾伐命之毒"。所以，老年人的饮食应该以清淡为主，要细嚼慢咽，这是老年人养阴摄生的措施之一。

有些老年人口重，殊不知，盐吃多了会给心脏、肾脏增加负担，易导致血压增高。为了健康，老年人一般每天吃盐应以 6～8 克为宜。有些老年人习惯于吃快食，不完全咀嚼便吞咽下去，久而久之对健康不利，应细嚼慢咽，以减轻胃肠负担促进消化。另外，吃得慢些也容易产生饱腹感，可防止进食过多，影响身体健康。

3. 饭菜要烂、要热

朱丹溪指出老年人的生理特点是脏器功能衰退，消化液和消化酶分泌量减少，胃肠消化功能降低，故补益不宜太多，多则影响消化、吸收的功能。另外，老年人牙齿常有松动和脱落，咀嚼肌变弱，因此，要特别注意照顾脾胃，饭菜要做得软一些、烂一些。

老年人对寒冷的抵抗力差，如吃冷食可引起胃壁血管收缩，供血减少，并反射性引起其他内脏血循环量减少，不利健康。因此，老年人的饮食应稍热一些，以适口进食为宜。

4. 蔬菜要多，水果要吃

在《茹淡论》中，朱丹溪指出"谷菽菜果，自然冲和之味，有食（饲）人补阴之功"。他倡导老年人应多吃蔬菜水果。新鲜蔬菜是老年人健康的朋友，它不仅含有丰富的维生素 C 和矿物质，还有较多的纤维素，对保护心血管和防癌防便秘有重要作用。

各种水果含有丰富的水溶性维生素和金属微量元素，这些营养成分对于维持体液的酸碱度平衡有很大的作用。为保持健康，老年人在每餐饭后应吃些水果。

胃灼热、泛酸、消化不良——胃的常见问题

吃的不合适了，消化系统出了问题，一般会出现胃灼热、泛酸、消化不良的问题。这些都是非常普通的消化不适的症状，那么当最开始出现这些症状的时候，绝大多数的人都不会很重视，认为就是没吃好，慢慢消化下去就好了，没有必要当回事。殊不知消化的疾病就是在这些不注意中养成的。像一些胃溃疡、胃炎、十二指肠溃疡都是从这些地方造成的，所以应当及时的防治。

1.胃灼热

那么对于一般的胃灼热，很容易引发食道的问题，像慢性的食道溃疡。因为胃灼热的位置比较靠上，一般都是食道出了问题，而相应的胃的问题会小一些。所以很多人没有注意，经常吃过凉的、过热的和很坚硬的东西，慢慢地使食道出现了损伤，就会感到胃灼热比较明显。

治疗胃灼热其实方法也比较简单，利用反射区的方法就能达到很好的效果，最好的方法就是在耳朵的反射点选取食道的地方进行刺激。可以用磁珠的方法，单纯的刺激食道。如果没有磁珠，那么就改用王不留行籽，这时可以在耳朵的食道、胃、贲门的反射点进行刺激。

通过耳朵的反射可以很好地减轻胃灼热的症状，然后在饮食上多加注意就不会再出现这种难受的情况了。

2.泛酸

泛酸的问题就是胃的毛病了，一般经常出现泛酸的人患胃溃疡的概率比较大。如果胃的功能非常不好，就会容易恶心、泛酸。这时候需要选取跟胃相关的一些地方进行治疗。首先就是在身体的前面，正中线的位置，分

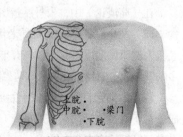

治疗胃酸的常用穴位

养生是比医生更好的医生

别有三个穴位，是上脘、中脘、下脘。双手自然并拢，用五指同时在这个区域触摸，如果感到有疙瘩或者发凉的地方，那就是胃很差，经常泛酸的表现。这时只要在这个区域中，选择最疼的地方，用双手小鱼际的地方反复按揉，顺时针按揉后再逆时针按揉，做几十次后就会感到胃部比较舒服了。

对于泛酸另外一个非常重要的穴位就是梁门穴，这个穴位就相当于身体中央通路，最大的作用就是治疗胃部的不适，当然泛酸也包括在其中。寻找梁门穴也有非常简便的方法，那就是在人体的乳头和脐中的位置做连线，平行于中脘的地方就是梁门。刺激梁门穴可以修复胃部的黏膜，这样就使泛酸的现象减少了。

3. 消化不良

消化不良大致分成两种情况，一种是吃的不合适了导致的短时间消化不良，另一种是长期的消化不良，吃什么都吸收不了。这两种情况看似是不一样的，但分析起来都是因为人体的小肠出现了问题，所以导致吃不下什么东西，吃进去的东西无法消化大便溏泄。所以抓住这个最关键的点就很容易解决消化不良的问题了。

中医认为其他一些炒焦的食物、药物具有加强消化功能，消除食积病症的作用。其中最常用、最有效和最简单的方法就是使用"焦三仙"来消食积。

"焦三仙"其实并不是一味药，而是由三味药组成的，它们分别是焦麦芽、焦山楂、焦神曲。这"三仙"各有自己的本领，其中焦麦芽专门负责消化淀粉类食物的积滞，这类食物包括土豆、红薯等；焦山楂善于治疗各种肉类食积，而肉类中最容易消化的是兔肉，消化率可达85%以上，特别适合脾胃虚弱者和老年人；焦神曲则善于消化面食，馒头、包子、饺子、面条，吃多了都不在话下。三药合用，能明显地增强消化功能，药店里也很容易买到。使用的时候，可用焦三仙各30克，水煎服，每日1剂，一般连用3天即可见效。

脾虚五更泻，摩腹法轻松补虚

五更是指天刚刚露出一点儿光亮的时候，此时大部分人都沉浸在自己的美梦中。但有一些人，却不得不睁着惺忪的眼睛，忍着腹痛急匆匆地冲入厕所，一泻千里。中医上将这种腹泻称为"五更泻"，多发生于脾虚肾虚之人。得了五更泻，人会快速地瘦下去，严重影响到人的身体健康，也不利于工作。

中医说"脾主运化"，一是说脾能将水谷精微送到全身各处，二是说脾能将人体的代谢垃圾送至排泄系统。所以人要是出现了腹泻，说明脾的气力虚弱，影响到了运化能力。脾是先天之本，肾为后天之本，如果脾虚的时间长了，还会累及到肾。《张氏医通》里就说："五更泻，是肾虚也。"

既然是脾虚肾虚，那当然就需要补了。怎么补呢？大家都有这样的体会，如果腹泻完了，腹部会很不舒服，我们常会自然而然地用手去按揉肚子，肚子会感到暖烘烘的。其实，摩腹法就是一个很好的补脾虚，防治五更泻的好方法。

具体来说，可以用右手的劳宫穴（手心眼），正对着神阙穴（肚脐），以此为中心，顺着揉36下，再反着揉36下。揉完之后，还要在肚脐上的中脘穴、肚脐左右的天枢穴上，用大拇指重点按一下。

《黄帝内经》里说腹部是"五脏六腑之宫城，阴阳气血之发源"，有规律性地按摩能够促进腹部气血运行，改善此处的脾胃肠等脏腑的功能。重点按的几个穴位，也很有讲究。中脘穴（肚脐上四横指处）是胃经中气血最充足的地方，能调理一切脾胃类疾病。天枢穴（肚脐旁三横指处）是大肠经的募穴，能强化人体对食物中营养与糟粕的消化与分配。如果能长期坚持揉肚子、按穴位，自然能增强脾胃功能，帮助补充后天之本，缓解腹泻的症状。

这套动作虽然简单，但是天长日久坚持做，就会出现让人惊奇的效果。既巩固了先天之本，又培育了后天之本，身体才能一直保持着健康。

第六章

筋长一寸，寿延十年

拉筋长寿法，源远流长的养生大道

近几年来，随着名医朱增祥及其徒萧宏慈著书对拉筋拍打养生法的大力宣扬，民间产生了一股拉筋拍打养生的热潮，越来越多的人开始认识拉筋拍打养生法这门传统的中医保健方法，并将其随时随地地运用到自己的生活中，有效促进了人们的健康和长寿，拉筋拍打法可谓是现代社会下亚健康人群的一剂良药。

初听"拉筋"这样的词汇，你可能会感觉比较陌生，实际上我们平常所说的很多俗语早已将"筋长"与"寿命"和"健康"紧紧地联系在一起了。比如俗话说的"老筋太短，寿命难长！""老人多摇扇，筋骨更舒展。""运动强筋骨，吐纳肺腑良。"虽然这些俗语听起来很普通，但也蕴藏着深刻的医学内涵，是数千年以来人们在日常生活中养生保健的经验之谈。

《黄帝内经》是拉筋养生的起点

《黄帝内经》是中医养生的源头之作，也是拉筋拍打养生的起点。根据《黄帝内经》中的记载，《灵枢·经脉篇》里说："经脉者，所以能决生死，处百病，调虚实，不可不通。"这里再三强调人体之经脉必须畅通的原因就是经脉能"决生死，处百病，调虚实"。因此，经络的作用可谓"神通广大"。

"决生死"是指经脉的功能正常与否，能够决定人的生与死。人之所以成为一个有机的整体，是由于经脉纵横交错，出入表里，贯通上下，内联五脏六腑，外至皮肤肌肉。经络畅通，人体气血才能使脏腑相通，阴阳交贯，内外相通，否则，脏腑之间的联系就会生障碍，引发疾病，严重者甚至导致死亡。

养生是比医生更好的医生

"处百病"是说经脉之气运行正常，对于疾病的治疗与康复起着重要的作用，中医治病都必须从经络入手。"痛则不通，通则不痛"，身体发生疾病就是因为经络不通。只有经络畅通，才能使气血周流，疾病才会好转，病人才得以康复。

"调虚实"指的是调整虚证和实证。比如对实证，有人患有胃痉挛，则可针刺病人足三里穴，使胃弛缓；对虚证要用补法，如胃弛缓的，针刺病人足三里穴，可使其收缩加强。当然，尽管都针刺足三里穴，但因为虚实不同，一个用的是泻法，而另一个用的是补法。

由此可知，经络是联系全身的网络系统，就像我们城市的道路系统，也像地下的供排水管道系统，树杈众多，错综复杂，把全身各个部分联系起来。人体的各种气血精微物质和各类信息，都是通过这个网络系统传送、传播到身体的各个角落的。也就是说，生命之是否存在，决定于经络；疾病之所以发生，是由于经络活动出了问题；疾病之所以能得到治疗，也是由于经络的作用。

因此，在日常的保健中，人们要保持经络畅通，多运用拉筋养生法来舒筋活络，才能减少疾病的发生，拥有健康的体魄。

《易筋经》是导引术与拉筋养生的完美融合

这里介绍的《易筋经》并非金庸小说中神乎其神的武林绝学，而只是一种内外兼练的医疗保健养生功法，相传为梁武帝时代天竺和尚达摩所创，但实为明末天台紫凝道人所创，原系道家导引之术，是一种改变筋骨的方法。"易"是变通、改换、脱换之意；"筋"指筋骨、筋膜；"经"则带有指南、法典之意。人们如果能经常练习易筋经，可以起到防治疾病、延年益寿的效果。

易筋经将筋解释为经络，认为筋担负着"联络周身，通行血脉"的重要作用，因此不能"弛、挛、靡、弱"。创立易筋经，用意在于"使筋挛者易之以舒，筋弱者易之以强，筋弛者易之以和，筋缩者易之以长，筋靡者易之以壮"，从而通过拉筋的方式来达到修养人体健康的目的。

易筋经的练功方法有许多，有"若尽其所传，不下千余式之说"，但拉筋养生主要来源于易筋经的动功、打功、揉法、静功。

1. 动功

易筋经动功部分来源于华佗五禽戏，注重外壮，《易筋经外经图说》指出："凡行外壮功夫，须于静处面向东立，静虑凝神，通身不必用力，只须使其气贯两手，若一用力则不能贯两手矣。每行一式，默数四十九字，接行下式，毋相间断。行第一式自觉心思法则俱熟，方行第二式。速者半月，迟者一月，各式俱熟，其力自能贯上头顶。此炼力炼气，运行易筋脉之法也。"

2. 静功

易筋经有"静功十段"之说，即以鼻吸气，以意运气，行至周身。也就是说，易筋经全套功法习练过程中要求形意相合，伸筋拔骨。正如《易筋经》所说："将欲行持，先须闭目冥心，握固神思，屏去纷扰，澄心调息，至神气凝定，然后依次如式行之。"练习中"必以神贯意注，毋得徒具其行，若心君妄动，神散意驰，便为徒劳其形，而弗获实效。初练动式，必心力兼到"。

3. 打功

易筋经打功的目的在于强健筋骨，正如《易筋经》文中所说："久久则骨缝之膜皆坚壮矣。"行功中有打石袋的方法，也可以用木槌、木杵、谷袋、沙袋等用具击打身体各个部位起到强健筋骨的目的。

4. 揉法

易筋经中的揉法与古代的推拿手法类似，正如《易筋经》所说："筋力磨历而复壮，此揉法及磨历之意也。"此外尚有棒、搓、拿等手法皆属揉法。在下部运功也可施以摸、挣、搓、拍、抚、捭、握等手法。

因此，要想身体健康少疾病，不妨学点易筋经，既有拉筋的保健养生效果，又能练得一门防身的技能，何乐而不为？

萧宏慈，大力推行拉筋拍打养生的志士

近几年来，国内逐渐掀起一股拉筋拍打养生的热潮，这一切都要归功于一个人——萧宏慈。萧宏慈起初学习金融，后转行研究中医，云游四方，广结民间中医高人，习得不少中医绝技，尤其是在他拜师名医朱增祥学习拉筋养生法之后，对拉筋拍打养生深有研究，并在此基础上著有《拉筋拍打治百病》一书，向民众大力推行拉筋拍打养生理念。

萧宏慈说："凡病皆为经络不通，故打通经络就治病，拉筋拍打旨在打通经络，故治病。治多少病？治什么病？此时可解乎？再说，拉筋拍打不仅没有副作用，而且免费，夫复何求？"他提出拉筋拍打治百病的概念，并不是说一切病都可用拉筋拍打法治好，而是说拉筋拍打可治疗的疾病有很多，"百"在这里只是一个"多"的概念，并非指所有疾病。正如萧宏慈自己所说："拉筋拍打治百病绝非虚言，但治病不治命，治百病不治百人。"

而且，萧宏慈认为，绝大多数病都非单一病，可称之为"复合病"，这在中医原理中用五行生克讲得很透。既然病多为复合病，就不必被病名所迷惑，病名无非是西医、中医根据某种指标、病灶而贴的一个标签，往往具有片面性。因此，要想治愈疾病，最快、最好的办法就是从疾病的根源上解决问题——打通经络，自然气血畅通，重返健康。而拉筋拍打就是其中最为简单的舒筋活络养生法。

此外，拉筋拍打还有预防疾病的功效，能够及时扼杀疾病的苗头。这是因为，通过拉筋拍打，人们体内的"杀毒软件"——人体自愈力得以激活，它会自动在全身扫描，哪里出现酸、麻、胀、痛等不适症状，就说明哪里瘀堵，哪里瘀堵就说明病灶在哪里。更奇妙的是，人体杀毒软件绝不仅仅停留在诊断上，而是同时展开

治疗。

如此看来，如果人们身体出现一些小问题，大可不必四处花钱外求神医神药，而应该善用拉筋拍打养生法，激活人体自愈力，健康自然如影相随。

说文解字来说"筋"，经筋在现代医学的验证

从字体分析来看，经筋的"筋"字是会意字，因此，可以通过分析它的部首来推断出它代表的具体意义。筋字从竹、从力、从月（肉）旁：竹者节也，说明为筋之物可以有竹节样的外形变化；从力，指出了随着筋出现竹节样外形变化的同时，可以产生力量；从月（肉）旁者，则更明确了筋是肉性组织。由此得出结论：在人体中，筋可随人的意志伸缩变形并产生力量，有牵拉肢体产生相应活动的组织。正如《说文解字》所说"筋者，肉之力也"，《灵枢·经脉》也说"骨为干，筋为刚"，都是对运动肌的描述。

而西医认为，骨骼肌都附着于骨骼上，其越过一个或多个关节，当肌肉收缩时，则牵引远端的肢体沿关节的某个运动轴活动而产生运动。其肌腱均附于关节周围，正如《素问·五脏生成篇》所说，"诸筋者皆属于节"。其肌腹由肌纤维组成，维持着肌肉的外形，居两关节之间，正是"其所结所盛之处，则唯四肢溪谷之间为最"。由此可知，筋肉包绕了关节，又隆盛于两关节之间，正是："联缀百骸，故维络周身，各有定位"，因此可以明确得出结论：中医的"筋"就是西医的"骨骼肌"。

此外，日语汉字中有许多保留了我国古代文字的原始含义，"筋"就是其中一个，日文解剖学中的"筋"字就是肌肉的意思，比如日文将"肱二头肌"称为"肱二头筋"，也就是说，中国古代的"筋"指肌肉的意思，从而对筋即为骨骼肌这一说法给予了旁证。

只有明确"筋"在人体的具体所指，才能分析筋的生理、病理

及易患疾病。每块肌肉都是一个器官，除肌组织外，还有结缔组织和血管、神经等分布。骨骼肌由中间部分的肌腹和端部的肌腱附着于骨面上两个部分构成，此外还有筋膜、滑囊液、腱滑液鞘、滑车、籽骨等肌肉附属组织。在肌组织中，受到主动收缩力或被动牵拉力时，其应力点基本在肌的起止点（即肌在骨骼上的附着点）处，中医称作筋结点。这里也正是劳损并引起关节痹痛的重要部位。而在该部位的附属组织更首当其冲，是劳损最早发生的部位，筋结点反复损伤，尤其有"横络"形成时，则称之为结筋病灶点。某些特殊易磨损的部位，如肱二头肌长头肌腱沟处，因肌腱受肱骨大小粗隆及其上附着的横韧带的限制，也是常出现结筋病灶的部位。与此相同，神经纤维管、骨性纤维管、腱鞘、滑液囊、滑车、杆骨等也是容易出现结筋病灶点的部位。

此外，中医之所以在"筋"前加上"经"字，构成经筋理论，是因为十二经筋是十二经脉所络属的筋肉组织，正如《针灸学》所说："十二经筋是十二经脉之气结聚于筋肉关节的体系，是十二经脉的外周连属部分。"十二经筋与十二经脉循环分布相似，却各有不同。

尽管经络学说是中医学最基本的理论，我国早在2000年前的汉代就有了经脉图谱，但在解剖学说发达的现代，却一直找不到经络存在的实证。然而，随着医学专家对经络的深入研究，经络学说中的十二经筋逐渐在现代医学中找到了验证。

经筋与韧带学

《黄帝内经》在《素问·痿论》指出："宗筋主束骨而利机关者也"。"利机关"即运转关节，"束"是约束的意思，束骨指的是人体骨骼的关节连接问题，这便涉及西医解剖学的韧带学内容。现代医学认为，骨与骨之间借纤维结缔组织、软骨或骨组织相连接，形成不动、微动和可动关节。关节的主要组织有关节面、关节囊和关节腔。关节的辅助结构有滑膜皱襞、韧带、关节盘、关节盂缘等。其中骨间的纤维结缔组织、关节滑膜皱襞、韧带、关节盂缘等均同于经筋病学的范畴。

经筋与运动力线

现代医学认为，人体运动是由自身的肌肉主动收缩而产生的，也就是说，自身肌肉收缩所产生的力，由肌肉本身传递到肌两端与骨相连接的结合点上，从而使其跨越的关节产生活动，从而出现肢体的运动。同理，当损伤性的肌肉收缩时，也会在肌肉的两端（即起止点）施加同样的力，故而也会造成肌肉起止点的损伤和通点。将这两端的损伤点相连，成为一条痛点连线，即该肌肉的运动力线。而这些痛点或力线，恰恰与《灵枢·经筋》对十二经筋从四末至头身的整体性描述一致。因此，可以得出这样的结论：十二经筋是以十二条运动力线为纲，对人体韧带学、肌学及其附属组织生理和病理规律的概括和总结。

证实了经筋的存在，也就证实了拉筋拍打的现实意义和养生功效。

深入了解经筋的系统

结合中西医来看，经筋系统是对人体肌肉与韧带的规律性总结，尽管中国的古医家没有详尽记述全部的肌肉与韧带，而是以天地之数概括。正如《素问·气穴》记载："肉之大会为谷，肉之小会为溪……溪谷三百六十五穴会。"而在《素问·五脏生成篇》也说："人有大谷十二分，小溪三百五十四名"。总以一岁三百六十五天之数概括之。而从西医来看，人有肌肉600块，与运动有重要关系者约150块，其大小、深浅各不同形，古人所指仅是其中表浅且易于观察的那部分肌肉而已，且以天文之数泛指其繁。

具体来说，就筋肉韧带而言，经筋主要包括大筋（刚筋、谷、触肉）、小筋（溪，柔筋）、宗筋、膜筋、缓筋、维筋、肌、分肉等，

养生是比医生更好的医生

充分体现了其"束骨利关节"的功效。具体分析如下：

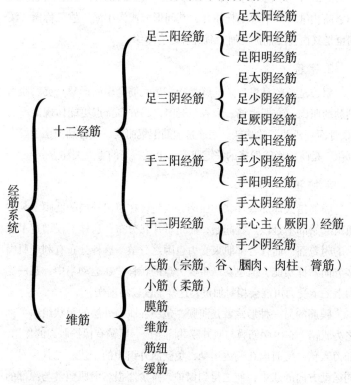

1. 大筋

大筋指的是人体那些粗大的肌肉，盛于辅骨之间，起着约束关节的作用，多分布于手足项背，直行而粗大，成为十二经筋的主体。因其粗大刚劲，充分体现了"筋为刚"的性质，故又称作刚筋。刚筋会聚，其间若谷，如群山围合形成山谷。也称为谷。谷内是气血营卫会聚流行之处：又因其肌肉高突，形象显露，又称为䐃肉，大肉。

2. 小筋

人体上那些细小的肌肉被称为小筋，它们属刚筋之支而横者，细小交错，有维系诸筋、辅助及联络各筋的作用，是十二经筋支别横络的部分，多分布于胸腹头面。因其质地柔细，故又称柔筋。细小之筋相维，如平缓小丘相并，其间形成浅沟小溪，故又称溪。溪间也是气血营卫涌流之所，犹经脉之有维络。

3. 宗筋

宗，是总的意思；宗筋就是指多条大筋会聚而形象高突、肌力刚劲的肌肉，亦即大筋、大谷、腘肉，其分布特点更能体现诸筋的"束骨而利机关"的功能。宗筋是大筋汇集而成，是劳动损伤的好发部位，是防治经筋痹痛的关键肌群，也是拉筋的重点关注点。

4. 膜筋

膜筋指人体那些片状的肌肉，或包绕在肌肉外层的筋膜。某些肌肉起始部不是以点状起始，而是呈片状分布，这样不仅增宽了肌肉的附着面，而且各部肌束受力也因之分散。这种分布有利于肌肉多方向发挥功能，但也会产生受力点的转移，在运动当中，某一受力点的承受力可能会相对加重，这样也就较易损伤。

膜筋的另一种形式就是肌膜，包绕在肌肉外层的膜状组织可称之为肌鞘，它由深筋膜与肌外膜共同组成。肌鞘有保护肌肉的作用，如刀入鞘，使肌肉在鞘内运动，免受肌外组织的干扰。尤其是对不同运动方向的肌束，使之得到保护，减少磨损。但肌鞘常与深部的骨组织附着，使之相对固定。运动过程中，肌肉的伸缩活动与相对固定的肌鞘的活动不同步时，常会造成肌肉与肌鞘的相互磨损，尤其是在其间有神经、血管穿行的地方，常是出现牵拉、损伤之处。膜筋附着的肌表层，常与皮下深筋膜汇聚，将整个肌体包绕起来，在某些关节处还分化成副支持带，以协助约束肌筋，其附着点也易磨损，产生结筋病变。

5. 缓筋

缓筋，就是指腹后壁隐藏之筋。正如张志聪注云："缓筋者，循于腹内之筋也。"缓筋首见于《灵枢·百病始生篇》，在沦及邪气由浅入深传变，留滞于不同组织时而提出，其原文为："或著孙脉，或著络脉，或著经脉，或著输脉，或著于伏冲之脉，或著于膂筋，或著于肠胃之募原，上连于缓筋。"显然，缓筋处膂筋、肠胃膜厥之间。本篇又云："其善于阳明之经，则挟脐而佸，饱食则益人，饥则愈小。其著于缓筋也，似阳明之积，饱食则涌，饥则愈小。其著于肠胃之募原也，痛而外连于缓筋，饱食则安，饥则痛。"本段又一次明确了缓筋的体表投影在腹部阳明经范围，其在肠胃募原之外。再综合上段所论，缓筋在膂筋深层，显然，所指为腹后壁的筋肉。从解剖学角度分析，当指腰大肌、腰方肌、髂肌等。

6. 维筋

维，是网维的意思，因此维筋指那些维系网络之筋。《灵枢·经筋》指出：足太阳之筋为目上网；足阳明之筋为目下网；手少阳经筋，下为肘网。皆联系着维筋，维筋多指腱膜。

7. 膂筋

膂筋指脊柱两旁的肌肉，相当解剖学的竖脊肌等。《灵枢·经脉》："膀胱足太阳之脉……入循膂。"张介宾注："膂，吕同，脊背曰吕，象形也。"又曰："夹脊两旁肉。"显然，膂筋是对背部粗大筋肉的称谓。

总之，经筋是沿人体运动勺线分布的大筋、小筋、宗筋、缓筋及网络维系各条经筋的维筋、膜筋等的概括，经筋的分布除了有"结""聚"的特点，各条经筋又相互联系，相互影响。因此，人们在拉筋时即便只拉一个肌肉群，也可能对其他经筋产生影响，进而影响人体全身。

拉筋前，先认识人体几大部位的筋

中医认为，人体筋的数目共计 485 道：人体正面上部 62 道，人体正面中部 126 道，人体正面下部 72 道，人体背面 127 道，以及额外筋 98 道。

《刘寿山正骨经验》一书对人体几大部位的筋做了详尽的划分，具体如下：

1. 人体的正面上部（头面）筋

巅顶有巅筋 1 道。

左顶心骨有左角筋 1 道。

右顶心骨有右角筋 1 道。

囟门有囟筋 1 道。

额颅有云筋 2 道。

两额角各有额筋 1 道。

两眉间有印筋 2 道。

鼻额有额筋 1 道。

鼻准有准筋 1 道。

两鬓各有鬓筋 1 道。

两太阳各有太阳筋 1 道。

两眉上各有棱筋 1 道。

两眉各有眉筋 1 道。

两锐眦各有锐眦筋 1 道。

两内眦各有内眦筋 1 道。

两上下眼胞各有开筋、盖筋各 1 道。

两颔骨各有颔筋 1 道

两颧骨各有颧筋 1 道。

两环骨各有环筋 1 道。

下巴骨尾部左右各有钩筋 1 道。

两背骨各有背筋 1 道。

两颐骨各有颐筋 1 道。

两耳各有耳筋 1 道。

两耳缘各有郭筋 1 道。

两颧下各有颜筋 1 道。

两颊车各有颊筋 1 道。

两口角上方各有笑筋 1 道。

两口角下方各有哭筋 1 道。

上嘴唇有开筋、盖筋各 1 道。

下嘴唇有开筋、盖筋各 1 道。

下颏有开筋、盖筋各 1 道。

2. 人体正面中部（项、胸及上肢）筋

前项窝内有伸、屈筋各 2 道。

项两侧有护项筋左右各 4 道。

胸前骨包筋 5（块）道，外有条筋 5 道，内有抱筋 2 道。

前肋有包骨筋左右各 12 道。

血盆骨有包骨筋左右各 1 道，条筋左右各 1 道。

两臑骨上头各有吞口筋 1 道、连带筋 1 道。

胸前骨两侧有横心筋左右各 1 道。

膀胲前有前等筋（前三角筋）左右各 1 道。

两臑骨内侧有哈筋左右各 1 道。

曲瞅有包骨筋左右各 1 道。

胳膊有伸、屈、力、通筋左右各 4 道。

骰子骨有连膜筋片左右各 1 道。

五指有伸、屈筋左右各 10 道。

拇指有斜牵筋左右各 1 道。

手掌心有掌筋左右各 1 道。

3. 人体正面下部（下肢）筋

胯部有纂筋左右各 2 道、包骨筋左右各 1 道、连带筋左右各 2 道。

大腿正面有通筋左右各 1 道，通筋外侧有伸筋左右各 1 道，通筋内侧有屈筋左右各 1 道，屈筋内侧有力筋左右各 1 道。

小腿骱骨外侧有趔步筋左右各 1 道，趔步筋外侧有站立筋左右

各 1 道。

膝盖骨有包骨筋左右各 2 道。

站骨有包骨筋左右各 1 道。

跗骱骨有包骨筋左右各 1 道。

内、外踝骨有包骨筋左右各 2 道。

五趾有条筋左右各 5 道。

五趾趾节有包骨筋左右各 14 道。

足掌心有足掌筋左右各 1 道。

4. 人体背面筋

枕骨有后发筋 4 道。

后项窝有后合筋 4 道。

两完骨各有完篡筋 2 道。

两寿台骨有包骨筋左右各 1 道。

项、脊两侧有大板筋 2 道，大板筋外侧左右各有伸、屈筋各
1 道。

琵琶骨有包骨筋左右各 2 道。

两胳膊背面有通背筋左右各 1 道。

膀腋后下方有后等筋（后三角筋）左右各 1 道。

胳膊有后通筋左右各 3 道。

鹅鼻骨有包骨筋左右各 1 道。

臂骨下头有包骨筋左右各 1 道。

脊梁骨有包骨筋 24 道、包棘筋 21 道。

后肋有包骨筋左右各 12 道。

胂肋骨有包骨筋左右各 4 道。

大腿有后通筋左右各 3 道。

大腿后方有大腓肠筋左右各 1 道。

小腿后方有小腓肠筋左右各 1 道。

跟骨有包跟筋左右各 2 道。

5. 额外筋

眼内有血连筋左右各 1 道。

下巴骨有连带筋左右各 1 道。

压窠有连带筋 28 道（32、36 道）。

肩髃有护窠筋左右各 1 道。

肩端有护头筋左右各 1 道。

肘骨有上下护头筋左右各 3 道。

臂、昆骨下头有护头筋左右各 2 道。

楗窠有护窠筋左右各 1 道。

楗骨头有护头筋左右各 1 道。

两膝盖骨上下左右共有额外筋 32 道。

伏兔骨有护头筋左右各 1 道。

膝腘骨有护头筋左右各 1 道。

站骨有护头筋左右各 1 道。

骱骨下头有护头筋左右各 1 道。

内外踝骨有护头筋左右各 2 道。

跂骨有护头筋左右各 2 道。

经筋养生基础：人体结构平衡

经筋医学认为，人体的平衡结构是指人体结构要达到上下平衡、左右平衡、阴阳平衡、五行平衡等方面的平衡。人体结构一旦失去平衡，就可能在不平衡的地方产生酸、麻、胀、痛等现象。

中医学认为，人体所产生的酸、胀、疼、痛其实是一种信号，表明人体某些器官功能的衰退。也就是说，酸、胀、疼、痛等症状表示着筋肉、骨骼结构平衡的紊乱，也就是筋肉、骨骼结构上出现了不平衡。经筋、骨骼结构平衡紊乱后，势必影响经脉和五脏六腑的正常结构与功能，临床上早期表现出各种不适的亚健康症状，继而引发组织器官功能衰退，严重者出现功能障碍性疾病，甚至诱发筋性内脏病。也就是说，一旦一条经筋的某些部位结构出现破坏如损伤、粘连或者出现筋结等问题，整条筋都会受到影响，若不及时纠正和救治，相关联经筋的结构也会逐渐受到影响，所以治疗的最终原则是进行整体施治、重点修复。通过全身松筋、疗筋、理筋、养筋使经筋结构恢复整体平衡，使功能达到最佳状态。

因此，经筋养生的基础就在于维护人体结构平衡，通过论述局部不平衡原因，并透过手法调理，将不均整、不平衡的结构修饰平衡，使得体内代谢顺畅，气血通行，机体的各项功能自然能恢复正常，酸、麻、胀、痛等现象也就消失了。

一旦经筋结构恢复平衡后，机体结构才能真正达到上下平衡、左右平衡、阴阳平衡、五行平衡，从而使五脏六腑的机能达到最佳状态。人体结构只要平衡，就没有所谓"病"的症状出现，也就使人体恢复了"健康状态"。这也是筋性内脏病以及筋性原因引起的各种疼痛问题、功能障碍等真正能够解决的根本原因。

筋有什么样的作用

在中国传统养生文化中，筋占据了重要的地位，古人修炼的很多武功都与筋有关，比如我们经常在影视剧里看到的分筋错骨手、分筋擒拿法、收筋缩骨法等，甚至还有一本专门的书是用来练筋的，那就是我们非常熟悉的《易筋经》。如果要想废掉一个人的武功，挑断"脚筋"就可以了。

为什么筋这样重要？我们还是先来了解一下什么是筋。《易经》云："筋乃人之经络，骨节之外，肌肉之内，四肢百骸，无处非筋，无处非络，联络周身，通行血脉而为精神之辅。"可见，最初的"筋"是指分布于身体各部分的经络。后来，经过时代的演变，筋的定义也发生了改变，逐渐成了韧带和肌腱的俗称，也就是我们现在所说的筋。

筋附着在骨头上，起到收缩肌肉，活动关节和固定的作用，人体的活动全靠它来支配。可以说，如果人体没了筋，就会成为一堆毫无活力的骨头和肉。中医认为，肌肉的力量源于筋，所谓"筋长者力大"，筋受伤了自然使不出力气来，尤其是后脚跟这根大筋，支撑着身体全部的重量。这样，我们也就明白了，为什么一个武功高强的人，挑断脚筋之后就会成为一个废人，因为他已经使不出力气来了。

筋的最基本功能是伸缩，牵引关节做出各种动作，筋只有经常活动，也就是抻拉，才能保持伸缩力、弹性，这就是我们通常所说的练筋。古代有许多功夫高手，能够年过百岁而不衰，与练筋是分不开的。不过，需要注意的是，练筋还需要特殊的方法，我们平常所做的跑步、登山等运动活动的主要是肌肉，由于肌肉组织的粗纤维之间有很多的毛细血管，其活动需要大量的供血来完成，这样会使脉搏加快，造成人体缺氧而呼吸急促，这时体内的筋还远远达不到锻炼的目的。因此，需要一种能锻炼筋而尽量不锻炼肌肉的运动，这就需要"易筋"，这个方法我们将在下面的内容中具体讲解。

筋缩了，百病由生

人的一生就是一个由软到硬的过程，刚生下来时柔软无比，随着年龄的增加，人们身体的柔韧性日益变弱，到了人死后身体则完全硬邦邦的，这种由软变硬的过程就是筋缩。筋缩了，则导致十二经筋不通，也导致与经筋运行轨迹类似的十二经脉堵塞，并最终导致整个经络系统的堵塞，人们就会出现种种疾病的症状。比如出现腰背痛、腿痛及麻痹等种种症状，严重者还会导致长短脚；脚跟的筋有放射性牵引痛，步法开展不大，要密步行走；髋关节的韧带被拉紧，大腿既不能抬举也不能横展。

一般来说，如果你发现一些人的站立姿势很特别：屈膝、屈髋、胸部微微向前倾，臀部则微微向后，不能站直，走路时步伐无法开展，这就是典型的严重筋缩症状。

名医朱增祥就总结他多年来拉筋正骨的经验，将筋缩可能出现的症状归纳为如下15种：

（1）颈紧痛

（2）腰强直痛

（3）不能弯腰

（4）背紧痛

（5）腿痛及麻痹

（6）不能蹲下

（7）长短脚

（8）脚跟的筋有放射性的牵引痛

（9）步伐开展不大，密步行走

（10）髋关节的韧带有拉紧的感觉

（11）大腿既不能抬举亦不能横展

（12）转身不灵活

（13）肌肉收缩／萎缩

（14）手不能伸屈（手筋缩短）

（15）手、脚、肘、膝时有胀、麻、痛感，活动不顺

既然知道了筋缩会引发种种疾病，我们就要善于运用拉筋的养生法，把筋拉开，使筋变柔，令脊椎上的错位得以复位，重回"骨正筋柔，气血自流"的健康状态。

人为什么会筋缩

一个人如果长久地保持一个姿势不运动，就容易发生筋缩的情况。现代进步的科技是一把双刃剑，一方面人们的生活较以往的确舒适很多，但也正因为人们在使用了汽车、电梯等工具后，运动量大大减少，筋缩的症状也因此增加。尤其是那些需要长期坐在电脑旁边工作的白领们，坐的时间过长，姿势不正确，电脑的摆放位置不适当等原因，日久便会造成筋缩。

成年人即使有筋缩，一般对生活暂时都没有太大影响，所以感到腰、背痛时也不会想到是因为筋缩的缘故，其实这正是筋缩的先兆，只是他们根本不知道这种病症。西医的物理治疗科、脊椎神经

科、骨科对筋缩病没概念，所以很多病人曾看过中、西医的不同科，结果只能得到很多不同的病因及病名，医生不懂何谓筋缩，当然亦无法有效地治疗了。

爱运动的人为何也筋缩

人们知道运动员为了挑战生理极限，常常做出剧烈的运动，时常发生肌腱拉伤的事情。因此，人们认为经常运动可能拉伤肌腱，却不可能筋缩。其实，这是一种错误的观点。要知道，即便一个人几十年来经常打球、游泳，他还是有可能会出现筋缩症状。

这些爱运动的人要找到筋缩的原因，首先要问自己三个问题：做运动前是否先做热身运动？是怎样做热身运动的？是否认真做了拉筋舒展运动？

要知道，对于那些经常运动的人来说，他们觉得自己筋骨活络，因此常常忽视运动前的热身运动，只是随便动动手脚、挥挥手臂，几分钟了事。更有甚者，运动前根本不做热身运动。这是非常错误的做法。不要以为电视里的国家运动员比赛前就不做热身运动，而只是随便甩甩手脚了事，其实他们早在进入赛场之前就做好了一切必需的关节、肌肉、筋腱等热身运动，到了运动场只是再松一松而已。

此外，在做热身运动时要尽量激活全身肌肉，避免进行单调重复的热身运动，而使得某些部位频繁运动，却导致其他部位不能平衡。另外，游泳前一定要进行一段时间的热身运动，因为有时由于游泳池内水温太低，也容易引起筋缩。游泳者下水后，还可以做一些水中换气练习，以便更快地适应水中环境。

筋缩与衰老互为因果

上文说人体就是一个由软变硬的过程，这个过程就是筋缩的过程，因此可得出结论：筋缩是人体衰老的原因，也是人体衰老的结果。也就是说，筋缩可以导致衰老，衰老也可以导致筋缩，二者互为因果。

　　一般来说，人的衰老主要有眼花、耳聋、腰驼、背弓、腿僵、浑身没劲等特征，这些在老年人身上是极为普遍的特征。自古以来，那些长寿老人的身上都较常人晚出现或少出现这些特征，任何人看到一个高龄老人眼不花、耳不聋、腰不驼、背不弓、腿脚灵活、浑身轻松，都会认为老人还能活很长时间。从中医角度来分析，衰老与精气虚衰、气血失常有关。而十二经筋不仅连缀百骸，还分布于眼、耳、口、鼻、舌、阴器等部位，并在一定程度上维系着这些器官的正常功能活动。正如中医常说的"骨正筋柔，气血自流"，筋柔骨健，自然能在一定程度上延缓人体衰老。

　　西医将人体的筋当成一种间质纤维，据此提出了"间质纤维衰老说"，来解释人体衰老的原因。西医认为，在老人的机体中，形成纤维细胞的氧供应不足，影响到需氧的脯氨酸羟化过程，因而造成老人的胶原组成成分脯氨酸含量低下，胶原纤维形成不良，不但胶原纤维数目减少，而且韧性差，溶解度低，弹力纤维合成减少，更新迟缓，存留者逐渐老化，最终导致了人体衰老。

　　此外，老年人的一些主要脏器，如肝、肾等细胞衰老萎缩、消失，器官因之缩小变形，其支撑承托的网状纤维失去支撑承托的内容，并受张力的影响发生合并、黏着、胶原化，使萎缩的器官质地变硬，也是人体衰老的一种原因。因此可知，人们只有天天拉筋，保持人体的柔韧性，才能达到"筋长一寸，寿延十年"的养生境界。

生活中的九种常见筋缩场景

筋缩症状之一：弯不下腰

　　弯腰也是人们生活中的常见动作之一，体育课上，学生们也经常做通过弯腰并将手指尖或手掌贴住地面的方式来拉筋，作为运动前的热身运动。因此，要检验自己有没有筋缩症状，只需要看自己能不能弯下腰来。一般来说，筋缩症患者常常感觉腰背疼痛，东西掉到地上，想捡起来，却因为不能弯腰，拣不了。此症状常见于静坐于办公室的人群，较少出现在长期运动和从事体力劳动的人身上。

筋缩症状之二：蹲不下来

如果一个人连腰都弯不了，就更不可能下蹲了。不能下蹲的筋缩症状往往出现在老年人群身上，但随着现代生活中运动的逐步减少，一些懒于运动的"宅男""宅女"身上也可能出现不能下蹲的筋缩症状。尤其是家里的厕所是蹲厕时，这些筋缩患者的生活就会面临极大的不便。

筋缩症状之三：腿横跨不了

要想知道自己有没有筋缩，不妨试着蹲蹲马步，如果发现腿不能横跨，也就是说发现两腿张不开，这就说明你筋缩了，需要适当拉筋恢复身体柔韧性。

筋缩症状之四：转身较困难

近几年流行拉丁舞，许多人在学习舞蹈的过程中常常发现自己转身较困难，这可能不是你技巧生疏的原因，而可能是你筋缩了。这是因为许多人从事办公室工作，容易导致身体僵硬，出现筋缩。此时，就要多练扭腰功等来拉筋。

筋缩症状之五：腿抬不起来

生活中，人们常常会遇到上台阶的事情，有些人能一步跨好几个台阶，而有些人连上一个台阶都困难，抬不起腿来，这就是筋缩的症状，平时要注意多拉腿筋。

筋缩症状之六：密步行走

在传统的审美观里，女子宜小碎步行走，以体现其温婉细腻的女人味；男人宜大步向前，体现男人的豪迈之气。然而，生活中，许多男人也小碎步行走，这不一定是他女性化的表现，也可能是因为筋缩导致步伐开展不大，只能小步行走。此时就要多拉腿筋。

筋缩症状之七：长短腿

有些人生下来就一条腿长，一条腿短，人们将这种症状称为"长短腿"。然而，有些人是因为患上筋缩症，导致"长短腿"，不得不一瘸一拐地走路，极为不便。此类人宜注意拉筋锻炼，以逐渐改善"长短腿"症状。

筋缩症状之八：手不能伸屈

手是人们生活中极其重要的帮手，如果手不能伸屈，往往是筋缩的原因，会给患者的生活带来极大的不便。因此，人们在平时的生活中应注意多拉手筋。

筋缩症状之九：脖子动不了

当人们发现自己不能做低头、摇头或扭头等动作时，常常说自己"脖子硬了"，这大多是筋缩导致颈部肌肉紧痛的原因，这时，就该多做做拉颈筋的动作。

卧位拉筋和立位拉筋——拉筋的两大方法

在现代社会，科技进步使生活舒适多了，多数人使用电梯、汽车，从而使运动量大大减少，筋缩也因此增加。那些长期坐着工作的白领们，尤其是老板，连一杯水都要职员送到手上，所以筋缩的可能性大增。如果你觉得自己筋缩了，就应该拉一拉筋了。

从拉筋的方式来说，拉筋可分为立位拉筋法和卧位拉筋法。立位拉筋法是指人们站着拉筋的方法，而卧位拉筋法就是指人们躺在床上或长椅上的拉筋方法。下面，我们就来具体介绍两种拉筋法的特点。

立位拉筋法

立位拉筋法可拉松肩胛部、肩周围、背部及其相关部分的筋腱、韧带，有利于肩颈痛、肩周炎、背痛等症的治疗。一般来说，立位拉筋法主要依赖门框来进行。

【具体做法】

（1）先选定一个门框，举起双手，尽量伸展开双臂，按住门框上方的两个角。

（2）一脚在前，站弓步，另一脚在后，腿尽量伸直。

（3）身体要与门框保持平行，抬头，平视前方。

（4）保持这个姿势三分钟，换另一条腿站弓步，也站立三分钟。可多次重复这个过程，但不宜使身体过于劳累。

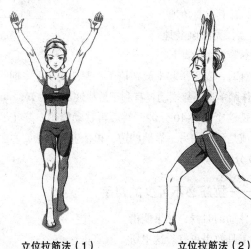

立位拉筋法（1）　　　　　　立位拉筋法（2）

卧位拉筋法

卧位拉筋法主要用于拉松腰至大腿膝后的筋腱，拉松大腿内侧韧带及大腿背侧韧带，也有助于拉松髋部的关节，所以卧位拉筋法又称卧位松髋法。一般来说，卧位拉筋法要依赖椅子、茶几或床来进行。

【具体做法】

（1）将两张安全稳妥、平坦的椅子或是一张茶几摆放近墙边或门框处，或是选择一张两面靠墙边的床。

（2）坐在靠墙边或门框的椅子、茶几、床边上，臀部尽量移至椅子、茶几、床的一边。

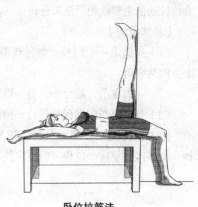

（3）躺下仰卧，将靠里面的一条腿（左腿在里则用左腿，右腿在里则用右腿）伸直倚在墙柱或门框上，另一只腿屈膝，让其垂直落地，尽量触及地面，无法触及地面时可用书本等物垫在脚下。

卧位拉筋法

（4）仰卧时，双手举起平放在椅子、茶几或床上，期间垂直落地的腿亦可作踏单车姿势摆动，有利于放松髋部的关节。

（5）保持这个姿势10分钟，然后再移动椅子、茶几另寻一面墙或门框，或是到床的另一靠墙的边，再依上述方法，左、右脚转换，再做10分钟。

辅助工具——拉筋必不可少的帮手

我们在拉筋的时候，如果能借助一些辅助工具效果更好。这里所说的辅助工具主要针对的是卧位拉筋法，香港名医朱增祥先生在给病人进行拉筋治疗的时候，通常会用到下面几个工具。

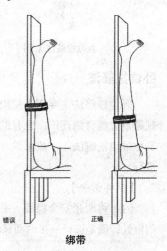

1. 绑带

一般人在进行卧位拉筋的时候，通常会将椅子或茶几靠在墙边进行练习，还需要一位同伴帮忙按住大腿，紧贴在墙面上。如果需要

错误　　　　正确

绑带

养生是比医生更好的医生

经常进行卧位拉筋，不妨自己制作一个拉筋凳。再加上绑带的作用，自己一个人也可以轻松进行拉筋。练习的时候，需要将上举的双腿用绑带固定在拉筋凳的立杆上，防止大腿弯曲。需要注意的是，绑带应该绑到人的膝盖以上位置，否则容易造成膝盖损伤。

2. 沙袋

在做卧位拉筋的时候，一条腿被绑在拉筋凳的立杆上，另一条腿则应垂直落地。但是如果有筋缩，脚掌通常都无法落地，在没有沙袋的情况下，只能用人力来压腿，令脚掌渐渐靠近地面。如果有沙袋，就可以利用沙袋的重量把脚掌向下拉。沙袋应该绑在小腿上，重量可以根据自己的情况多设计几种，54斤、10斤、15斤都可以。

3. 脚垫

脚垫有两种，一种是上脚垫，一种是下脚垫。上脚垫用来垫在那条被绑在拉筋凳立杆上的脚根处，可以用泡沫来制作，这样垫上之后脚会舒服很多；下脚垫是放在地上，让下面那只脚踩上去，可以减轻拉筋的痛苦。下脚垫可以用不同厚度的东西叠在一起放在脚下，随着拉筋时间的深入，慢慢取出脚垫，直到脚掌能够完全落地。

4. 枕头

虽然卧位拉筋法主要锻炼的是髋部和腿部的经筋，但是如果躺下时头部不舒服，不容易一次拉筋到位。如果有枕头垫在头上，躺着的时候相对而言就会舒服多了，另外用上枕头还能预防高血压的人在拉筋时出现问题。

5. 计时器

有了计时器，时间一到就会自动发出声音，避免了自己来回看时间的麻烦。另外，计时器还可以给人一种期待，让人在忍受拉筋的痛苦时因为期待计时器的声响，忍受力也会变强，最好一条腿能坚持拉筋10分钟。

对症来拉筋，身体部位拉筋法

当人们感觉身体出现胀、麻、痛等症状时，就是筋缩，就需要通过拉筋来缓解症状。在遵行中医"对症施治"的基础上，人们需要针对不同的身体部位，采取不同的拉筋方法，梳理相应的经筋，才能又快又好地舒气活血。

下面，我们就来介绍常用的身体五大部位的拉筋法：

拉腹筋

当你时常感到腰腹部酸痛时，应该多拉腹筋，具体的方法是：

（1）选择一张床或在地上铺一张软垫，跪在上面，让脚背贴在床上或软垫上。

（2）将两脚后跟往左右两侧拉开，再使臀部落下，坐在床上或垫上。

（3）将身体慢慢向后仰，先使头部碰到床上或垫上，然后背部慢慢躺下去。

（4）躺下去时面部朝天，背部贴紧床上或垫上，保持60秒再起身，然后重复上述动作。

要注意的是，这个动作常导致脚筋的酸痛，在刚开始做时宜忍耐。一般来说，做的时间长了，脚筋的酸痛感会有所减轻，如果日

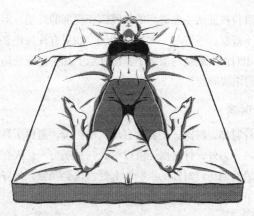

拉腹筋

养生是比医生更好的医生

益严重，则要立即停止拉腹筋。

拉背筋

　　如果你总是感到背部酸痛，应该多做拉背筋的练习，拉背筋分为两种方式，具体分析如下：

　　（1）选一张床，或在地上铺一张软垫，坐在床上或垫上，伸直两腿，然后慢慢向前弯下腰去，直到让额头碰到膝盖，坚持几秒后再慢慢直起腰来，

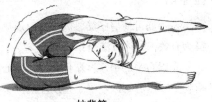

拉背筋

如此重复 10 次以上。在这个过程中要让两腿尽量伸直，尽量不使膝盖向上弓起。

　　（2）选一张床，或在地上铺一张软垫，坐在床上或垫上，使两脚合掌，掌面向上，两脚小趾并拢，然后以额头碰脚大拇指，至少碰 30 下。刚开始较难碰到，练久了就会碰到。

拉腿筋

　　当身体经常出现酸痛的症状时，人们应该检查下自己是否筋缩了，同时多做拉腿筋的运动。拉腿筋又叫作"劈腿"，也叫"一字功"，具体方法是：

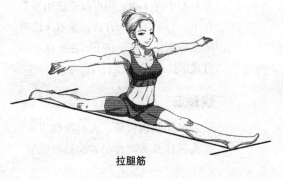

拉腿筋

让两腿往左右两侧劈开，尽量将腿往下压，直至胯部、腿部完全贴至地面，成一条直线。在这个过程中，手可以按在腿上，

也可以按在地上，或是举起来皆可。要注意的是，"一字功"是一个循序渐进的拉筋动作，如果人们急于求成，狠劲往下压腿，则容易拉伤胯部肌肉，弄巧成拙。

拉手筋

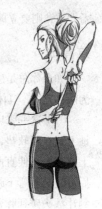

拉手筋

拉手筋可使肩膀筋骨放松，对肩周炎的治疗极为有效，具体方法是：

先以右手的手掌背贴住背脊，掌心向外，手指朝上。然后再以左手手指从左肩向下伸，与右手手指互钩。至少要用两手的食指、中指、无名指互钩。起先钩不到，可以用绳子做成绳环帮忙。以左手握着绳环向背后垂下，让右手的手指钩住，再以左手用力向上拉高，手筋酸痛要忍耐，拉数分钟再放开休息。每天拉几次，每次拉数分钟，当手筋渐渐变软变长了，便不用绳环帮忙，可以直接用两手的手指互

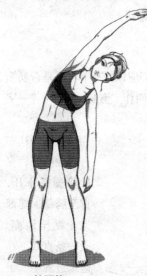

拉颈筋

钩，至少半分钟或一分钟。初练双肩经常觉得有如混凝土般僵硬紧绷，非常不舒服，此时需要忍耐。

一般来说，如果人们左手在下，右手在上互勾较为容易。因此，如果在使用右手在下、左手在上的方法时总是勾不住手指，则可以先选用左手在下、右手在上的方式，练习一段时间然后再使用右手在下、左手在上的方式来拉手筋。

拉颈筋

颈部肌肉僵硬，人们在做点头、摇头或扭头的动作时就会感到酸痛，

养生是比医生更好的医生

这是因为颈部气血循环不佳所致，需要做舒活颈部肌肉的拉经筋运动，具体操作如下：

（1）站立、两脚与肩同宽，然后使身体慢慢向右侧弯，必须弯到右耳孔朝向地面，再慢慢直立起来。

（2）使身体慢慢向左侧弯，也弯到左耳孔朝向地面，再慢慢直立起来。

（3）如此一左一右，连续做3分钟以上，约120下。

要注意的是，此法对治疗慢性鼻炎也有较好的效果。但慢性鼻炎患者宜每天做足10分钟以上的拉颈筋运动。

拉筋地点大搜罗，随时随地来拉筋

为了保证体内气血的畅通，达到筋柔百病消的健康状态，人们不仅需要针对身体的筋缩症状来拉筋，还要随时随地都不忘拉筋。下面，我们就来介绍日常生活中常用的简易拉筋方法：

在地毯上拉筋

对于家里铺了地毯的人来说，墙转弯处的地毯就是你绝佳的拉筋场所。

在地毯上拉筋的正确方式为：寻一处墙转弯处，面向墙，躺下，双手打直紧贴地面，右腿或左腿举起并紧贴墙面，另一只腿与举起的腿呈直角向外撇开，坚持几分钟后另寻一处墙转弯处，换另一只腿拉筋。

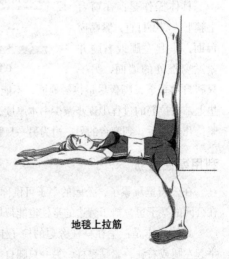

地毯上拉筋

利用茶几、餐椅拉筋

如果家里没有拉筋凳，人们可以将家中的茶几或椅子代替拉筋凳，也能起到一定的拉筋效果。

具体操作是：将茶几较窄的一面靠在墙转弯处，或是将两张椅子并排，侧面靠在墙转弯处，在茶几或椅子上躺下，双手打直，紧贴茶几或椅面，左腿或右腿举起并紧贴墙面，另一只腿与举起的腿呈 90 度直角向外撇开，保持这个姿势几分钟，再寻方向相反的另一处墙转弯处，换另一只腿拉筋。

在飘窗上拉筋

有一些住宅内有飘窗，飘窗指的是那些呈矩形或梯形向室外凸起的窗户，它们往往在室内留有较为宽敞的窗台，这也是人们拉筋的好场所。

具体操作是：在窗台上躺下，双手打直，紧贴窗台面，举起左腿或右腿并紧贴窗框处的墙面，另一

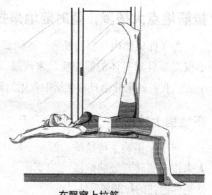

在飘窗上拉筋

只腿自然垂下，脚板尽量接触地面，不能接触地面者可先用书本等垫上，在拉筋的过程中逐步减少书本厚度，直至脚板完全接触地面。坚持几分钟后，到窗台的另一边为另一只腿拉筋。

利用亭柱拉筋

在公园里玩累了，公园的亭子可供你休息。可是，你知道吗？在公园的亭子里，椅子旁边的亭柱也能帮你拉筋。

具体操作是：躺在亭柱旁边的椅子上，双手打直，紧贴椅面，举起左腿或右腿，紧贴亭柱，另一只腿自然垂下，脚尽量接触地面。

如果脚不能接触地面，可在附近找砖头或石头等垫上。保持这个姿势几分钟后，换一个亭柱给另一只腿拉筋。

利用长椅拉筋

生活中，人们在户外常常看到一些紧靠着大树设置的平坦的长椅，人们除了坐在椅子上休息之外，还可以躺在椅子上拉筋。

具体操作是：躺在椅子上，双手打直，紧贴椅面，将左腿或右腿举起，紧贴树干，另一只腿自然垂下，脚板要尽量接触地面，如果脚

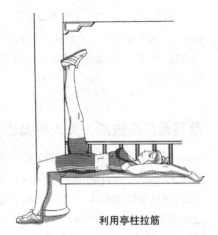

利用亭柱拉筋

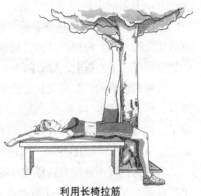

利用长椅拉筋

不能接触到地面，可以用砖头或石头等垫上。保持这个姿势几分钟后，换一个方向相反的靠树的椅子给另一只腿拉筋。

吊门框拉筋

吊树拉筋不好办，人们也可以选择在家里吊门框拉筋。

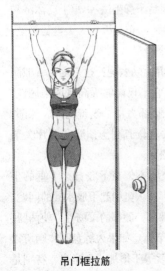

吊门框拉筋

具体操作是：选一处可供手抓握的门框（一些家庭的门框无法抓握），为了避免门框处的木刺弄伤手，最好戴上手套，比较安全。抓握住门框后，身体自然垂下，严重肩周炎患者或老人脚不宜离地，此时可用小凳子等垫上。

盘腿而坐来拉筋，人人更易活百岁

生活中，许多百岁老人都喜欢盘腿而坐，在网上用"百岁老人盘腿坐"搜索，能找到成百的例证。而且，被著名作家余秋雨誉为"国际瞩目的汉学泰斗""整个亚洲文化的骄傲"的国学大师饶宗颐也推崇盘腿而坐的养生法。

香港著名时事评论家马鼎盛曾亲眼见过饶宗颐大师的盘腿功："在饶公的画展上，看着他在香港大屿山盘腿打坐的照片，有人露出将信将疑的神情。没想到饶公当场在座椅上表演起来，他轻而易举地把双脚盘在了大腿上，脚心向上，连皮鞋都没脱，风趣地说：'这不是计算机合成的。'"可见其盘腿坐的功力已十分深厚。正如饶宗颐自己所说："我从14岁起，就学'因是子静坐法'，早上会沐浴和静坐，然后散步，晚间9时必宽衣就寝。"正是因为天天盘腿静坐，才使得90多岁高龄的饶宗颐"气色红润"。

为什么盘腿而坐能有这样神奇的养生功效呢？这是因为看似简单的盘腿而坐其实是一种拉筋方式，它不仅能够提高身体柔韧性，减少运动损伤概率，还能锻炼腿部、腰部力量，改善腿部、踝部、髋部的柔韧性，使两腿、两髋变得柔软，有利于预防和治疗关节痛——实际上是将整个下半身的筋拉松了。

尤其是对于老年人来说，盘腿坐姿不像双下肢自然下垂的坐姿，它能拉近下肢和心脏的距离，不存在久坐引起下肢水肿的问题。而且，经常练习盘腿还能改善腿部、踝部、髋部的柔韧性，使两腿、两髋变得柔软，有利于预防和治疗关节痛。如果久练盘腿，则可以减少并放慢下半身的血液循环，这也就等于增加了上半身，特别是胸腔和脑部的血液循环。同时，这个姿势有利于端坐，能使呼吸系统不受阻，对顺畅呼吸很有帮助。

但要注意掌控盘腿而坐的时间长短问题，因为盘腿久了会引起血流不畅，导致双腿麻木，甚至引起"腓总神经麻痹"或"静脉血栓形成"。所以，在腿麻木时要赶紧停下来，活动一下。尤其对于刚开始练习盘腿坐的人来说，要注意循序渐进，可先从每次10分钟开始，每周5 ~ 10分钟地往上加时间。

另外，盘腿的姿势也很重要，刚开始可采取双下肢盘压在下面，以后再练习诸如瑜伽的单盘、双盘、散盘等姿势。盘腿而坐时，两腿分别弯曲交叉，把左腿踝关节架在右腿膝关节处，向前俯身，保持这个姿势。如果连10分钟都坚持不了，那就说明你的腿部、踝部、髋部的柔韧性不够，宜多做拉筋活动，以免出现筋缩症状。

也可在尾骨下方垫个垫子（可用瑜伽砖、结实的抱枕等），大约10厘米高，目的在于让我们两大腿尽量与地面平行，稍减轻髋关节大腿肌肉的压力，从而让我们坐得更直、更稳、更久。

总之，多多练习盘腿而坐，不仅能舒筋活络保健康，还有助于人们平心静气，修身养性，可谓一举两得的养生法。

拉筋有奇方，生活妙招来拉筋

拉筋的方法多种多样，除了最基本的卧位拉筋和立位拉筋，还有许多拉筋奇方，下面我们就来介绍一些生活中极为简单的拉筋方法：

蹲墙功

蹲墙功是一些中医学家在长期实践中得出的养生方法，它是一种松腰秘法，反复练之可帮助松腰。中医认为，腰在人体中非常重要，腰部放松、灵活、气血流通，一方面可增强肾的功能，使人元气充足，故古人有"命意源头在腰隙"之说；另一方面，可保证腰主宰一身活动的职能，故古人又有"力发于足，主宰于腰，行于四肢"的说法。

动作要领：

（1）找一面比较光滑的墙壁来练习，门板或大穿衣镜也可以，这是为了避免太过粗糙的墙壁可能会把鼻子擦痛。

（2）面对墙壁站着，先调整脚与墙壁的距离，另一个是调整两脚之间的距离。脚与墙的距离近一点儿，难度就大一些；双脚分开一点儿，蹲起来就容易一些。一个合适的蹲墙距离既要能够蹲下去又略感吃力。

（3）找准合适距离以后，则可以开始正式蹲墙练习：面壁而立，两脚并拢，重心落在前脚掌上，两手自然下垂，手心向内，周身中正，脚尖顶着墙根，会阴上提，两肩前

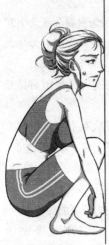

蹲墙功

扣，含胸收腹；全身放松，安静片刻，让思绪平和。然后腰向后放松，身体缓缓下蹲，下蹲时头不可后仰、不可倾斜，要放松地下蹲，腰后突下蹲。可守下丹田，肩部放松前扣（向墙的方向前扣）；尾闾前扣，命门后突。注意后背脊柱要逐节放松往下蹲，像猫一样，弓着后背下蹲，膝盖尽量不要超出脚尖，同时注意全身放松，把注意力放在腰背部及尾闾部；彻底蹲下后尾闾可用力前扣一下，然后再缓缓上起；上起时，注意用百会上领，百会处好像有一根细线向上轻轻拽着脊柱逐节升起、拉直，如此为一次。

撞墙功

中医认为，人的后背有多条重要经脉，比如膀胱经和督脉。膀胱经从头到脚，几乎贯通全身，因而当它出现异常时，也会牵连全身。督脉则是诸阳之会，打通督脉，即可祛除许多疾病。撞墙或撞树法就是依照这个原理，按摩、挤压背部经络，以及其上穴位，达到养生保健的目的。此外，以背撞击墙面等硬物，对活络全身血脉，

养生是比医生更好的医生

强健腰背肌肉也很有好处。

动作要领：

（1）量距离：两脚与肩同宽，脚与墙的距离以自己的鞋为单位计算，1.0～1.5只鞋的长度，以太极拳前七后三的弓箭步姿势，或是左右弓箭步的姿势站立，后脚跟贴近墙壁，微微往后一倾，就能很自然地背贴墙壁。

（2）落胯：稍下落即可，膝盖不必弯太低，全身放松，上身保持正直。

（3）撞墙：重心由前脚往后推，臀部以上连背部，平顺往墙面平靠，要出乎自然平靠，不可刻意出力往后仰。

初期撞击面在肩胛骨以下，只撞击一个地方，也就是说一次撞击只发出一个声音，不可出现两个撞击面或撞击时发出两个声音，否则容易导致练习者不舒服。

双手宜自然下垂摆荡，即离墙时，手往前摆，撞墙时手往后摆；其好处是：手比较

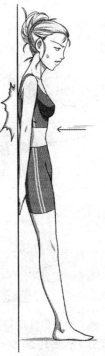

撞墙功

能放松，且借着摆荡之力，有助身体的离墙与撞墙，减少初学者刻意出力的毛病，而且还可以借机训练荡手，感受"太极不动手，动手非太极"的境界。如果有人喜欢在练习时双手互抱，置于丹田也行，而且这种抱手方式有利于使内气集中夹脊，还可避免肩胛骨受伤。

在撞击的刹那，练习者要自然吐气，不要憋气，尽量别咬到舌头。

扭腰功

扭腰功是一套简单有效的强肾功法，具有增强精力、性功能、记忆力、骨骼，减少落发、黑斑和皱纹的保健功效，还能有效缓解腰胯以内的疾病，比如生殖系统、泌尿系统的疾病，如前列腺炎、

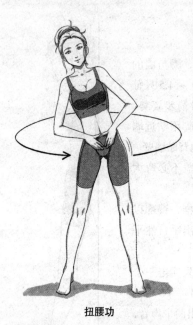
扭腰功

膀胱炎、肠道疾病、便秘和妇科疾病等，而且还可以减肥。

动作要领：

（1）双脚按等同双肩距离站立，身体略微前倾；双脚脚趾紧紧向下抓住地面；

（2）双手用力撑住腰部，掌心朝内护住丹田处（肚脐下方），两只手拇指、食指形成的空白正好在丹田处形成一个空空的方形，双肘自然弯曲至90度左右，与双手在用力时形成固定位置；

（3）以脊椎为轴心，两胯带动整个臀部向左做圆形扭动，经身体左侧、后方，最后从右方返回，使整个肚皮和胯部正好转完一个180度的圈，以此动作连续做20下，即转20圈；转圈时双肘和双手都在原位置固定不动，就像新疆舞里脑袋移动而双手不动的动作；

（4）向左方的转圈扭动做完20个之后，再以同样的姿势向反方向转动胯部20次；做完后再向左方转动20次，如此反复变化方向转动；

（5）在整个练功过程中，口须微张，与鼻孔一同呼吸，不可紧闭。

拉筋小细节，常见问题一网打尽

拉筋时也需要注意一些小细节，以免因小失大，不仅没有锻炼出健康，反而损害了自己的身体。下面，我们就来介绍一些拉筋的常见问题：

养生是比医生更好的医生

1. 拉筋前，做点儿小运动来热身

人们知道在跑步、游泳等运动之前要进行热身，以舒活筋骨，增加身体的柔韧性，减少运动中对身体的意外损伤概率。同理，人们在拉筋前也需要进行一些热身运动，比如小跑步、甩甩手脚、左右转动身体等，目的在于使体温增加，使肌肉与肌腱处在备战的状态，如此拉筋的成效会提高，也可以减少不当拉筋导致受伤的概率。

2. 拉筋时再痛，也要缓慢及深深地呼吸

对于刚刚开始拉筋的人来说，在拉筋时出现疼痛的现象较为常见，要注意忍耐，注意不要暂停呼吸，应该很缓慢及深深地呼吸。因为暂停呼吸、屏气凝神的行为容易使负氧债增加，导致拉筋动作不协调，从而提高拉筋受伤的概率。

3. 运动前和运动后都别忘拉筋

运动之前，人们都会做一些压腿、踢腿、扭腰等运动来拉筋，以增强身体的柔韧性，减少运动对人体的意外损害。但是，一般人只记得运动之前要拉筋，而当运动后一身疲倦时，只想着坐下休息，没有想到运动后也要拉筋。人们在运动之后，虽然肌肉酸痛，可是仍然须再缓和地做一次拉筋，如此可使肌肉纤维重新调理，缓解疲劳的速度加快，下一次运动时肌肉的条件也会更好。

4. 拉筋使猛劲，危害很大

拉筋的目的，是在利用肌肉肌腱的弹性及延伸，刺激肌肉梭神经及肌腱感受小体的神经讯息，而逐渐地增加伸展的潜力及忍受力。因此，无论是律动式或固定式（连续 30 秒以上）的拉筋，拉筋的动作都要缓慢而温和，千万不可猛压或急压，尤其忌讳在拉平常拉压不到的筋时，一些人为求速成而猛烈地急压，或请别人施加外力帮忙，容易因用力不当，拉伤肌腱，反而对人体造成损害。

5. 别逮着一个肌肉群拉筋

有些人拉筋时只喜欢拉手筋，或是只做拉脚筋的运动，这样就

会导致只有一个肌肉群运动，可能影响人体结构的平衡。

从医学的角度来说，对同一个动作，可能有许多肌肉共同组成相同功能的群体，协同地完成动作；但是这些肌肉，因为解剖位置的不同，可能需要靠不同的拉筋动作，才能一一地伸展到；除了协同肌，方向作用相反的拮抗肌也必须对等地拉筋；如果协同肌有拉筋的漏网之鱼，在某一些极限动作中便可能因登顶不能而受伤；如果拮抗肌没有一些伸展活动，则在强烈收缩时易失去平衡，也会使之受伤。

因此，人们在拉筋时别总是拉一个肌肉群，而要让身体全方位都享受拉筋的养生保健功效，以维护人体的平衡。

6. 疲劳状态下拉筋是一种伤害

一些人喜欢在自己疲劳时来拉筋，认为其能够舒筋活络，有助于自己恢复精神。其实不然，拉筋时也需要消耗体力，如果在疲劳状态下拉筋，容易给疲惫不堪的身体"雪上加霜"，不仅起不到恢复精神的效果，反而可能导致肌肉拉伤。

因此，人们应避免在疲劳状态下练习拉筋，更不要在疲劳状态下强调拉筋动作到位和动作的规范性，而要根据自身的实际情况有针对性的练习，比如盘腿静坐就是一种很好的休息方法。

7. 拉筋的程度宜"酸"不宜痛

拉筋是一个循序渐进的过程，不能使猛力拉筋，以免拉伤肌腱。具体来说，就是要求人们拉筋的程度以感觉有点儿"张力"或"酸"为宜，绝对不能到"痛"的程度。

从医学的角度来说，拉筋时产生"张力"或"酸"的感觉，是肌肉感觉神经元正确地反映出拉筋的成效；但拉筋到"痛"的感觉，便十分接近受伤的程度了，此时如果再继续拉筋，就可能造成关节和肌肉活动范围过大，容易导致自身的伤病。

更具体一点儿来讲，是因为每个人的生命都赋予身体两种保护机能，它们都是特殊的神经细胞。一种类型的神经细胞在肌肉过度拉伸时会把信号传递给大脑中枢，第二种神经细胞是保护性机能的一部分，被称为"拉伸反射"，当第二种神经细胞感到某种拉伸动作过快时，大脑中枢神经就反射性地收缩拉伸的肌肉，其作用恰如汽车的"减震器"，在肌肉可能被拉伤之前使动作变缓直至终止。当你过度地拉伸一块肌肉，开始产生"拉伸反射"，神经组织就会向大脑发出信号要求停止拉伸或减弱拉伸强度，大脑中枢神经反射性地收缩正在拉伸的肌肉，从而使你产生了"痛"的感觉。此时要立即减弱拉筋的强度，直至停止。

总之，为了充分拉伸肌肉（或关节），你必须轻柔舒缓地进行拉筋练习，以避免产生"拉伸反射"。花上三四十秒的时间轻柔地进行拉筋练习直到拉伸的肌肉产生轻微的疼痛，这就是身体允许的最大范围拉伸的临界点，过了这个点，肌肉就可能拉伤。此时宜往回收一点，进入"可拉伸区域"，让疼痛消失，并保持此拉伸姿势 20～30 秒时间不动（但应力求把此姿势练上 1～2 分钟），这时要进行浅短呼吸——尽管你需要保持正常的呼吸节奏，最后达到身心的完全放松。你可以 1 分钟后重复此动作，亦可进行下一种练习。

只有这样循序渐进地拉筋，才能真正起到舒筋活络的功效。

松筋术，帮你打通僵硬筋脉

松筋术实际上是当人出现了筋缩、筋结（粘连）、积存（关筋积液）等经络阻塞的情况时，通过刺激十二经脉所经过的肌肉组织，以及疏解分离使筋结松开，筋膜重整康复，恢复正常弹性与张力。

当肌肉已经固体化成筋结时，就会阻碍人体内部气血运行，中医往往建议人们对着重穴点施行指压、脚底指压等疗法，或用各种油压舒缓放松按摩，然而，这些疗法往往在未将硬块组织肌肉疏松开并令其恢复其弹性、张力与正常伸展收缩功能的情况下，直接予以强硬手技整骨，容易对身体造成意外损伤，因此对施行者的专业技术要求极高，不适合人们日常居家使用。因此，经过实践，人们找到了一种可直接运用在筋结处疏通筋络，且又适合人们居家使用的松筋手法——牛角松筋术，它是遵循传统经络学说精髓与结合肌肉组织结构原理创新开发的全方位保健手技。

牛角松筋术在继承中国人古时"放筋路"的基础上，发扬其消除酸痛、健康保健的理念，循着全身经络与筋脉走向垂直，可针对浅层筋膜、深层筋膜、诸要穴，更可通过牛角工具敏锐的触感，采用点、线、面整体操作手法，轻而易举地发掘各阿是穴（气阻点）、筋肉粘连等，结合具活化修护功效乳霜，比如兼具修护筋肉弹性功效的山药精华霜，作为活性剂，直接切入将筋结、气阻疏通，使经脉气血运行顺畅，同时帮助软组织恢复正常功能，使脏腑功能维持健康。筋脉疏通后，再配以芳香精油做顺气按摩手技，帮助火气、乳酸代谢，以防止火气逆冲、筋结处再度粘连。由此可知，此全方位面面俱到的经络松筋术是最正确的经络保健手法，也是最适合现代人面临各种无名酸痛、身体不适症时，而无须借助药物就能改善症状的第三类医疗辅助手法。

松筋术的原理是什么

从医学原理上来看，因为包被人体肌肉的组织是由一束束肌纤维构成的，在正常状态下，肌肉组织必须具备弹性与伸展、收缩功能。若肌肉产生结构改变，诸如：筋结固体化粘连，甚或形成条索状硬块组织，势必影响经络中气的运行，且使神经传导受阻、血液循环不佳，造成各种酸麻胀痛与自律神经失调的生理现象；筋肉组织在缺血、缺氧状态持续下，其弹性伸展收缩功能逐渐丧失；而经络学理论气走筋膜，筋膜"生病"则气血不通，自然使得经络能量系统对人体运行气血、沟通内脏联系体表四肢上下的路径受到阻碍。故松筋健康美容术每一手技表现皆是沿浅、深层筋膜找寻每一个"障碍点"，以防止肌膜粘连，阻碍神经血管通路，帮助人体气血筋脉功能正常运作，以维护人体健康，当人体气血运行顺畅，长久积存在体内的水分、脂肪自然代谢，更可达到体态轻盈、雕塑身材之功效。

而且，因为牛角松筋术的每一手法都是作用在筋膜与穴位处，故能准确帮受术者找出其筋脉不通之处，其着力所在筋膜与穴位处亦是受术者最在意的每一酸痛处。让筋膜产生的筋结松开，肌肉组织快速恢复弹性与功能，帮助身体气血筋脉运行顺畅，使筋柔与气血运行顺畅，机体功能正常运作，令身体种种不适之症状不药而愈，有效维护人体健康，是人们居家保健的最佳选择。

牛角松筋术使用方法大揭秘

牛角松筋术是依经络与筋脉走向垂直，采点、线、面整体操作手法深层疏开筋结硬块，使软组织恢复正常状态与功能的一种保健方法，它将古代中医治病"一推、二灸、三吃药"的原理联合运用，以保持气阻疏通、营养及能量补充、唤醒修复萎缩退化细胞与神经功能。

（1）推：在表层肌肉放松舒缓，亦可直接作用在深层筋脉处松筋。

（2）灸：沿经脉路径走向在重要穴位分布处加强刺激点拨，以活化脏腑功能。

（3）吃药：皮肤可谓是人体最大的器官，它能有效吸收涂抹在皮肤表层的药物，达到活血化瘀、强筋骨、滋润皮肤功效。

然而，工欲善其事，必先利其器，要发挥牛角松筋术的保健功效，首先要针对不同的身体部位选用不同的牛角棒来松筋。

（1）双爪牛角棒：适合身体较大面积部位如大腿、臀外侧及手足部位末梢使用。

（2）中牛角：身体部位适用。

（3）小牛角：脸部适用牛角棒。

（4）眼睛部位专用牛角棒。

（5）头部松筋专用牛角棒。

（6）开耳穴专用牛角棒。

在确定使用工具后，要注意牛角松筋术的使用姿势：将手臂伸直放松，腰挺直放松，双脚直立与肩同宽，或依松筋部位变换，采取弓箭步姿势松筋（即前脚弓步，后脚箭步），以使身体重心稳固，达到上身放松姿势，正确运用身体重力与手臂、手腕三部位灵活使用进行松筋手法，以达到力点轻揉、支点平稳，方能使牛角松筋手法安全有效。

一般来说，牛角松筋术循经络与筋脉路径，施以圆拨、点拨、划拨、深挑、刮等方法。

1. 圆拨

牛角循经脉画螺旋状。比如，握笔圆拨：手法如同握笔，以拇指、食指、中指轻巧劲力在筋膜上呈螺旋状拨动筋膜。此手法多运用在穴位处与脸部松筋按摩时用，或舒缓松筋时使用。

2. 点拨

在穴位处做拨揉手法，比如直立点揉：手掌心轻稳握住牛角，呈略直立角度，用上身重力带动牛角点揉筋膜。此手法多适用处理深层筋膜与顽固筋结，或穴位处加强深拨使用。

3. 划拨

循经络与筋脉深层做来回划动。比如，握笔划拨：手法如同提笔，以手腕或手指轻巧劲力来回活动拨筋。此手法适用处理浅层筋膜的放松，或穴位处点拨。

4. 深挑

深层肌肉固体化时，必须压深挑开筋结。

5. 刮

用牛角握柄面刮痧。

不懂细节，牛角松筋术就会"事倍功半"

尽管牛角松筋术是较天然、简单的保健方法，但如果不注意以下一些方面，就会使牛角松筋术的保健功效大打折扣。

1. 禁忌人群

（1）严重心脑血管疾病、肝肾功能不全、全身水肿者

如果你有严重心脑血管病、肝肾功能不全、全身水肿等症状，请不要轻易使用牛角松筋术，如果非要使用不可，要注意手法不要太深、太强硬，操作时若不详加留意，易使松筋后皮下带出的瘀滞不易代谢，增加心、肺、肝、肾的负担，反而加重病情。若必须通过松筋保健手法宜渐进式地疏通，不可大面积操作。尤应注意松筋时经脉的方向，须将"火气"引到四肢末端，天柱穴、大椎穴、肩中俞、肩外俞、肩峰处与肩髃穴等筋结一定要松开，以防"火气"逆冲至头部。

（2）体质虚弱者

对于一些体质较虚弱的人群，尤其是大病后体质虚弱者，不适宜松筋，须待身体元气恢复后，再行松筋，然手法亦须以轻柔渐进方式，千万不可心急，非要一次就将条索硬块疏开，反而使身体更虚弱疲累。

（3）皮肤异常者

如体表有疖肿、破损、疮、斑疹和凸硬囊肿、脂肪瘤、纤维瘤，切记不可直接于患部处松筋，以防感染和扩散。

（4）急性扭伤或创伤的疼痛或骨折部位禁止松筋，待急性发炎期消失及骨折痊愈后，再进行筋膜松筋保养与修护，以防气滞血瘀而使筋脉再度受伤。

（5）有出血倾向的各种急症者，如：再生障碍性贫血和血小板减少患者、先天类风湿关节病变患者等，不适合松筋。

经络松筋虽可作为疾病的预防和身体养生保健，但对于已产生的各脏腑病症则必须到医院进行诊治，才不致延误病情。上述特殊

情形，松筋师应有小心防范处理基本概念。

2.谨慎处理部位

（1）手臂心经脉在午时（上午11点－下午1点）心气宜静不宜动，如不能明确辨别患者心气功能虚实强弱，则应尽量避免在此时段进行心经脉拨筋手法。

（2）颈部、头部或身上手脚静脉血管爆起浮现处，此现象多半是因深层筋膜僵硬，使气行受阻，内部压力让静脉血无法回流，以致朝体表突出浮现，故手法操作时切勿在静脉血管上刻意松动，应谨慎将牛角运用在其皮下深层筋膜，拨动松开筋结使"青筋"消沉。

（3）胸部神封、神藏穴位区，此部位因近心脏，故松筋时如发觉有粗厚筋结硬块组织，须逐步渐进保养松开筋结，以防求好心切太过松筋，使气血脉冲加大、心动过速，令患者心生恐惧无法负荷。

（4）颈部胸锁乳突肌内侧（颈前三角肌区）内有颈总动脉血管经过，故手法须小心谨慎，不可太深入。建议在此部位以手法技巧性抚拨与舒缓按摩。

（5）腹股沟韧带处，此部位韧带肿硬者不可用过度强硬手法松筋，因内部神经极易发炎、引起强烈疼痛。

（6）膝窝中央、委中穴处，此部位肿硬隆起症状常见，因内部为滑液组织非筋膜结构，故不可深层太强刺激，以防发炎及变形肿大。

此外还要注意松筋前不宜吃得过饱；松筋后需大量补充水分，以利排毒（喝水宜温热，忌冰冷）；上午11点－下午1点，心气虚者，尽量避免松手三阴经心经部位，以防过度虚弱。每次使用完牛角后，要注意牛角的清洁工作，将牛角浸泡在粗盐水中半小时左右，以消磁净化。而且，最好每人配备专用牛角。如需共同使用，使用前须用酒精棉擦拭消毒。

牛角松筋，谨遵"顺补逆泻"法则

牛角松筋术是根据中医的脏腑、经络学说加上现代解剖学肌肉与骨性结构原理，运用望诊、背部触诊、问诊来加以分析归纳得出的一种经络保健方法，在施行这种保健方法前，一定要详细了解患者的情况，比如他的体质是寒还是热？是虚还是实？他身体病痛的症结是在脏还是在腑？在表还是在里？只有辨清了病症，才能对症施行相应的松筋术来治疗，以松解筋结、通其经络、调其气血、补虚泻实，使阴阳归于平衡，进而使脏腑功能趋于调和，自律神经调节系统恢复正常，自我防御与自我治愈的功能保持正常状态，进而达到防病治病、强身健体的目的。

由上所述可知，人们在使用牛角松筋术时，一定要遵行中医经络学理论中的"顺补逆泻"法则，即"顺经络操作为补，逆经络操作为泻"。具体表现为：操作泻法时，力道强度需加重，速度可快；操作补法时，则手法要轻柔且宜慢。但要注意的是，进行补与泻则须视个人体质而论，一般实证、热证者可用泻法，虚、寒证者可用补法。

此外，也可运用十二经脉时辰与脏腑关系理论来进行脏腑补泻手法。比如，在经络学中，"子午流注松筋补泻手法"就是运用十二经脉不同时之脏腑经脉气血流注关系，来适时进行的补泻手法，从而增强脏腑生命能量，进入经络元血流注时间养生保健领域。补泻手法多应用在该脏腑有火、有热邪实证时，可在当时辰气血流注正旺时，进行泻法；脏腑功能虚弱者，则于"下一时辰"气血正弱时，进行补法。手法应用得当，可达事半功倍效果。

1. 肝火旺者

主要症状：

易怒、脾气躁动、难入睡、眼胀痛、眼灼痛、高血压、口干口臭、胃胀、消化不良等。

具体方法：

于丑时（1—3点）逆肝经路径走向泻法操作，行间、太冲二穴可加强，有效降低血压、眼压、改善失眠及控制生殖系统炎症。

2. 肝气虚者

主要症状：

易疲劳、眼干涩、食少胃胀、两胁胀痛胸闷。

具体方法：

中医云"补则趁其虚"。可于寅时（3—5点）过肝经气血流注时辰，顺肝经脉走向，进行补法操作。

3. 肺有邪热症状

主要症状：

咳嗽、痰多黄黏、胸闷或痛、身热口渴、喉痛、舌干质红而苔黄等。

具体方法：

可于寅时（3—5点）逆肺经脉走向，进行泻法操作。

4. 肺气虚亏

主要症状：

咳嗽气短、痰清稀、倦怠懒言、面色白、舌质淡而苔白等症候。

具体方法：

于卯时（5—7点）顺肺经络走向，进行补法操作。

5. 热邪袭大肠

主要症状：

大便臭秽，肛门热痛或下痢赤白或寒邪外侵产生腹胀肠鸣，大便泄泻、舌苔白腻或大肠积滞而致大便秘结，腹痛拒按、舌苔多黄燥等。

具体方法：

于卯时（5—7点）逆大肠经划拨，以泻其邪热。

6. 大肠虚

主要症状：

久泻不止、大便失禁、舌苔淡薄。

具体方法：

于辰时（7－9点）顺大肠经路径，进行补法亦可在神阙、命门配合温灸。

7. 胃虚

主要症状：

食少、腹部闷、呃逆、唇舌淡红。

具体方法：

于巳时（9－11点）顺胃经脉走向划拨，并配合以足三里、中脘穴温灸。

8. 胃邪热蕴积

主要症状：

身热、口渴饮冷、喜冷恶热、舌苔燥。

具体方法：

于辰时（7－9点）逆胃经脉走向划拨，以泻其热。

需要注意的是，现在的许多经络松筋保健美容法多半着重于将皮下组织筋膜处"筋结"予以疏开，使筋膜重整，经络气行顺畅，达到脏腑功能的保养与消除酸痛、曲线雕塑、美容养生的功效。但是，因为着重美容养生保健，所以没有刻意遵照经络时辰补泻法则，因此效果有时并不长久。所以，身有疾患的人应选择专业的医师来进行上述松筋手法。

牛角松筋术中的脸部青春秘诀

随着年岁的增长，每个人都会出现不同程度的衰老症状，比如眼角鱼尾纹、眼袋、黑眼圈变深等，这其实是人体内脏功能失常退化，进而导致内脏经络穴位处发生气阻，深层筋肉产生筋结，从而使得肌肤呈现肿胀僵硬、凹陷虚弱、弹性不足的现象，同时还会在人体脸部与内脏相对应区出现斑、痘、皱纹、脸颊瘦削、脸胖肿胀、松垮水肿等现象。为了缓解这些老化现象，许多人不惜重金买来许多抗衰化妆品来保养，虽能使皮肤白皙，却无法恢复年轻时的健康亮丽。

要想更有效地延缓人体器官衰老，你可以试试牛角松筋术的脸部松筋法，它经牛角山药乳霜深层松筋开穴，疏通"筋结""气阻"，将组织内的废物、毒素、乳酸由血液循环、淋巴代谢排出，使肌肉和五官因血脉、气血畅通而健康，肌肤纹理自然富有弹性。具体而言，大家可以采用下面的几种方法来调理身体。

头部松筋术——让头脑日益灵活

头部松筋术主要是以牛角沿经络走向垂直划拨，在穴位处加强穴位划拨，以起到防治头痛、偏头痛、失眠、神经衰弱、毛囊阻塞性斑秃，以及头部舒压放松、醒脑、增强记忆力与强化脑部功能等功效。

【具体做法】

（1）患者俯卧，医者用牛角棒沿天柱、风池、完骨划拨发际线，耳背外围采取圆拨舒缓手法。

（2）医者用牛角帮沿督脉线，放松划拨至百会穴，再分同等分比例，呈放射状，逐一划拨至百会穴。

（3）先用双手拇指指压头部的督脉与膀胱经，再使用上下波动的按摩手法，以使脑部头皮层放松。

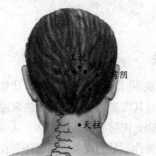

头部松筋术的常用穴位

（4）双手十指指尖微微弯曲，在头部做深层揉按慢匀按摩，脑户、玉枕、脑空、头窍阴，加强揉按。

（5）双手合并，以中指按压哑门穴往头部方向施力按摩，力度不可太深太重。

（6）双手合并，食指、中指、无名指各扣住天柱穴、风池穴、完骨穴，往头部方向施力，做活络按摩手法。整个松筋开穴的过程约10分钟。

需要注意的是，施行头部松筋术的手法力度要平稳、轻柔，不宜太重，因为头部的一些穴位靠近两条椎动脉会合脑底动脉处，手法过重易造成脑部动脉损伤。

眼部松筋术——还你一双慧眼

在眼周筋膜与穴位做松筋开穴手法时，宜搭配自然无刺激性具山药成分的保养霜，帮助行气与修护筋膜柔软弹性，并同时具备滋润皮肤效果。

【具体做法】

（1）沿眉棱骨上方圆拨或划拨松筋，眉头攒竹穴、眉中上方阳白穴、眉尾承泣和丝竹空，加强点揉开穴。

（2）沿眉棱骨下缘牛角略往上划拨，瞳孔上方鱼腰穴加强开穴拨筋。

（3）沿上眼轮肌划拨，小心勿碰触眼球。

（4）沿下眼轮肌划拨或圆拨，眼头睛明穴、眼球下方承泣穴、四白穴、眼尾鱼尾穴、瞳子髎穴，加强松筋开穴。

（5）手法操作完毕，再以大拇指指腹将上述手法重复安抚按摩数次，最后顺气引流至耳下，带至颈肩排毒。

整个松筋开穴的过程约10分钟。

人们在家里自行操作时，一定要一手固定肌肤，一手以牛角划拨或圆拨手法，试着将眼周筋结松开；初操作时，如穴位不能精准找到，可借着牛角拨动肌肉时，将感应到的阻碍点轻柔慢匀拨动，消除筋结硬块组织。如有上眼皮水肿者，可在鱼腰穴与眉骨下加强划拨；眼尾皱纹与眼睑下垂者，可在瞳子髎处加强划拨；黑眼圈可在承泣、四白加强开穴，与下眼轮匝肌处做划拨手法。

一般来说，当眼周筋结疏开，肌肉恢复柔软不再僵硬时，人们会感到双眼特别轻松舒适且明亮有神，同时眼角上扬，眼尾皱纹、黑眼圈皆有明显消除与淡化。但要注意的是，有眼疾或眼部功能不佳者，视力保健松筋后会有眼睛润湿流泪、分泌物增多、眼内痒、局部瘀痧等现象产生，此为好转反应，不必惊慌，一般2～3日即会改善。

脸颊松筋术——雕琢完美脸型

脸颊部位的牛角松筋术主要是针对人体的肝肺功能，能有效缓解肝肺疾病，还能达到小脸与脸型雕塑、消除双下巴等效果。

（1）沿颧骨下缘划拨或圆拨至耳前部位。胃经巨髎穴、小肠经、颧髎穴加强开穴。

（2）沿嘴角线圆拨至耳垂部位。

（3）沿下颚骨上缘划拨至耳下部位。

（4）沿下颚骨下缘骨缝内筋膜划拨至耳后部位。

（5）沿胃经路径下关穴至颊车穴做划拨手法。

整个松筋开穴的过程约10分钟。

在对嘴角部位进行牛角松筋术时，应沿口轮肌圆拨，嘴角外侧地仓穴加强，口角下制筋加强松筋，可预防嘴角下垂，下巴中间承浆穴加强开穴。

颈部松筋术——塑造天鹅美颈

在对颈部进行牛角松筋术前，首先要认识胸锁乳突肌，它是指从胸部锁骨延伸至耳后乳突骨的肌肉，因为颈部肌肉以胸锁乳突肌为界线，划分为颈前三角与颈后三角肌肉群。颈部松筋手法就是以胸锁乳突肌为界线，先划拨胸锁乳突肌，力量不可太大。

颈后三角肌群可沿经络路径走向，依序划拨大肠经、小肠经、三焦经、胆经，亦可依据颈后三角肌群分布排列松筋划拨前斜角肌、中斜角肌、后斜角肌，以及提肩胛肌与斜方肌。

但要注意的是，牛角松筋术只适用于颈后或颈侧肌肉，不适合颈前肌群。因为在喉头隆起的外侧1.5寸处即动脉搏动部位，此处有颈动脉血管经过，故意用牛角棒深层划拨，容易导致动脉血管剥离、流向脑部，引起血管栓塞产生危险。此时可用手指代替牛角棒，在胃经线上人迎、水突二穴点按刺激，和手四指掌面顺胃经往下做安抚按摩，再带至锁骨上缘，沿肩峰排出。

此外，在划拨筋结时注意不要把青筋（静脉血管）之处误以为是筋而进行手法操作，以免误伤自己。中医认为，颈部有明显"青筋"浮起，多是气血不畅通、气阻，静脉血回流不畅呈现的警讯，因此操作时应沿"青筋"旁将筋结疏开，肌肉恢复柔软弹性，不再僵硬紧绷，则气行自然顺畅带动静脉血回流，颈部不美观的青筋也会消失。

整个松筋开穴的过程约 10 分钟。

腹部松筋术——只要健康，不要"游泳圈"

早有科学研究证实，腰带的长短跟人的寿命成反比，也就是说，一个人如果腹部肥肉越多，寿命可能就越短。除了健康上的威胁之外，腰上那一圈厚厚的"游泳圈"，还让爱美的人士远离了很多漂亮的衣服。通过腹部松筋术，可以帮助有此困扰的人扔掉"游泳圈"。

在对腹部施行牛角松筋术前，先要在身体正面以任脉线为基准，将腹部分为三个部分：廉泉穴至鸠尾之间区域，主气管、心肺功能；鸠尾至肚脐之间区域，主胃肠肝胆消化系统；肚脐以下区域，主泌尿生殖与大肠疾病。但下面介绍的这套牛角松筋术要以鸠尾穴至曲骨穴区域为主。

【具体做法】

（1）先自鸠尾沿任脉线划拨至曲骨穴，再沿胸肋下缘，逐一松筋划拨肾经、胃经、脾经、肝经、胆经。注意操作手法要由浅而深，力度宜柔中带劲，仔细感应是否有气阻存在，可在重要穴位区与气阻点加强拨筋。

（2）肋骨下缘与肋间隙轻划拨，不容、期门、章门穴点加强。

（3）腹股沟部位加强松筋，同时大腿内收肌群放松。

（4）腹部顺肠按摩。手法按摩必须顺肠道分布，自右下腹开始以深按加揉按推动手法，沿升结肠一直揉按，推至横行结肠再转折至下行结肠，如此重复多次。

（5）沿经络松筋与顺肠按摩后，必须做舒缓安抚放松手法，将气引流排毒至两侧腹股沟部位。也可运用动力学原理，一手按压对方腹外斜肌，另一手将对方膝部弯曲，朝外画圆转动，以放松深层筋膜；或是一手在腹直肌、腹横肌部位按压，另一手则将对方膝部朝内侧画圆转动，以放松深层筋膜。

此外，对于男、女生殖系统功能性的保养，宜在耻骨上方阴毛部位、两侧急脉穴位、腹股沟韧带处，大腿内侧肾经沿线来施行松筋术，以使这些部位筋结松开、气血顺畅、淋巴排毒功能恢复正常，有效防治妇科疾病和前列腺疾病。

清宿便、排肠毒的腹部松筋术

腹部松筋手法，除了具有帮助我们打通腹部经络，消减腹部脂肪的作用外，它还具有清宿便和排肠毒的功效。现代医学认为，宿便是引发疾病的重要因素。这是因为，当体内有毒废物附着在肠壁时，整个肠子被厚重的黏膜覆盖，会使消化液的分泌减少而消化功能下降，甚至引起肠炎；当废物增加愈多，大肠壁变厚、变硬、膨胀有如一条厚管子，仅留狭小通道让食物通过。长此以往，肠壁依附的废物必定产生化学变化，并产生毒素，污染肠管本身，同时毒素会被门脉静脉系统吸收，并带至肝脏，增加肝脏解毒、代谢、净化血液的负担，容易导致肝功能失常。

同时，大肠壁直径一旦变厚硬与膨胀，沿大肠分布，上行至升结肠，平行至横结肠，下行至降结肠，皆会因肿胀压迫周围器官血液与神经，会使肝、肾、泌尿、生殖、胃脾等器官功能退化，产生不良影响，且肠内宿便未清除，肠内废气毒素会被再度吸收并进入循环，运送至人体各器官组织，不可避免地产生很多疾病；同时肠道内囤积宿便，会使人体消化道激素（亦称腹脑激素）无法正常分泌，从而加速人体老化。因此，宿便乃疾病之源的说法不假，人们理应重视肠道环保，打通腹部经络，排出毒素。

下面，我们就来介绍两种适合日常居家使用的方法：

方法一

【具体做法】

以双手的拇指或食指（俗称华佗指针）练习手指力量深层拨筋，也可用牛角棒代替，在每一胸肋间划拨开穴。比如，章门穴与背后第12肋下京门穴合为三门穴，可自己时常行"开三门"拨筋开穴，调整肝、胆、消化功能，预防肝脏疾病；期门穴可清肝解郁，去除脸部晦气暗沉，故称美容开运穴；心情郁闷，太过劳累时可自己在"三门穴"保养刺激穴点，增加脸部光彩；剑突下鸠尾穴、巨阙穴，是胃、心脏、保养要穴；食欲不佳、胃部胀气或功能不良，可在中脘穴加强保养。

而要想消除腹部肥胖，则必须沿着每一经络与肌肉点、线、面划拨松开筋结，使气血畅通帮助滞留水分排出及脂肪代谢。此外，临床上易发生生殖、泌尿系统疾病者，腹股沟部位、耻骨上方阴毛边缘多会有气阻、肿硬与筋结存在，应注意多松筋按摩。

对以上部位施行完松筋术后，要施行顺气排毒手法，将气引流至两侧腹股沟部位。

方法二

我们也可在每天洗澡时，在全身上下涂抹上沐浴液后，进行简易的经络洗澡拨筋保健法。

【具体做法】

（1）双手拇指、食指扣按筋脉，在双手、双足6条经脉处来回拨动。

（2）身体正面，中府、云门、腧府穴进行拨筋，乳房部位拨筋须往乳头集中，往两腋下排出。

（3）每一胸肋间隙滑动拨筋。

（4）双手自鸠尾划八字行斜下至章门，重复数次。

（5）腹部中间腹直肌，两侧腹外斜肌来回搓揉拨筋，腹股沟韧带拨动筋膜。

在每天施行以上腹部松筋术时，我们还要注意建立良好的饮食习惯，多摄入水果蔬菜，多运动，才能从根本上养护腹部经络及人体脏腑的健康。

腰酸背痛，牛角松筋术来止痛

腰背痛是比较常见的一种症状，长时间的劳累就会出现腰背痛，但是持续的腰背痛一般说明存在病理性的改变，这其中包括：急、慢性损伤，急性损伤如脊柱骨折，韧带、肌肉、关节囊的撕裂，急性椎间盘突出等。慢性损伤如韧带炎，肌肉劳损，脊柱骨关节的增生和蜕变，脊柱滑脱等。另一个原因为炎性的病变，可能有细菌性炎症和非细菌性炎症两种。但是很多老年人都是因为存在了脊柱的退行性改变，可能是椎间盘蜕变，小关节退变性骨关节炎，继发性椎管狭窄症，老年性骨质疏松症，假性滑聪及脊柱不稳定等。

缓解治疗腰酸背痛，除了要建立良好的生活习惯外，还应采取一些简单的疗养法，比如牛角松筋术，着重对背部进行松筋开穴手法，沿脊椎两侧，使造成脊椎变形的僵硬的肌肉松开，同时使肌肉恢复弹性与张力。

大椎至阳含肩臂区的松筋手法

在针对大椎至阳（上焦部位）含肩臂区施行牛角松筋术时，整个松筋开穴的过程约10分钟。

【具体做法】

（1）沿棘突旁开0.5寸督脉夹脊穴做松筋划拨手法。

（2）沿棘突旁开1.5寸膀胱经做松筋划拨手法。

养生是比医生更好的医生

（3）沿棘突旁开 3 寸膀胱经做松筋划拨手法。

（4）沿肩胛骨外侧缘划拨放松外侧筋膜。

（5）肩胛骨内侧缘大面积划拨放松，天宗穴处加强。

（6）肩臂交接区以握笔式划拨放松此区筋膜，肩贞穴加强开穴。

（7）手臂部沿大肠经、三焦经、小肠经做划拨松筋手法，以使肩臂顺畅。

背部至阳至命门的松筋手法

在针对背部至阳至命门部位，即中焦部位施行牛角松筋术时，整个松筋开穴的过程约 10 分钟。

【具体做法】

（1）沿背脊椎棘突旁开 0.5 寸开督脉线夹脊穴做划拨松筋手法。

（2）沿背脊椎棘突旁开 1.5 寸膀胱经做划拨松筋手法。

（3）沿背脊椎棘突旁开 3 寸膀胱经做划拨松筋手法。

（4）外侧沿胸肋骨缝处划拨，力度不可太重。第 12 肋下缘京门穴加强开穴。

牛角松筋之后，疏理背部筋膜

在对身体背部进行全面的牛角松筋术后，要配合施行筋膜疏理顺气按摩手法，进一步揉软肌肉，放松按摩，加速气血流动及毒素废物充分代谢。

【具体做法】

1. 颈部位

（1）大拇指由上而下疏理膀胱经。

（2）四指揉拨颈侧肌群放松。

（3）天柱、风池、完骨穴位揉按深压。

（4）胸部垫枕头，双手掌重叠大椎往下滑推。

（5）颈肩两侧肌群放松，并做伸展按摩手法。

2. 背部经筋按摩脊椎保养

（1）大拇指在背部每棘突棘间韧带做左右横拨交替手法。

（2）由大椎顺脊椎旁开0.5寸往下做喷泉拨筋按摩手法至骶骨处。

（3）双手四指屈曲横向推拨膀胱经。

（4）将双手大拇指以脊椎为中心，斜向推拨脊椎两侧肌群。

（5）沿背部左右各两条膀胱经1.5寸与3寸穴位分布处，双手大拇指重叠直线深推按摩至臀部位。

（6）沿脊椎两侧，双手十指掌面平滑推至身体两侧边线部位。

（7）双手拇指、食指沿脊椎两侧，进行由上往下直向捏法放松肌群。

（8）双手拇指与另三指沿脊椎两侧，横向进行捏法，放松肌群。

3. 肩胛、手臂理筋

（1）用大拇指或肘根部位沿肩胛骨外围按摩放松经筋。

（2）腋下再加强拨筋排毒。

（3）手臂三阳经三阴经手法舒缓按摩拨筋滑至末梢部位，做手部六按摩排毒手法。

4. 背、腰、臀、伸展按摩手法

（1）两手掌面（一手掌面置于肩胛骨内侧缘，一手掌面置于腰臀部），呈对角方向同时伸展，舒展腰肌。

（2）双手掌根沿脊椎两侧反方向往两边推展背脊。

（3）髂骨上缘左右各4点，以掌根压推。

（4）双手掌重叠深压推臀大肌。

（5）掌根揉压骨外缘。

（6）手肘根揉按环跳穴。

此外，还应在足部膀胱经、承扶、殷门、承山穴位处掌按压，外侧胆经风市、中渎、阳陵泉穴位处拨揉筋，再从背部虚掌拍至脚底做结束手法。

但要注意的是，此松筋顺气按摩排毒法要以脊椎为中心线，划分左右阴阳，手法务必掌控由上而下、由内而外的大原则，将火气带至四肢末梢排出，否则会造成气的回堵或逆冲，无法将松筋后废物及毒素排出，甚至筋结处再度粘连，引发被操作者身体不适。而生活中存在的按摩花式手法不强调手法的上下顺序，则不会将火气排出，也就无此顾虑。

防止腰背痛的小运动

现在的白领们因为姿势不良，长期伏案工作或弯腰工作，以及肥胖所致的大腹便便，也会造成腰背疼痛。而女性的妊娠也可能是影响因素之一。为了防止这些原因对我们的腰背部产生伤害，就要适当进行一些有效的运动。

【具体方法】

1.屈膝团滚法

屈膝抱腿使身体形成圆团状，能牵伸腰背部的肌肉达到舒展状态。在床上滚动时让腰背部的肌肉和床面接触，发生机械的按摩作用，肌纤维拉长，血管扩张，血液循环加快，运送到腰背部的养料和氧气增多，腰背部肌肉的抵抗力增强，牵伸开挛缩的肌肉和韧带，防止了瘢痕粘连和肌肉萎缩，维持了正常的腰背部功能，腰背痛的症状逐渐减轻或消失。

2.拍打法

采取俯卧的姿势，操作的人选择膈腧、环跳、委中等穴位，进行适当的拍打，力量由轻至重，然后拍打足三里、阳陵泉、昆仑穴，这时的姿势可以适当地调整，最后在整个腰背部沿着脊柱两侧，进行推按，力量也要由轻至重逐渐增加，使所有按摩的穴位和部位都感到温热，或者有酸胀的感觉。

长时间保持同一坐姿或站姿之后，应放松腰部，或伸展腰肢。适度变换颈部的姿势，最好每工作一小时休息几分钟。严重肥胖的人，应该恰当减肥以减少腰部的负担。不宜选用过软的床垫，较硬的床垫对腰部有帮助。同时，尽量不要俯卧，对腰部不利。提着重物时，尽量贴近身边。弯腰或扭腰时要尽量小心，或是尽量避免弯腰或扭腰。长期身心劳累也是腰背痛的诱因，因此在工余的时候尽量放松自己也是很好地预防。

手腕、脚踝的疼痛，自我拉筋康复训练

指腕部疼痛的康复锻炼

别看手在人身上只是很小的一部分，但是，手指是人体最灵活的部位，因此，手部发生的疾病往往会给人的生活质量带来很大影响。同时，此处的手术治疗也因为局部血管、神经丰富、功能复杂，而有很大难度，稍有差池，其带来的后果往往是很严重的。所以，人们平时就要做好手部的保护工作，没病的时候要注意预防，得病之后，则应该采取积极、正确的治疗方法，以免带来不必要的困扰。

对于手指和腕部的疼痛，或者功能障碍，有什么康复锻炼的方法吗？

（1）抓空增力。做这个动作的时候将五个手指尽量伸展张开，然后用力屈曲握拳，可以两手同时进行，也可以左右手交替进行。通过这个动作能促进前臂与手腕部的血液循环，消除手指或腕部的肿胀，并有助于恢复手指及腕部各个关节的功能，缓解疼痛麻木等不适的症状。

（2）拧拳反掌。将上肢向前平举，掌心向上，然后逐渐向前内侧旋转，使掌心向下，在旋转的过程中逐渐握拳，需要注意的是，在握拳过程中要有"拧"劲，如同拧毛巾一样，然后还原，恢复到掌心向上的位置，反复进行。这个动作有助于锻炼前臂及腕部的旋转功能。如果空手做此动作无法掌握要领的话，可以手中握一毛巾，做拧毛巾的动作。

（3）上翘下沟。先将双手手掌翘起成立掌的姿势，然后逐渐下

垂成钩手，反复进行此动作。在做的过程中注意动作要缓慢而有力，此动作能帮助恢复腕关节背伸及掌屈的功能。

上面所说的这些锻炼方法，不但可以用于康复治疗，而且可以用来缓解疲劳，预防疾病的发生。不管有没有疾病，平时都可以进行锻炼，不会对身体带来什么伤害。

踝关节扭伤，快速理筋好得快

踝关节由胫腓骨下端与距骨组成，以趾屈、背伸为主。踝关节周围主要的韧带有内侧副韧带、外侧副韧带和下胫腓韧带。内侧副韧带又称三角韧带，起于内踝。踝关节扭伤甚为常见，可发生于任何年龄，但以青壮年较多，临床一般分为内翻扭伤和外翻扭伤两大类。手法治疗：损伤严重，局部瘀肿较甚者，不宜做重手法。对于单纯的踝部伤筋或部分撕裂并有关节紊乱者，可使用理筋手法。患者平卧，术者一手托住足跟，一手握住足尖部，缓缓做踝关节的背伸、趾屈及内翻、外翻动作，然后用两掌心对握内外踝，轻轻用力按压，起到理顺筋络、散肿止痛作用。恢复期或陈旧性踝关节扭伤者，手法宜重，尤其是血肿机化，产生粘连，踝关节功能受损者，可采用牵引摇晃法，拨筋屈伸法以解除粘连，恢复功能。

由于踝关节扭伤中以外侧副韧带损伤最为多见，下面就以外侧副韧带损伤为例，介绍一下它的症状及用拉筋拍打的方法如何治疗。其症状一般为外踝部疼痛、肿胀，踝关节功能障碍。肿胀与疼痛局限于外踝的前下方，可出现皮下瘀斑、行走时跛行步态、伤足不敢用力着地、活动时疼痛加剧。当足被动跖屈内翻时疼痛加重，外翻时则减轻。外侧副韧带由于损伤的程度不同又可分为韧带扭伤和韧带断裂，严重损伤发生韧带断裂时，在韧带断裂处可摸到凹陷，甚至摸到移位的关节面。

【具体方法】

损伤严重、局部瘀肿较甚者不宜行手法治疗。对单纯的踝部筋伤或部分韧带撕裂者，可使用理筋手法。

（1）外踝扭伤时，患者取侧卧位，伤膝在上，助手双手握住患者伤侧小腿下端，固定伤膝，医者双手相对，拇指在上拿住足部，做踝关节摇法，然后徐徐使足跖屈内翻，然后在牵引下将足背伸、外翻，同时双手拇指向下按压伤处，最后以手拇指在韧带损伤处做捋顺法。

（2）患者平卧，医者一手托住其足跟，另一手握住其足尖部，环旋摇晃踝关节，并做踝关节的背伸、跖屈及内翻、外翻动作。

内侧副韧带的损伤治疗手法同外侧副韧带损伤的治疗手法，只是内、外翻的方向相反则可。

坐骨神经痛，多多按摩臀腿部肾经

相信大家对于坐骨神经痛这个病名并不陌生，但是要说出来这个病是怎么回事，都有些什么症状，就不是每个人都知道了。

坐骨神经痛是指坐骨神经通路及其分布区域内的疼痛，包括臀部、大腿后侧、小腿后外侧和脚的外侧面。坐骨神经是人体内最长的一根神经，左右各有一根，其功能包括支配肌肉运动和传导感觉两大类。腰部的长期劳损或突然扭伤，可使腰椎间盘向侧后方突出，压迫坐骨神经根，引起充血、水肿以至粘连等病理变化。表现为突出的一侧腰部疼痛，经臀部向大腿后方放射，直到小腿和足部，有时还有麻木，咳嗽、大便时症状加重。这种症状就是坐骨神经痛。它如同发热一样，只是一种症状。腰椎间盘突出症或腰椎管狭窄症等疾病才是引起坐骨神经痛的真正原因，正如引起发热的原因是上呼吸道感染、肺炎或脑膜炎等一样。

那么，得了坐骨神经痛的话，应该怎么用拉筋拍打的方法来治疗呢？

治疗方法一：

（1）首先采取站立或者端坐的姿势，用患侧拇指的指尖按压环跳、承扶、阿是等穴，每穴按压10秒钟，以局部感到酸胀为度。

（2）然后恢复体位如前，用患侧拇指的指腹对梨状肌处进行弹拨6～10次，以局部感到酸痛为度。

（3）恢复体位如前，用患侧拇指的指腹在环跳穴处进行由轻而重，再由重而轻地按揉1～3分钟，以局部感到酸胀、发热、舒适为度。

（4）最后用患侧手掌的掌根在患处进行按揉2～3分钟，以局部感到发热、舒适为度。

治疗方法二：

（1）患者俯卧，先在腰、臀部做推、揉、滚等动作，反复多遍。然后用肘尖用力点按臀部环跳穴约30秒钟。

（2）擦摩、揉捏患侧大腿、小腿后群肌，用掌根揉小腿外侧部，反复几遍。

（3）用手指点、按、揉承山、承筋、委中、风市等穴各30秒钟。

（4）双手拍打臀部、大腿和小腿，反复来回做几次；然后双手五指并拢，指端自下而上啄击患腿后部及外侧部，反复几遍。

治疗方法三：

（1）采取健侧卧姿。用患侧的手擦、揉患侧腰、臀部，再按揉患侧肾俞穴，然后换患侧卧姿，擦、揉健康一侧腰臀部及按揉肾俞穴。

（2）采取健侧卧姿，用手擦、捏、揉、拍、啄患侧大腿和小腿后、外侧，反复做几遍。

引起坐骨神经痛的原因颇多，如腰部软组织损伤时，在痛点用拇指作按揉，若有坚强或索条状物，要施拔筋法，即用指、掌、肘等深压于治疗部位上，作直线往返的拨动。但是必须注意拨动方向一定要与肌纤维、韧带、神经走行方向相垂直，这样才能促进血液循环、放松肌肉。

臀部梨状肌损伤时，在疾病初期用掌根按法，用手掌根部为着力点，按压于所要按摩的部位上，使局部产生酸痛感，后期用拔筋法和揉法。

骶髂关节扭伤时可用侧扳法，即对患者先施予腰臀部一般按摩后，患者向右侧躺，左腿屈曲，右腿伸直。按摩者与患者对立，左手按于患者左肩前，右手按于左臀部并固定臀部不动。然后令患者上身慢慢向左后方转动，当转至最大限度时，按摩者双手须略施巧力，使患者的左臂与左肩作相反方向的轻轻扳动，这时常会听到一声轻响。接着，患者向左侧躺，再做侧扳法一次，方法同前。

腰椎间盘髓核突出症的患者，应尽快就医，平时应睡木板床休息，注意腰部保暖，并可采用按摩方法治疗。在腰、臀部做擦、推、揉、滚、拍等一般手法，以消除肌肉紧张或痉挛后，可施行晃背法和侧扳法。晃背法的具体做法是：患者直立，按摩者背对着患者，用双手肘勾住患者双肘，臀部则顶住患者腰部，把患者背起离地3次，再左右摇晃3次，然后慢慢放下。但要注意的是，对于年老体弱、孕妇、患有心血管疾病及有脊椎骨折患者，禁止按摩。

因遭受风寒、湿气侵袭者，下肢肌肉有痉挛、疼痛时，除可对腰腿部施治一般按摩外，还可用拇指重压风市穴，用手掌重拍下肢大肌群，最后于风市、阴陵泉穴做捏法，以皮肤出现红紫色为佳。

第七章

健身要健骨

培蕴正气，养骨为重

健康的人给人的第一印象是身姿挺拔，精神焕发。这种健康的轮廓性印象得益于健康的骨骼和非凡的气质。人作为生物界的一员，行为生活的每一个步骤都离不开骨骼的支持。人体骨架支撑着我们的躯体，还与脑及脏腑健康密切相关。如果把人体比作一幢摩天大厦，那么骨骼就是大厦的脊梁。如果我们能够了解并呵护好脊梁，即使大厦的表层受到风雨或其他外力的侵害也不会动摇其根基。反过来说，健康骨骼一旦受损，不仅会招惹百病，也会打破身体内部的平衡支撑，"大厦"不稳自然容易倒塌。所以说，人要想获得健康的躯体，就要维持体内的平衡，养骨是维持平衡的最主要环节。"平衡"二字是养骨乃至整个养生过程中必须始终坚持的理念。有了平衡，才能培蕴正气，才能使骨骼与脏腑之间形成良性的作用，养好骨进而养好脏腑，获得体内的安康。

有人会问，为什么把骨养好就能有好的气色，就能生发正气？其实，从生理的角度讲，因为骨骼可以制造红细胞和白细胞，帮助身体储存矿物质，所以人们脸上才能呈现出健康的气色。总之，人体的每块骨都与健康密切相关。只有重视骨骼健康，养好骨，才能够让人体正气自下而上地提升起来、由内而外地散发出来，才能够让整个人维持最健康的状态。

关注骨健康，要从年轻开始

随着年龄的增长，人骨的韧性和弹性逐渐减弱，骨就变得越来越脆弱，所以，经常会看到上了年纪的老人说自己是"一把老骨头"，"越来越不中用了"之类的话。其实，只要肯用心，骨骼衰老

养生是比医生更好的医生

的速度是可以被减缓的。尽早关注骨骼健康，是延缓衰老，维持身体健康的重要内容。

平时生活中，我们对骨骼的了解相当肤浅，多数人只会在骨头受了伤或者出现其他疾病时才会想起关心一下。其实，当我们还是胎儿的时候，骨骼就已经在生长了。因为要经过漫长的过程，直到25岁左右才会发育完成。所以，这个过程中甚至之后的相当长时间里都被人忽视着。这才造成了只有老人才要注重养骨的错误观念。

科学实验证实，人过了35岁之后，整个机体生理功能就会开始进入退化期。机体调节骨矿物质含量的能力逐渐下降，骨中的钙质会以平均每年0.3%的速度减少，骨营养不断流失，在人们尚未引起关注的时候，骨营养得不到及时的补充，骨质疏松在所难免。

相关健康机构曾做过一个关于骨健康的调查，调查对象是200名年龄在35～75岁的人。他们是从全国各地随意抽选的，而且身份涉及多种不同行业。

调查结果显示：在35～45岁的受访者中，有60%的人患有不同程度的骨骼疾病，他们的主要症状是腰酸背痛、浑身乏力；还有15.5%的人经常会出现颈椎疼痛，据详细了解，这部分人群多从事工作性质单一，且需要久坐或久站的服务行业。

在46～65岁的受访者中，患有不同程度骨骼疾病的人数较前一年龄群增加了近1%，而且这部分人除了出现与上一年龄层人群相似的全身症状之外，还多伴有记忆力减退、失眠等症。因为此类人群多处于即将走下工作岗位或刚离退休的时候，思想变化巨大，忧虑情绪加剧。所以，在出现骨骼疾病的同时有类似伴随症状也不稀奇。

在66岁以后的受访人群中，以骨质疏松、颈椎腰椎疼痛为代表的骨骼疾病患者人数居高不下，竟然高达82%，其中还有13.5%的人出现过偶发性的骨折状况。

依据上述内容，不难发现，各种各样的"骨病"正在一步步走近我们。上面的调查虽然是以35岁以上的人为调查对象的，但是并不说明35岁之前的骨健康就可以被忽视。关注骨健康，从年轻时开始，对自身而言，有利无害。

健康专家建议，从 25 岁开始养骨是较为适宜的。此时，骨骼发育完全成熟，韧性十足。此时养骨，就好比在坚实的地基上盖房，房子安全系数更高。那么，具体说来，我们应当怎样行动来保护自己的"骨健康"呢？

首先，要在饮食上注意补钙与养骨的结合。中国人有句老话："吃什么补什么"，因此很多骨质疏松患者认为补钙首选骨头汤。但是事实上这种做法并不科学，骨头汤补钙效果并不好。骨头汤只是含钙饮食的一种，还有很多高钙的食物可以选择。因此，要注意饮食的多样性，少食油腻的食物，注重食用含钙高的食物，坚持饮用牛奶对补钙更有效。

其次，在运动上注重骨骼功能的锻炼。一周慢跑 3 次，是较为适宜的健骨频率。

最后，对于贪玩的年轻人而言，过健康的夜生活也是养骨的重要环节。夜生活不仅伤元气更伤骨气，连续的夜生活会使人感觉浑身乏力，关节无力，反应动作迟缓，给身体带来极大伤害。

养骨要尽早，这样，上了年纪的时候才不会空伤悲。健康的养生观念也应当从年轻时开始树立起来，这才是保障一生健康的源泉。

读懂人体骨骼使用说明书

当我们对自己的骨骼有了意义上的认识之后，你会发现，我们身体上的 206 块骨头，每一个都有其存在的意义。它们形状各异，有软有硬，有大有小，最主要的"家庭成员"是中轴骨和四肢骨。最大的是优骨，最小的是耳朵里的橙骨，最粗的是大腿骨。

具体说来，中轴上的骨骼又由头骨、脊柱、肋骨和胸骨四部分组成，承受着人体主干肌肉的重量，它们的作用就像是家庭中的长辈；四肢部分包括的上臂骨、前臂骨、大腿骨、胫骨等，承受着四肢肌肉运动的责任，好比是家庭中的兄弟姊妹，两部分协调作用就构成了一个完整的"家"。正是因为每一个"成员"之间的相互爱护，才使得我们"站如松、坐如钟、卧如弓",能保持优美健康的形态。

　　了解骨骼的基本构成只是养骨的入门功课,了解骨骼对人体的内在作用也是很重要的。骨骼对人体具有保护功能,人体的许多器官都在它的保护之下。具体说来,人的脑颅骨像是一个坚固的盒子,保护着柔嫩的大脑;脊椎骨中间是一根空管,它保护着细软的脊髓;胸骨的坚韧使其成为心肺器官的"最佳保镖"。在胸骨、肋骨的综合保卫下,我们的内脏在身体中各司其职,安然地发挥自身的作用。其实,骨骼除了拥有自身相应的功能以外,还为治病提供了一种新的思路。这里我们要说的就是病从骨治,病从骨治的思想自古即有。

　　众所周知,奇经八脉的主脉之一督脉正好行经脊椎部位。而中医始终强调,督脉是诸阳经脉的总纲,统领全身的阳气,人体任何部位阳气的变化和病邪的产生均与督脉阳气的强弱变化有关。在《黄帝内经》的基础上,许多传统中医著作都对督脉所引起的各种病变有更详细的记载,认识到某些疾病源自督脉及脊椎旁足太阳膀胱经穴位的病变,主张对这些穴位施行针灸治疗。事实上,督脉行走的方位与现代脊神经支配区域是基本一致的。

　　说得简单一点,这个过程就是要通过恢复脊椎正常的生理曲度、打通人体任督二脉,从而提升整个人的气血,实现养生的目的。这本身也是养骨的一种思路和方法。在设施条件允许并有专人指导的情况下更为适用。虽不够便捷,但却是养骨疗病的一个基础思路与开端。这就教给我们一个道理:养骨,不仅要知道养还要注重养疗结合。

欲健己身,先利其髓

　　在我国现存的最早的中医理论著作《素问·六节脏象论》中有这样的记载:"肾者主蛰,封藏之本,精之处也。"由此,后世的医学者们不断探究总结出"肾藏精,精生髓,髓养骨"的基础理论。对骨与髓的关系,给出了专业而经典的阐释。正是因为骨与髓之间的这种密不可分的关联，使得所有注重养骨的人都树立了"欲健己身，先利己髓"的养生观念。

《黄帝内经》里说："骨翻坚固，气血皆从，如是则内外调和，邪不能害，耳目聪明，气血如故。"意思是说，如果能做到骨髓坚固，气血顺畅通达，那么人体内外就能达到调和与平衡，邪气便不易侵害身体，人才能耳聪目明，真气独立，精神矍铄。由此可见，骨为髓所养，精又生髓，故髓、精决定了骨骼的生长发育与功能。所以养骨者先要养髓。因为髓是因，而骨是果。若髓不养骨，即会造成骨骼方面的疾病。比如，较为常见的有佝偻病、骨质软化症、骨质疏松症等。

那么，髓究竟是怎样一种存在，我们怎样做才能真正达到养髓的目的呢？

这里的髓是指精髓。养生必补髓的意思是说，身体康健的前提是要补充人体精髓的不足。

养髓需要做到补脑和养神。这两点是养髓的基本内容。具体说来，所谓"脑为髓之海"，是说脑是髓汇聚之处，大脑的功能要靠髓的滋养。如《黄帝内经》里说："储海不足，则脑转耳鸣，胫酸眩冒，目无所见，懈怠安卧。"这样，人们常见的脑病如头晕目眩、失眠健忘、注意力不集中、不耐思考等症就不难找到原因了。它们大多与大脑营养供应不足有关。所以，补脑而填髓，髓养其骨以强身。

此外，补髓要养神。这个观点与人身三宝精、气、神的来源有关。古语有云："得神者昌，失神者亡。"而髓是生神的来源，所以，养神亦需先补髓。

不管是补脑、养神还是补髓养骨，最终都是为了能增强机体对疾病的抵抗力。《黄帝内经》里说："正气存内，邪不可干。"意思是说，若真元之气充沛，外来的邪气是不能侵犯人体的。祖国医学所说的真气、元气，类似现代医学所指的免疫力、抵抗力，即髓充，元气盛，人体才有强大的抵抗力、免疫力。

祖国医学认为，精生髓，若髓不足，就需要有阴精不断化生骨髓。倘若常补髓，即不需要阴精不断转化生成骨髓。所以，补髓即补精，而精盛，则元气盛。因为真元之气藏于肾，只有肾精充足，元气才有束缚。

由上可知，养生必补髓。只有精髓充足，人们才能真正达到养骨的目的。

骨肉相连，荣辱相通

养骨是生机固本的关键。但人体是骨肉相连的，因此，养骨的同时也不能忽视身体肌肉的健康。在人体的脊梁两侧，脊椎周围的肌肉被称为"核心肌肉群"。强健核心肌肉群是养护骨骼的最好方法。

肌肉保健在养骨过程中发挥着怎样的作用？骨骼外包裹着富有弹性的肌肉，这些肌肉就像骨骼的贴身卫士一样，当外界的冲击力对身体造成冲击的时候，肌肉就能缓冲这些力量；同时，其特有的弹性还可以让骨骼更加有力，使骨骼支撑人体的作用得到淋漓尽致的发挥。

既然肌肉对骨骼有这么多好的作用，那么了解并充分利用肌肉的优势就是养骨的捷径。下面我们就来了解一下核心肌肉群。核心肌肉群分为两种：一种是我们所熟悉的，通过按压就能轻易感受到的大块肌肉群。这种大块的肌肉群一般不会直接与脊椎骨接触，而是从肋骨连接到骨盆，或从腰椎连接到大腿上缘，它们的主要功能是让人体躯干可以完成弯曲、伸直以及旋转等大幅度的动作；另一种肌肉则是直接附着在脊椎骨上的，它们一般无法通过按压、揉捏来感受，也不易通过运动方式来锻炼，可以说它们是人体中较为深层次的存在，但它们的健康状况却直接关系整个脊椎的稳定。

这些深层的核心肌肉群，只要收缩正常就可以很好地维持脊椎的稳定、增加脊椎支撑身体的力量、分散脊椎所受到的伤害力、减少椎间盘受到的压力，使我们在弯腰、拖地、拾重物时，脊椎能够随时保持稳定的状态，不会因为行为过于急促或幅度较大而造成背痛。

当然，这种身侧的肌肉也不是时刻都能正常发挥作用的。当我们手托下巴，或者把脚放在茶几上，再或者睡觉时习惯转向同一侧时，都会在一定程度上对脊椎造成扭曲，从而导致连接在其间的深层肌肉受到不正常的拉扯，老化、松弛，长此以往，你就会发现自己经常酸痛，椎间盘突出症状也开始变得明显起来。那么，应当怎样保证肌肉群的健康和功能性呢？现阶段我们只能依靠长期保持最佳的姿势来维持这种健康状态。在条件允许的情况下，还可以通过按摩、瑜伽、捏脊等较为温和的方式来缓解肌肉僵硬。让它们放松下来，给骨骼和肌肉一个喘息的空间，促进和恢复它们自身的功能。由此可见，骨肉相连，不仅连接的是形式也是健康。舒适而放松的肌肉群让骨骼功能得到最大限度的发挥，骨骼的运动性又让肌肉得到健康的锻炼，两者相互协调作用，使机体更健康。所以说，养骨和养肌肉两个一个都不能少。

养骨先养头，留住精气神

俗话说：人无头不走，鸟无头不飞。头好比是人体的司令部。其中包含的大脑和神经系统，让我们能够有记忆、思考的功能，有良好的精神面貌。而且头部的健康状况还影响控制着身体各器官的活动，对整个身体的健康状况有举足轻重的作用。头骨在整个头部功能中的作用更是不容小觑。如果没有它的存在，头部的一切功能都无法正常发挥。头骨就像一个坚硬又包罗万象的水晶球，保护着其中的神奇世界——脑。所以，养骨从头开始，其理自明。

要说头骨养生方面有哪些特色，那就是头骨由于适应保护脑的主要功能，所有的骨块都形成不动的连接，只有下颌骨与头骨成为可动的连接，随动物的进化而逐渐增强其连接的牢固性。所以，在养头骨的过程中，对骨质坚硬度的护养和外部保护尤为重要。不管是头骨缝隙还是与头骨相关的头部疑难问题都应当属于养头骨的范畴，应加以重视。

养生是比医生更好的医生

头骨缝隙，健康"着力点"

我们的头骨不是一个绝对的整体，而是由 8 块相对独立又联系密切的骨头组成的集合体。这 8 个独立的骨经过完美的拼接形成保护颅内组织的坚硬"堡垒"。所以说，头骨之间终身都存在缝隙这是客观事实。而且这个缝隙不会因为年龄的增长而有所变小。

有人以为，脑部会生病就是因为脑部缝隙造成的。这是对脑部结构功能无知的人才会有的想法。其实，头骨上的缝隙好比地球板块之间的"地壳活动带"，不但可以反映出体内的状况，而且也是外来力量传递到体内最直接的途径。

当我对头骨构造有进一步的了解之后，我们都会不禁赞叹祖国医学经络穴位的准确性。

头骨由软颅、咽颅和膜颅三个大部分组成，总共有穴位 175 个，这其中不少穴位都位于骨头和骨头的缝隙处，发挥了重要的健康作用。在中医发现总结这些穴位的时候，解剖学尚不知为何物，但现代医学发展中不难发现，中医所总结出来的经络和穴位与现代人体解剖学结构不谋而合处太多。

我们下面就以最熟悉最常见的太阳穴为例，认识和了解这其中的头骨健康奥秘。在中医上，太阳穴被称为"经外奇穴"，通过按摩太阳穴可以缓解很多身体的疾病。这是因为太阳穴为顶骨、颧骨、蝶骨及颞骨这 4 块头骨的交汇之处，称为"翼点"或"翼缝"，是头骨最薄弱的部位。在此处用力时，力量会沿着几条骨缝同时传递到整个头，使整个人的精神受到刺激，这也是我们头昏脑涨或昏昏欲睡时，按摩太阳穴就可以达到舒缓放松效果的原因。

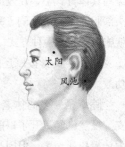

由此例子，我们也不难体会到头骨保养中，按摩也发挥了重要的作用。因为头部按摩简单易行，所以大多头骨按摩都可以照图自己做，是自我保健的常见方式之一。

风池、太阳

具体到以头骨骨缝为作用对象的按摩方式，这里为大家介绍一种操作较为健康的方法，以供参考：

手掌打开，抱住头部，拇指按在风池穴上，同时以双手四指指腹顺势按摩整个头骨，拇指在风池穴可使用四五分的力度多加按压，缓解枕骨以上的肌肉紧张之后再顺着枕骨到耳后做按压。

拇指反过来接触在太阳穴和胆经的区域，其他四指则从后面托在后脑勺的位置，同时按揉，力度只需四五分即可。

这种按摩方式不仅能促进头部血液循环状况，还能预防失眠。记得，在按摩时，方式一定要轻柔稳定，按摩者和被按摩者双方的身心越放松效果越好。

头骨按摩治疗腹泻有一手

上文我们已经说到，头骨按摩是护养头骨的常见保健方式。这里为大家介绍的是头骨按摩除预防保健作用外的治疗方式。按摩不是万能方，但在治疗小毛病方面，头骨按摩确实疗效显著。

在养生话题越来越得到人们重视的今天，很多老年人都从中获益，学到了不少保健养生的新知识。这其中，不少也与头骨保健密切相关。比如：敲胆经可以强身健体。

胆经是起自眼尾处后沿着头部侧面绕行，走过耳朵前后，再沿着肩、两胁，走向腿部，几乎贯穿了整个人体侧面的经络。在敲胆经的具体方式上，疗效最为显著的不是单纯的敲腿部胆经而是按摩头部胆经。头部两侧（颞骨的整个上缘）的按摩，是在胆经的源头就施以刺激的一种方式，效果更直接，见效也更快。

此外，头骨按摩还能有效止泻。这是很多人都不了解的治疗功效。

陈卓是一名离休老干部，因为严重的慢性腹泻而整日坐立不安。虽然已经离开了以前的岗位，但也经常会接到相关单位的邀请去传授执业经验，但因为慢性腹泻，而常常无法去远一点儿的地方赴约。陈大爷每次腹泻不止时都有一种很无奈的失落感。

与许多有类似问题的人一样，他尝试过服用抗生素和喝中药，凡是可能有效的方法基本都用过。但不是过程太痛苦，就是效果时好时坏不能去根。

后来，在家人的推荐下，陈大爷选择了无痛苦又有效的养骨法，经过几次治疗就基本消除了困扰。一开始他采用的脊椎调理法，见效快但两个月左右又复发了。后来医生改用了自律神经调节法终于治好了陈大爷的病。

这个方法的具体操作方式也是以头骨按摩为主，具体的操作步骤是：

（1）在治疗室内选播一支慢节奏的轻音乐。让患者平躺在床上，闭上眼睛，抛开烦心事，放下忧虑，尽可能让自己的思绪沉浸在旋律中。在舒缓的旋律中放松身心，这样也会影响病人的神经系统。当音乐与病人的呼吸及神经状态较为一致时，按摩就可以正式开始了。

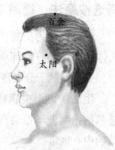

百会、太阳

（2）治疗者在患者的头顶方向坐下，用左手托着患者的头，将头微微偏向左侧，用右手中指、无名指以画圈的方式揉按风池穴3圈，而后沿着枕骨一直揉按到耳后。换右手托住右侧头部，左手按摩同样的位置，手法一样。

（3）将头部回正，右手探到后脑勺中心线的凹陷处再揉按3圈，之后由下往上沿着后脑的正中线，一直按摩到头顶百会穴。

（4）把患者的头部轻放在枕头上，用两手中指轻缓地按压他的睛明穴，再滑到攒竹穴按揉几下，之后停留在印堂，用双手的中指重叠画圈按揉，如此循环3遍。双手分开，用中指慢慢移动到发际中央处，沿着发际，一边画圈一边移动到两边的太阳穴。此时的力道可以稍微重一些。

（5）太阳穴舒缓后用双手四指按在他的整个翼点区（即太阳穴周边），画圈揉按。如果在这个过程中，患者有感觉酸痛，那这就表示他的头部气血不畅，在酸痛的地方可以反复多按揉几次，一直揉到患者觉得舒服为止。

（6）用两手的拇指交叠，从患者的额头上方的发际中央点一直按压到头顶（百会穴）；再用双手四指合抱他的整个头部，拇指在后脑勺（枕骨）的位置按揉几分钟。

整个治疗过程需要 20 分钟左右。按摩中间不要说太多话。对于慢性腹泻病史不长，未超过半年的人而言，这样的治疗过程，经历 2～3 次病情就会得到根本性的改善，而且复发性很小。

巧选按摩法，缓解头痛头晕

中医学认为头是"诸阳之会，清净之府"，可以毫不夸张地说，人体任何一部分生理功能的正常发挥都与头部的功劳密不可分。所以，头骨保健十分必要。

生活中，不少病症都会在头部得到直接体现，不仅病症本身，连带的情绪波动也会在此得到印证。可以说，头部是所有紧张与情绪的中心地带。

试想一下，当我们在繁忙的工作时，受到了风寒的侵袭，头部在感受外邪之后，就很可能会出现头痛、疲乏、失眠、嗜睡等症状。这时应该怎么做才能减轻病痛呢？

答案是选择正确的按摩方法。正确有效的头部按摩会触及很多末梢神经反射点，从而达到深层放松的效果。在治疗之余还能放松患者的神经状态，健脑安神，使大脑重新获得充足的精力。

那么，怎样的按摩方式才是正确而适合的呢？

选择正确的按摩方式的第一步是确定头痛、头晕的原因和类型。一般说来，头痛往往是因为椎动脉循环受到阻碍而引起的，头骨按摩法不仅仅针对骨缝的走向调整了自律神经，它的按摩方向更是遵循了椎动脉的走向而行的。

第二步是依据自身头部症状和部位选择适宜的按摩法。

这里为大家介绍几种头部按摩常见技法，以供参考选择。

按法：用中指的指腹在头部合适的穴位有节奏地进行按摩。要求用手指的力量操作，配合呼吸有节奏地进行。力度应由轻到重，逐渐增加。操作者要根据患者的痛感选择合适的轻重力度，当然，按压的部位也是很重要的影响因素。按法能够通经络，开导闭塞，化滞镇痛，舒展皮肤。对高血压性头晕，火气上炎式头痛较为适宜。患者可以通过按摩降低神经兴奋度，放松肌肉，改变淋巴管内的瘀滞状态。

拿捏法：用拇指与食指在所选定的穴位或肌肉丰满的部位，一握一松地用力拿捏，其余三指曲成弧形，常用于颈背部抖方肌或肩部三角肌部位的按摩。操作时，以手指的活力来带动操作部位。拿捏法与其他手法相比刺激性较小。操作时应舒缓有力，动作要连贯、协调，由轻渐重。拿捏法对三叉神经痛，可以加强血液的循环，改善局部新陈代谢，增强关节的灵活性和肌肉的收缩能力。

捏提法：用拇指和食指捏起面部皮肤做一个瞬间动作。力度要轻，捏提面部皮肤的面积要小，一捏一放要有规律。这种按摩手法能够刺激皮肤光滑，防止肌肉松弛，延缓皮肤变老。

震颤法：一手托下颌，一手扶头顶，通过其手嘴肌肉的收缩来形成震动的感觉，由指尖传达到被按摩处。按摩时用力不可过重，应以被按摩部位感觉舒服为宜。能够解除肌肉疲劳，增加皮肤弹性。

在了解以上几种常见的头部按摩技法之后，我们会发现，只要不是严重疾病引起的头痛、头晕，通过按摩基本可以达到消除主要症状的效果。而且，头部按摩在头痛头晕的最初就开始实施效果较好，头痛的当时，就可以马上进行自我按摩，有条件的话，平躺下来让家人或是朋友帮忙按摩更好。

虽然头部按摩是头骨保养的重要手段，但其实，很多人的头晕、头痛症状都是因为日常生活上的失误造成的。比如：寒冷天气里没有注意头部保暖、洗头后头发不干就上床睡觉等，这些都导致风寒从头部（尤其是头骨接缝脆弱处）进入，而寒气又没有得到及时的疏通，长期瘀滞在头脑里，进而引发病痛。

养好主心骨，挺起脊梁生活

生活中，当我们遇到长寿老人经常会这样慨叹："您看那老人身体多好，身子骨那么硬朗，这么大岁数还腰杆儿笔直。"这里的"腰杆儿"就是指我们的脊柱。脊柱就像树干一样，支撑着我们的身躯，只有养好它，我们才能像常青树一样在风雨中屹立不倒、健康茁壮。

从古至今，无论从中医角度，还是从西医角度，拥有健康的脊骨，不但能让很多疑难杂症不治而愈，可能连腰酸腿痛、感冒发烧等小毛病都无法上身。所以，养好"脊骨"，这也是我们防病祛病、健康延年的首要任务。

近年来，我国颈椎疾病患者迅速增加，据不完全统计，45岁以上的中老年人群中97%患有脊椎疾病，而且，还在呈现年轻化的趋势。现在，在40岁以下的人群中，40%以上的人已经患有或者正在处于颈椎病威胁中。如此大的比例已经引起了越来越多人对脊椎健康的关注。

脊椎被很多人称为"第二生命线""主心骨"，这种说法并不夸张。因为有医学研究表明，人的寿命长短受脊椎健康状况影响而可能缩短10年，甚至30年。所以说，脊椎就像我们身体的卫士一样，如果它不舒服、病了，不仅自己的"身体"会坏掉，而且能让众多疾患有机可乘，从而破坏我们的健康，缩短我们的寿命。

我们的脊椎是我们生存和成长的基础，我们应当像呵护自己的生命一样呵护脊椎健康，让其能发挥自身健康作用。

脊椎健康有益长寿

古往今来，从皇室贵族到平民百姓，长寿都是热门话题。如今它已不仅是我们的一种愿望，更是我们生活和努力的一个方向。其实，自古就有脊椎健康人长寿的养生观念。说到脊椎健康与长寿的关系我们还要从督脉开始。

从中医上讲，督脉是人体奇经八脉的主脉之一，它正好行经脊椎部位，它是诸阳经脉的总纲，统率全身的阳气，人体上任何部位

养生是比医生更好的医生

阳气的变化和病邪的产生都同督脉阳气的强弱变化有关。许多传统中医著作也认识到很多疾病就是源自督脉及脊椎旁的足太阳膀胱经穴位的病变。之所以提及督脉对身体健康的影响，是因为这些也是长寿养生不可或缺的内容。简单地说，督脉行走的方位同现代脊神经支配区域基本一致。从现代医学的角度看，脊椎与长寿之间存在一定的因果联系这个观点也是被支持和认可的。

疾病缠身会降低机体抵抗力，缩短寿命。我们之所以能够健康的生活，随意完成各种行为动作，最主要的是靠体内各器官和组织的分工与协调合作。

脊椎不仅与我们身体上的脏器有着密切的联系，还与大脑和主要神经"沟通"密切。所以，脊椎问题是引发身体脏器器官和组织病变的重要原因。具体说来，这是靠其内部的 31 对脊神经来完成的，它们分别由脊椎骨与脊椎骨之间的椎间孔伸出而贯穿全身；由上至下可分为颈椎神经 8 对、胸椎神经 12 对、腰椎神经 5 对、荐椎神经 5 对、尾椎神经 1 对。这些神经共同负责传递大脑与身体各部位的信息，有些掌管身体的肌肉、皮肤、骨骼、韧带等部位，有些管制全身的内脏器官。

在这个过程中，一个器官出现异常，就有可能会影响到其他器官甚至整个身体，身体若长期处于这种不良状态中，寿命自然也会受到影响。

所以说，想要健康生活，晚年无忧，首先就要把脊椎养好。

强直性脊柱炎，动起来的治疗方

脊柱健康了，生活也会更幸福。所以，那些与脊柱相关的疾病就是健康的敌人。人之所以能左、右、前、后随意活动，主要依赖于连接脊椎的肌肉、韧带、关节囊的相互协同作用。它们就像是同一条流水线上的不同环节。只有在每个环节都正常运转的情况下，才可能生产出质量合格的产品。同样的道理，当代谢活跃的韧带部及其附着部位的骨质被侵蚀破坏，或椎体之间的关节及关节囊受损时，脊柱的活动度大大降低，严重时甚至可能丧失活动能力形成强直性脊柱炎。这个病也是临床上较为多见的脊柱疾病之一。

王艳丽是某贸易公司的商务接待人员，24岁，工作积极，经常加班，但是，最近却不得不请假去医院，因为她最近总是感觉呼吸困难、气喘、胸闷，一开始以为是重感冒，吃药丝毫不见好转，后来，担心自己肺部有问题，就向公司请了假，在男友的陪同下去医院检查，结果医生告诉她是强直性脊柱炎。虽然不是重病，松了一口气，但强直性脊柱炎对她的生活已经带来了很多不便。究竟这是一种什么样的病，患者应当怎样面对呢？

强直性脊柱炎的早期症状，以腰、骶部位的疼痛，并伴有腰背部的僵硬感居多，也有少数患者会以膝关节、踝关节或者足根痛为开端发病。初期病情发展较为迅速，到了中期，多有下脊部或腰骶部疼痛；腰脊晨起僵硬；脊柱活动受限；疲劳、乏力、气短、面色淡白、消瘦等。如果此时还不引起注意，不及时就医治疗的话，到了晚期时，患者通常会感觉腰骶部疼痛加重，脊柱疼痛严重，并伴有全身关节疼痛，最要命的是这种疼痛是持续无间断的，不会因为按摩等方式而有所缓解。整个人都会显得消瘦无力，走两步路就觉得累。多数人会出现驼背的现象。

上述事例中的王艳丽的病情只是较为初期的症状，因为较为及时的就医，治愈的可能性很大。这种病到了晚期治疗是很困难的，即使治愈，也会有较严重的后遗症，致残的概率很大。因此，强直性脊柱炎患者的早期诊断、早期治疗、准确治疗是最关键的。

从预防的角度讲，脊柱健康离不开运动健身。科学适量的运动可保持脊柱的生理弯曲，防止畸形；保持胸廓活动度，维持正常的呼吸功能；保持骨密度和强度，防止骨质疏松和肌肉萎缩等病患的发生，具体说来，以下四种运动较为适宜：

（1）深呼吸：每天起床后、午休时及睡前均应常做深呼吸运动，这样可以维持胸廓最大的活动度，保持良好的呼吸功能。

（2）颈椎运动：头颈部可做四个方向的任意旋转，以保持颈椎

养生是比医生更好的医生

的正常活动度。

（3）腰椎运动：每天做腰部运动、前屈、后仰、侧弯、下蹲和左右旋转躯体，使腰部脊柱保持正常的活动度。

（4）肢体运动：可做俯卧撑、斜撑，下肢前屈后伸，扩胸运动及游泳等，既有利于四肢运动，又有助于增加肺功能和使脊柱保持生理曲度。

需要提醒大家的是，脊柱作为人体的脊梁，本就承担着主要的支撑作用，所以在运动方式的选择和运动量的控制上应当依据自身状况而定，开始运动时可能出现肌肉关节酸痛或不适，但运动后经短时间休息即可恢复。如果发现疼痛持续时间超过 3 小时，则表明运动过度，应适当减少运动量或更换运动方式。

此外，除了以上几种简单的锻炼方式之外，日常保养同样非常重要，主要可分为以下四方面。

第一，保持积极情绪。请医生进行控制病情的治疗的同时，对治疗充满信心并积极给予配合。

第二，纠正不良生活习惯。平时睡眠姿势要平直，选择硬实床垫和低枕。工作时要经常变换体位，例如使用电脑的时间不要持续太长，每 1 ~ 2 小时要起来活动一会儿，特别是颈椎的活动；长途驾车者要不时休息一下，下车活动腰部，做做舒展运动。

第三，避免感染。较为常见的感染有肠道感染、尿道感染和咽喉感染，这些均可能导致病情加重，应当引起格外关注。

第四，提升生活舒适度。生活起居一定要慎防风湿寒之邪，冬季注意保暖，增强机体免疫功能。

从细节中看脊椎健康

脊椎疾病的发生和其他很多病一样，病变的发生是短时间的，但病因的形成却有如三尺寒冰，非一日可成。所以，我们与其被动的在身体检查拍 X 线片时发现病情，不如平时生活中注意观察，及早预防。

有的朋友可能会问："我又没有专业的医疗知识，如何判断自己是否有脊椎病隐患呢？"事实上，平时只要你从走路、鞋子、"习惯"姿势及小小的运动等方面留心观察，就可以对自己的脊椎状态有基本的了解。

具体说来，想要知道自己的脊椎是否存在健康隐患可以从以下四个方面入手观察：

1. 行走姿势

一个人的走路姿势不仅关乎仪态，还和健康密切相关。走路姿势是一个很容易被人忽略的细节，但这却又是脊椎病很好的判断方法。如果你在行走的过程中，出现脚尖不自觉外展的现象；如果你的腿出现长短不一，就说明你的脊椎已经开始退化，或者已经有脊椎病的前兆。

此外，从鞋底磨损的状况也能看出脊椎问题。正常人走路，鞋子被磨应该是均匀的，只有当脊椎发生了位移，才会出现鞋后跟被磨偏的问题。所以，如果你的鞋后跟常被磨偏，也说明你的脊椎有了问题。

2. 习惯的变迁

日常生活中，当一个人的日常行为习惯发生变化时常会引来一些关注。以行为姿态为例，无论是站还是坐，每个人都有自己长期形成的"习惯"姿势。当我们的"习惯"姿势一旦出现了"不习惯"的样子，很可能就是疾病的一种表现了。

如果你平时的姿态中有不良姿态出现，那就应当引起重视，这往往是脊椎病变的开始。例如，你以往走路时习惯正头目视前方，但现在却变得喜欢歪着头走路，这就是身体在向你发出警示信息：你的脊椎尤其是颈椎关联部分已经出现了问题。

3. 关键部位的扭动与旋转状况

除了行走姿势和习惯的变化，关键部位的小动作也是观察、判断自己脊椎情况的方法。

养生是比医生更好的医生

如果你的头或髋部在向身体两侧扭动或者旋转的时候不能达到相同的扭转角度，一边只能扭转很小的幅度，这就预示着你的脊椎不太好了。

4. 常做深呼吸

你可以试着做深呼吸，如果不能完成十分舒适的深、长呼吸，你就要想到自己的脊椎了，做些检查，看看是不是脊椎的问题。这是因为，脊椎问题会压迫影响胸骨，使呼吸系统工作出现异常。

由此可见，脊椎出现问题直接影响到人的方方面面。时刻关注生活细节就是对自身健康最负责任的表现。

防治结合，颈椎健康有保障

颈椎病被很多人认为是职业病。其实，并不尽然。即使是赋闲在家的人也有可能会受到颈椎病的困扰。颈椎虽不像脊椎那样承受巨大的压力，其对人体行为动作的影响范围也没有脊椎广。但是，这并不是说颈椎健康无关紧要。如果把人体骨骼比作海洋通道，颈椎就好比是具有重要战略意义的水道关卡。其存在的作用足以影响整个人体。所以，颈椎问题不仅要注重疾病治疗，更要注重病前的预防工作，做到防治结合两步走。

保护颈椎，密切关注特异信号

头部转动时有声响？晨起脖颈转筋？也许你以为这些都是偶发现象，不会对身体造成什么不良影响。但事实上，这些症状都可能成为颈椎疾病的表现。简单地讲，颈椎病是指因颈椎退行性变引起颈椎管或椎间孔变形、狭窄，刺激、压迫颈部脊髓、神经根、交感神经所造成的一种病变。因为压迫的部分不同，所以呈现的症状也有所差异。但不管是何种症状，都会在一定程度上给患者的生活带来影响。

那么，究竟哪些现象是颈椎病的特异表现，出现这些现象时我们又要怎样做呢？颈椎病有许多特异的表现。由于这些表现与颈椎多风马牛不相及，易与其他疾病混同，所以不少患者在就诊初期被误诊，陷入久治不愈的尴尬局面。具体说来，颈椎病有以下几种特异性表现：

1. 血压偏高

颈椎患者的血压多偏高，且呈现长期性。从病理角度讲，这种血压偏高的现象是由于颈椎小关节错位或增生，压迫刺激椎动脉和颈交感神经节，进而引发椎动脉痉挛，颈椎－基底动脉供血不足，因为缺血所以反射性地使血管运动中枢兴奋性增高，引起血压升高。

2. 吞咽困难

颈椎患者因为颈椎前缘骨质直接压迫食管后壁而引起食管狭窄，或因颈椎病引起自主神经功能紊乱，导致食管痉挛或过度松弛，所以在进餐的时候会出现吞咽困难。比较多见的情况是咽东西的时候有被异物塞住的感觉，少数患者还会有恶心、呕吐、声音嘶哑、干咳、胸闷等症状。

3. 经常性落枕

偶发性"落枕"可能是由于睡姿不当或者枕头高度不适宜造成的。但是，如果经常落枕就要警惕颈椎病了。如果出现频繁落枕，则要多加注意。"落枕"，说明颈椎周围的韧带已松弛，失去了维护颈椎关节稳定性的功能，甚至，有的椎关节已有发生"错位"的可能。

当我们发现自身已经出现以上三种症状中的一种时，就要引起重视。一般说来，颈椎疾病可以通过传统疗法治疗，较为常见的有针灸、捏脊等。以中药为主要材料制作成的药枕也具有一定的辅助治疗作用。

药枕是以各种性能的中草药为瓤，制作成高度适宜的枕头，通过气味及皮肤的渗透作用，使患者吸收，达到治疗某些疾病的目的。

药物经过颈部摩擦和微热直接作用于头部，促使头部经络疏通，气血流畅，改善局部微循环，调整脑部神经。长期使用可有效消除失眠心悸、烦躁不安、头重目眩等症状。

临床实践证明其具有祛风散寒、活血化瘀、行气止痛等功效，对颈椎病的治疗和预防保健有极大的益处。

颈椎病的常见拍档：脑血管疾病、高血压、心绞痛

对心脑血管疾病、高血压病，人们的认知程度已经相当高，但对于颈椎病与脑血管疾病、高血压、心绞痛之间的病理关系还鲜为人知。事实上，以上这三种常见病的病因都可能由颈椎病诱发。而且，以此为诱因的时候，大多数患者病程进展缓慢但可预见性危险指数较高。

我们先来看看颈椎病诱发脑血管疾病的情形。

在这种情形下，患者通常都有过脊椎外伤经历，治疗恢复不彻底，平时生活不注意脊椎保护。张华是某电子商城的管理员，曾在2008年工作中因为协助管理拆卸商城的货架而摔伤了颈椎。经过治疗后自己认为痊愈了就没再多想，一年后原来伤处出现骨质增生。半年后开始出现胸闷、头痛、气短、精神不济、大脑不清醒等症状，后来，记忆力大幅减退，学习力模仿力下降，口齿表达不清晰，令他十分痛苦。后经过积极治疗，并且得到基本控制并有所好转。

事实上，这是典型的颈源性脑血管疾病。之所以张华会出现以上症状都是由于颈椎出现病变后影响了其内部为大脑供血的动脉，造成脑供血不足。长期的供血不足使其出现上述症状，情况严重时甚至会发生脑血栓、脑梗死，最终有偏瘫的危险。如果能及时治疗颈椎病，就不会恶化为偏瘫等严重后果。

其次，颈椎病还可能诱发高血压。

不少上了年纪的高血压患者都对自己的病情感到纳闷。为什么自己吃的降压药不起什么作用呢？这其中的不少人，最后检查竟然

是颈椎病。是的，颈椎病可以引起血压增高或降低，只是高血压更为常见。在区分单纯高血压与颈椎病诱发的高血压病时，注意看患者是否伴有颈部疼痛、发紧、上肢麻木等颈椎病症状。如果有这些症状可以先遵医嘱治疗，将颈椎病控制住。控制住颈椎病的同时也不难发现，自己的血压正在随之下降。

究其原因，主要与颈椎病所致相关动脉供血失常和神经功能紊乱有关。

此外，颈椎病还可能诱发心绞痛。

众所周知，"心绞痛"是一种发病急促，十分痛苦的疾病。当一般药物治疗都无效时，应当联想到是否是颈椎病所致的颈源性心绞痛在作祟。颈椎健康不仅与骨健康有关，也与大脑神经联系，所以，如果颈椎出了问题，脑对脏器的控制自然就会出故障，心脏就是一个典例。颈椎骨出现问题，就会压迫这些神经使心脏出现问题。患者就会出现心脏疼痛、胸闷、期前收缩等心律失常的症状，在初诊时很容易误诊为冠心病。不过，如果按压颈椎附近的压痛区可诱发疼痛，头部处于某种特定的位置和姿势时可使症状加重，而改变位置后则减轻，基本就可以判断是与颈椎有关了，然后通过颈椎病治疗就可以收到明显的效果。

所以说，当身边的朋友、亲人换上脑血管疾病、高血压、心绞痛时，我们要多留一个心眼，看看他们是否也在同时忍受着颈椎疾病的困扰。如果答案是肯定的，就要充分考虑以上几种情形，遵照医嘱，积极治疗，这样才能获得良好的治疗效果。

对抗颈椎病三宝：举头、热敷、拿捏

颈椎病虽然发病时不像急症那样让人胆战心惊，但其顽固性常令患者苦不堪言。不少患者尝试多种治疗方却都不能维持持久的效果，常常是今天治疗了，后天又难受了。

下面为大家推荐三种对抗颈椎病的方法，这三个方法具有可操作性强，受众面广，成本低、效果久的优点。

养生是比医生更好的医生

1. 睡前多举头

当头部自然后仰，目光垂直向上看的时候，后颈处于相对放松的状态，有助于消除颈椎疲劳。此状态如果能保持 2 小时，就相当于做了 15 分钟的颈部按摩。其实，可以选择在每晚睡觉前不使枕头，平躺在床上，保持无枕仰卧状态 1 ~ 2 个小时，长期坚持，有助于防止颈椎病的发生，而且，对刚患上颈椎病的人能起到一定的治疗作用。需要注意的是，不要超时后睡着，整晚这样容易落枕。

2. 热敷暖颈椎

热敷因为体感温和，方法简单，一直是女性患者喜欢的治疗方式。这里，针对颈椎疾病的热敷，是将艾叶（10 克）、米醋（150 毫升），加水适量，煮沸约 10 分钟，加白酒 30 毫升，搅拌均匀，将毛巾浸透，热敷颈后、肩、背部肌肉，按压有明显酸痛、紧张的部位，热敷以热而不烫为宜，每天睡前一次，不仅能有效缓解颈椎不适，还能促进睡眠。一般而言，热敷 1 周症状就会有明显改善，但不要停止，一直做到症状完全消失为止。

3. 交替拿捏左右肩

当为患者拿捏时，操作者要抬起右手，弯曲拇指、食指、中指、无名指、小指屈曲，由上到下、由轻到重的进行，先右侧再左侧，各 3 ~ 5 遍。然后，再用双手同时进行。之所以先单手后双手是因为肌肉的承受力需要一个循序渐进的过程。

其实，对抗颈椎疾病还有很多其他方法，但不管是已经介绍的上述三种还是生活中新的经验总结，都需要有科学做后盾，切忌轻信传言偏方。

照顾好双肩，骨平衡的基础

肩部骨骼健康状况会对人的一生产生重要影响。正是因为意义重大，所以不少为人父母者都很注重孩子从小的肩部养护。这一点，在我国马背民族的育儿经中体现得更为明显。满族人擅长骑射，为了能让孩子上肢平直，肩端体健，在孩子生下后，会用四五寸宽的布带，将孩子的胳膊肘捆起来，使其长大后不会溜肩膀，衣着入眼，骑射拉弓都擅长。至今不少地方仍有此习俗。这不仅寄托了父母对孩子健康成长的希望，也从一个侧面反映了肩骨健康的重要性。照顾好双肩，骨骼发育平衡了，身体基础才更好，体型也会很美观，所以说，养肩是十分必要的。

定位按摩，颈肩不再酸痛

网络的无穷魅力让越来越多的人拜倒在它的面前，不少人，一天24小时，恨不得20个小时都对着电脑，浏览网页、购物、玩游戏、找资讯……这样无穷快乐的背后是脖子僵硬，鼠标手，腰酸背痛的折磨。这其中，最"倒霉"的就是颈部肌肉。

现在人的网络生活几乎是不给自己的脖子一点儿休息的机会。要知道，我们颈部的肌肉并不粗壮，在承受比自己大好几倍的头颅的同时还要连续支撑上肢做很多事，这种长时间的超负荷"加班"状态，会让肩颈叫苦不迭。因为大多数人都认为肩膀累了睡一觉就好，所以脖子、肩膀长期得不到休息和放松，就很容易出现肌肉僵硬、颈椎侧弯及错位等问题。

当问题出现之后，人们又会以"太忙"为借口拖延治疗。为了改善这种极为危险的状态，这里为大家推荐一种极为有效的按摩方式，每天只要几分钟，但却能让肩膀从一天的烦累中解脱出来。

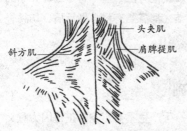

斜方肌、头夹肌、肩胛提肌

颈肩部是连接躯干与头颅的重要部位，日常生活中，人们总是低头学习、工作，站立行走时又要保持头部的中立，因此颈肩部在日常生活中是极易劳损的部位。颈肩部保健按摩，有助于缓解颈肩部的疲劳，

养生是比医生更好的医生

颈防和治疗颈、肩部的劳损和颈肩部疾病。虽然，肩颈部位的劳损问题较为常见，可实施的部位范围有限，但同样需要有正确的操作指导和准确的定位。

总的来说，颈肩部保健按摩的重点是放松颈肩部的肌肉，特别是斜方肌、头夹肌和肩胛提肌。

在进行肩颈部的保健按摩时，单纯局部保健，可让患者采用坐位；全身保健宜让患者采取俯卧位。

1. 拿头夹肌

操作者用拇指与其余四指捏拿颈部两侧的头夹肌和斜方肌的上部，捏拿时应使捏拿产生的力量作用在肌肉层，捏拿顺序应从上到下，捏拿时间持续3分钟左右为宜。

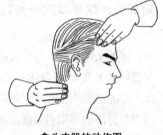

拿头夹肌的动作图

2. 拿斜方肌

操作者用拇指与其余四指捏拿肩部的斜方肌。捏拿时拇指横放在后，四指在前，手指不要触及锁骨上窝，动作要轻快柔和，拿的方向应从中间向两边。捏拿的时间不宜过长，以平均每次2分钟为宜。

3. 揉肩胛提肌

揉肩胛提肌的方法是以两手拇指分别按揉两侧肩胛提肌的止点，即肩胛骨的内上角，按揉的方法可在局部进行环形的揉动，也

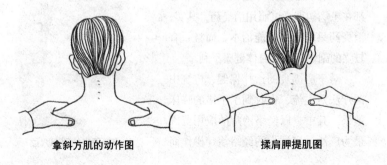

拿斜方肌的动作图   揉肩胛提肌图

可自内下向外上方弹拨、推动。本手法持续3分钟左右即可有一定效果。如能每日坚持，效果更佳。

以上三种手法是颈部保健的基本手法，可根据具体情况选择用力的大小。一般来说，有病时力量应大，时间应长；保健时力量不宜太大，时间也不要太长。需要注意的是，在具体操作时，最好请保健医生或专业的按摩师进行，切勿让家人随意捏拿。

肩周炎，信手取穴一身轻

人到五十的时候，肩膀成了关注度较高的保健对象。究其原因，还要从《黄帝内经》说起。其中有对肩周炎的记载，大致意思是说：男子自48岁身体上部的阳气就开始衰弱了，女子自42岁身体上部的三阳经脉也开始衰弱。待到了50岁左右的时候，身体就会出现肝肾阴虚和阳明气虚，使筋骨失养，不通则痛，于是就出现了肩周炎。之所以以五十为点，是因为五十岁是临床上统计的肩周炎发病率最多的年龄。所以，我们在年龄邻近于此的时候要更多关注肩颈健康。

那么从现代医学角度而言，肩周炎是从何而来的呢？其实，肩周炎就是肩关节及其周围软组织退行性改变所引起的一种肩关节周围软组织慢性炎症。和其他部位炎症一样，也会出现疼痛和功能受限等症状。不少患者都在患病初期尝试服用消炎药，其实，消炎药只能治标不能治本，而且，有较强的副作用，对身体健康不利。

对于肩周炎的治疗保健，传统中医疗法是主流，也收到了不错的临床效果。其中，以经络治疗的应用范围最为广泛。肩周炎的经络治疗操作简

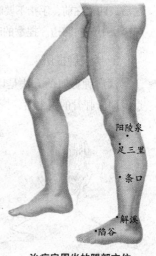

治疗肩周炎的腿部穴位

阳陵泉
足三里
条口
解溪
陷谷

养生是比医生更好的医生

单，使用安全无副作用，这是肩周炎患者选择其作为主要治疗方式的原因。具体说来，肩周炎的经络治疗法向我们展示了疾病治疗的相关性。那种"头痛医头，脚痛医脚"的治疗方式是行不通的。

治疗肩周炎主要取耳穴与手穴。

首先，选取耳穴。基本穴位为肩点、肩关节点和锁骨点，其中肩点为按压的重点。若伴有疼痛者，在基本穴位的基础上再选取神门、肾上腺点和内分泌点。

其次，选取手穴。如果患者的病痛部位在右肩上，则取左脚和左手上的肩点；若病患部位在左肩，则取右脚和右手上的肩点；如果两边肩膀的病患都较严重，则最好双手双脚上的肩点都取。

此外，对于肩部的疼痛几乎无法忍受的激烈疼痛患者，在耳穴与手穴的基础上，再加取腿部的阳陵泉穴。这样每日 1 ~ 2 次的穴位治疗，才可能对病情有积极的控制。

除此之外，治疗肩周炎还可以通过按摩条口、解溪、陷谷和足三里 4 个穴位进行治疗。每天坚持按一按这四个穴位，不仅可治疗肩周炎，还能调治人体虚弱，绝对是难得的大补药。

膝肘灵活，伸缩自如身康健

膝肘部位骨骼的健康是养骨中最易被忽略的环节。而此两处又因为活动频繁易受到外力损伤。保护膝肘部不受外力伤害，且在受伤害后能够得到及时有效的治疗修复，是每个珍爱自己身体的人都应当学习的内容。

膝关节由股、胫、髌、腓骨构成，其主要功能为屈伸运动。而肘关节是一个复关节，由三个关节共居同一关节囊而成，主要活动有屈曲、伸展、内旋和外转。从膝关节和肘部的活动功能范围不难看出，维持关节的自由屈伸才是膝肘部骨骼养护的关键。

四大穴，帮你防治膝关节骨刺

在膝关节的健康问题上，骨刺是较为常见的病症。虽然病灶部位较小，但发作起来十分痛苦，情况严重的时候，还会妨碍日常行走。对于骨刺的治疗，中医传统治疗已经受到大部分患者的认可。

膝关节骨刺是膝关节因种种原因造成软骨的磨损、破坏，并促成骨头本身的修补、硬化与增生。这是一种自然的老化现象。所以说，有了骨刺，就表示此人的脊椎已经开始进入老化阶段。但是，并不是说骨刺是只有老年人才会得的疾病。由于工作形态的改变，许多人必须久坐、久站，若是加上姿势不正确，很容易年纪轻轻就使脊椎提早发生退化现象，而诱发骨刺的发生。所以说，常坐办公室或者需要长久站立的职业人员都应当警惕此病。

不少患者都是在尝试了多种治疗方式没有明显效果后，才想到用中医治疗的。而在中医治疗方式中，以穴位疗法效果最为显著。

穴位按摩治疗膝关节骨刺，能有效缓解疼痛，而且操作简单易行，患者自己就可以在家里进行治疗。而且，从治疗成本上讲，也较为经济实用。

穴位按摩法防治膝关节骨刺的基本穴位主要分布在膝部。

操作手法为：用自己的手掌，先从内、外膝眼（髌骨下，髌骨韧带两旁凹陷中）开始各按 100 ~ 200 次，再按摩梁丘穴（髌骨之上外侧直上二寸凹陷处）、鹤顶（髌骨中直上一寸处）各 100 ~ 200 次，用手掌以顺时针用点力旋转按摩即可。按摩十天半月即可见效果，但也可继续按摩，直至不疼为止。

事实上，这种穴位的防治原理是通过按摩加速血液循环，增强膝关节肌肉的韧力，迫使骨刺收敛、软化，从而减轻疼痛。更值得一提的是，这种穴位的按摩方法不仅在发病时有治疗作用，在健康人的日常保健中也可使用。

关于膝关节的日常护养，保暖十分重要。平时要避免受凉，可通过小腿部捶打和脚部搓揉促进下肢的血液循环，以改善症状。此外，每天晚上临睡前还可用 40℃左右的温水泡泡脚，对促进血液循环，缓解疲劳和疼痛大有帮助。

养生是比医生更好的医生

五步松筋法对症尺骨鹰嘴滑囊炎

肘部健康是平日里较易为人所忽略的内容。而此处的最常见病症有尺骨鹰嘴部滑囊炎。有两个滑囊，一个位于鹰嘴突与皮肤之间，另一个位于肱三头肌腱下与鹰嘴尖上端的骨面之间，在这两个囊之间有时是相通的，尺骨鹰嘴滑囊炎多发生在鹰嘴突与皮肤之间的部分。

为什么会形成此种类型的滑囊炎呢？

这多是由于滑囊受到慢性刺激后，局部产生无菌性炎症，从而表现为局部的肿胀、疼痛，压痛感，压之有波动感，但肘关节一般没有活动受限。因为病因起自于慢性刺激，所以，此病的发病多会呈现职业性。在技术不够先进的时候，矿工因为要在矿洞内匍匐所以易得此病，其次就是长期从事军事训练的士兵。此病症除具有上述基本症状外，偶尔也会有急性感染与损伤产生粘连，纤维性的闭锁或者钙质沉积的症状就比较明显。一般说来，如果出现此类情形，就说明病情已经很严重，应当立即给予有效的治疗，不能再拖延了。

尺骨鹰嘴滑囊炎不是"一日之寒"，所以从治疗的角度讲，也不是经过一两次治疗就能痊愈的。

从临床实践的经验中，向大家推荐五步松筋法：

（1）用按揉法或一指禅推法在患侧肘部至腕部操作 5 ~ 8 分钟。

（2）以从上而下的顺序拿捏肱三头肌 10 ~ 20 次。

（3）用拇指按揉尺骨鹰嘴部及少海、曲池、手三里等穴，各约1 分钟，同时配合患侧肘关节的被动屈伸活动。

（4）在肌肤涂抹按摩乳，肱三头肌和尺骨鹰嘴部位为重点，向前臂尺侧缘延伸，这会让人的肌肤感觉有微微热的感觉，按摩乳在这个过程中渗透到皮肤里，发生作用。

（5）坐姿，将患臂放在腹

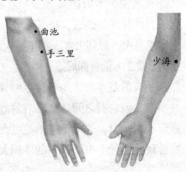

少海、曲池、手三里

前，用另一个手掌在肘后部及肱三头肌部位做环形揉动约5分钟，然后做患侧肘关节主动屈伸及前臂的旋前或旋后活动，最后用健侧手掌在患侧肘部沿前臂上下擦动，以局部透热为度。适当的拍打远处的关节和肌肉。

一般来说，按摩疗法对尺骨鹰嘴滑囊炎的治疗效果较好。治疗后应当叮嘱患者避免肘后部着力，防止复发。

如果在按摩的过程中，患者有出现肘部红肿、疼痛、患肢无力、肘关节功能受限等症状，应当暂时停止推拿治疗。因为这种情形多是因为患病部位出现了继发感染所致。此时，应当进行必要的检查如血象、拍X片等，服用清热解毒药物，或给予抗生素等，待感染控制后，再行推拿治疗。也可以在严格消毒后抽出液体，然后加压包扎。

对于经久不愈及纤维性闭锁或钙质沉积的患者，如果有较严重症状，可考虑手术治疗。

总之，肘关节骨健康不仅在于骨骼本身，也与其关节功能、常见疾病症状密切相关。五步松筋法是应对尺骨鹰嘴滑囊炎的有效措施，也是肘部养骨的重要内容。

双臂舒展，拥抱健康生活

有人说，手臂的尺寸预示着健康的状态。手臂的紧实和有力，代表身体代谢的畅通、经络无堵，是健康之音。谁都不想把蝴蝶袖、手臂晃晃肉，放到大衣大袖里掩人耳目、自欺欺人。谁都想把纤长秀美的手臂在人前自如展露。那么，怎样才能拥有健康结实的双臂呢？

手臂的基本形态与手臂上的骨骼密不可分。手臂上的骨骼成员并不多，但它们之间每个环节的健康都会对整个躯体的骨骼健康造成影响。所以，养手臂骨的关键在于不放过任何小的细节。不管是肱骨还是桡骨，也不管它的体积大小，功能强弱，都应当给予同等的重视。

肱骨内上髁炎，禁锢手臂的"锁链"

单说肱骨可能有的朋友并不清楚这是哪个位置的骨骼。但是如果说上臂骨恐怕大家都不会感到陌生了。肱骨又叫作上臂骨。虽然和其他处于关节处的骨头相比，受到外力冲击和伤害的可能性较小。但是，上臂骨的病患也会直接对骨健康造成威胁。其中，较为常见的是肱骨内上髁炎，又叫作肘内侧疼痛综合征。因为该病多发于学生、高尔夫球选手两类人群，因此也被称为"学生肘""高尔夫球肘"。

简单地说，肱骨内上髁炎就是肱骨内上髁处发生的急性扭伤或慢性劳损性疾病。

这个病在早期的时候常表现为肘部内侧疼痛，或者是酸痛不适，重复损伤动作时疼痛加重，休息后则疼痛减轻。病情逐渐发展的话，则表现为肘关节内侧的持续性疼痛，活动受限，主要表现为不能充分伸展或过屈，上肢酸软，屈腕无力，小指、无名指可出现间歇性麻木感。有的患者可能还有轻微的肿胀及压痛等表现。

（1）推滚结合活血法。具体做法是让患者采用仰卧的姿势，水平伸臂伸肘。操作的人站在患者的伤侧，坐在稍低的凳上，先用一个手的手掌自下而上推前臂腕屈肌几遍；然后，用手的小鱼际部往返滚腕屈肌5分钟左右，这样就可以达到缓解病痛的目的。

（2）揉搓散瘀法。患者同样采用仰卧的姿势。操作的人用手掌的大鱼际部位反复揉搓疼痛出现改变的部位5分钟，这样就能达到散瘀消炎以及祛痛的目的。

（3）回旋推按法。让患者采取仰卧的姿势。操作的人用一只手的拇指按压在肘内侧疼痛部位，另一只手握住疼痛手臂的腕部，两手一起进行推按、屈伸和回旋肘关节，这样做就可以促进剥离关节内部的粘连，起到滑利关节的作用。

（4）推筋法。让患者处于端坐的姿势。操作者选择站在患者的受伤的一侧，用一只手轻轻地托住肘关节，另一只手握住患者的腕部，然后使肘关节屈曲，进而前臂外旋，这时嘱咐患者尽量进行伸腕，然后迅速用力托肘，将肘关节屈伸过度，可听到肘内侧有撕布样的声响。而在肘关节屈伸的过程中，中指和无名指进行推理、按压肌腱数遍，达到舒筋活络的目的。因为此法的力道要求很高，不懂得治疗的人士不要轻易尝试。

（5）按压腧穴。选取极泉、少海、手三里等手臂上的穴位，用中指推拨极泉穴，点揉少海或手三里穴，同时要求患者屈伸腕关节进行配合，可以通络活血，有镇痛的效果。

（6）弹拨法。操作的人与患者相对而坐，如果是右侧疼痛，操作者就用左手握患者患肢，右手在肘关节内侧痛点先用指揉法，左侧同理按摩，先放松周围软组织，然后用单侧拇指垂直屈肌附着点行分盘手法，这样可以松解周围粘连。

得了肱骨内上髁炎的话，如果症状轻微，一般几天到几个月后，这个病自己就好了。但是，得了这个病的话，不能因为它能自愈而不管不顾，一定要加以注意。这是因为，如果不加注意，急性病会转变成慢性病，换句话说，就是落下病根，稍微不注意的话，肘关节疼痛的老毛病就会找上门来，影响正常的生活和工作。

对于此病的日常护理，除了要注意休息，将患肢给予一定的固定之外，还要积极进行按摩理疗，必要的时候配合口服止痛药或局部进行封闭，但是封闭治疗次数不宜过多。

其实，只要多注意日常保养，此病是完全可以避免发生的。尤其是对于喜爱运动的人士，打球的时候最好选择质地轻、弹性好、质量佳的球拍；平时无论是工作时还是生活中都尽量少用单手提的大型包。尤其是上了年纪的人，在能用推车的时候尽量使用推车搬运重物；拧衣服的时候要注意手腕姿势，不要背屈。当然，这些都只是一些保护上肢的生活细节，供大家参考。一旦出现症状，还是应当第一时间就医，遵照医嘱进行康复治疗，以免病情恶化。

桡骨茎突腱鞘炎的弹拨疗法

上肢骨健康在平时生活中很容易被忽视，与颈椎、腰椎、大关节骨健康相比，关注度更低。在上肢的骨骼组成中，桡骨是不可或缺的"成员"。与桡骨相关的常见疾病是桡骨茎突腱鞘炎。

桡骨茎突腱鞘炎也叫作拇长展肌、拇短伸肌狭窄性腱鞘炎，是一种女性多发病。尤其是对于有过生育经历的女性，发病率较高。一般来讲，30～50岁的女性比较易患这种病，女性的发病率是男性的6倍以上，这与妇女常抱婴儿和常做家务有关，所以这个病也被称为"妈妈手"。此外，对于那些从事雕刻、刺绣、编织等职业的女性，由于手腕长时间处在屈曲状态，导致血液运行不畅，从而引发桡骨茎突腱鞘炎。

因为此病的病因是由于当拇指及腕部活动时，拇长展肌和拇短伸肌的肌腱会在共同的腱鞘中来回磨动，天长日久的不断劳损，使得肌腱局部变粗，腱鞘管壁变厚，同时发生损伤性炎症。所以才会出现腕桡侧疼痛、水肿等症状，症状严重的时候患者甚至无力拧毛巾，可伴有弹响和闭锁。如果在患者的手腕附近可见有小的隆起，并能摸到小的硬结，用力压的时候会有疼痛感，那就说明病症已经相当严重了。

关于桡骨茎突腱鞘炎的治疗，多不建议采取药物疗法，而是选择性质温和的治疗方式，比如弹拨疗法。此法已经得到诸多患者的认可，具体的操作步骤如下：

首先，操作者单手托住患者患手，另一手于腕部桡侧痛处及其周围做上下来回地按摩及揉捏，然后按压手三里、阳溪、合谷等穴，并弹拨肌腱4～5次。

其次，用左手固定患肢前臂，右手握住患手在轻度拔伸下将患手缓缓旋转及伸屈，最后用右手拇、食二指捏住患手拇指末节，向远心端突然拉伸，可引起弹响，起舒筋作用。

然后，结束前再按摩患处一次，理筋手

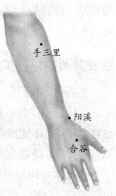

手三里、阳溪、合谷

法可每日或隔日 1 次。

和其他疾病一样，桡骨茎突腱鞘炎同样也是可以预防的。比如说，女性做手工精细活的时候，一定要注意劳逸结合，适当做一些手腕的背伸运动锻炼，就可以有效消除疲劳。那些新妈妈，一定要掌握好抱孩子的正确姿势：要把孩子的主要重心放在前臂，手腕只是起到轻轻扶挡的作用，最好是两侧手臂交替抱小孩。同时注意不要一个姿势保持时间过长，要经常变换姿势。这样有助于缓解疲劳，减少发病的可能性。

胸椎挺拔才能自由呼吸

你了解自己的胸椎吗？胸椎的具体位置是脊椎的第 8 ~ 19 节部分。与颈椎向前曲不同，胸椎是向后凸的。12 块胸椎和 12 根肋骨构成了一个像鸟笼子一样的形态，保护着心脏、肺脏等重要器官。这种稳定的结构，让日常生活中胸椎发生损伤的风险较小。胸椎最容易受的伤害，是重体力活导致的胸椎关节错位等。

生活中，预防胸椎损伤，最关键的是保持身体"平衡"。不管工作还是运动，身体往一边歪最易让胸椎受伤。此外，胸椎的健康作用还体现在对相关联骨头的保护上。胸椎在颈椎的下面，是颈椎的底座，它的偏歪或者是不正常状态直接会影响颈椎的稳定，偏歪时间长了会有颈椎病的出现。

治驼背两妙招：扩胸 + 按摩

生活中，我们偶尔会遇见驼背行走的人。他们有的是因为上年纪后脊柱变形，有的是因为天生的脊椎疾病，也有的年纪并不大却也弯腰驼背，不能挺直身躯走路。驼背不仅会给人的外形带来困扰，更是一种身心的双重折磨。

从身体损伤的角度讲，驼背对人体心脏的损伤是非常严重的。长期驼背，会使人体胸椎之间的间隙变得狭窄，胸腔就好像被困住一样，无法自由地呼吸新鲜空气，时间长了，心脏受到压迫无法泵出充足的血液供给身体，心脏病也就发生了。虽然这个演化过程比较缓慢，但一旦形成，想要完全恢复正常是比较困难的。

所以，应对驼背的最有效方式是防治结合的策略。

现在，很多职业的女孩由于长期伏案工作等而造成含胸驼背。这除了和工作姿态有关之外，也和自我控制力密切相关。要想避免受到伤害，首先要从思想上重视，选择正确有效的锻炼方式加以预防。其实，含胸驼背可以通过仰卧扩胸运动来进行有效矫正。

具体方法就是：平躺在地板上，可在身下铺瑜伽垫或小毛毯，双臂向两侧打开，身体呈"T"字形，然后大小臂弯曲成90度角，整个手臂贴在地板上，这时会感到胸部肌肉被拉紧。只需简单保持这个姿势就可以有效牵拉胸部和肩部肌肉，做动作时要放松，且呼吸缓慢。每次保持 15 ~ 30 秒，放松一会儿再重复，共练习 5 ~ 6 次。

除此之外，对于不适宜做长时间运动的患者或上年纪的患者而言，背部按摩也是较为适宜的治疗方式。此方法大多需要在家人的协助下做些背部的按摩以缓解症状。

在操作时，可以先让患者采取俯卧姿势，家人在其脊椎两侧做擦揉 3 ~ 5 分钟；用拇指按揉背部肾腧及夹脊部各穴；用掌根贴在患者脊椎后凸部，双手同时缓缓用力向反方向扳患者双肩，以患者能忍受为准；保持此姿势 10 ~ 15 秒钟，然后放松，休息 30 秒后再做。重复 5 ~ 7 次。

以上两种应对措施的选择，可以依据患者自身的情况决定。胸椎健康了，人才能昂首挺胸的走路、生活。所以，胸椎健康锻炼势在必行。

整复错位，与胸背痛说"不"

不知你是否会有这样的感受：每当干较重的体力活，或者提拉重物的时候，背部肌肉都会感觉剧烈的酸痛，严重时甚至无法以自然的姿势仰卧休息，深呼吸或咳呛时痛剧或者久站、久坐、过劳或气候变化时症状加重。不少人在发现自己有类似症状时，都误以为自己的肌肉拉伤了，或者用力过猛，抱着休息几天就会好的单纯心态对其视而不见。

其实，当这种疼痛很清晰且在 3 天内都没有明显减轻的时候，多半可以确定这不是简单的肌肉拉伤，而是胸椎错位或关节紊乱造成的胸背痛，必须采取相应有效的治疗方式才可以整复错位、舒筋活血及解痉止痛。

下面为大家介绍的方法是旋转复位法。这一方法操作较为简单，但效果不错，值得一试。

首先，取胸背部的扭伤穴（阳池与曲池连线的上 1/4 与下 3/4 交界处）、夹脊穴、压痛点。

其次，患者取俯卧位，术者立于健侧，用拇指按揉扭伤穴 1～2 分钟。然后用双手掌自上而下抚摩、按揉损伤部位数分钟，注意用力要舒缓，不要猛然增加力量，待局部筋肉组织松软后再进行复位。

最后，患者端坐于方凳上，两足分开与肩等宽。操作者可坐在其背后，一手从患者胸前握其健侧肩部上方，肘部卡住伤侧肩部，用另一只手的拇指顶住偏歪棘突。

这个时候，需要患者的积极配合，而不是治疗操作者一个人的努力。患者此时上体前屈，侧弯及旋转动作，待脊柱旋转力传到拇指时（即指感），拇指协同用力把棘突向对侧上方顶推，指下有错动感或伴响声，表示复位成功。然后，用拇指推理、按压棘上韧带和两侧骶棘肌数遍。

此法的实施频率和时间要根据病情的具体情况而定，一般说来，每次以不超过 15 分钟为宜。病情处于急性期的时候每 3 天进行一次，慢性期每天一次。但是，如是新伤在实施此手法后应休息 3～5 天，同时配合局部湿热敷为宜。

此外，在治疗期间还要注意，不要提拿重物。如果不得已要提拿物品也千万要注意采取正确的姿势。

搬运重物时首先要斟酌一下物体的重量，觉得在能力范围内再提拿、搬运。靠近物体后，双脚打开与肩同宽；身体重量放在双脚的脚掌和脚跟；膝盖与髋部微微弯曲，臀部略向下坐；稳定身体，大腿用力将上半身撑高。

提拿物品时，无论是买菜还是购物，东西较多时，尽量把物品分装两个袋子，以免上半身不平衡加重胸背负担。提起物品后，尽量挺腰直背，胳膊也要伸直，走路不要拖着脚，以利于力的缓冲。

解决腰椎病，挺直腰板走健康路

每个人都知道腰椎对人体很重要，但对它的了解并不多。只有在腰椎出现问题的时候才想起去关照它。人体腰椎共有5块，因生理的需求并不生长在一条直线上，而是呈中部向前凸出的前凸形，从侧面看，腰椎犹如一座坡度平缓的小山包。由于这种生理特点，腰、背不能置于同一平面。所以，腰椎部位的错位和相关问题都比其他部分的骨骼更加复杂一些。但因为腰椎位置特殊，只有腰椎健康了，人才能真正做到挺直身板走路。

治疗腰椎疼痛的穴位疗法

提到腰痛，相信大家都不陌生，无论你的腰痛属于哪种情况，经络都可以解决。

肾虚、寒湿腰痛，只需对症下手。关于腰痛，一方面，中医认为"腰为肾之府"，肾气的盛衰直接决定腰的状态，人年轻时，肾气旺，腰几乎都没问题，但上了年纪，就会出现不同程度的肾虚，腰部疾病也就随之而来了；另一方面，当人体受到寒湿之邪，体内气血便出现凝结，造成经脉阻塞，于是腰部就会酸痛不舒服。

我们生活中常见的腰痛，其病灶部位多在腰椎。但又因为病因的不同而有不同的治疗方法。中医上对此类腰痛有较为详细的分类和治疗方法，主要有肾虚型腰痛，寒湿型腰痛和莫名腰痛三种

基本类型。下面就让我们一一了解
一下：

1. 肾虚型腰痛

此类型的腰痛通常起病缓慢，
隐隐作痛，腰膝酸软乏力，劳累的
时候，休息不充足的时候病症更加
明显。

对此类腰痛建议使用经络按摩
法给予治疗。按摩取足太阳和督脉
经穴为主，选用穴位包括肾腧、委

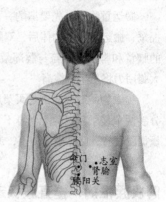

肾腧、命门、志室、风府、腰阳关

中、夹脊、阿是穴、命门、志室及太溪，每天请家人帮忙按摩几分
钟，尤其是疼痛发作时，非常有效。

2. 寒湿型腰痛

寒湿型腰痛，多因坐卧冷湿之地、涉水冒雨、身劳汗出或衣着
冷湿而致，这类患者多逢气候骤变，阴雨风冷，疼痛增剧。其经络
按摩取足太阳和督脉经穴为主，选用穴位包括肾腧、委中、夹脊、
阿是穴、风府及腰阳关穴。

3. 莫名腰痛

有些人时常感觉腰痛，但因为疼痛感不明显而无视，这种情况
一持续就是好多年，期间尝试多种治疗均没有明显改善。其实，这
种莫名腰痛同样可以找经络帮忙。经络穴位可以说是我们自带的
"大药房"。

有专家发现，按摩、针灸或敲打右臂少海穴，可以治疗莫名的
腰痛症状。右少海穴在手少阴心经上，在右手臂的肘弯处，只此一
穴，其他辅助穴位都不需要，很奏效，也很神奇。具体的按摩或敲
打时间，可以依病情而定，10分钟或以上均可。

看到这里你可能已经发现，原来我们对自身经络穴位资源的了

养生是比医生更好的医生

解很匮乏。从中医角度，人体经络之气的运行构成了一张密密麻麻的网，相互制约，相互联系，稍不注意，这张网便会在某处形成一个死结，这个死结不打开，任你如何在疼痛部位治疗，都很难起效。然而，只要我们知道这死结所在的关键穴位，对其进行按摩或针灸等刺激，疾病自然会迅速缓解，直至消失。所以，我们应当充分利用这个资源，让它为骨骼健康服务。

腰椎间盘突出，腰苦你更苦

如果你从事以下职业，那么可要小心自己的腰了。

学生、IT精英、司机及职场白领等"坐族"人士都是腰椎疾病的易发人群。在腰部疾病中，腰椎间盘突出是"知名度"相当高的成员。因为它的发病率高，且有反复发作的现象，所以被众多患者列为"最麻烦的疾病"行列。

其实，腰椎间盘突出并没有我们想象的那么可怕。这是骨科临床常见病，主要是椎间盘组织在蜕变、老化等内因基础上，再遇扭伤、劳损、受寒等外因，使腰椎发生病变，刺激或压迫神经，从而引起一系列病症。

虽然部分患者会有较明显的疼痛感，甚至在行走时、久坐时加剧，但大部分患者平时无明显症状，仅在咳嗽、喷嚏、排便或扫地等日常生活中发作。不管症状是否明显，其对人体健康的损害都是毋庸置疑的。

研究表明，腰椎间盘突出症以青壮年居多，尤其是上述几类久坐的人群，成了发病群体的主力军。有人可能会问："腰椎间盘突出的病理原因是什么呢？"这并不是因为坐着姿势太久这么简单的原因造成的疾病。以司机这个职业为例，司机朋友在工作中长期处于坐位及颠簸状态，腰椎间盘承受的压力较大，尤其是踩离合器时，椎间盘压力增大大约一倍，长期反复的椎间盘压力增高，自然会加速椎间盘的蜕变或突出。也就是说，久坐只是一个前提，而促使病症形成的关键在于量变后的质变过程。所以，以上几类人士更要特别爱护腰部，注意坐姿、莫让腰部受凉，适当运动。

当然，对于不同类型的腰椎间盘突出情形，应当采取不同的措施。对于急性腰椎间盘突出症，需要的是绝对的卧床休息，不要从事任何体力劳动。这里所说的"绝对"强调大、小便均不应下床或坐起，这样才能取得良好效果。这也说明，患者需要家人朋友的照顾，在条件允许的情况下请专业人士看护也是可以的。此类患者最好先卧床3周，3个月内不做弯腰持物等需要腰椎用力地大幅度动作。

这个治疗法的关键有两点，一是床的选择。尽量在较硬的床上休息，而不是席梦思或其他有弹性的床垫上。二是在床上以平卧姿势大、小便。这一点也是比较难坚持下来的。如果患者不能接受平卧位大、小便，可以扶拐或由人搀扶下地去厕所。切忌在床上坐起大便，因为这时腰部过度前屈，椎间盘更易后突。

当然，在卧床一段时间后，如配合推拿、针灸、理疗等方法进行综合治疗，会取得更好的疗效。

要想根治腰椎间盘突出症，不仅要选择适合自身的治疗方，还要严格遵守生活宜忌。首先，不能长时间坐着和蹲着，坐位时将腰部伸直，防止腰背肌的牵拉、劳损。其次，弯腰抬重物时，应先蹲下将腰挺直后再抬。最后，平时应睡硬板床，以防止腰部在睡眠时长时间被动弯曲。此外，还可以使用腰部支具，可有效防止腰部再次受伤。

此外，积极进行腰背肌的锻炼也是治疗腰椎间盘突出的辅助措施。在治疗的中后期，医生往往会建议患者适当做后踢腿和倒退行走的动作，这些都是为了锻炼腰背肌。

腰椎"加班"，腰肌劳损

如何才能照顾好我们的腰？这是很多腰椎病患者关心的问题。想要回答这个问题，先要了解疾病发生的原因。上文已经向大家介绍了治疗腰椎疼痛的几个方法，这里要提及的是腰椎疾病中发病率较高的腰肌劳损。

养生是比医生更好的医生

腰肌劳损是怎样形成的？一些人生活作息不规律，不分昼夜地打麻将、熬夜加班等，这都使腰部得不到充分的休息，如果不及时更正此不良生活习惯，长此以往便会出现积累性腰部损伤，形成腰肌劳损。临床发现，腰肌劳损患者中，女性比例高于男性。

这与女性穿衣习惯有关。不少女性为了保持良好的视觉效果，穿低腰裤、小肚兜、露肚衫等时髦的款式服装。虽然这些衣服个性十足但却会对健康不利。

我们的腰其实很怕冷。一旦寒气袭击身体，腰部为了抵御寒气，肌肉会自然地聚拢甚至发生痉挛，小血管收缩，使得局部血液压力循环减少，从而影响椎间盘的营养抗生素供应，椎间盘内压力升高，对身体健康造成威胁。而且，也由于这个原因而使得体内气血不畅，多数患有腰椎病的女性患者都有月经不调的症状。如果已经得了腰肌劳损，再受凉之后会大大加重病情。这也是为什么夏天在空调房里露腰或晚上不注意盖被常会腰痛的原因。所以，女性朋友们千万要注意，女人的美丽应当以健康美为最高目标，而不是简单的视觉效果。

此外，除了不良生活习惯引起的腰肌劳损疾病之外，在腰肌扭伤后，一味忍耐疼痛也是十分错误的做法。

比如说，如果在搬重物的过程中不慎扭伤了腰，腰肌处有些酸痛的感觉时，千万不要以为忍一段时间就会不治自愈。这种无视会给自身带来更大的健康损害。不久之后伤者就会发现，腰肌酸痛时常发作，在下雨天和劳累时还会加重。这种情形，就是由典型的急性腰肌扭伤转为慢性的开始。

那么，一旦出现腰肌劳损，正确的做法是什么呢？专家指出，一般急性腰肌扭伤由腰肌用力不当引起，有疼痛感觉，应注意休息。同时，在急性扭伤后1天之内，不宜热敷和贴伤筋膏药，否则会加重肿胀和瘀血形成，可以选择传统的按摩等方法进行前期治疗，待病情得到基本控制后再遵照医嘱进行进一步的措施。

不少医生都会建议患者积极进行康复锻炼，尤其是对于从急性转化成慢性，久治不愈的患者，更应注重康复调理。具体说来，可以通过以下四种简单运动进行康复调理：

第一种：两足分开与肩同宽站立，两手叉腰，做好预备姿势；然后，做腰部充分前屈和后伸各4次。运动时要尽量使腰部肌肉放松。

第二种：姿势同前，腰部做顺时针及逆时针方向旋转各一次；然后，由慢到快，由大到小，顺、逆交替回旋各8次。

第三种：仰卧床上，双腿屈曲，以双足、双肘和后头部为支点用力将臀部抬高，如拱桥状，反复锻炼20～40次。随着锻炼的进展，可将双臂放于胸前，仅以双足和头后部为支点进行练习。

第四种：俯卧床上，双臂放于身体两侧，双腿伸直，然后将头、上肢和下肢用力向上抬起，不要使肘和膝关节屈曲，要始终保持伸直，如飞燕状，反复锻炼20～40次。

以上调理内容最好选择在晚睡前或晨起后进行，每日1～2次即可。

第三腰椎横突综合征的缓解手法

人体的脊柱有四个生理弯曲，第三腰椎位于腰椎生理前凸的顶点。腰椎对上半身的活动有着重要的意义，而第三腰椎又是腰椎活动的中心。骶棘肌、腰方肌及腰大肌都附着于第三腰椎横突上，因此，在腰部活动时，该横突所受到的牵引力最大。此外，第三腰椎横突在腰椎横突中为最长，受到损伤的机会也较多。因此，临床上，第三腰椎横突综合征是继腰椎间盘突出症和腰肌劳损之后，第三种较为常见的疾病。

医学认为，劳损或较大的牵拉暴力会导致附着在第三腰椎横突上的肌肉、筋膜撕裂损伤，并由此形成血肿、结缔组织纤维化、粘连变性及痉挛，使软组织的胶原纤维化及钙盐沉着，进而形成钙化、骨化，也就是说出现了骨质增生的现象。由此可见，第三腰椎的健康状况直接影响腰部骨健康。

得了第三腰椎横突综合征的患者之所以会出现腰部慢性疼痛的现象，大多是因为其附近的神经和血管都受到了病症的刺激、压迫，呈现出异常状态。这里所说的慢性疼痛通常以一侧为主，在早晨起来疼痛会比较明显，或长期固定某一位置后腰部稍加活动后疼痛减轻。此外，还会有第三腰椎横突末端有明显的压痛，可以摸到软组织硬块。如果腰部剧烈活动的话，往往会使腰部疼痛明显加重。

建议出现以上类似症状的患者先到专业的医疗机构拍腰部 X 光片，确诊后再选择适当的治疗方式。这里我们为大家推荐的是集中缓解病症疼痛的辅助治疗手法，希望能对患者有所助益。

首先是放松法。让患者采取俯卧位，尽量将双腿伸直。操作的人以推、揉、按、拍等手法在脊柱两侧的竖脊肌，直至骶骨或臀及大腿后侧进行按摩，并按揉腰腿部的膀胱经腧穴，主要以患侧为主，达到理顺腰、臀、腿部的肌肉，解除局部的痉挛，缓解疼痛的目的。

此外，还可以选择双指封腰法、肘揉环跳法、扳法等几种较为常见的方法。这几种方法有一个共同点就是操作较简单。

双指封腰法只需要用拇指及中指分别挤压、弹拨第三腰椎横突尖端两侧，由浅入深，由轻到重的按摩即可。这样做是为了促进剥离粘连，消肿止痛。

肘揉环跳法是让患者采取侧卧的姿势，保持患侧在上，患肢大腿屈曲，而另外一条腿尽量伸直。操作时用肘尖压揉环跳及臀部条索状结节。

扳法一般需要扳腿使腰部反复后伸，或斜扳腰部，或采用晃腰手法使腰部肌肉进一步放松。

诸多临床实践证明，以上方法均可在一定程度上解除腰部肌肉痉挛，松解粘连，能够通络消肿，改善腰部肌肉及神经的血液供应，缓解疼痛。

在治疗过程中，患者的生活起居活动需要遵守一定的规矩。有些可能对病患部位造成刺激的动作就不宜再做。比如对于第三腰椎横突综合征的患者平时要尽量避免或减少腰部的旋转活动，局部注意保暖，以免感受风寒。当然，患者并不是任何活动都不能做，运动适当的功能锻炼还是很可取的。例如，身体直立，双脚分开，与肩同宽，两手叉腰，两手拇指向后置于第三腰椎横突处，揉按局部，然后旋转、后伸和前屈腰部，这样有利于舒通筋脉、放松腰部肌肉、解除粘连、促进炎症消除。

安抚坐骨神经，疼痛远离你

坐骨神经是人体最粗大的神经，起始于腰骶部的脊髓，途经骨盆，并从坐骨大孔穿出，抵达臀部，然后沿大腿后面下行到脚，负责管理我们双腿的感觉和运动。

坐骨神经是由相关的腰神经和骶神经组成，通常因外伤、体力劳动或受凉等因素，受到压迫或其他刺激时会产生疼痛感，多发自腰部或臀部。每遇到咳嗽、打喷嚏等动作，疼痛便会加剧。此病主要表现为疼痛或酸胀不适，站立或行走时尤为明显，卧床往往能够缓解。所以，如果坐骨神经出了问题，无论年老年少，都会腿脚老迈，健康受损。

那么，我们从现在就应该好好养护自己的坐骨神经，这样才能永葆青春。

1. 饮食调养

合理的膳食结构对改善骨质状况，调节神经，降低坐骨神经痛的发病率具有积极作用，这一点已经得到临床证实。所以，对坐骨神经痛患者而言，一方面要多吃富含维生素和纤维素的食物。另一方面，还要多摄入蛋白质，如肉、禽、蛋类食物，其中，单一氨基酸这种物质是具有神经修补功能的，所以合理、科学的饮食是坐骨神经痛患者饮食调养的主要原则。此外，坐骨神经痛的患者应尽量避免咖啡、汽水等有刺激性的食物，以免加重病情。

2. 起居调养

这种调养方式可以用于预防期也可用于治疗期。由于受潮、受凉等均可引起坐骨神经痛的发作或复发，所以，对患者而言，日常起居要注意保暖，保护好腰部和患肢。如果贴身的衣物被雨水或汗水浸湿了就要及时换洗，防止潮湿的衣服在身上被焐干，寒气入体，引发疾病。此外，坐骨神经痛的患者，睡觉应选择硬板床，以保持脊柱的生理弯曲；最好在腰部垫一个小枕头（直径为 10 ～ 12 厘米、长度 35 厘米左右的圆枕头，枕芯以木棉、棉花为宜）。

3. 穴位调养

对坐骨神经有益的穴位是中渚（腧木穴）穴。此穴在手背侧，四、五掌骨间。腧主"体重节痛"，木气通于肝，肝主筋，所以此穴最能舒筋止痛，除了对坐骨神经痛有一定治疗效果外，对腰膝痛、肩膀痛、臂肘痛、手腕痛也比较适用。早晚掐捏穴位 2 ～ 3 分钟即可，痛感明显时也可使用。

坐骨神经痛发作时，往往令人痛苦不堪。以上的几种调养方多是出于整体病情的，而对于缓解神经疼痛的方法远不止于此。比如，在条件允许的情况下，让患者光脚在鹅卵石铺成的地面或粗糙的地上做原地踏步。每天 1 次，每次 20 ～ 30 分钟。通过鹅卵石对脚部穴位的刺激，使气血运行畅通，调节神经功能，缓解病痛。

击退骨质问题，让身体更硬朗

骨头和人体整个状态有相似之处，每天都在吸收生长，每天都在丢失营养。这两个过程是同时进行的，而且无声无息。人自己是感觉不到的，往往等到骨质丢失到一定程度发生了骨折的时候才被发现。骨质是骨头的重要内容，骨质流失到一定比例之后，骨头会变得很脆弱，健康问题层出不穷。骨架支撑着我们的身体，如果骨质流失过量，就好比是整个骨架由"钢铁"质地换成了"竹子"质地，极易发生变形，也很容易受到外力损伤。尤其对于中老年人而言，拥有硬朗的身躯是健康生活的根本。所以，击退骨质问题，刻不容缓。

不做"脆弱者"，全面防治骨质疏松

功能正常只是骨健康的其中一个方面，如果你觉得保护骨头不受伤就是在养骨，那就大错特错了。为什么上了年纪的老人更容易腰背酸痛，骨脆骨折呢？这都是受了骨质的影响。

骨质分骨密质和骨松质两种。骨密质致密、抗压、抗扭曲力强，分布于长骨骨干和其他类型骨的表层。骨松质的外表布满海绵状的小孔，分布于骨的内部和长骨的两端。骨质由于含有大量钙盐，使骨具有坚硬性，同时骨质内还有骨胶原等有机物，使得骨具有一定的韧性和弹性。

在骨质方面最为常见的疾病就是骨质疏松症。简单地说，就是骨头疏松、易碎了。这是一种全身性疾病，会随着年龄的增大而呈现缓慢进程。如果把我们的骨头比作胶皮管，天长日久之后，胶皮变脆一折就断。这种脆化的情形和骨质流失的现象很像。

有的患者在知道自己得了骨质疏松之后，觉得自己变成了"易碎品"每天日子都小心翼翼地。现阶段，这种病常见于绝经后的妇女、老年人及患有慢性疾病的病人。

虽然，大部分的人对骨质疏松这个词比较熟悉，但真正了解自身骨质情况的人却寥寥无几。为帮助人们判断自己是否是骨质疏松的潜在患者，向大家推荐一个由国际骨质疏松基金会设计的骨质健康小测试。

以"是"或"不是"的方式如实回答下列问题，最后分别统计两种答案的数量。

你每天吸烟超过 20 支吗？

你的身高与去年相比是否降低了？

你经常过度饮酒到呕吐吗？

你是否曾经因为轻微外伤而使自己的骨头受伤？

你经常出现由于腹腔疾病而引起的腹泻吗？

你经常连续 3 个月以上服用激素类药品吗？

你的父母是否有骨质疏松的现象？

你是否患有阳痿或性欲不振等症状？（男性做）

你是否在 45 岁之前就已经绝经？（女性做）

除了怀孕期间，你曾经连续 12 个月以上闭经吗？（女性做）

以上问题中的任意一个回答为"是"，都说明你是骨质疏松症的危险人群。你有必要在近期向医生做一些此方面的专业咨询，确认自己是否需要进一步的检查或治疗；如果你的答案有一半以上或者全部为"是"，说明你有可能已经患上骨质疏松症而自己尚不自察，有必要去医院做进一步的检查，遵照医嘱进行调养。

从上面的测试题目中我们也不难发现侵害骨质健康的因素。总体而言，瓦解骨质的五大因素是：喜吃咸味辣味、喜荤、酗酒、吸烟和喝咖啡。

这五种食物对骨质的伤害显而易见。饮食中摄入过量的盐，钠越来越多，体内钙大量丢失。肉类中的蛋白质含有硫和磷酸根，不仅会降低骨骼对钙的贮存，而且会减少人体对钙的吸收。酗酒时，酒精中的乙醇可能会抑制骨的生成。吸烟主要会影响骨骼外层的密度，使骨密度降低。过量摄入咖啡，会因咖啡中含磷，导致骨质疏松。所以，如果你有这五种不良的饮食习惯，那么骨质损伤只是迟早的事。尽早戒除恶习，保护自己的骨质才是维护骨健康的硬道理。除了要戒除不良的生活习惯之外，还要树立、养成好的习惯，比如，选择适当的运动进行防治骨质疏松。

这里为大家推荐的三种简单运动，都是对骨质有益的：

1. 上下跳跃（适宜女性）

美国的一家健康研究机构，经过研究发现，每天坚持做上下跳跃的女性，就连最容易发生骨折的髋部，其骨密度都能增加 3%。

具体的操作很简单，只要找一块平地，双足跃起，每天跳 50 次即可，长期坚持，收效显著。

2. 双臂锻炼（适宜中青年人）

这种运动是一种简单的力量训练，对增加上肢桡骨骨密度有显著效果。主要包括：握力锻炼，即握健身球或弹力圈，每日坚持握力训练 30 分钟以上，能防治中老年前臂远端、上臂近端骨的骨质疏松。

3. 承重训练（适宜男性）

这种训练的主要锻炼部位是腰椎。实验证明，当人处于站立姿态举重时，腰椎承受的重量是自身体重的 5 ~ 6 倍，适量的承重训练有助于增加骨密度。

除了上文提及的简单运动方式外，还可以从生活起居的细节上加以注意：

（1）平时避免跌倒，防范骨折发生。行走时，鞋要合脚；步行上、下楼梯使用扶手，必要时借助手杖等保持身体平衡；卫生间马桶边、浴缸边要装扶手。

（2）室内地面不要过于光洁。户外环境阴冷湿寒时，尽量减少户外活动，减少外出次数。

（3）坐位时，背应挺直，不要弯曲，凳子高低合适。

（4）不睡软床，枕头不要太高，必要时在腿弯下可垫一只枕头。

（5）大幅度改变体位时，动作宜慢不宜猛，以免造成不必要的扭伤、挫伤。

补肾脏益关节，改善骨质增生

骨质增生其实并不是一种病，而是一种很正常的生理现象。人体骨骼具有自身代偿、再生、修复和重建等功能，但随着年龄的增长，营养吸收力下降，骨骼老化速度加快，进而开始出现部分功能的衰退现象。从人体生长的角度讲，这些都是正常现象，但衰老给人们带来的健康问题依旧不容忽视。骨质增生，骨质疏松，这些都属于骨功能退化现象。

上文我们已经提及骨质疏松的防治方法，下面我们来了解一下骨质增生。

从中医上讲，骨质增生是肾经所主的范围，而肾经的起点在足底。而且，《黄帝内经》认为热则行，冷则凝，温通经络，气血畅通，通则愈也。通过经络系统的调节可以起到纠正脏腑阴阳、气血的偏盛偏衰、补虚泻实、扶正祛邪等作用。所以，敲肾经被认为是辅助治疗骨质增生的有效方式。

《黄帝内经》认为"肾主藏精，主骨生髓"，若肾经精气充足则身体强健，骨骼外形和内部结构正常，而且不怕累，还可防止轻微外伤的损害。如果肾经精气亏虚，肝经气血不足，就会造成骨髓发育不良甚至异常，更厉害的会导致筋脉韧性差、肌肉不能丰满健硕。没有了营养源泉，既无力保护骨质、充养骨髓，又不能约束诸骨，防止脱位，久之关节在反复的活动过程中，便会渐渐老化并受到损害而过早过快地出现增生病变，所以防治骨质增生就要常敲肾经。

除了关注肾经之外，还需要了解骨关节退化的程度。因为骨质增生也与骨退化有关。骨髓是濡养我们骨骼重要的物质基础，人到五六十岁之后，骨头中的骨髓相对而言就会减弱，进入一种空虚的状态，骨髓空虚后，周围的骨质因为得不到足够的养分，骨关节也就退化了。肾虚、关节退化两者相互作用就形成了骨质增生。

所以说，要防止骨质增生就要内外兼治：内在养肾，外在养关节。分别调养，共同作用。

内养肾脏的主要方式是调理饮食。平时可以多喝点骨头汤，尤其是牛骨汤。熬汤时，先把骨头砸碎，再加入水用文火熬煮。这样，其中的营养物质才会被人体充分的吸收，达到以肾养骨的目的。

外养关节的关键有控制体重、多晒太阳、少提重物。有研究指出，年轻时体重过重者，如未进行减重，到老年时就会增加膝关节炎的发生概率。而阳光可增加人体对钙质的吸收，如果每天抽出20 ~ 30分钟的时间晒晒太阳，能有效防止骨质流失，延缓关节老化。此外，不要经常提重东西，不要常抱或背负小孩，也不要坐太矮的凳子。平日生活中避免久蹲久跪。相信在内补外养的双重作用下，骨质增生病症可以得到有效的控制。

第八章

养好腿脚得长寿

万丈高楼平地起，腿脚才是锻炼的重心所在

人老腿先老，养生先养脚，这是中国传承几千年的养生智慧。可以说，腿脚是开启健康之门的钥匙。不过，由于毛病大多出现在人的上半身，所以被很多人忽视了腿脚的锻炼。人们在久坐之后，只记得肩颈腰背痛，知道通过转脖子、伸懒腰的方式来缓解不适，实际上，久坐之后，下肢的血液循环也会变得很差，这时也要站起来踢踢腿。

真正的锻炼方式需要将人体当成一个整体，而不是头痛医头脚痛医脚，尤其是腿脚的健康要格外重视起来。道理很简单，万丈高楼平地起，人体的上半身是建立在腿脚的基础之上，这就好像一个坚固的房子一定要有个结实的地基一样，腿脚的肌肉越结实、健康，上半身出现的问题就会越少。而且腿脚承担了太多的身体重量，所以在人体衰老的过程中，肌肉萎缩的速度更加快。如果过了20岁，还想要青春活力能持久一些年头的话，一定要多做腿脚的锻炼。

下面介绍几种小运动让你的腿脚年轻起来。

扭膝：两足平行靠拢，屈膝微向下蹲，双手放在膝盖上，顺时针扭动数十次，然后再逆时针扭动。此法能疏通血脉，治下肢乏力、膝关节疼痛等症。

揉腿肚：以两手掌紧扶小腿，旋转揉动，每次揉动20～30次，两腿交换揉动6次。此法可以疏通血脉、加强腿的力量，防止腿脚酸痛和乏力。

甩腿：手扶树或扶墙先向前甩动小腿，使脚尖向前向上翘起，然后向后甩动，将脚尖用力向后，脚面绷直，腿亦伸直，两条腿轮换甩动，每次甩80～100下为宜。可防半身不遂、下肢萎缩、小腿

抽筋等症。

蹬腿：晚上入睡前，可平躺在床上，双手紧抱后脑勺，由缓到急进行蹬腿运动，每次可达 3 分钟，然后再换另一条腿，反复 8 次。这样可使腿部血液畅通，尽快入眠。

按摩腿：用双手紧抱一侧大腿根，稍用力从大腿根向下按摩直至足踝，再从足踝往回按摩至大腿根。用同样的方法再按摩另一条腿，重复 10 ~ 20 遍。这样可使关节灵活，腿肌力增强，也可预防小腿静脉曲张、下肢水肿及肌肉萎缩等。

搓脚：将两手掌搓热，然后搓两脚各 100 次。经常搓脚，可滋肾水、降虚火、疏肝明目等作用，还可防治高血压、眩晕、耳鸣、失眠、足部萎缩酸疼、麻木水肿等。

暖足：暖足就是每晚用热水泡脚，可使全身血液流通，利于身心健康，还可有效预防心绞痛。

脚底不平，健康只能是空中楼阁

大部分女人都喜欢逛街，有的人在逛了一大圈后，收获颇丰，心情也很好，本来还想再接再厉继续血拼的。但是却因为身体的原因不得不放弃，打道回府。什么身体原因呢？相信不说大家也知道，那就是双脚的疼痛。

我们的双脚只占据了人体体表面积的 1%，但却承受了人体上百斤的重量。尤其是在走路的时候，这份重量更会达到体重的 3 倍之多。在逛街和旅游的时候，我们随便走一走就会耗上三四个小时，想一想，这样一来脚底会承受多大的压力？

自然界的拱桥和脚的角色很相似，它们都是以自己微弱的力量承担着巨大的压力。桥之所以那么牢固与"桥拱"的作用不可分割，桥拱能够在很大程度上缓解过往车辆的压力，因此可以令桥面显得更加稳重。我们脚上的足弓也同"桥拱"一样，能够缓冲体重带来的压力。足弓最大的作用就是使人体保持平衡，缓解体重给脚部带

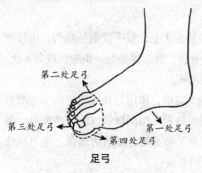

第二处足弓

第三处足弓

第四处足弓

第一处足弓

足弓

来的压力，在脚部与地面之间起到"防震"作用，避免脚部直接与地面碰撞。

在脚底的足弓一共有四处地方。第一个地方众所周知，就是连接在足跟和趾根的足弓。第二个地方位于大脚趾趾根到小脚趾趾根；第三个地方位于大脚趾趾尖到小脚趾尖；最后一个是趾根连接处到趾尖的足弓。假如能充分发挥这几处足弓的作用，就会大大减少脚底的负担，人在走路时即便多逛几个小时，也会变得轻盈很多，脚底也不会像以前那样承受钻心的痛了。

从足弓的位置我们能够看到，足弓要想发挥出作用，同脚趾关系紧密。如果脚趾头能够牢牢地抓地，足弓也就自然而然地发挥作用了。中医养生和治病都讲究平衡，阴阳平衡几乎贯彻中医学的每一个角落。很多人认为，判断一个中医师是否真有本事，就可以看他调动人体平衡的能力。在我们的身体里，脚指头如果蜷缩不能抓地，身体因为重心不稳，肯定不能平衡，而身体的不平衡又会导致某个器官无法正常运转。这样一来，疾病的出现也就在所难免了。

脚底平衡自测法

如何判断自己的脚底是不是平衡呢？其实办法很简单，回答下面几个问题就行。

（1）抬起自己的脚，看看大脚趾和小脚趾是否有向内侧或者外侧弯曲的现象？

（2）脚趾有无蜷曲现象，是否无法落地？

（3）小脚趾根有没有疼痛？

（4）小趾的背面或者旁边有没有硬硬的茧子？

这四个问题里如果有一样的答案是肯定的，那就说明你的脚底

养生是比医生更好的医生

不平衡。脚底不平衡，在走路的时候容易疲惫，但这只是其中最轻微的问题。如果置之不理，随之还会出现肥胖、腿部水肿、关节肿痛、头痛、便秘、高血压等疾病症状。另外，因为脚底的不平衡，人的样貌也会在潜移默化中发生改变——脸部会变形。如果你也存在脚底不平衡的现象，可以闭上眼睛，仰面躺下，请朋友帮忙，观察鼻梁和下巴的前端是否在一条直线上。而且，脚部有问题的人，大多还有容易头痛的毛病。

很多医生只知道通过脚底按摩可以治疗很多疾病，却不知道脚底平衡也可以治病。《黄帝内经》说"上病下治"，自学成才的周尔晋先生根据这些提出了"上病下取，下病上取；左病右取，右病左取"的人体 X 形平衡法，这在更深层次上延伸了《黄帝内经》的医学领域。

踮脚尖——保持脚底平衡的好办法

既然脚底平衡对人体健康有如此大的作用，我们究竟要怎样才能发挥足弓的作用，让脚趾头也能够强有力地抓地呢？在这里向大家推荐一个最简单的办法——踮脚尖。

清代梁世昌著的《易筋经图说》所附的《八段锦》中就曾提到过踮脚尖养生法，里面有关"背后七颠百病消"的动作，谈的其实就是踮脚尖。怎么做呢？首先将双脚并拢，然后用力踮起脚尖，脚后跟离地，仔细体会用脚趾头抓地的感觉，最后再平放脚跟，让脚趾头、趾根连接处以及脚跟三点着地，感觉自己像棵树一样，牢牢地抓住土壤。按照这个步骤，多做几遍，反复练习可以有效地锻炼脚趾力量，促进脚底的平衡。踮脚尖的锻炼方式简便易行，不管是在公车站等车、还是在家看电视，甚至刷牙洗脸时都可以做。男人常练习还可补肾填精，女人则能强肾利尿，老人可增强平衡能力，可谓是男女皆宜的养生方式。

除了增强人体的平衡感之外，踮脚尖也能锻炼到屈肌，刺激到足三阴经。《黄帝内经·灵枢·逆顺肥瘦》中云："足之三阴，从足走腹。"如果足三阴经运行通畅，有利于人体外形的清爽，而且还会令五脏六腑变得灵动而充满生机。

踮脚尖不止上面一种方法，还可以在行走、坐着、躺着的时候进行，做的时候有一些注意事项。

踮脚尖走路：每次走 30～50 步，稍稍休息一下，然后根据自己的身体状况再重复几次。速度可自我调节，以感觉舒适轻松为宜。初始练习者可以扶着墙，熟练以后就不用借助外物了。

坐着踮脚尖：膝盖与大腿保持水平，可将两个矿泉水瓶或者宠物放在大腿上，进行负重练习，每次踮 30～50 次，速度自我调节。

躺着勾脚尖：卧床休息时，两腿并拢伸直，将脚尖一勾一放，可以两脚一起做，也可进行单脚练习。如果感觉小腿不舒服，就停下来休息。每次做 20～30 次，速度自我调节。

中医养生就是这样，常常只要你付出一点的努力，就可以收获丰厚的回报，而且这个回报会呈几何指数倍增。常练踮脚尖，你会发现，不光脚底平稳了，视线也变得更加广阔，身体变得更加健康。

养护腿脚，就要远离生活坏习惯

人体是一个内外上身下身统一的有机整体，根据中医的"阴阳学说"，一个健康的人必须是身体内外上身下身都"阴阳平衡"。从"阴阳"属性来看，人的上身属阳，下身属阴。青壮年时期，大多数人身体健康，精神抖擞，身体内外以及上身、下身都是"阴阳平衡"的。但是，当人进入中老年后，就会越来越感到自己的腿没劲，行走无力，双腿上还出现了各种病症，这是出现下肢阴虚的现象，也就是民间说的"人老先从腿上老"。

我们的腿脚承受着负载、支撑、行走的多种功能，在人的一生中腿脚的活动量最大，劳动的时间最长，有时甚至要超负荷的劳动。但是如果生活中因为人的一些坏习惯，令腿脚没有得到应有的血液供给，腿脚必然会出现各种症状。另外，人的腿脚最易受风、冷、湿浸进，形成关节炎，腿疼等，也就是大家常说的"老寒腿"。所以，为了更好地养护腿脚，不至于让他们过早"衰老"，我们一定要远离生活的坏习惯。

久坐让腿脚气血不通

我们经常会看到这样的镜头：都市上班族在写字楼里上班坐着，回家上网坐着，上下班乘车坐着，就连平时坐的椅子都是带轮的，短距离的移动根本不用站起来。世界卫生组织最近发布了一个令人震惊的报告：每年全世界有二百多万人竟然是死于"久坐"。这个数字足以说明久坐不动的小毛病已经成了一种隐形杀手！

长时间的保持坐姿，会令血液循环减缓，长期如此，心脏机能就会随之衰退，那些本来就患有动脉硬化的老年人，随时都有可能诱发心肌梗死、脑血栓。俗话说"生命在于运动"，坐着工作虽然感觉舒服了，但是对健康却未必是好事。人若长时间坐而不动，无异于"坐以待毙"，为何这样说呢？看到下面久坐容易诱发的疾病，你就理解了。

1. 导致心肺功能降低

据《新英格兰医学杂志》报道，惯于久坐的人，如果突然用力劳动和活动，引起心肌梗死的危险性会大大增加，尤其是不经常运动的人和心血管病患者，发生心肌梗死的危险性会更大。久坐不活动的人，难以适应突然用力，从而引起机体强烈的应激反应，肾上腺素和去甲肾上腺素大量分泌，导致冠状动脉痉挛、心肌急性缺血，出现心绞痛和心肌梗死。那些原来就有动脉粥样硬化和狭窄的人，最易在突然用力时引起心肌梗死。据研究发现，久坐者心肺的储备能力低，代偿能力差，所能承受的最大负荷也小，容易发展成低氧血症，并增加呼吸时的功耗，也就减少了抗病防病的能力。

2. 引发肌肉萎缩

祖国医学早就认识到"久坐伤肉"。久坐不动、气血不畅、缺少运动会使肌肉松弛，弹性降低，出现下肢水肿，倦怠乏力，重则会使肌肉僵硬，感到疼痛麻木，引发肌肉萎缩。

3. 能伤筋动骨

久坐使颈肩腰背持续保持固定姿势，椎间盘和棘间韧带长时间处于一种紧张僵持状态，就会导致颈肩腰背僵硬酸胀疼痛，或俯仰转身困难。特别是坐姿不当（如脊柱持续向前弯曲），还易引发驼背和骨质增生。久坐还会使骨盆和骶髂关节长时间负重，影响腹部和下肢血液循环，从而诱发便秘、痔疮，出现下肢麻木，引发下肢静脉曲张等症。

4. 久坐伤胃

久坐缺乏全身运动，会使胃肠蠕动减弱，消化液分泌减少，日久就会出现食欲不振、消化不良以及脘腹饱胀等症状。

5. 伤神又损脑

久坐不动，血液循环减缓，则会导致大脑供血不足，伤神损脑，产生精神压抑，表现为体倦神疲，精神萎靡，哈欠连天。久坐不动会导致大脑供血不足，人突然站起来，就会感到头晕眼花，甚至恶心欲吐等。久坐思虑耗血伤阴，老年人则会导致记忆力下降，注意力不集中。若阴虚心火内生，还会引发五心烦热，以及牙痛、咽干、耳鸣、便秘等症。

6. 导致肥胖和糖尿病

哈佛大学的研究人员以问卷调查的形式分析了近38000名40～75岁的人，无糖尿病、心血管病、癌症病史的男性的锻炼情况以及他们每周看电视累计的小时数。研究结果表明，看电视时间的长短（总计时间量）与2型糖尿病危险性相关。可以肯定，患2型糖尿病的危险性与看电视时间太长、久坐缺乏锻炼导致肥胖有关。

7. 使肠癌的发病率上升

以往人们只知道结肠癌与摄入脂肪过多、纤维素和维生素过少

养生是比医生更好的医生

的食物有关，近年来科学家发现，结肠癌与久坐少运动也有密切关系。因久坐胃肠蠕动迟缓，易产生便秘，粪便在结肠内停留时间过长，增加了有害物质与肠黏膜接触时间，导致结肠癌的发生。

8.对生殖系统的健康造成不良影响

坐办公室的女性上班族，由于久坐，加上缺乏正常运动，以致气血循环障碍，月经前及月经期会出现痛经；久坐亦会使循环不良，导致慢性盆腔充血，抵抗力变差，而造成盆腔炎、附件炎等妇科疾病。此外，气滞血瘀也易导致淋巴或血液栓塞，使输卵管不通。这些都是比较明显的引起不孕的原因。

对于男性来说，久坐不动、工作节奏紧张、疲惫过劳等可以造成对前列腺的直接压迫而使得前列腺充血、瘀血，导致慢性前列腺炎的发生，而且往往发病隐匿、临床症状不明显，易导致误诊漏诊。

其实，"久坐"并不是一个难以解决的问题，可却是现代人最容易忽视的问题。要想解决这个问题，关键还在于自己有"久坐不利于健康"这个意识。有点空闲的时候不应放弃一切可能活动的机会，如散步、踢脚、弯腰、活动颈项等，哪怕只有几分钟也有利于改善局部和全身的血液循环。凡工作需要久坐的人，不但要注意保持正确的坐姿，而且一次最好不要连续超过 1 小时。工作中每 2 小时应进行一次约 10 分钟的工间操或自由走动一下。时常走动走动，由于久坐而导致的各种问题自然不会找上门来。

跷二郎腿，小心翘出腿病

很多人都习惯跷起二郎腿，经常是不知不觉中就把腿抬了起来。先不说跷二郎腿是否有不雅观的问题，在跷二郎腿的时候一定会对上面的那条腿产生挤压，而且是不自觉的长时间挤压，妨碍腿部血液循环，造成腿部静脉曲张。静脉曲张是一种因静脉长期处于扩张状态而导致的慢性病，腿部最为多见，严重者常出现腿部静脉回流不畅、青筋暴突、溃疡、静脉炎、出血和其他疾病。

另外，跷二郎腿时挤压的位置正好是小腿的腓肠肌，容易引起腓肠肌痉挛。经常出现腓肠肌痉挛的人，最好的解决办法就是改掉跷二郎腿的习惯，如果没办法改掉，或者是在短时间内难以改变，腓肠肌出现了痉挛后，可以每天都抽出一刻钟的时间进行按揉小腿，一般以小腿腿肚子为中心。同时，还可以配合泡脚的方式缓解腿部不适。每天在睡觉前把红花、伸筋草等药物用水略微煮一下，然后用水的热气熏蒸小腿，等到水温合适的时候再进行浸泡。每次每种药物20克左右。

总之，保持坐姿时，尽量不要跷"二郎腿"，有些习惯者，要注意双腿交替，时间不宜过长，以免惹病上身。

冻着下半身，百病丛生

中医一切都围绕"阴阳"来说事，在人体中有"头为诸阳之会"之说，意思是说头部是阳气汇聚的地方，所以头部严禁靠近高温，中医有名的艾灸疗法就严禁灸头部。脚部则与头部相反，《黄帝内经》说："阴并于下，则足寒。"也就是说，脚为诸阴所聚，所以最易发冷，这也是很多女性以及老年人在寒冬容易手脚冰凉的原因。

人们常说"寒从足下生"。脚寒对人体的伤害很大，所以平时我们一定要注意对脚的保暖工作。有这样一个实验，将一个人的双脚泡在4℃的冷水中，三分钟后他就会出现流鼻涕、打喷嚏等感冒症状。要解释这一问题，涉及中医中气血运行的问题。中医将"气"分成很多种，其中的"卫气"负责护卫肌表，防止外邪入侵。卫气属阳，始于足太阳经，运行于体表脉外，脚下的温度如果太低，就会卫气不足，所以引发表虚感冒。《黄帝内经》云："审查卫气，为百病母"，用现代医学来解释的话，卫气就相当于人的免疫系统，卫气充足，人的抵抗力也会增强，否则就会百病丛生。

如果出现了卫气不固的情况，一方面可以每日用热水泡脚，另一方面泡脚后也可做些保健操。方法是：晚上入睡前，平躺在床上，双手向后抱住头，由缓到急进行抬腿运动，每条腿可以做 3 分钟，之后再换另一条腿，反复进行。具体的时间和次数可以根据自己身体的接受能力，每日渐增，不要急于一时。

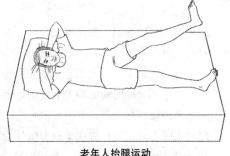

老年人抬腿运动

有的女人在冬日喜欢穿高筒的尖角靴子，这样的靴子很容易挤脚，造成脚部的血液不畅，而且靴筒过高，脚汗无法及时挥发，容易使得脚部潮湿。冬天里，这样的脚部长期处于一个阴冷潮湿的环境当中，即使偶尔去做足疗，也抵抗不了长时间的寒冷。冰冻三尺，非一日之寒，女性的身体本就气血虚弱，运动不足，容易致寒，所以在冬日更要好好保暖，建议大家在寒冷的季节多穿轻柔保暖的棉鞋，让脚部得到最大限度的放松。

膝关节是下半身承重的重要"黄金点"

膝盖可以说是人体最易受伤的环节了，因为它的一生都在承受着巨大的压力。我们行走的过程中，都会牵涉到膝盖，还会因为运动过度或缺乏运动而损伤膝盖。尤其是对于一些肥胖的人群，膝盖所承担的压力更大。女人常穿的高跟鞋也会令膝盖承担的压力比平时更高出 7 ~ 9 倍。表面看来膝盖的负重很大，似乎坚韧无比，实则脆弱不堪，它怕撞、怕碰，怕运动也怕不运动，怕冷、怕热、怕潮湿……可以说膝关节是腿脚保健中最脆弱的一环。

不过，尽管膝盖很脆弱，但它却是人体行走的承重墙。医学上将膝盖称为髌骨，这是一块三角形的小骨，能够保护膝关节的其他组织，西方人将髌骨形象地称作膝盖上的"帽子"。战国时期著名的军事学家孙膑就是因为遭到同门师兄弟庞涓的嫉妒，被骗至魏国后切去膝盖骨，从此不能行走。孙膑的名字也是因"髌刑"而来。虽然最后他打败庞涓，报仇雪恨，但一生只能坐在轮椅上，着实让人叹息三分。

从现代医学的角度来看，切除膝盖骨后并不一定会导致下肢瘫痪，不过如果同时切断膝关节处的韧带，人就一定会无法行走。许多老人经常腿脚发软，上楼梯很吃力，表面看起来是腿部肌肉的问题，实际上真正的根源在于膝盖髌骨的软化，下肢难以伸直。如果膝关节未能得到及时保护，行走时腿部就会变得软弱无力。所以，如果家中有老人腿酸软无力时，除了养护腿部之外，也要考虑一下膝盖的问题。

保护膝盖，首先要注意保暖，不能太凉，尤其是夏末秋初的时候，别再穿短裤、短裙，以免冻着膝盖。肥胖的人想要保护膝盖就要减轻体重，膝盖骨本来承受的重量就是人体体重的六倍，如果体重较大，在爬楼梯、拎重物时，更是成倍增长。所以，减肥也是保护膝盖一个很重要的环节。

对于老人而言，不宜多做运动，以免磨损膝盖。本来老人的关节就退化严重，如果再让膝盖承受额外的重量，只会导致膝盖受损更加严重。上楼梯的时候，可以拄着一根拐杖，帮助分散膝盖处的压力；年轻人大都热爱运动，比如打篮球，踢足球，运动前一定要注意先做热身运动，先活动下关节再运动，膝盖就不会因为遭受猛烈撞击和振动而受伤了；女性朋友要少穿高跟鞋，因为高跟鞋会将人体的重心移到膝关节处，从而令膝盖承受的负担更多。

上病下取，脚部是身体健康的晴雨表

中医"望、闻、问、切"更多是关注疾病在脸上反映出来的症状。其实，作为最佳的保健部位，腿脚部也含着大量的人体信息，一方面刺激脚部穴位能够很好地解决脏腑问题。另一方面，脚部出现的疾病症状，我们也可以作为判断脏腑问题的一个依据。

古人早就认识到了脚病与脏腑之间的关系，唐朝名医孙思邈就曾通过饮食治疗一个脚病患者。据说，当时长安城内的很多富翁都患了奇怪的疾病：脚部水肿，身倦乏力，肌肉酸痛，其他医生看了都束手无策。到后来，太守也患上了同样的病，将孙思邈请了过去。孙思邈发现，这些富翁与太守都喜欢吃精米白面，于是他便让太守将主食改成了粗粮糙米，还将原先碾磨下来的谷糠、麦麸皮煎水服用。过了半个月，太守以及富翁的症状都消失了。

实际上，太守以及富翁患的疾病就是今天常见的脚气病，脚气病是由于缺乏维生素 B_1 造成的，食用粗粮尤其是谷糠一类能够很好地补充这种维生素。需要注意的是，很多高血压患者也常因缺乏维生素 B_1，而出现脚部问题，所以对脚气病不可掉以轻心，尤其是上了年纪之后再发现脚部问题时，一定要到医院认真检查心脑血管，防患于未然。

脚部问题还与糖尿病有莫大的关系，糖尿病足可以说是糖尿病并发症当中最厉害的疾病，因糖尿病足引发的截肢率达到40%。有的人一到冬天，就发现自己的脚上皮肤干燥，脚趾和脚跟处甚至都溃烂了，并且出现肌肉萎缩现象。遇到这种情况切不可大意，因为这极有可能是糖尿病引起的脚部问题。调理的时候，先将血糖降下来，脚部的问题才会慢慢好转。

通过脚部的表现，我们可以看到脏腑的病变，同样也可以通过脚部护理来辅助治疗脏腑问题。元代著名医学家朱丹溪对此早有论述："欲知其内者，当观乎外。诊于外者，斯以知其内，盖有诸内者必形诸于外"。当人体器官发生病变时，脚部反射区会在第一时间做出反应，脚部出现问题也会影响到身体的健康。因此，我们平时不光要对脚部细心关照，更要经常检查脚部是否有异样，以便能够及时地发现身体的问题，将萌芽中的病变扼杀在襁褓之中。

观察双脚，有病早知道

中医经络学认为，连接人体五脏六腑的12条经脉，有6条起止于脚上，再加上阴维脉、阳维脉、阴跷脉、阳跷脉那就更多了，脚上的穴位也有几十个，因此，脚和身体整体的联系是很密切的，可以从这里反映出全身的气血阴阳的变化，能帮助我们诊断和治疗疾病。

足反射区疗法也认为人体的双脚可以反映出全身各个组织器官的状态。国外有人认为，当身体病变程度达10%时，用脚上的反射区便可以发现征兆；而等到人体出现自觉症状，能够被医疗仪器检测出来时，病变程度已达70%。因此，通过双脚诊病能帮助我们早期发现病变所在，及时采取治疗措施。尤其对于心脏病、脑卒中、癌症这样致命性的疾病，早期发现、早期诊断、早期治疗显得尤为重要。

下面是从观察双脚来判断疾病的一些知识：

1. 足趾甲

健康人的趾甲应该呈粉红色，表面平滑，有光泽，半透明，在趾甲根部有半月形的甲弧。当身体有疾病出现的时候，会反映在脚趾甲上。

（1）趾甲苍白的人可能贫血。

（2）趾甲灰白的人可能有甲癣，也可能是脑血管病。

（3）趾甲半白半红的人可能有肾病。

（4）趾甲常呈青色的人可能是心血管患者。

（5）趾甲发黄多见于肾病综合征、甲状腺功能减退、黄疸型肝炎等疾病。

（6）趾甲呈紫色往往是心肺有病的征象。

（7）趾甲变成蓝色或黑色可能是甲沟炎或服用了某些药物造成的。

（8）趾甲变得不平、薄软、有纵沟甚至剥落，说明可能是营养不良。

（9）趾甲横贯白色条纹的人，要警惕慢性肾炎或铅中毒。

（10）趾甲呈汤匙型的人，易患结核病，同时也可能是甲癣、钩虫病、甲状腺功能亢进。

　　　养生是比医生更好的医生

（11）趾甲增厚的人，可能患有肺心病、银屑病、麻风、梅毒、外因性瘀血等病。

（12）趾甲扣嵌入肉或呈钩状的人，通常肝气郁滞，可能会有多发性神经炎、神经衰弱或脉管炎等症。

（13）趾甲凹凸不平的话，可能是肝肾有慢性疾患。

（14）趾甲动摇脱落的人，可能患有肝病。

（15）趾甲易变形脱落是静脉炎的表现。

（16）趾甲青紫透裂，直贯甲顶，常为中风先兆。

（17）足趾、趾甲变形提示头部和牙可能有疾患。

2. 足趾

（1）足大趾趾腹发紫，说明大脑缺血、缺氧；有黑斑点，可能胆固醇偏高；如为暗红色，多为血脂偏高；呈暗紫色，提示患者脑血管有疾患，可能是中风的预兆。

（2）足大趾有出血点，可能有脑血管病变。

（3）足趾麻木，可能为心脑血管疾病的表现。

（4）足趾指腹丰满，根部相对较细，提示食欲较旺盛。

（5）足趾的趾腹或趾跟部位长出茧子，提示相应部位的功能受损。如足小趾趾跟长茧，可能是眼睛有问题，比如说白内障、花眼、飞蝇症等。

（6）双足大趾干瘪无力者，说明这个人可能长期患有神经衰弱、失眠等神经系统疾病。

3. 足体

（1）如果脚掌皮肤颜色发青，可能是气滞血瘀或外伤、静脉曲张，也有可能是中风先兆等。

（2）如果脚掌皮肤颜色发红，以实热证、炎症居多，发热时也可能出现此现象。

（3）如脚掌皮肤颜色苍白，为虚寒证，也可能是肺气虚。血液系统疾病可见此现象。

（4）如脚掌皮肤颜色发黑，为疼痛、瘀血，多见于脉管炎病人。起初多出现足趾发黑，即足趾皮肤或肌肉发黑症状，轻则为深红色，重则紫黑色。

（5）如脚掌皮肤颜色发黄，则肝炎、湿热、脾病居多。

（6）足部出现青绿色，是血液循环不良，表现为血黏稠度高，酸度高，血管弹性差。

（7）足部出现黄咖啡色、紫红咖啡色，应及时去医院进一步检查，看是否有恶性肿瘤。

（8）足部出现出血点或瘀斑意义甚大，尤其出现在十个脚趾、心、肾、肝、腹腔神经丛等反射区都对相应的器官有判断价值。出血点和瘀斑颜色为暗红色，压之不褪色，一般不高出皮肤，常见于出血性疾病或流行性脑膜炎。陈旧性出血点或瘀斑呈青紫色或棕褐色。所以，由颜色的不同，可推测是目前发病还是过去发过病。中老年人足部瘀血一般可能与血栓闭塞性脉管炎有关。

走路姿态，透露出腿部问题

小品《卖拐》一经播出，立即传遍大江南北。其中，赵本山的"走两步，没病走两步"，也成为经典台词，被大家多处引用。确实，从走路可以看出身体到底有没有病。在这里，我们也要借这句话，和大家聊聊这个腿脚的问题。

走路时所表现的姿态，在医学上被称为步态，从人的步态可以看出得了什么病。

（1）保护性跛行：是指走路时，患侧足刚一点地则健侧足就赶快起步前移；健足触地时间长，患足点地时间短；患腿迈步小，健腿跨步大；患腿负重小，健腿负重大。这种保护性跛行，多见下肢受伤者。

（2）拖腿性跛行：走路时，健腿在前面，患腿拖在后面，患肢足前部着地，足跟提起表现为拖腿蹭地跛行。可见于儿童急性髋关节扭伤、早期髋关节结核或髋关节骨膜炎等。

（3）间歇性跛行：开始走路时步态正常，但走不了多远，甚至仅走几十米，患者就因小腿后外侧以及足底出现胀麻疼痛而被迫停下来，需蹲下休息片刻，待症状缓解后再重新起步。走路的时候走走歇歇，所以称为间歇性跛行。常见于腰椎管狭窄症、坐骨神经受累以及血栓闭塞性脉管炎，局部供血不足的患者。

（4）摇摆步态：走路时患者靠躯干两侧摇摆，使对侧骨盆抬高，来带动下肢提足向前行进。所以每向前走一步，躯干要向对侧摆动一下，看上去好像鸭子行走，所以又称"鸭行步态"。常见于孩子先天性髋关节双侧脱位、佝偻病、进行性肌营养不良、严重的"O"形腿，以及臀上神经损害患者。

（5）高抬腿步态：走路时，患腿高抬，而患足下垂，小跨步跛行，如跨越门槛之状，所以又称"跨越步态"。形成此步态，主要是由于小腿伸肌瘫痪，足不能背伸而成下垂状态，为避免走路时足尖蹭地而有意识将腿抬高。常见于坐骨神经、腓总神经麻痹或外伤等。

（6）足跟步态：走路时以足跟着地，步态不稳，使躯体表现出轻轻左右晃动，足背伸、足弓高。胫神经麻痹、跟腱断裂、遗传性共济失调等患者可出现此种步态。

（7）划圈步态：走路时表现为患腿膝僵直，足轻度内旋及下垂，足趾下勾。起步时，先向健侧转身，将患侧骨盆抬高以提起患肢，再以患侧髋关节为轴心，直腿蹭地并向外侧划一半圆前走一步。由于重心转移有困难，则转移很短促，又形成明显的跳跃步行，从侧面看，还会发现患者的头部交替向前方探出，因此称为鸡样步态或鸽样步态。由于多见于下肢痉挛性偏瘫患者及卒中后遗症患者，所以又称"偏瘫步态"。

（8）慌张步态：走路时身体前倾，开步困难，步距小，初行缓慢，越走越快，多见于帕金森氏病、脑动脉硬化、脑肿瘤、头部陈旧性外伤等。

（9）醉汉步态：抬脚缓慢，落地如跺脚，上肢前后摇晃，步态欠稳不能走直线。因步态不稳，步态蹒跚，站立时身体摇晃，形似喝酒醉状，因此被称为醉汉步态。醉汉步态主要见于小脑或前庭疾患。

（10）剪刀步态：由于双下肢肌张力增高，尤以伸肌肉内张力增高明显，行走时，双腿僵硬，下肢内收过度，两腿交叉呈剪刀状，此步态多见于双侧大脑或脊髓的病变，如脑性瘫痪、截瘫等患者。

（11）踏地步态：行走时步距小，移动距离短，看似在踏步的样子，常见于多发性神经炎、髓型颈椎病以及脊髓痨等患者。

（12）公鸡步态：站立时两大腿靠近，而小腿略分开，行走时常脚尖踏地，看上去似跳芭蕾舞的样子，多见于脊髓病变，如脊髓灰质炎、截瘫等。

人在走路的时候不但可以反映出下肢的疾患，而且可以反映出中枢神经系统的疾病。也就是说，和行走有关的组织器官的病变，都可以通过走路有所表现。因此，要想知道有没有病，就走两步试试，一看就知道。

脚上也有痴呆线，密切关注防早衰

老年痴呆患者的日常生活能力下降，他们不认识家人、朋友，对于穿衣、吃饭、大小便等日常生活均不能自理；有的还有幻觉，这种幻听幻视给自己和周围的人带来无尽的痛苦和烦恼。但是由于人们对这个病的认识不多，因此，很多人把老年人健忘、变懒、有幻觉等表现，看作是"老糊涂"，并不在意。据调查显示，仅有20%的老年痴呆患者到医院看病，很多老年痴呆患者被发现时，已处于晚期。研究表明，老年痴呆病人的平均生存期为5.5年，是继心血管病、脑血管病和癌症之后老人健康的"第四大杀手"。

对于大脑的退化，在身上还是有迹可循的，足部就是最先出现症候的地方，只不过是大家往往都不知道去从何寻找痕迹，也就根本无法了解足部对于老年痴呆的作用了。在大脚趾紧挨着二脚趾的地方，有一根被称作痴呆线的纹理，只要是出现了这条线，基本上说明大脑的退化已经很严重了。一旦出现了痴呆线，先不要着急，

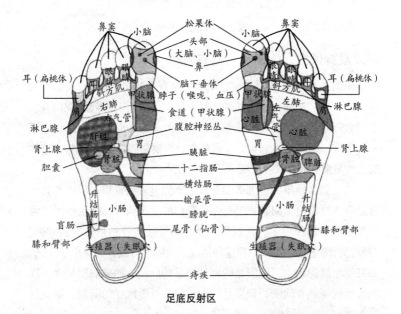

足底反射区

　　每天在这个地方进行按摩，用力要大。逐渐的将痴呆线按回去，这并不是只改变足部的纹理，而是通过反射区的原理，让大脑受到刺激，恢复一定的功能。

　　不让足部出现痴呆线就是在预防老年人出现痴呆症，在没有更好的解决办法的时候，通过足部的反射区能先人一步对老年痴呆进行预防和延缓。这里面的重要作用对老年人来讲是不言而喻的。如果老人已经出现了老年痴呆的症状，可以采用下面的按摩方法。

　　在足部反射区肾、输尿管各推按1分钟，膀胱点按1分钟，心脏轻按1分钟，大脑、小脑、脑干、脑垂体各点按3分钟，内耳迷路点按1分钟，颈椎、胸椎、腰椎、骶椎、尾骨、肝、脾、肾、肺、小肠、大肠各推按1分钟。

　　随着医疗水平不断提高，人们的寿命也越来越长，随之带来的就是社会的老龄化。这对国家，对家庭来说，都是有负担的。所以，每一个人都应该学会上面这些方法，教会自己的父母，或者自己为父母做按摩，可以帮父母度过一个健康幸福的老年。

喜欢双脚侧立，性器官可能有问题

中国人有句老话叫"站有站相，坐有坐相"，练武的人则更为讲究，要求"站如松，坐如钟，行如风"。但是，大多数人都会说，我怎么舒服怎么站着吧。比如说，有的人坐着的时候让人感觉总不好好坐着，脚那么不老实，总爱侧立，你要是问他，他会说："这样的姿势是最舒服的。"

这是怎么回事呢？怎么会有人把脚侧过来会觉得舒服呢？其实这是身体里面出了问题，是身体给我们的健康信号，提示要对体内的生殖器官做保养了。尤其很多女性不管是站着还是坐着的时候，都爱把脚侧立着，如果出现这种情况，说明子宫或者卵巢出了问题。如果是单侧脚侧立，说明是同侧的卵巢的问题，如果双脚侧立，那就说明两侧都有问题。如果是男性出现脚总爱侧立的问题，那就是说他的前列腺可能出现问题了。

这样的女性，一般会有月经失调，经期或前或后，经量或多或少，颜色或淡或黯，常常还有痛经、头痛等其他症状。此外，仔细观察一下她的皮肤，会发现没有光彩，可能还会过早的出现皱纹或者斑点，大便也多半不那么畅快。

这样的男性会有什么表现呢？男性可能会出现小便不畅快，想去厕所，但是站在那里又尿不出来，或者小便中混有血丝，或者小便中混有白色的东西，或者排尿的时候有疼痛的感觉，有的小便后还会有尿点滴不尽，有的甚至一点儿尿都尿不出来，有的可能还会伴有阳痿、早泄、遗精等问题，让人总觉得很没面子，抬不起头来。

其实，对于每一个男性或者女性来说，前列腺或子宫等生殖器官都或多或少有一点问题，这不是什么大不了的事，关键是大家应该学会发现问题，并解决问题。

建议大家没事儿的时候，多摸摸自己脚上的子宫、前列腺反射区，这个反射区就在双脚的内脚踝到脚后跟的这片区域，女的就是子宫反射区，男的就是前列腺反射区。一般子宫或者前列腺有毛病的，要是按这个区域都会有疼痛的感觉，严重的摸上去手底下还会有疙瘩或者颗粒感。

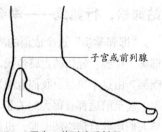

子宫或前列腺

子宫、前列腺反射区

每天用大拇指往下推子宫、前列腺反射区 36 下，可以起到一个保健的作用，适合平时保健用。如果子宫反射区摸起来会疼或者有疙瘩，那就重点按揉。如果有一天把脚上的疙瘩揉开了，子宫里的囊肿、肌瘤等，也就都揉化开了。

平时还可以顺便揉揉脚后跟中央的生殖腺反射区、踝关节内侧前方的盆腔淋巴结反射区、内踝后下方的子宫颈反射区、足跟内侧的阴道阴茎尿道反射区，以及足跟外侧的生殖腺反射区。这些反射区和子宫、前列腺反射区的位置很近，平时按摩的时候，捎带着揉揉就可以，这样可以更好地保养女性的生殖器官，减缓衰老。

如果脚后跟明显凸出来一块，就有可能是子宫内膜异位了。子宫内膜异位症的患者会有月经量多，经期延长，痛经，膀胱刺激症状，大便坠胀等症状，还会引起不孕，所以一定要去医院检查一下。

对于男性来说，前列腺增生或炎症，是比较常见的一个病。这和平时对前列腺的反复刺激有关。尤其是有些青春期的男孩子，对生理知识了解得不多，以手淫来追求快感。当时是快乐了，但是这一时的快乐，却可能带来一生的遗憾。

前列腺有毛病的朋友，平时要多揉揉脚上的腹腔神经丛、肾、输尿管、膀胱、肾上腺、生殖腺、前列腺等反射区，像尿等待、尿不尽、尿有余沥、尿频等症状，都会很快得到缓解。刚开始揉的时候，这些部位，尤其是前列腺反射区，可能会比较疼。但是，只要坚持几天，慢慢把疼痛点揉搓开了，这些问题就会慢慢消失了。

站如松，行如风——学会正确的行走方式

"邯郸学步"这个成语的故事大家都知道，燕国少年因为学习邯郸人优雅、轻快的走路步伐，结果因为走路姿势太难看而被别人嘲笑。由这个典故，我们也能发现，一个人的走路姿势，同他的形象，甚至前途都有很大的关联。现在市场上一些励志类的书籍，教导人们培养自信心的时候，也都会提到要抬头挺胸，快速走路。实际上，走路的姿势还同人的健康息息相关，轻快、矫捷的步履总会传递给人一种健康、自信的信息，而一个有心事或者得了重病的人，无论如何也走不出这样的步伐。

中国传统文化讲究因果相袭，既然身体内在的信息能够影响到外在的走路姿势，那么同样的，通过调整行走方式，也能缓解人的身体问题和心理问题。所以，为了更高质量的生活，每个人都有必要认真学习正确的走路姿势。

怎样行走才是正确的？我们的老祖先用一句言简意赅的语言将其概括为"站如松，行如风"。当我们站立的时候，要让人有种稳如泰山的感觉，这就要求脚底能够牢牢地抓在地面上。站在侧面看时，耳、肩、髋、膝、踝等部位都在一条垂直线上，整体能让人感觉到挺拔笔直、玉树临风。想要达到这个效果，我们在站立时，脚底就一定要牢牢抓地，膝盖内侧夹紧，双手自然下垂，挺胸收腹，双目平视，头顶如悬有一根丝线。这样的站姿不但可以给人沉稳、自信的感觉，从健康的角度而言，还能帮助更好地呼吸，改善血液循环，缓解身体疲劳。

正确的行走方式一定要建立在正确的站姿基础之上，所以大家要先练好站立方式，才能做到"行如风"。通常人们在走路的时候，都会脚跟先着地，实际上正确的走法应该保证脚部的平衡，也就是脚部三点同时着地。走路时不是伸直膝盖，而是膝盖自然弯曲，上提一两厘米。走路幅度不能太大，但是速度要快，"大步流星"的行走方式必然会导致脚跟先着地。商务人士中有的人步履沉稳有力，

养生是比医生更好的医生

速度却像一阵风似的，这样的行走方式是最好的。另外，走路的时候，双臂微微弯曲，在身体两侧夹紧，前后自然摆动，全身产生一种节奏般的韵律。经常用这种方式行走，对身体的很多疾病，尤其是关节疾病有很好的帮助，一些心理问题也会不治而愈。

俗话说，相由心生。其实，反过来，心又何尝不由相来定呢？若想改变自己的生活状态，仅仅靠内心想，终究起不到什么作用，不如先起而行，首先从改变自己的走路姿势做起，其他的一切自然也会随之改变。

脚踝——高血压患者需要注意血液流动的关隘

高血压现在是威胁中老年人的一种常见病，很多人深受其害，却又一时找不到好的办法降血压。中医典籍上虽然没有"高血压"这一病名，但对其病因、发病机理、症状和防治方法却早有记载。《黄帝内经》上说："诸风掉眩，皆属于肝""肾虚则头重高摇，髓海不足，则脑转耳鸣"，认为高血压与肝有关；而药王孙思邈的《千金方》也指出："肝厥头痛，肝火厥逆。上充头脑也"，同样认为高血压的形成与肝脱离不了干系；在《丹溪心甚》中则说："无痰不眩，无火不晕。"……通过这些文献资料，我们能够看出，高血压属于中医里面"头痛""眩晕""中风"的范畴，它的产生与人体的肝肾两脏关系密切，所以降压也要从调肝养肾开始。

从中医上来看，肝肾阴虚、肝阳上亢是高血压产生的两个重要病因。找到了病因，防治起来就会更有针对性。为了保持肝肾的阴阳协调，最重要的是让人体气血行走通畅，阴阳一旦平衡，头晕目眩、四肢麻木等高血压症状也会自行消失。我们知道，足厥阴肝经和足少阴肾经的循经路线都从脚部往上走，所以，脚部的气血运行越通畅，对肝肾的滋养力度就越大。在关注脚部健康的时候，尤其要注意脚踝这一关键部位。因为，足三阴经与三阳经都要经过脚踝，脚踝就好像气血运行的一个关隘。如果想要气血能在体内通

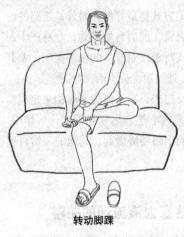

转动脚踝

畅地循环，一定要时时转动脚踝，刺激脚踝部的穴位，给气血运行推波助澜。

转动脚踝的方法很简单，大家可以不拘形法，随便转动，只要让脚踝有舒适、略微发热的感觉即可。在看电视时，可以坐在椅子上，将左脚踝置于右腿上，然后用左手握住左脚踝靠近小腿处，右手则握住左脚前脚掌旋转活动脚踝。做的时候，可顺时针、逆时针方向各 10 次，然后再换脚进行。

另外，也可以不借助手的力量，让脚自行转动。一脚垂地，另一只脚伸直悬空，配合呼吸转动脚掌和脚踝，吸气的时候脚尖尽量往回勾，呼气时脚尖尽量绷直脚踝向下压。脚掌的这种动作必须配合呼吸效果才好，两脚可以分别交替做 10 次。

还有一种方法是躺在床上做的，可以临睡前，在床上躺着，伸直双脚来"写字"，这样不会太枯燥，而且也能在很大程度上活动双脚。总之，转脚踝的方法是多种多样的，重要的是能够坚持，血压就会比以前平稳多了。

常练下蹲，解决心脏供血不足的问题

贫血的人大都只要蹲在地上，时间稍微久一点儿，站起来时就会感觉天旋地转，脑子一片空白，如果不及时扶住墙的话，很可能会摔倒。其实，遇到这种情况可以经常练习下蹲，帮助气血的流通，缓解脑部缺血的症状。

具体方法是，最好找一个空气清新的地方，双脚打开与肩同宽，闭目深呼吸一次。然后就可以下蹲了，可以先做半蹲，让大腿和小腿形成90度的角度，当然具体的度数还是要依据自己的体力状况，不能强求。持续两秒钟之后站直，挺胸收腹。然后再深呼吸一次，再蹲下，如此重复60次。练习一个月左右时，感觉自己的体力

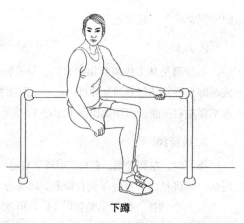

下蹲

增加了很多时，就可以练习全蹲了。全蹲和半蹲的准备动作一样，只不过下蹲时要彻底地蹲下去，让大腿后部和小腿肚贴近，然后站直，每次练习60次。需要特别提到的是，在锻炼的时候，一定要扶着栏杆、树木或者墙壁等，不能操之过急，以防发生不测。

有的老人原先体质差，爬个楼梯就会气喘吁吁，走起路来也需要时常歇息，在练习了下蹲功大概一年之后，整个人的身体状况和精神状态都会发生很大的改变。为什么下蹲功会有如此大的功效呢？

下蹲最重要的功效就是能够增强人的心脏功能。人蹲下后又起来的时候之所以会眩晕，主要是因为人体内血液循环不通畅，蹲久了之后血液回流不及，就会导致脑部供血不足，因而出现了头晕目眩。经常练习下蹲动作，就等于在刺激心脏和腿部之间的血液流通，增强心脏功能。所以，常做这个运动，还可以预防很多老年疾病，如老年痴呆等。

生活中练习下蹲还有下面三种方法，大家可根据自身的情况适当选择：

1. 太极蹲

双脚尖并拢，脚跟紧靠在一起，双膝弯曲，直到大腿腿腹与小

腿腿腹紧贴在一起为止。

2. 八卦蹲

八卦蹲是从太极蹲演化而来的。只要将太极蹲的"肢并拢"变成两脚平行分开与肩同宽即可。同时，双膝弯曲要小于90度，臀部也不要左右扭曲，以距离地面不超过10厘米为佳。

3. 弓箭蹲

练习时，左脚着地，右脚以前脚掌着地，然后缓缓下蹲。下蹲的时候，要将身体的重量落到右脚上。每练习30秒调换一次左右脚。

这三个动作，每天早晚各做15 ~ 30次，可以根据自己的身体条件量力而行。刚开始下蹲时，以15次为宜，等时间长了，再逐渐增加次数。下蹲的动作也不要做得太急，以免引起眩晕。

伸直膝盖走路，缓解腰肌劳损

长年伏案工作的人，腰椎受损的情况一般都比较严重，有的人坐不了多长时间，腰椎就会痛不可忍，一定要站起来走动一下才会舒服。

如果在工作之余能够伸直膝盖慢走几步，对于防治腰部酸痛很有帮助。这个方法看起来很简单，里面却蕴涵着深刻的道理。走路的时候，我们的腿部支撑着身体的重量，在上半身的体重与腿部之间，依靠着腰椎传递着这个体重，而椎间盘又通过骨盆将上半身的体重传到腿上。反过来，如果我们能够以某种方式来锻炼腿部，自然也能刺激到腰部，让腰部肌肉和椎间盘得到合理的锻炼。长此以往，自然腰痛的问题也就得到解决了。

在伸直膝盖行走的时候，大家会发现，大腿的后侧会变得酸痛。了解经络的人，应该知道大腿后侧正好是膀胱经经过的地方。膀胱经从足后跟一直循行到后背，在我们伸直膝盖走路时，从足跟到臀部都感觉倍加用力，这无疑是在刺激着整个下半身膀胱经的气血运行。经穴里有句话叫作"腰背委中求",也就是说腰背的疾病大部分可以通过膀胱经上的委中穴来调理。其实,伸直膝盖走路同按摩膀胱经上的穴位有异曲同工之妙,它同样可以刺激膀胱经,让气血运行更加通畅,排出体内多余的毒素,疏散腰部滞留的瘀血,缓解腰部疼痛。

现在的上班族大多久坐于办公桌前,肌肉活动少,所以腰背肌肉疲劳、僵直、酸痛的现象很常见,膝盖笔直走路还是很值得一试的。为了防止腰痛的发生,可以选择一段特定的时间专门练习,要同平时的散步区分开。走路时,膝盖一定要伸直,走得要有劲,时间从 20 分钟到 1 小时都可以。如果一次难以有很多空闲时间,也可以一天走两三次,将时间平分一下。长期坚持,不仅可以解决腰痛的问题,还有利于肾保健。

不过,这种锻炼方法只是针对腰部的肌肉酸痛,如果是腰椎出现了问题,还是需要通过按摩、针灸或者牵引的方法来解决。

后退走路,提高身体的抗病力

俗话说"要得腿不废,走路往后退。"这句话的意思是要我们适当进行"退步走"的锻炼,人们通常的习惯是向前走,但这使肌肉分为经常活动和不经常活动两个部分,影响了整体的平衡。其实早在古籍《山海经》中就有了关于退步走的记载,道家人士也常以此法健身。

退步走与向前走使用的肌群不同,可以给不常活动的肌肉以刺激。退步走可增强反向的活动力量,调节两脚长期向前行走的不平衡状态。倒行或倒跑可改变人体习惯性运动方向,促进血液循环,加快机体内乳酸等造成疲劳的物质的代谢,有利于消除疲劳。退步走可调节两脚运动平衡,达到健身目的。现代医学研究证实,退步走可以锻炼腰脊肌、股四头肌和踝膝关节周围的肌肉、韧带等,从而调整脊柱、肢体的运动功能,促进血液循环。长期坚持退步走对腰腿酸痛、抽筋、肌肉萎缩、关节炎等有良好的辅助治疗效果。更重要的是，由于退步走属于不自然的活动方式，可以锻炼小脑对方向的判断和对人体的协调功能。对于青少年来说，退步走时为了保持平衡，背部脊椎必须伸展，因此，退步走还有预防驼背的功效。

每天抽出一些时间来练习退步走运动，可以锻炼身体的灵活性，并有效地增强膝盖的承受力，是有效健身、提高身体抗病力的运动。在进行退步走运动时，姿势一定要正确，否则会造成不良后果。具体而言，退步走的姿势要求是：挺直脊背，腰中放松，脚跟要和头成直线，膝盖不要弯曲，双手轻握，用4个手指包住大拇指，手臂向前后自由摆动，也可将双手反握，轻轻叩击腰部，步子大小可依个人习惯而定，但不要太大，放松自然，意识集中，目视前方，缓慢进行。

此外，在退步走时还要注意以下三点：

（1）进行退步走要注意安全，不要跌倒。

（2）锻炼时不要一直向后扭着头，否则，不但达不到锻炼的效果，颈椎也吃不消。

（3）可以前后走交替进行。

人老腿先老，巧练腿脚来抗衰

腰腿疼痛，筋骨无力对于年纪大点儿的人而言比较常见。当衰老一日日来临时，他们的腿脚也不再像年轻时那么利落，稍微走点儿远路就会觉得腰酸腿疼。有句话说："人生十岁，五脏始定，血气已通，其气在下。"人在少壮的时候，元气处于充实的状态。人到了中年，两腿的力量就减弱了，腿的活动也无形中减少了，喜欢坐在沙发上，常常休息自己的两腿。到了老年气逐步上冲，就会形成"上盛下虚"的情况，坐在沙发还不够，两条腿还要翘在桌子上才舒服。因为人体是从脚下面开始衰老的，人的死也是逐渐由脚开始而上行。所以，老年人保养双腿非常重要。

多练练腿脚运动，能够利于气血的下行，对于抗衰老很有帮助。

养生是比医生更好的医生

踢腿拍足，自己给健康账户存"钱"

近年来，很多老年人由于退休后赋闲在家，大家越来越重视养生，锻炼的人中最多的也是老年人。但是由于年龄原因，老年人的身体机能处于下降期，很多运动已经都不适合他们，特别是在冬季，这里就为老年人推荐一种安全的运动方式：踢腿拍足。

踢腿拍足的具体方法是：在步行过程中，先迈出左脚，然后踢出右脚，同时用左手掌拍右脚的脚面。之后，再换左脚和右掌，如此反复进行。在条件许可的情况下，可以每次运动15分钟左右。平时办公的间隙，也可以施展下腿脚，稍微运动下。这套动作非常简单，所以不但老年人适用，正在长身体的小孩儿也都可以练习。练习的时候一定要记得换上宽松的衣服，舒适的鞋子。如果做过这个运动，大家会发现动作虽然简单，但是发汗的效果很好，通常在冬天踢拍几下，全身很快就会变得暖和起来。

之所以向大家推荐这个动作，当然不仅仅是因为它简单，而是因为它能够促进全身的血液，疏通经络，延缓衰老。人体有12条正经，其中的6条循行于足部，6条则经过手指端，通过踢腿和拍足的动作，能够有效激活手足部的12条经络，促进全身的血液循环。

除了踢腿拍足，还可以直接在步行的时候踢打腿肚，也能起到不错的效果。这是因为腿部肌肉每次收缩时，挤压的血量，大致相当于心脏的每搏排出的血量。冬季锻炼时，利用步行方法去踢打腿肚肌肉，可以加速腿肚肌肉的收缩能力，迫使血液由腿部动脉血管迅速流淌到各支血管及毛细血管中。使腿部各个组织得到充分营养和温度，长期锻炼，可缓解和治疗老寒腿、腿骨酸痛、抽筋等病症。同时，踢打腿肚迫使腿部静脉血管血液回流，加速、加快、平衡心脏血液回收能力，对预防各种心脏病也有益处。

在这里要提醒老年人注意，踢打小腿肚时间不要过长，否则会使血液过多地流向下肢，进而诱发其他器官供血不足，增加心脏负担。同时，老年人在刚做踢腿拍足的时候，一定要注意防护工作，以免摔倒碰伤。

金鸡独立——"站"胜老年疾病

衰老是不可抗拒的规律，而生命的生长、发育、衰老、疾病、死亡与脏腑功能的强弱密切相关。老年人随着年龄的增长，必会出现脏腑功能衰退，气血阴阳失调，发生全身性、多系统、循序渐进的功能衰退，这时候疾病也就乘虚而入了。

因此，中医认为，老年人的疾病主要就是因为阴阳失衡造成的，具体一点就是五脏六腑之间的合作关系和协调性出现了问题。所以，如果五脏六腑都能正常工作，疾病也就可以不药而愈了。那么，有没有什么简单有效的方法可以来调节人体的阴阳平衡呢？中里巴人在《求医不如求己》一书中为我们介绍了一种简单易行的好办法，就是金鸡独立健身法。

这种锻炼法极其简单，只要将两眼微闭，两手自然垂放在身体两侧，任意抬起一只脚就可以了。千万不能睁开眼睛，否则就达不到锻炼的效果了。这种方法几乎不受任何时间和空间的限制，等车、电梯的时候都可以做，甚至还可以用来解闷除烦。

闭上眼睛要保持平衡，就必须专注，心意专注于脚底。人的脚底有70多个穴位，6条经络起止于脚上。而且，人的脚底还有成千上万个末梢神经，与大脑和心脏密切联系，与人体各部脏器密切联系，所以脚又有人的"第二心脏"之称。通过调节双脚，虚弱的经络就会得到锻炼，这条经络对应的脏腑和它循行的部位也就相应的得到了调节。这种方法的妙处在于：如果不放松根本就站不稳，随着站稳的技巧被渐渐掌握，无意之中，心性就变得清净专一，久而成习，一个人平时的心境也会慢慢变得空明淡定，还可以增强自身的平衡能力，对心脑血管病、高血压都有调理的作用。另外，闭上眼睛后，我们的注意力都集中在脚底，气血便向下流注，激活了气血的循环，就像弓拉得越满，箭射得越远，无意间便达到了活血化瘀、除浊布清的效果，用中医里的话说就是"浊血下来了，好血就上去了"。相应的身体的各项器官都得到了滋养，免疫力增强了，身体也就健康了。

如果有时间的话，最好坚持每天早、午、晚做三次单腿独立。如果今天单腿独立的是左腿，那么一天当中就总是左腿，不能早上是左腿中午是右腿。开始的时候你可能只能站三五秒钟，如果站不稳可以扶一点儿东西，但必须锻炼得能独立站住，逐渐就会延长时间起到平衡阴阳、养生强体的作用。

练腿功，气血畅达防腿痛

　　国学大师南怀瑾先生曾经说过：一个人的健康长寿，与两腿双足有着绝对的关系。他收徒弟有一个标准：双腿盘坐必须能够坚持3个小时以上。您可能要奇怪了，收学生，只要他学问好不就得了，怎么还要考盘腿的功夫呢？古人认为，求学问的立命根基便是修身，而修身的基本功是腿部灵活，能够健步如飞。只有这样，当你在做学问的时候才能精气足，气血旺，头脑反应灵敏。

　　从中医上来看，人体经络的足三阴经和足三阳经都经过腿部，这六经如果能经常得到锻炼，则气血流通，腿部灵活，可有效延缓衰老。相应地，我们也能从腿部的状态，判断出一个人的身体健康。比如，后腿主要是足太阳膀胱经巡行，所以如果你的后腿痛，那说明你的阳气不足了，基本属于阳虚症。因此，如果想健康长寿，就一定要重视腿部的保健和锻炼，尤其是当你已经从中年步入老年的时候。

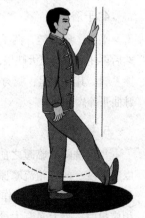

　　锻炼腿和保养腿的方法很多，体育锻炼和中医养生相结合的腿部保健法也不错，大家可以借鉴。

1. 站立甩腿法

　　一手扶墙或扶树，一脚站立，一脚甩动，先向前甩动右腿，脚尖向上翘起，然后向后甩，脚面绷直，腿亦伸直，如此前后甩动，左右腿各甩动20次。

站立甩腿法

2. 平坐蹬腿法

平坐，上身保持正直，先提起左脚向前上方缓伸，脚尖向上，当要伸直时，脚跟稍用力向前下方蹬出，再换右脚做，双腿各做20次。

3. 扭膝运动法

两脚平行靠拢，屈膝做向下蹲，双手掌置于膝上，膝部向前后左右做圆周运动，先左转，后右转，各20次。

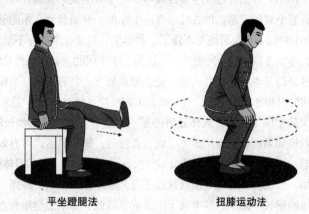

平坐蹬腿法   扭膝运动法

4. 干浴腿法

平坐，屈右腿，两手先抱右侧大腿根，自上而下摩擦至足踝，然后再往回摩擦至大腿根，一上一下为1次，做20次，依同法再摩擦左腿。其作用是：腿力增强，关节灵活，预防肌肉萎缩、下肢静脉曲张等病。

5. 擦脚心法

每夜洗脚后临睡之前，一手握脚趾，另一手摩擦足心100次，以热为度，两脚轮流摩擦。本法具有固真元、暖肾气、交通心肾、强足健步、防治足疾等作用。现代研究认为，五脏六腑在脚上都有相应投射。脚上又有大量神经末梢，经常按摩可使神经更加活泼，

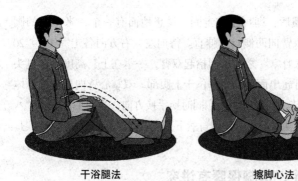

干浴腿法   擦脚心法

神经和内分泌活动更加协调，大脑和心脏功能增强，记忆力提高，解除疲劳，还可防治局部和全身性很多疾病。

八卦掌——走转中练就灵活腿脚

八卦掌是我国古代流传下来的保健武术，练八卦掌的武林前辈们很少有腿脚不灵便的，即便到了老年也都身轻体健，步法轻便。古代很重视"走"对身体的好处，但是当前社会，科学发达，代步工具过多，不管去哪儿都不用再步行那么多路了。这确实是方便了很多，但是因为缺乏运动，我们的身体却没有以前强壮了。偏瘫、肾虚、高血压等病到处都是，十分普遍，究其原因，与"走得太少"不无关系。

八卦掌的练习以走转为主要功法，若每天锻炼 20 ~ 30 分钟，则可疏通经络，调和气血，保持人体阴阳平衡之功，可防治低血压、偏头痛、失眠、闪腰、腰腿疼、肥胖症等常见疾病。

初练时，可在地上画一个直径约一米的圆圈，人站立于圈外边缘，脊椎伸直，腰部自然下沉，如向右（左），先跨出左（右）脚，在距右（左）脚尖前 10 ~ 20 厘米处落脚，接着跨出右（左）脚。行走时双手可垂于身体两侧或背向身后，不可低头弯腰，双膝可自然屈曲，但速度切勿过快，以双脚交叉或八字形朝向外侧。如此行走数分钟或一定圈数后换方向。

初练习惯后，即可正式走圈。设想地面有一个一米左右的圆圈，走圈时双臂向两侧自然伸直。待向左、右方向各走完 10 ~ 20 圈后，换"八卦掌"之法，即抬起双臂，一掌在上，高度不超出头顶，但横向可超出面部，一掌位于上腹部，双掌心皆向外（即身体的左右侧）。走 10 ~ 20 圈后，同时换手换方向。当"平伸"和"八卦掌"手姿感到累后，可采用自然下垂或背向身后的方法进行练习。

寒从足底生，泡脚保暖有讲究

俗语说"寒从脚起"。按照中医经络学的说法，脚不仅是足三阴经的起始点，还是足三阳经的终止处，阳经的末尾与阴经的开头都是阴气最强的地方，所以脚的阴气最重，非常容易受寒，使脚部的血液淤积，导致循环不畅。

用现代医学的解释就是：脚掌远离心脏，血液供应少，表面脂肪薄，保温力差，且与上呼吸道尤其是鼻腔黏膜有密切的神经联系，因此脚部一旦受凉，便通过神经的反射作用，引起上呼吸道黏膜的血管收缩，血流量减少，抗病能力下降，以致隐藏在鼻咽部的病毒、细菌乘机大量繁殖，引发人体感冒或使气管炎、哮喘、关节炎、痛经、腰腿痛等旧病复发。

既然如此，足部的保暖就显得尤为重要了。泡脚保暖法可以说是养护双脚最常用的方法之一。民间就有"热水泡泡脚，胜似吃补药"的说法，简明精确地道出了热水泡脚对身体的益处。

泡脚可以只用热水，也可以加一些药材。如《本草纲目》中记载："足部水肿，削楠木、桐木煮水泡脚，并饮此水少许。每日如此，直至病愈。"此外，还可以在泡脚时加一点儿姜，适用于初起风寒感冒、风湿、类风湿、关节病；也可以加盐一小勺，适用于上焦有火，经常眼红、牙痛、咽痛、性急爱生气、急躁心烦、上火下寒、腿脚肿胀等；加点儿花椒粒，可以除脚臭。

一些容易在冬日手脚冰凉的人，还可以自己在家做做"足桑拿"。首先需要备齐几种药物，伸筋草、川椒、藏红花、鸡血藤。把这几种药物放到锅中煮沸，然后立即倒入盆中熏蒸双脚，等到水温合适的时候就浸泡双脚，但是如果直接暴露在空气中会让热量很快就散发掉，所以可以用厚布或者是塑料将双腿和盆一起围起来，这样热气就在不停地熏蒸腿和脚。药物的力量就会从皮肤的毛孔渗透进去，如果感觉非常麻烦的话，还有个简单的小方法，用药液将腿和脚都安全弄湿，然后用保鲜膜把腿和脚包裹起来，只要五分钟，就会感到腿上的汗在不停地出，效果同做桑拿是一样的。

现在有些人，夏天怕热，就光着脚在屋子里走，而且冬天也只穿很薄的鞋子，这样对身体健康极为不利。还有人在夏天用凉水洗脚，这更是不可取的。因为脚底汗腺较为发达，用凉水洗脚，会使毛孔骤然关闭，久而久之，容易造成排汗机能迟钝。而脚上的感觉神经末梢在受到凉水刺激后，会导致血管舒缩功能失调，诱发肢端的动脉痉挛、关节炎和风湿病等。我们的双脚承载着全身的重量，拥有一双健康的脚是身体健康的资本，每个人都应该给自己的脚更多一点的呵护，为它选一双舒适的鞋子，在寒冷的冬天注意为它保暖。

腿部小毛病，简易动作来防治

人过了30岁以后，由于心脏的供血能力衰退，因而供给小腿和脚部肌肉的氧会减少，与此同时，由于人体钙吸收利用的能力降低，导致腿骨软化、萎缩，其坚韧性也逐渐降低。而且，由于现代都市生活，人们常常缺乏必要的运动锻炼，所以中年以上的人，腿部常容易患上各种各样的毛病，比如双脚松软无力，膝盖冰冷等。遇到这种情况时，我们可以通过一些简单的锻炼方式，缓解腿部不适。

腿脚抽筋，按摩泡脚加拔罐

腿抽筋和脚抽筋算是一个小毛病，一般人都不会去医院单单治疗这些抽筋，即使是去了医院，很多医生也会告诉说是缺钙。难道人体就那么容易缺钙吗？不是每天的饮食就可以完成补钙吗？实际上腿脚抽筋有一部分的原因是因为体内的心脏和肝脏出了问题。即便是身体内部真的缺钙也是血中的钙不足，而不是骨质中的钙不足了，所以根本还是在于心脏。又因为人身上的筋络都是要通过肝脏来调节的，那腿脚的抽筋就与肝脏脱离不了干系了。

用药物浸泡是在发作时最佳的解决办法，选用优质的藏红花、伸筋草、伸筋藤。用水稍微煮沸，然后把双腿放在热水上面用药气熏蒸腿部和双脚，到了温度合适的时候直接浸泡双脚，尽量能使温水到达小腿部。每天浸泡半个小时，只需要几天就能缓解反复的腿脚抽筋。

另外就是局部的运动，因为肌肉的痉挛会跟寒冷有一定的关系，无论是用手在腿脚上来回搓，还是做蹬腿动作，都能提高局部的热量，让肌肉痉挛得到缓解。如果确实有效的话，那就应该在平时采用一些保温的措施，尤其是老年人和孕妇。

从运动学的角度来看，肌肉的痉挛是以收缩为主，那就意味着突然抽筋的时候除了按揉肌肉，还要把小腿绷直，然后脚趾向上挑起，用手扳住脚趾用力向回扳。这样就拉伸了内部的肌肉，抽筋的现象也就好了。

在腿部还有一些非常重要的穴位，它们也能防治腿脚抽筋，例如丰隆、承山、委阳、承扶，还有环跳穴，这些穴位都是分布在腿部的肌肉腠理中间，分别会影响到深层次的气血，所以刺激这些穴位也能预防和治疗腿脚突然的抽筋。在穴位上用拔罐的方法是效果非常不错，一般只要拔个十分钟就能收到明显的疗效。因为拔罐一方面是对穴位的刺激，另一方面也祛除了体内的寒凉，抽筋自然也会被抑制住。

一定会有人问：腿上这么多的穴位怎么掌握啊，拔罐需要如何拔呢。其实因为这些穴位大多都分布在腿的后方，所以没有必要把每个穴位的位置都掌握住，只要从臀部开始一直向下，均匀的间隔，一直到小腿的底部，就可以达到想要的效果了。当然如果能知道这些穴位的具体位置，更有针对性地进行治疗，效果也会更加明显的。

疏胆经，右腿不再痛

不少人的右腿经常疼痛，疼得厉害的时候甚至连一秒钟都坐不下去，其实这是这是胆经经络不痛造成的坐骨神经痛。痛是因为经络不通的原因，中医里说："通则不痛，痛则不通。"胆经是沿外侧循行的，而大腿外侧只有胆经一条经络，所以可以说，胆经不通是造成坐骨神经痛的原因。

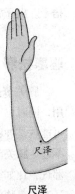

尺泽

那么对于右腿疼痛，我们该如何缓解和调养呢？

当胆经发生疼痛时，按摩肺经的尺泽穴会感觉非常痛，压住正确的穴位后，停留在穴位一分钟可以立即止住疼痛。为减少发病的概率，平时可以经常按摩尺泽穴。每日睡前用热毛巾或布包的热盐热敷腰部或臀部，温度不可太高，以舒适为宜。

坐骨神经痛是身体排出寒气时的症状之一。当肺排出寒气时，会使胆的功能受阻，当胆经受阻的情形严重时，就造成了胆经疼痛，也就是坐骨神经痛。由于疼痛是由肺热引起的，因此，按摩肺经可以疏解肺热，肺热消除了，胆经立即就不痛了。

如果疼痛发生于季节变化时，由于春季肝的升发或夏季心火的旺盛，都会因为脏腑平衡的原因，造成肺热的症状，因此，保健时春天需先祛除肝热，夏天则先祛除心火，再祛除肝热，如果还不能祛除疼痛，再按摩肺经卸除肺热。秋天时则直接按摩肺经，多数都能缓解疼痛。冬天肝气会由于肾气下降而相对上升，因此，必须先按摩肾经，再按摩肝经和肺经。由于肺和胆的问题通常都不是短时间形成的，当发生胆经疼痛症状时，问题必定已经相当严重了。因此，不可能在短期内完全祛除疾病，必须先培育血气，血气能力达到相当充足的水平，人体才有能力逐渐祛除肺中的寒气。寒气祛除了，胆功能才能逐渐恢复。

此外，还要注意以下事项：工作时坐硬板凳，休息时睡硬板床。要劳逸结合，生活有规律，适当参加各种体育活动。运动后要注意保护腰部和右腿，内衣湿后要及时换洗，防止潮湿的衣服在身上被捂干。出汗后也不宜立即洗澡，待落汗后再洗，以防受凉、受风。

驱寒祛邪，膝关节从此不再痛

膝关节连接着我们的大腿和小腿，对身体起着重要的支撑作用，同时也对运动有着很重要的作用。如果膝关节出了问题，轻的可能就是肿胀疼痛，但是还能勉强活动，要是严重的话，就会卧床不起。膝关节部位由于血液运行并不是很充足，很容易感受外界的邪气，比如受凉、受风、受潮等，都会损伤肌肉筋骨，引起疼痛。还有很多膝关节疼痛的朋友每到阴天下雨或者是刮风的时候，疼痛就会加重，使人很无奈。

下面就介绍几种祛寒驱邪的方法，让膝关节重新活动起来。

按摩点穴加泡脚，战"风"斗"湿"

风湿性关节炎是比较常见的一种疾病，是风湿热的一种表现。中医认为，风湿性关节炎是由于久居潮湿，寒冷地带或汗出当风、冒雨、涉水及产后受风寒等因素所致的一种肢体关节炎症，属于"痹证"的范畴。

得了风湿性关节炎，可以采用按摩疗法。先用推法、揉法等，轻轻按摩，先使病变部位的肌肉松弛，气血通畅；继而对疼痛部位使用点、按、捏、拿手法，达到舒筋活络、消肿止痛的目的；最后用摇、滚、揉等手法，再次放松肌肉，调畅气血。每次治疗时间15~30分钟，2~3天一次。

大家也可以针对性地选择穴位按摩，取风市、环跳、阳陵泉、足三里、三阴交、申脉等穴位，以及病变附近的穴位，如梁丘、血海、膝眼、阳陵泉、足三里等穴。用拇指或食指点压按揉，指力由轻到重，各强压 1 ~ 2 分钟，反复进行 2 ~ 3 次。每天或隔天 1 次，按压后配合运动关节。

中药泡脚法对风湿性关节炎也有辅助作用。取伸筋草、秦艽、桑树根各 30 克，加清水 2000 ~ 3000 毫升，煎沸 10 分钟后，将药液倒入脚盆中，先熏蒸患处，待温泡脚 30 分钟，每天 1 次。泡脚后配合足部按摩，可选取肾、输尿管、膀胱、心脏、颈椎、胸椎、腰椎、骶椎、尾骨、肩、肩胛骨、斜方肌、髋、膝、腿、上下身淋巴等反射区进行按摩。

中医认为，药补不如食补，得了风湿性关节炎也可以用饮食疗法来辅助治疗，加快康复进程。中医治疗的基本原则，有虚者补之，实者泻之，寒者热之，热者寒之等。配膳时要根据个人的阴阳、虚实、寒热，来选择不同的药膳配方。一般而言，关节疼痛游走较明显的，适合用葱、姜等辛温发散之品；疼痛比较明显的应该用胡椒、干姜等湿热之品，并且要忌食生冷；关节沉重较明显的患者，则适合用茯苓、苡米等健脾祛湿之品，并且要少吃油腻的食物；关节有灼热感的患者，药膳宜采用黄豆芽、绿豆芽、丝瓜、冬瓜等食物，不宜吃羊肉及辛辣刺激性食物。掌握了这些原则，你就可以依据自己的病情和口味，来制作美味可口，还能治病的佳肴了。

有了这些方法，你还会怕风湿性关节炎这个"纸老虎"吗？

车前草是痛风患者的福音

一般年纪接近五十岁的人多多少少都会出现痛风的症状。这是因为现在的生活水平提高了，物质也丰富了，在饮食上会细致的处理，而一些海鲜长时间的熬煮，就会释放大量的嘌呤。这种嘌呤过多正是引起痛风出现的罪魁祸首。当人体内的嘌呤积累到一定的程度后，往往会聚集在膝关节以下的关节或者脚上，引发膝盖疼痛、脚趾疼痛，严重后会引起脚趾变黑。有些人认为啤酒也是引起痛风的一种原因，所以只要是能使身体积累过多的嘌呤的食物，都需要及时避免。

一般痛风急性发作后会感到非常的疼痛，很多人都无法忍受，甚至无法走路无法站立。但是观察自己的脚部却并没有过大的改变。所以在避免痛风急性发作疼痛难忍的方面，就需要借助药物的帮助，只要能很快地将嘌呤降低到一个正常的范围，那么疼痛也会明显的缓解。有一味中药叫车前草，它可以利尿排毒，对于嘌呤的代谢有很好的帮助。所以在痛风发作的时候，立即用 50 克左右的车前草熬煮药汁来浸泡双脚，会感到非常的舒服。实际小剂量的车前草也可以内服，作为预防痛风、缓解疼痛的主要手段。

还可以将车前草研成粉末，用醋调成糊状，贴敷在足底涌泉穴上，治疗的效果也很不错，但是在使用时需要注意，车前草有小毒，尽量使用小剂量，内服的时候更要控制用量。最合适的方法就是采用少量开始，逐渐根据自己的感觉来调整，一般来讲用药物三天左右就会有明显的改善。

足部按摩也能对痛风患者有帮助，不过这种反射区按摩就不能仅仅选择几个地方或者几个点来操作，而应当进行全足的按摩。因为这些嘌呤的堆积已经对足部的血液循环造成了影响，想要减轻痛风的疼痛，一定要对整个足部做按摩。然后选择重点梳理肾、输尿管、膀胱、尿道的反射区，促进体内排出过多的嘌呤。

当然控制痛风最重要的是从控制入口开始，哪些东西含嘌呤比较多，哪些东西有助于代谢嘌呤，区分清楚，就可以绕开讨厌的嘌呤，身体就可以充分享受无痛的感觉了。

腿部八大仙穴，各显神通

腿上的穴位有很多，对于我们来说，如果把每一个穴位的定位、主治、功能特点都记住，可能有点儿困难。因此，在这里只选取了几个比较重要，也十分常用的穴位，共有 8 个，这八大穴位可谓"仙穴"，在防病治病上各有高招，各显神通。

养生是比医生更好的医生

足三里——人体保健第一大穴

足三里这个穴位大家再熟悉不过了，从古至今，人们一直都对这个穴位非常重视，人们把它称为人身第一长寿大穴，在民间还有这样一种说法："拍击足三里，胜吃老母鸡"，可见足三里对人体来说有多么重要。

找到足三里这个穴位并不是很难，它在小腿上、犊鼻下三寸，也就是犊鼻直下四横指，离胫骨有一横拇指的地方。按上去的时候会有一点儿酸胀的感觉，那就是足三里的所在了。

足三里号称人体保健第一大穴，这主要是因为足三里可以调节人体脾胃的功能，帮助消化。中医讲脾胃为气血生化之源，后天之本，脾胃的功能好了，身体才能健康。如果消化不好，会导致身体血气的不足，从而间接影响到身体的健康。现代研究也证实，刺激足三里穴，可使胃肠蠕动有力而规律，并能提高多种消化酶的活力，增进食欲，帮助消化；此外，还可以改善心脏功能，调节心律，增加红细胞、白细胞、血红蛋白和血糖量；在内分泌方面，对垂体—肾上腺皮质系统有双向良性调节作用，并能提高机体的免疫功能。由此，足以证明足三里对人体的保健长寿具有重要作用。

如果人的胃肠功能不好，虽然把很多营养的东西都吃到肚子里了，但是吃进身体里的食物经常会因为无法吸收而直接排出，吃再好的东西也没有多大作用的。如果有这种情况，最好的方法就是常按足三里，坚持每天用手指按揉上5分钟，用不了几天，你就会发现自己的消化好了，饭量也增加了，饭后不会再有不舒服的感觉了，而且不会经常拉肚子了。

按揉足三里穴能预防和减轻很多消化系统的常见病，比如胃十二指肠溃疡、急性胃炎、胃下垂等，足三里对解除急性胃痛的效果也很明显，对于呃逆、嗳气、呕吐、肠炎、痢疾、便秘、肝炎、胆囊炎、胆结石、肾结石引起的绞痛以及糖尿病、高血压等，也有不错的效果。所以有"肚腹三里留"的说法。

人们常说"若要安，三里常不干"，是指古代人们治病时经常用艾直接灸，将艾炷直接放在穴位上面灸，在皮肤上不放置任何导热的东西。这样灸后，穴位处就会发灸疮，脓成溃破即能愈合。这样对提高人的自身免疫力有好处，对于那些由于机体免疫力下降导致的哮喘等慢性疾病效果很好，现在人们可能由于害怕疼痛或者怕留疤影响美观而很少使用了。但是，我们还是可以用艾条来进行艾灸保健。艾灸时应让艾条离皮肤大概2厘米或者两指那么高就行，等灸到局部皮肤发红时，就可缓慢地沿足三里穴上下移动，感觉到烫或者疼的话，就移开一些，不要烧伤皮肤就好。每周艾灸足三里穴1～2次，每次灸15～20分钟比较好。

除了艾灸法，还可以经常按揉敲打足三里，一只手或者用一个小按摩锤什么的就可以操作了。每天用大拇指或中指按揉足三里穴5～10分钟，每次按揉尽量要使足三里穴有一种酸胀、发热的感觉。这些都是很好的保健方法，一般坚持两个星期，就能很好地改善胃肠功能，会感觉吃饭也香了，饭后也不觉得肚子胀肚子疼了，脸色也变得有光泽了，整个人显得精神焕发，精力充沛。

梁丘——对付胃痛效果好

梁丘是足阳明胃经的"郄穴"，"郄"就是"孔隙"的意思。阳经的郄穴一般是用来治疗急性病的，梁丘在治疗急性胃痛、胃痉挛方面效果非常好，更是治疗一般胃肠病的常用穴位。夏天的时候天气太热，很多人都喜欢吃凉的，如果过于贪凉饮冷，很容易出现胃部疼痛，这时我们就可以用手指按摩梁丘穴，有很好的止疼作用。

在弯腿的时候，梁丘穴就在大腿前面髂前上棘与髌底外侧端的连线上，髌底上两寸的地方，可以治疗胃疼、下肢疼痛、活动不利、乳腺炎等疾病。

现在很多人都不爱运动，或者没有时间运动，还有很多人冬天穿得少，年轻的时候还不觉得，但到了四五十岁毛病就都出来了，

养生是比医生更好的医生

比如腰膝酸软无力、膝盖冰冷等。也可以用这个穴位来治疗，它能够促进下肢气血的运行，使经脉通畅，从而使疼痛得到缓解。

针灸效果更好，但我们不可能随时都把针带在身上，而且没有学过针灸的人也不会扎针。但是，这些都不是问题。通过对穴位的点、按、揉、压就可以解决这个问题。对类似于胃痉挛这种病，用手指按揉梁丘穴就有很好的效果。同时它对胃炎、腹泻、痛经以及膝关节周围的病变和关节炎也挺有用的。如果每天用艾灸 10 ~ 20 分钟，对于由于受凉引起的疼痛，效果会更好。

阴陵泉——健脾利湿通小便

阴陵泉这个穴位是足太阴脾经的合穴，在小腿内侧，胫骨内侧髁后下方的凹陷中就是它的所在。

中医讲脾主运化，运化的是什么呢？就是水液，以及吃进来的食物中的精华部分。如果脾的功能出现问题，就好像是水流没有了动力，那水液就会停滞，聚积起来，这时人就会表现出来许多问题。如果水停在四肢，就会出现水肿；如果停在腹部，就会出现腹胀、腹泻等。水液都停在体内了，那小便自然就会变少，出现尿少、排尿困难等许多症状。

阴陵泉穴有健脾利湿、通利小便的作用。有些老年人会有这样的困扰，那就是小便排不干净，不管怎么用力也不行，严重的可能小便点滴而出，甚至一点儿也排不出来，这在医学上称为"癃闭"。如果能坚持按摩三阴交，对这个问题有一定的缓解。

另外平时总喝酒的朋友，也应该经常按摩这个穴位。这是因为酒是湿邪，经常喝酒，就会使身体里湿热太盛，日久还能变生其他疾病。阴陵泉可以促进水湿的排泄，从而保护你的身体。

平时总是站着的人，比如说教师、售货员等，经常会觉得下肢很胀，严重的时候甚至用手一按还会留下个小坑，这是因为由于重力的作用，血液、淋巴液等回流有一定困难。如果时常抬起腿或弯下腰，揉揉阴陵泉，就可以促进血液和淋巴液的循环，帮助减轻肿胀的症状。阴陵泉可以治疗的疾病不仅仅是尿潴留、尿少这些泌尿生殖系统疾病，还可以治疗腹胀腹泻等消化系统疾病，治疗下肢疼痛、麻木、无力等。总之，只要是和脾相关的，都可以用阴陵泉来治疗。

阳陵泉——帮助胆囊来消化

阳陵泉的位置正好和阴陵泉相对，正好在小腿外侧，腓骨小头前下方凹陷处。中医一般把分布在里面的叫作阴，把外面的叫作阳，所以就有了阴陵泉和阳陵泉这两个名字。

阳陵泉是足少阳胆经的合穴，是八会穴中筋会，也是胆腑的下合穴。虽说可以治疗胁痛、口苦、呃逆、头痛、眩晕、半身不遂、下肢疼痛、孩子惊风等病症，但最常用来治疗的还是胆囊的疾病。

现代人生活水平比以前有了很大的提高，摄入的营养物质也比以前多很多，这应该说是一件好事，但是也带来了很多新的问题。比如说由于脂肪摄入过量，现在人们得脂肪肝、胆囊炎、胆结石的，要比以前多，而且发病年龄也越来越低。胆囊是储存胆汁的地方，胆汁对消化有着重要的作用，如果胆出现问题，上述疾病就会找上门来。所以，大家平时应该多按揉阳陵泉，给胆囊做做保健操，帮助消化，自然身体就会轻松许多。

中医讲肝与胆互为表里，胆附于肝，内藏胆汁，故肝胆多一起出现问题，肝郁气滞、肝胆湿热、肝胆实火等所引起的病症，都属阳陵泉的治疗范围。平时爱生气的人，常会觉得两胁胀痛，这时除了可取阳陵泉外，还可配以肝的原穴太冲，肝的募穴期门，一起按摩，有疏肝解郁、通络止痛之功效。

三阴交——女人的问题管家

三阴交这个穴位在小腿内侧下段，内踝尖直上 3 寸，胫骨内侧缘后方就是它的所在。

中医特别重视三阴交这个穴位，因为它是肝、脾、肾三条阴经的交会穴。肾为先天之本，内藏人体的元阴元阳；脾为后天之本，气血生化之源；肝主藏血，又为女子之先天，可以说这三个脏器，对人体来说都有着非同一般的意义。而三阴交这一个穴位同时把这三个重要的脏器都联系起来，按一穴就可以促进这三条经脉的气血流通，可以治疗很多和这三条经脉相关的疾病，而且坚持每天按揉更可以起到强健体魄，益寿延年的作用。真可以说三阴交是上天给我们的恩赐。

三阴交对于女性来说有着更为重要的意义。中医认为女子属阴，以血为用，以肝为先天，肝脾肾三脏对女性来说都极其重要。现代女性能顶半边天，在生活和工作中有着越来越重要的作用，也因此，很多女性成了高龄产妇，这其实对女性来说是存在一定危险的。如果平时能坚持按揉三阴交，就好像是一个平安符，可以帮助女性保健，增强体质，减少高龄怀孕带来的风险。三阴交还可以帮助女性朋友美容，这是因为通过三阴交可以使肝脾肾的气血运行通畅，面色自然也就会变得红润有光泽，细纹、暗沉、色斑等统统都不见了。

三阴交这个穴位因为和肝、脾、肾都有关，因此，可以治疗的疾病就有很多，比如说有泌尿生殖系统的各种疾病，如月经失调、遗精、小便不利、遗尿等；消化系统的各种疾病，如肠鸣、腹胀、腹泻等；皮肤病、失眠、高血压、肢体疼痛、半身不遂、口舌生疮等。

丰隆——化痰消食兼减肥

丰隆穴在小腿上，正好在外踝尖和腘横纹的中点位置，从外观看，这里的肌肉最丰腴，隆起明显，就好像是个突出来的小山丘，所以被称作"丰隆"。

丰隆穴是足太阴脾经的穴位，同时也是胃经的络穴，脾主升，胃主降。因此，刺激这个穴位，可以调和脾胃，从而起到沟通表里、上下的作用。

中医讲"百病皆由痰作祟"，意思是说痰作为一种病理产物，可以引起很多种疾病。这里的痰既包括有形之痰，比如说我们咳嗽出来的痰，也包括无形之痰，比如说存在于肌肉、经络的痰。痰是由于脾虚产生的一种病理产物。丰隆是健脾祛痰的要穴，凡与痰有关的病症，如痰浊阻肺之咳嗽、哮喘，痰浊外溢于肌肤之肿胀，痰浊流经经络之肢体麻木、半身不遂，痰浊上扰之头痛、眩晕，痰火扰心之心悸、癫狂等，都可配取丰隆穴疗治。

对于胖人来说，一般属于痰湿体质，也就是体内的痰湿比较盛，这和平时的饮食习惯和饮酒有一定关系。如果平时爱吃肥甘厚味，饮食没有节制，暴饮暴食，或者经常饮酒，这些都会损伤脾胃，使水液代谢失常，聚而成痰。丰隆穴通过健脾的作用，使得水湿痰浊得以运化，脾胃强健了，自然也就不会有饮食积滞了。

丰隆穴还是瘦腰收腹的减肥良穴，经常按摩可以起到消食导滞，化痰消脂的作用。这和丰隆穴的特殊功用是分不开的。丰隆穴既是脾经的穴，又是胃经的络穴，脾胃对于消化吸收来说十分重要，按摩丰隆穴，可以消食祛痰，从而起到帮助减肥的作用。

另外经常灸丰隆的话，还可以缓解疲劳，预防中风。在治疗疾病的时候，可以根据病情，配合适当的穴位，加强疗效。比如说眩晕的话用丰隆配风池。如果感冒、咳嗽痰多，用丰隆配肺腧、尺泽。

血海——养血活血全靠它

血海这个穴位从名字上就可以看出来，和血有着密切的关系，血海就是血液汇聚的海洋。如果身体里血液运行不畅了，或者是血液不足，或者是其他和血有关的疾病，都可以用这个穴位来治疗。在取穴的时候，要把膝关节屈起来，这个穴位在大腿内侧，髌底内侧端上2寸，股四头肌内侧头的隆起处。

已经多次提到过了，脾胃为气血生化之源，如果脾胃的功能虚弱，就会导致气血不足，出现头晕眼花、乏力、失眠、心烦等许多症状。这个时候，就可以找血海来帮忙了，按摩刺激血海，可以帮助补益气血。

中医还讲，脾主统血，意思是说脾有统摄血液，使其正常运行的作用。如果脾统血的功能减弱的话，会导致血液循行时不走常道，引起出血的现象，就好像是河水泛滥，淹没了农田，这时也可以借助血海来帮忙治理，让血流回到正常的轨道上。

大家都知道，在一生中女性会不断地重复生血和失血的过程，中医讲"女子以血为用"，可见，血对于女性来讲非常重要。因此，血海可以用来治疗女子和血有关的疾病，比如说月经量少、月经量多、痛经、崩漏、贫血，等等。

血海还可以治疗皮肤病，这又是为什么呢？这是因为荨麻疹、湿疹等很多皮肤病是由于血热或者血燥等原因，导致生风，从而出现瘙痒等症状。这时就要找到问题的根源，从根本上治疗，才能解决问题。中医有句话叫"治风先治血，血行风自灭"，说的就是这个道理。因此对于荨麻疹等皮肤方面的问题，可以用血海来治疗，如果配合曲池、合谷等穴位的话，效果会更好。

承山——背负身体这座山

承山这个穴位很好找，在小腿后面正中，委中与昆仑之间。在伸直小腿或足跟上提时腓肠肌肌腹下会出现一个尖角，在这个凹陷处就是承山穴的所在了。

承筋穴在承山穴上面，它是凸起来的，就好像是山峰一样。承山穴在承筋穴的下面，就好像是山谷一样。从人的后面望去，承山穴就好像在下面托起一座山峰一样，因此被形象地称为"承山"。

相信很多人都有过小腿抽筋的经历，其实这是很常见的，缺钙、受凉、劳累等情况都可以诱发抽筋。发作的时候往往很突然，而且很痛苦。如果是在游泳的时候出现，还可能会危及生命。而承山穴最大的作用就是可以防止小腿抽筋。不管年轻人还是老年人，都可以在平时，尤其是运动前，按摩承山穴，揉到局部发热、发胀，这样就对抽筋有很好的预防作用。

女性朋友，尤其是年轻女性，都希望自己有纤细的双腿，可是因为上班总是坐着，也没什么时间运动，总会在小腿上、腰腹部留下赘肉，到了夏天，更是明显，让人很苦恼。告诉你一个好方法，不需要去健身房，也不需要大把的时间和钞票，就可以轻松减掉赘肉，那就是平时上班的时候，不论是坐着或是站着都可以，把脚后跟抬起，使小腿肌肉保持紧张，只要这样一个小动作就足够了，简单吧。这样可以充分的刺激承山穴，不但能美化腿部线条，还能防止腰肌劳损，是个一举两得的好方法。

第九章

病从寒中来

病从寒起，寒邪是很多疾病的源头

一年四季，寒来暑往，寒气虽为冬季很平常的一种气候，但是如果侵入人体却是祸患无穷。传统中医通常有六证之说，即寒、热、温、凉、虚、实，又有"万恶淫为首，百病寒为先"的说法，由此可见寒气对人体的伤害有多大。然而，人的身体却经常受到寒气的侵袭，通常身体感觉到冷了，就是寒气上身了，更不用说空调的侵害了，日积月累几十年，体内的寒气积累到一定的程度，就会危害你的健康。

从《伤寒杂病论》的名字谈起

《伤寒杂病论》是学中医的人都知道的一部的经典医学著作。在中医学领域，这部书有着极为特别的地位，它创制了辨证论治体系这一中医最值得骄傲的特色和优势，而且对中医临床的指导意义，也远胜于大家所熟知的《千金方》《本草纲目》等医学经典。正因如此，历代医家都将其作者张仲景尊称为"医圣"。许多的医学名家也都认为，《伤寒杂病论》是医家必读的经典著作，甚至有的人认为，如果不学习《伤寒杂病论》，不研究张仲景，都难以进入中医的门径。

对于普通人而言，研究《伤寒杂病论》可能有些勉为其难，不过，如果能了解它的一些基本原则，对于我们日常的养生保健，维护我们的健康，却有十分重要的意义。说到这里，《伤寒杂病论》到底是一本怎样的书呢？这还需要从它的书名谈起。

寒气侵入人体会危害到我们的身体健康。《伤寒杂病论》其实就是这样一部论述"伤寒杂病"的专著。大家都有这样一个共识，虽然人类的疾病千变万化，但可以根据发热与否，分为外感和内伤两类。不发热的，属于杂病，而以发热为特征的，则归属于伤寒。这就是《黄帝内经》所说的"今夫热病者，皆伤寒之类也"。一个伤寒，一个杂病，就囊括了所有的疾病。

我们还可以从病因学的角度来分析这本书的书名。《伤寒杂病论》中所论述的其实就是人们在感受寒邪之后，所发生的各种病症，这里面既有外感之症，又有内伤之病，包括了伤寒和杂病。整本《伤寒杂病论》强调了寒邪这一特殊的病邪对人体健康的危害。它实际上讨论的就是有关"寒伤"的诸多问题，研究了当正气内虚时，人体因感受寒邪引起的病变规律，以及此类疾病的辨证论治方法。

寒气是很多病的根子

每个人都会生病，这些病中有很多都是因为寒气引起的。换而言之，寒气是许多病的根子。当分析这些疾病的症状时，我们都能找到寒气的影子。治疗这些疾病，如果能祛除了寒气，就能达到治病治本的目的。

天气寒冷时身体机能会降低，抵抗力会减弱，疾病特别容易入侵。冷会导致疼痛，寒冷会加速神经血管收缩，引起内脏器官痉挛，像是胃痛、腹痛或是生理痛等。

风寒也伤脾胃，容易造成肠胃胀气，引起消化不良。《红楼梦》里贾府的老老少少活动量少，日常饮食多精致油腻，加上体质弱，秋冬时节特别容易犯风寒感冒。每当贾府的主子们嚷着食欲不振时，大夫们常笑着建议他们，无须服药，只要饮食清淡，保持温暖，或饿上两顿，身体就会逐渐恢复健康。

很多肠胃疾病都是因寒而生，肠胃也就是中医中的"脾"，脾负责营养物质的运输。如果脾的功能不好，影响到消化吸收功能，就不会有足够的食物营养溶解在血液中，运输到身体各部，末梢血液循环自然变差。

寒气积累在肌肉里，时间长了，你就会觉得肌肉僵直、腰酸背痛，如果寒气侵入到了肩关节，时间一长就会形成肩周炎（又叫五十肩、冻结肩）。寒气在积累到一定程度后，还会继续向体内侵入，到了经络后会造成气滞血瘀，影响到气血的运行。实际上到了这种程度，就是中医理论上的虚亏，能够诱发反反复复难以治愈的各种病症。

不仅如此，许多疾病，像慢性支气管炎、肺气肿、鼻炎、慢性胃炎、消化性溃疡、慢性结肠炎、高血压、脑梗死、脂肪肝、肩周炎、肿瘤、风湿、类风湿等，大多数都与寒气有关。

既然寒气的危害如此大，每个人又很难完全避免寒气的侵入，那么在日常生活中就应树立正确的观念，尽量减少寒气对身体的伤害。

寒气和其他病因里应外合

寒气如果不是很严重，平时喝点儿生姜水、酸辣汤，或者拿被子捂一下，发发汗，一般而言也会将寒气发散，身体就会恢复健康。很多的疑难病症，如果知道了它的发生原因，治疗起来能对症下药，康复也并不像想象的那样困难。有的寒气藏得比较深，但是也能通过刮痧、灸法、熏蒸、拔罐等中医疗法得到根治。这样一看，寒气好像不是什么严重的病因，一般都能除去，的确如此，但是寒气最要命的是，它很容易同其他病因结合起来，令疾病因太深入而难以治疗。

举个例子而言，寒气如果侵入气血会引起凝滞，形成瘀血，寒和瘀又可以结合起来，使疾病复杂难治。许多心脑血管疾病，比如冠心病和中风，其实就有寒和瘀的双重特征。在治疗这些病症的时候，如果医生只知道活血化瘀，而不去想办法祛除寒气，就只能暂时缓解症状，而不能从根本上解决问题。

寒气如果同湿邪结合起来，就会形成寒湿。许多风湿和类风湿性疾病就是如此，肌肉关节疼痛不适，发热怕冷反复发作，关节又肿又痛。在治疗的时候，既要除湿，又要驱寒。寒气久瘀在里，也可能化热。有些疾病，表面上看着是上火，比如口腔溃疡、痤疮，内里却是冰凉怕冷，喜欢暖和。有的医生被假象迷惑，只知道用清热泻火的方法，却不知去寒气，结果令疾病越治越重。

如果本身就有疾病在身，再因为不注意感受了寒气，治疗起来就会很棘手。所以，若想保持身体的健康，最聪明的办法就是弄清寒气入侵我们身体的途径，明白哪种情况更容易招致寒气，然后从生活上杜绝、避免寒气的发生条件。

为什么现代人"寒气逼人"

受寒受风与空调综合征

淋雨受风是寒气侵入人体的常见方式。特别是在我们出汗后，毛孔大开，一身大热，如果再突然遭遇冷风暴雨，寒气便会长驱直入，侵入人体。有的人在洗完澡后，汗孔张开的时候，就进入了空调房里，这时因为风寒入内的通路已经打开，所以很容易因此生病。还有一些女性朋友，在洗头后，不注意将长发吹干，湿漉漉的头发还贴在头部上，就倒头而睡。人在睡眠的时候，阳气内敛，抵抗力会下降，所以寒湿之气很容易侵入。老年人、体质虚弱的人、生长发育期的少年儿童，可以说是寒气侵害的主要对象。所以他们在睡觉时一定要注意避风保暖，不要把头和脚正对着空调、电扇。

平时一说到寒气，大家可能会首先想到冬天。实际上，人在一年四季都可能受寒。三九隆冬寒气凛冽，春寒料峭秋风凉，都会引导寒气入体。尤其是在炎热的天气中，人们恨不得天天躲在低温的冷气环境中。在这个时候，空调好似变身成了清凉的使者，不管是在家里、办公室里，还是在车里，几乎都有空调相伴。不过，过度依赖空调，人可能会因为寒气入体患上空调病。

原因在于室外气温很高，人衣着单薄，进入空调房间后处在低温环境中，生物钟的运转突然发生改变。当冷的感觉传递到大脑体温调节中枢时，大脑便指令皮肤外周血管收缩，分布在全身的汗腺减少分泌，以减少热量的散发来保持体温。同时冷的感觉也促使交感神经兴奋，导致分布在腹腔器官上的血管收缩，胃肠蠕动减弱，因而出现了肢体麻木、皮肤干燥、胃肠不适等相应症状。女性更易发生，因为女性对冷的刺激比较敏感。

中医认为，空调病症状属暑湿症。夏天气候炎热，人体腠理开泄，若长时间处在空调环境中，则容易产生此病。那么，有没有什么既简单又有效的办法来对付"空调病"呢？其实最简便有效的东西竟然是我们厨房里常用的生姜。研究表明，适量喝姜汤不仅能预防"空调病"，而且对吹空调受凉引起的一些症状也有很好的缓解作用。针对吹空调引发的症状，我们来看看姜汤是如何对付它们的。

很多人晚上睡觉喜欢开着空调，空调的凉气再加上凉席，真可谓凉快！可是早晨起床胃部和腹部开始疼痛，伴有大便溏泻的症状，原来是晚上着了凉。这个时候喝一些姜汤，能驱散脾胃中的寒气，效果非常好。而对一些平常脾胃虚寒的人，可以喝点儿姜枣汤（即姜和大枣熬的汤），有暖胃养胃的作用。因为生姜侧重补暖，大枣侧重补益，二者搭配服用可以和胃降逆止呕，对治疗由寒凉引起的胃病非常有效。

空调房里待久了，四肢的关节和腰部也会因为风寒的侵袭，出现酸痛现象，此时，可以将毛巾浸入热姜汤中，然后热敷患处。症状严重的人，还可以先内服一些姜汤，这样内外结合对于散风祛寒、舒筋活血的作用很大，能在一定程度上缓解疼痛。

长时间吹空调加之室内外温差过大，人很容易患上风寒感冒。外在表现为恶寒、头疼、发热、流涕、咳嗽等，这个时候也可以喝上一碗姜汤帮助身体驱寒。

如果想预防"空调病"，可以在上班之前带一些生姜丝，用生姜丝泡水喝，这样就不用担心"空调病"的侵袭了。喜欢喝茶的朋友可以再配一些绿茶，这样不仅口味好，对身体也更有益处。姜汤不可过淡也不宜太浓，一天喝一碗就可以起到作用。可以在姜汤中加适量的红糖，因为红糖有补中缓肝、活血化瘀、调经等作用。

熬夜内耗气血——寒气入侵的内应

现在大城市的年轻人，很少在 11 点前睡觉，每当夜幕降临的时候，他们就会呼朋唤友，在酒吧、迪厅或者歌厅里消遣至深夜。也有相当一部分人虽然不喜欢熬夜，但是因为工作或者学习的原因，不得不在晚上加班，常常忙乎到子时。

像这种熬夜的情况如果坚持下去，身体迟早会垮掉。这"熬"的不是工作，而是"阳气"。正常情况下，我们体内的生物钟是有一定规律的，白天工作，晚上睡觉。如果违背了这个规律，晚上经常熬夜加班，不仅会伤阴血，也会损害身体的阳气。为什么熬夜的人都是脸色憔悴、无精打采？就是因为阳气总是被调动在上、在外、在头面五官，而不能潜藏、修养、调整的缘故。

《素问·生气通天论》中说："阳气者，一日而主外，平旦阳气生，日中而阳气隆，日西而阳气已虚，气门乃拒。是故暮而收拒，无扰筋骨，无见雾露，反此之时，形乃困薄。"这说明阳气以日中为最盛之时，到傍晚则阳气已弱，人的起居和运动安排都要顺应这种变化，不然就会使身体受损，导致"形乃困薄"。

如果入夜后人们仍在劳作，特别是在 23 点以后，还从事紧张的脑力劳动或肆意玩耍，都会大耗身体库存的阳气，非常伤肾。因为在自然界，子时后阳气已经完全消失，只剩下阴气了。这时候从事运动是需要体内储存的阳气支持的，而此时身体没有自然界阳气的补给，所有的活动都是靠你以前的"存款"来支撑。如果是夜里消耗，白天又不能补回来的话，体内的阳气会越来越少。因此，熬夜最损阳气、最伤气血。

长期熬夜的人们都有类似的遭遇，一到凌晨三四点，就会感觉手脚冰凉、发冷，脑子不听使唤，这就是过多损耗气血、耗损阳气的结果，这时寒气就极易入侵。还有很多人在老友相聚时，狂欢了一夜，次日就病倒了。这就是得熬夜内耗阳气，使得寒气侵入了体内，才导致人体生病的。

因此，再次提醒大家，千万不要熬夜。如果你也出现了劳累过度后不易睡眠的情况，还可以用生黄芪、党参、白术煎水服用。当然，最重要的是正确调理自己的生物钟。

用药不当，是损伤阳气的罪魁祸首

现在很多人出现的寒证，有可能是因为用药不当造成的。就拿最简单的感冒而言，很多人都知道大部分的感冒是因为病毒感染引起的，也正是因为"毒"字让人们联想到"清热""消炎"等名词，于是很多人在感冒后非常自觉地使用清热解毒的中药来治疗感冒。也有的医生，一见发热动不动就用清热解毒、滋阴降火之药，这种顽固不化的治疗方法，使很多人的寒证越积越多。实际上，中医将感冒分为寒、热两大类，只有热性的感冒才需要用清热解毒和解表的中药结合起来治疗，而寒性的感冒若用了清热解毒药，反会加重病情或延长病程。

有些人过分依赖甚至滥用抗生素，在患了感冒后吃一些抗生素药。殊不知，感冒虽大部分是由病毒引起，但抗生素只能抑制、杀灭细菌而对病毒没什么作用，因此对单纯的感冒来说，抗生素是不适用的，除非有并发的细菌感染。另外，如果从中医理论上分析，抗生素属于"寒性"的药物，服用多了容易导致胃口差、面色青，它跟清热解毒药一样，在感冒时不要滥用。

而且因为抗生素属于寒凉之物，服用多了会损伤人体的阳气，还最易伤脾胃。所以，长期服用、滥用抗生素，对人体的损伤，不仅仅是损害肝肾功能，最重要的是伤人阳气，导致生命力的整体衰弱。从这个角度来说，轻易不要服用抗生素，也不要滥用抗生素。

冰冷饮料、寒凉食物会直接伤胃

炎热的夏日，喝一瓶冰凉的饮料，能让人顿时精神一振，有一种酣畅淋漓的感觉，本来热烘烘的胃，也会变得清爽起来。不过，从保健的角度来看这一行为是不利于健康的。因为，冰冷的饮料最容易伤胃，进入胃中后，它可以杀死成千上万的胃黏膜细胞，伤害到身体。有的人在喝了冰凉的饮料后，会出现胃痛、腹痛，甚至拉肚子的现象。

如果长期饮用冰冷的饮料或者吃寒凉的食物，积寒郁中，就会导致脾胃虚寒，胃里面就像灌了冷水一样冰凉，稍吃凉的食物就会难受。最终会引起胃炎，甚至是萎缩性胃炎等胃部疾病。

有一些食物，虽然本身的温度并不像冷饮一样低，但却是凉性的，甚至是大寒的，易伤胃。比如，螃蟹、梨、柿子、西瓜以及所谓的凉茶等，吃多了，就会引起脾胃虚寒。除此之外，中医养生上也强调要忌食生冷之物，尤其是在气温比较低的季节，生冷之物会刺激脾胃，影响消化功能，同时带入寒气，瘀滞在体内就容易引发疾病。生食的另一个弊病也值得人们警惕。生食，特别是生的肉食，如动物肉、鱼、虾、蟹等，常常含有很多寄生虫和病菌，如果不经高温烹调熟透，这些致病物就不能被杀死。人进食了带有这些致病物的生食，就会引发食源性寄生虫病和很多其他病症。

虽然不同的饮食习惯都应该被尊重，但是考虑到健康问题，还是要建议大家少吃生食。如果一定要食用生食产品，应到正规的食品商店或超市选购，或者选择卫生条件优良并有一定信誉的餐馆。在吃火锅时，要注意肉类的清洁卫生，特别是涮牛羊肉片、猪肉片时，一定要煮熟再吃。鱼头中寄生虫较多，所以在烹饪前应将鱼鳃挖除并彻底清洗。在烹煮时，最好将鱼头对半剖开，以利煮熟。另外，处理生、熟食物，或者蔬菜和肉食，最好用不同的砧板、菜刀及容器，避免交叉污染。

祛寒非小事，温度决定健康

当身体受到寒气的侵入后，一身阳气就会受损，致使温煦不足，人的抵抗力下降。阳气不足的客观指标是什么呢？我们可以通过体温的下降来判断。日本著名的健康养生专家石原结实指出，我们的体温在最近的 50 年中，降低了近 1℃。体温的降低，妨碍了体内脂肪酸、尿酸等废弃物的燃烧和排泄，易引起高血脂、糖尿病、痛风和高血压的发生。

如果在正常体温的基础上，想办法让体温提高1℃，我们的免疫力就会增强5～6倍，许多疾病将离我们远去。而体温如果低，健康就会越来越远。

体温低，孩子的生长发育受影响

中医普遍认为，现在二十几岁的年轻人，很大一部分都存在先天不足、后天营养不良，心脏功能弱、肺活量小和身体内寒湿重的情况。这是因为在近二三十年里，这些年轻人遭受着空气、水、食品的污染，长期食用大量的零食、饮料和反季节瓜果蔬菜，生病后动不动就输液、吃抗生素，他们从出生以后就处在严重污染、过度贪食寒凉食物及违背自然规律的环境中。加上后来学习负担过重，普遍缺乏身体锻炼，身体素质和体能下降，导致各种老年性疾病如冠心病、脑梗死、糖尿病、高血脂、高血压的发病时间都大大提前了。所以，现如今二三十岁的年纪患上老年性疾病的人数才会逐年以惊人的速度增加。

每个人从母体内十月怀胎开始，延续悠长的一生。胎儿生长、发育完全依赖母体的营养供应，孕妇的营养状况直接影响胎儿的生长发育。就像一粒种子，种在肥沃的土壤里，自然长出健壮的小苗，种在贫瘠不肥沃的土壤里，长出的苗则又细又弱。

怀孕时母亲的血液就是孩子生长的土壤，母亲身体素质的好坏直接影响着孩子。母亲血寒，就是身体内寒气较重的母亲，在怀孕前就伴有痛经、腰酸、背痛、腿痛、颈肩酸痛现象的，或在怀孕期间贪吃了大量寒凉食物的女性，孩子生下来自然就寒气重，容易出现黄疸重、湿疹、吐奶、腹泻、感冒、咳嗽、哮喘、过敏等症状；母亲血少、血稀，在怀孕前就有贫血、头晕、睡眠不好、便秘、腹泻的，或有节食减肥经历的女士，或在怀孕期间反应重、胃口不好、挑食的，孩子生下来自然也就血少，容易睡眠不好、夜惊、胆小、爱哭闹、自控能力差，容易腹痛、腹泻、便秘、湿疹、感冒、咳嗽等。寒湿重就会造成血液生成的减少，而血少、血虚的人本身身体内的热量就少，抵御寒湿的能力差，这样各种疾病就在孩子小的时候常常出现。随着年龄的增长，只要没有治愈，很多病是陪伴孩子终生的。我们常见一些整天病病歪歪的人，这些人从小到大没有健康过，没有精神头十足过。因此妊娠期母亲身体内寒湿重不重、营养状况好不好，是影响孩子先天之本的真正原因，也是孩子体质是否强壮的根本所在。那些先天寒湿重、营养不良的孩子才是真正输在起跑线上的孩子。就如一阵大风吹过，那个先天足的粗壮苗只是摇一摇、晃一晃就过去了，而那个先天不足的细弱苗很可能就被吹弯了、吹倒了。当然，这种孩子并不是就没有希望了，只要加强后天的喂养、锻炼，还是可以弥补的，但先天不足带给孩子的缺陷是存在的，这类孩子很难像先天充足的孩子那样结实。

　　假如先天不足的孩子在整个生长发育的过程中，经常去吃没有营养的零食及各种饮料、冷饮，大量地贪吃寒凉的水果及反季节的蔬菜，造成各个脏器都没有吃饱、吃好，发育不完善，到长大成人后带来的结果就是各个脏器本身的虚弱、功能的低下，各个脏器应该去完成的工作大打折扣。到了中老年，各个脏器开始衰退的时候，这些本身没有发育成熟的器官就会提前衰老，各种老年性疾病提前出现。

　　小时候寒湿就重的孩子，脾胃的消化功能都不好，造成了营养不良加重。这类孩子从没有好的脸色，发青、发白，大了后脸上很容易长痘，十几岁就会喊颈椎不舒服、腰痛、腿痛，而且这类孩子的身高都普遍低于父母。由于身体内的血液少，大量运动后就会吃不下饭，疲劳难以恢复，因此越是身体不好的孩子越不爱活动，这样心、肺、骨骼都没有经过锻炼，自然就不强壮。反过来，不爱运动的孩子胃口又总是不开，消化功能弱，睡眠也不好，入睡难、易出汗、睡不沉，而睡眠不好的孩子身上最容易出现情绪上的不稳定，急躁、多动、抑郁等情况多有发生。

因此，当你明白了孩子的身体是否健康取决于先天素质，取决于后天的营养，取决于少年时期的体育锻炼，取决于睡眠质量的好坏，取决于是否贪凉及过多食用了寒凉的食物时，才会懂得在生活中避免这些致病因素的出现，绝不对孩子的饮食马虎，保证孩子体育锻炼和尽情玩耍的时间。

体温降低会造成动脉硬化

19世纪法国名医卡莎尼斯有一句名言："人与动脉同寿。"意思是说，人的动脉在不断硬化阻塞，最后重要脏器（心、脑等）梗死、坏死之日，也就到了人死亡之时。因此保血管就是保命，血管年轻有弹性，生命就充满活力。

人在年轻的时候，血液供应充足，肝脏的工作状态旺盛。随着年龄的不断增长，机体开始退化，给肝脏的供血每年都在递减，因此分泌的胆汁就减少，对食物的消化能力下降，血液生成也会减少，于是视力开始模糊，四肢也变得不灵活，女性月经减少，开始进入老年。

要想肝脏功能恢复，唯一的办法就是给它供应充足的血液。肝脏在中医的五行中属木，木能否生长、强壮要靠水来滋养；水在中医里是肾，肾主水。因此，只有肾气足，肝脏才能被很好地滋润。

让肾气足最直接的方法就是补肾、暖肾。而现在的人，不分季节地贪吃、误吃寒凉的食物，就是在不断地给肾脏降温。降温的结果就是血流速度变慢，血管遇冷收缩，以及血液生成变少，从而造成各脏器（包括肝脏在内）的供血减少。

血管内的血脂多，并且慢慢堆积，使血管壁的内径变小，造成瘀堵，更加重了各个脏器的供血不足。肝脏的供血减少，功能下降，脂肪不能完全代谢，堆在肝脏里形成脂肪肝，堆在血管里又加重了血管的瘀堵。

实践证明，当患有高血脂的病人戒掉寒凉的食物，并用青艾条熏全身的方法很快给身体升温、祛寒，再配合补血、补肾的食物，尽快地补足血液后，病人血脂的各项指标都会下降，轻度的一般一周至半个月恢复正常，重度的1～3个月也基本能降到正常。脂肪肝也随着病人血液的充足、温度的升高慢慢趋向正常。

温度升高后，血管内堆积的杂质开始融化，不仅融化了血脂，还融化了血糖、尿酸等。经综合调理后，病人血液的各种不正常指标全线下降，血管的瘀堵明显减轻，血管的管腔变大，血管壁变薄，血液循环明显增快，各脏器的功能全面恢复，而且血压也会慢慢趋于正常，动脉硬化也会渐渐地好转。

体温下降不仅会造成动脉硬化，而且还可能引发癌症。人体内不能及时排出和没能完全消化的各种代谢产物和污染物，就如下的雪。如果体温高，人体内的"雪"就容易融化，生成水，可重新被人体利用。但如果人的体温低，这些"雪"就无法融化，就会在体内形成瘀堵，这就是肿块的形成。而大多数癌症都是由肿块慢慢发展产生的。

以前，几乎没有人认识到正常体温下降的可怕之处。事实上，体温是人的生命活动的一个重要方面，免疫机能的状态就是通过体温直接表现出来的。有资料表明，体温下降1度，抵抗疾病入侵的免疫力就会下降30%。简洁明了地说，体温下降，癌症及各种疾病的患病率就会增加。追根溯源，导致体温下降的原因显然有些让人难以置信：如运动不足，过度饮用果汁、冰咖啡等冷饮，饮食过量等。改掉这些不良生活习惯，你就会离各种疾病远一些。

远离抑郁，让体温高起来

当今是"压力的时代"，因抑郁症而苦恼的人越来越多。抑郁症又称为"心灵感冒"，不管是谁都有可能患上。虽说早发现早治疗就能够痊愈，但是，抑郁症和别的病一样，很难在早期发现。

抑郁症有症状较轻的，也有症状比较严重的。不管是周遭的人还是自己，要花很长时间才能发现自己得了抑郁症。做什么都很努力的人得抑郁症的概率要高，很多人出于对工作和家庭的责任感，总是勉强自己做这做那，即使出现抑郁症的症状也认为是自己的心理作用，不去在意，导致病情恶化。

抑郁症最初的表现是身体呈现亚健康状态，以及食欲不振、失眠、不安感、没有干劲等很多症状，恶化后会有自杀的想法，抑郁症患者的增加直接导致了自杀者的增加。而且，还有另外一个因素，那就是低体温也会诱发抑郁症。

抑郁症最显著的症状就是上午没有精神。有一个人因患上抑郁症不得不长期请病假，他的病状是上午身心疲惫，没有力气动，但是，一到下午，就开始活跃起来。这位患者的体温只有35度多一点儿。到了下午，气温升高，体温也稍为上升，同上午比起来，心情多少要轻松一点儿。

另外，有的患者根据季节的不同，抑郁状态会缓和或加重，这被称为"季节性抑郁症"。这类患者在气候温暖的春夏几乎感觉不到郁闷，而到了秋季到冬季的过渡时期，空气渐渐转凉，会逐渐出现抑郁症的症状，一进入冬天就完全陷入抑郁的状态，即进入所谓"冬季抑郁症"的高发期。这种状况将会一直持续到第二年的春天。

由此可见，气温和体温对抑郁症的症状有很大影响，这在中医里自古就有记载。中医认为抑郁症以及所有心理疾病都是"阴性病"，在印度，心理疾病被称为"月之病"；在欧美，对一些行为举止表现奇怪的人都称之为"lunatic（luna是'月'的意思）"。"月"是和"太阳"相反的存在，相对于太阳的"阳"，"月"代表了"阴"。

导致抑郁症的最大因素是压力。精神长期处于紧张状态，血管收缩，血液流动受到阻碍，结果造成体温降低。所以抑郁症的直接原因，与其说是压力，倒不如说是由压力过大而引起的体温下降。

患上抑郁症的人，多半是做事极端认真，不懂得如何让自己的心情放轻松，不知道怎样省力气。感到累的时候，寻找温暖的东西试一试：一杯热的红茶、盛满热水的浴盆、松软暖和的被窝……这些东西不仅能够温暖我们的身体，驱除导致抑郁症发病的"寒"，还能帮助我们放松绷紧的神经，让我们喘口气。

养生是比医生更好的医生

健康从排寒开始，排寒先辨寒

"冷不冷"可以判断有无寒气

我们的身体状况如何，阳气是不是虚，体内是否有寒气，最佳的方法就是问问自己"冷不冷"。实际上，我们在医院看病的时候，也通常被医生这样问过。简单的冷热判断，对于判断自己是否有寒气至关重要。中医认为，阳盛则热，阴盛则寒，阴虚则热，阳虚则寒，身体表面上的冷热，恰恰反映了体内阴阳盛衰的状况。

人体之所以怕冷有两类原因：一类是阳气亏虚，体内"燃料"不足，温煦机体的热度不够，这就是"阳虚则寒"；另外一类是外来阴寒之气入侵，损伤了人体的阳气，导致怕冷，这就是"阴盛则寒"。总之，只要感觉怕冷，就表明阳虚有寒气。

《黄帝内经·素问·生气通天论》中指出："阳气者，精则养神，柔则养筋。"这句话的意思是说当人的阳气充足时，就会精神焕发，而且阳气的温煦能够使人的关节、筋脉柔韧有度；阳气不足时，人除了会感觉怕冷之外，还会出现精神不振、意志消沉的现象，同时也容易引起关节僵硬、疼痛等症状。当然，体内各个脏腑阳气不足，也分别会出现不同的症状。

1. 心阳虚

心阳虚是指心阳不足，心阳气的温煦功能失调的现象。心阳不足，则心脏失去濡养，易出现精神疲乏、心悸心慌、心胸憋闷、气短、心口发凉或者心痛等症，并且失眠多梦。心脉运血无力、血行不畅，所以面部呈白、唇舌呈青紫、手脚冰冷。

2. 脾阳虚

脾阳虚又称脾虚寒，是指脾阳虚衰，阴寒内生，阳气失于温运的现象。脾阳虚衰，则运化功能失调，易出现食少不消化、恶心呃逆、嗳气泛酸、腹胀腹痛、肢体水肿、大便稀溏的现象。又因阳虚阴盛，体内寒气凝滞，所以喜欢吃热的食物。

3. 肾阳虚

肾阳虚是指由于肾气虚衰，肾阳气的温煦、气化作用得不到正常发挥的现象。主要表现为：腰膝酸软冷痛、畏寒肢冷，尤其以下肢为重；精神萎靡不振，面部呈白或发黑、发暗；小便较多，并且经常泄泻。

4. 肝阳虚

肝阳虚是指肝气不足，肝阳气疏泄无力的现象。经常会出现头晕目眩，两胁隐痛，情绪抑郁，多疑善虑，月经不调，腰腹疼痛，脾气急躁，筋脉挛缩，手脚、关节不灵活等现象。

5. 肺阳虚

肺阳虚是指肺气失宣，肺阳气温养功能失调的现象，主要表现为身体畏寒、口不渴、易感冒、面色淡白、呼吸短浅微弱、精神涣散。此外，经常咳吐涎沫，量多而清稀，容易自汗，背部易寒冷，小便多。

综上所述，阳虚体质者以阳气不足、喜热怕冷为总体特征，因此，饮食应以补温助火为主，同时注意养阴，以保持体内阴阳平衡。

对于阳虚的患者，程度轻的可经常喝一点儿生姜红糖汤，或者服用补气血的药膳，也可以排出寒气。严重的，就要用中药汤剂来进行调理了。

寒气重不重，摸摸手脚就知道

寒气是导致许多疾病发生的关键，判断自己的体内有没有寒气，除了"冷不冷"这一方法之外，还可以通过摸摸手脚的温度来判断。

祖国医学认为，头为诸阳之会，四肢为阳气之末。也就是说人的四肢是阳气灌溉的终点。如果手脚温热，就说明体内阳气比较充足。如果手脚温度不够，甚至有些人常年四肢冰凉，这就说明体内阳气不足，内有寒气。

医生用手感知出来的手脚的温热程度，一般分为手足不温、手足冰凉和手足厥冷三种程度。手足不温是指手脚的温度比正常温度低，感觉不暖和，这往往是阳气亏虚的先兆，可能有轻微的寒气；手足冰凉则是指手足温度明显降低，摸起来凉凉的，有时还伴有出汗症状，这就说明体内阳气已经明显亏虚，体内寒气很重了；而第三种程度手足厥冷则是指手脚温度极低，甚至有的人会连肘关节、膝关节之下都是冰凉的，这就是提示体内的阳气已经极度亏虚，寒气过重，往往会直接伴随着疾病的发生。

除了四肢寒冷之外，还有一些人手脚心容易发热，总想挨着凉的东西舒服一些，但人又特别怕冷，容易出虚汗，这也是体内有寒气的表现。因为体内阳气太虚，不能回纳，就浮散于外，使手脚出现了虚热的假象。

这里要特别说明的是，我们所说的手脚温度是指持续一段时间的温度，而不是指一时的温度状况。例如有些人腹疼时也会伴随手脚冰凉，但疼痛缓解后，手脚温度就会恢复正常，这类特殊情况，不是寒气所导致的。

三个简易方法，判断体内寒湿

寒气很容易同湿气结合形成寒湿，怎样才能判断自己身体内有没有寒湿呢？是不是非得去看中医才行呢？当然不是，判断身体内是否有寒湿的方法其实很简单，自己就能做到，下面我们就来具体介绍几种：

1. 看大便

如果大便不成形，长期便溏，必然体内有湿。如果大便成形，但大便完了之后总会有一些黏在马桶上，很难冲下去，这也是体内有湿的一种表现，因为湿气有黏腻的特点。如果不便于观察马桶，也可以观察手纸。大便正常的话，一张手纸就擦干净了。但体内有湿的人，一张手纸是不够用的，得多用几张才行。

如果有便秘，并且解出来的大便不成形，那说明体内的湿气已经很重了，湿气的黏腻性让大便停留在肠内，久而久之，粪毒入血，百病蜂起。

2. 看身体症状

寒气有凝滞的特点，就像寒冬水会结冰一样，血脉受到寒气的侵袭，也会凝滞不通，引起各种疼痛症状，如头痛、脖子痛、肩背痛、心胸痛、胃痛、胁肋痛、腹痛、腰腿痛等。以疼痛为主症的疾病，大部分都是寒气引起的。寒气引起气血瘀滞过久，则形成有形的肿块，表现为各个部位的肿瘤。所以，以肿、痛为特征的疾病，也都与寒气有关。

寒气会造成水液的运行障碍，引起痰饮的积结。其表现为咳嗽，吐出清晰的白痰；呕吐，吐出清水痰涎；腹泻，拉出清冷的水样大便；白带，颜色白而清稀如水。此外，与水液代谢障碍有关的疾病，诸如水肿、风湿等，也多与寒气有关。

寒气还有收引的特性。就像物质都会热胀冷缩一样，人的筋脉遇寒气也会收缩。外表的筋脉收缩，表现为大小腿转筋、静脉曲张；冠状动脉收缩，则表现为冠心病心绞痛；细小的血管收缩，可引起冠脉综合征或者中风。

3. 早上总是犯困，头脑不清

如果你每天早上 7 点该起床的时候还觉得很困，觉得头上有东西缠着，让人打不起精神，或是觉得身上有种东西在裹着，让人懒得动弹，那么，不用看舌头，也不用看大便，也能判断自己体内湿气很重。中医里讲"湿重如裹"，这种被包裹着的感觉就是身体对湿气的感受，好像穿着一件洗过没干的衬衫似的那么别扭。

总之，寒湿是现代人健康的最大克星，是绝大多数疑难杂症和慢性病的源头或帮凶。只要寒湿之气少了，一切所谓的现代病都会远离我们，一切慢性的疾病也会失去存在的温床。所以，对付寒湿邪是我们养生祛病的首要任务，把体内的湿气驱逐出去，身心就会光明灿烂。

祛除寒气，让孩子茁壮成长

现在的孩子一出生就会遭遇到寒气。为什么这样说呢？大家在看古装剧时，会发现剧中生小孩时的屋子密不通风，一旦确定要生了，就立刻烧开水，让整个房间都热气腾腾的。这是因为婴儿在母亲子宫中时，周围的温度为 36 ~ 37℃，将产妇的屋子这样布置，婴儿出生时感觉是最舒服的，受到寒气伤害的机会也最小。但是，现在的孩子出生后的第一个环境大多是冰冷的手术室，一出生就受到了寒气。年龄大了之后，可能又因为吹冷气、喝冰水等不良习惯，积聚了更多的寒气。

如果孩子被寒气伤了身，胆的吸收能力也会受到影响，营养吸收不良对婴儿的伤害难以估计。轻微的可能令婴儿长期体弱多病，消化不好，严重的还可能导致发育不全。如果肺气本来就虚弱的孩子感了寒气，皮肤的颜色会呈现出较黑的状态，身形消瘦，也就是说肺虚的孩子通常都黑瘦黑瘦的。肺气强的孩子，寒气和肺气容易在体内形成对峙的状态，脸色和身体的皮肤呈现较为苍白的颜色。

另外，还可以通过观察宝宝的眼睛来判断体内是否有寒气。通常，如果孩子眼睛的眼白部分有微微发蓝，就说明宝宝体内有寒气了。当然，也并不是所有的寒气都会引起明显的症状，有的孩子体质好，体内有足够的能量对抗低温，但是产生热量的过程也会消耗孩子身体本身的大量能量，而且寒气排不尽也是健康隐患。所以，对于家长而言，为了孩子的健康，不但要学会阻挡寒气的方法，还要帮助孩子祛除体内寒气。

父母必知的六种"阻寒"方法

父母很难完全避免寒气入侵孩子的身体，所以要在日常生活中树立正确的观念。这里给爱子心切的父母们介绍一下防止寒气入侵的几个主要方法。

1. 别让孩子光脚走路

现在很多孩子动不动就肚子痛、拉稀，究其原因，主要和孩子喜欢光脚走路有关。现在大多数家庭铺有木板地、大理石地砖，进门时都要换鞋，但有些孩子没养成习惯，进门把鞋一脱就光着脚走路。中医自古就有"寒从脚下起"的说法，父母要注意让孩子养成换鞋的习惯，千万别让其光脚走路，这样可以避免寒气入侵孩子体内。

2. 给孩子洗头时不做按摩

有些家长去理发店，觉得洗头时做按摩很舒服，于是回家也学着理发师的样子给孩子干洗按摩。殊不知，按摩会使头部的皮肤松弛、毛孔开放，加速血液循环，而此时头上全是冰凉的化学洗发水，按摩的直接后果就是吸收化学洗发水的时间大大延长，而且张开的毛孔也会令头皮吸收化学洗发水的能力大大增强，同时寒气、湿气也通过大开的毛孔和快速的血液循环进入头部。所以有这种习惯的家长千万要注意，别在洗头时给孩子做按摩。

3. 顺天而行，不给孩子吃反季节食物

现在的孩子大都是独生子女，对待家里"独一无二"的宝贝，做父母的往往是宠爱有加，于是，凡孩子爱喝的、爱吃的，家长就不分季节地往家里买。有个7岁的小男孩，在冬天里想吃西瓜，家长二话不说便买了回来，孩子当时是高兴了，可第二天便开始腹泻，捂着肚子喊难受。中医认为温热为阳，寒凉为阴，食用时只有将食物的温热寒凉因时因地地运用，才能让人体保持阴阳平衡，不生病。如果违背了这一原则，不分季节、区域地让孩子乱吃一通，那么这种"爱"孩子的方式会毁掉孩子的健康，毁掉孩子的一生。

4. 睡觉时给孩子盖好被子

有些孩子睡觉时喜欢把肩膀露在外边，殊不知，这样寒气就很容易从背部入侵。一个6岁的孩子，鼻炎、哮喘总是治不好，分析

原因，原来是他睡觉时肩膀经常露在外面，致使肩膀受凉。肩膀是身体12条经络的源头，经常肩膀受凉的孩子身体往往不太好，易患感冒、咳嗽、慢性鼻炎等。所以，父母要在睡觉时给孩子盖好被子，别让孩子的肩膀露出来。如果是婴幼儿，父母就可以孩子睡睡袋，既省事，还不会让孩子受凉。

5. 不在冬天带孩子去游泳

有些家长不知道如何维护孩子健康，喜欢在冬天带孩子去游泳。从运动的角度看，游泳能扩张胸部，对胸肺有一些用处，但我们不得不看到这一点：冬天，外界气温低，而游泳时人体体内温度会升高，毛孔也会随之张开，这时候，大量的水湿、寒气会通过毛孔渗入体内。中医强调天人合一，也就是说人应该顺应自然，该夏天做的事情最好不在冬天做，所以父母最好不要在冬天带孩子去游泳。

6. 避免让孩子淋雨

许多孩子喜欢下雨天在外面跑，而父母认为孩子身体很强壮，足以经受这么一点儿小雨，因此完全不在意。其实，经常淋雨会在头顶和身上其他受寒的部位留下寒气，孩子头顶多半会生成一层厚厚软软的"脂肪"，这些脂肪就是寒气物质。等身体哪一天休息够了，血气上升时，就会排出这些寒气。由于长时间累积了大量的寒气，身体在排寒时，需要借助不断地打喷嚏、流鼻水的方式。当小孩频繁地打喷嚏、流鼻水时，医生通常会认定为过敏性鼻炎。由此可见，放任孩子淋雨实在不是明智之举。

孩子体内有寒气，按摩来祛除

按摩可以帮助孩子舒经活血，从而达到防病、治病的效果，但这其中的原因，恐怕知道的人并不多。寒气入侵人体会堵塞经络，经络不通，人就会生病，而按摩可以疏通经络，让气血流畅自如。为此，父母可以经常给孩子做按摩，以祛除孩子体内的寒气。

这里针对寒气容易入侵的几个部位，介绍一下按摩方法：

1. 头部的按摩方法

（1）将孩子的脸部夹在双手之间，然后用双手向下沿着孩子的脸颊两侧轻轻地抚摩。

（2）然后用双手对孩子的头部进行按摩。当你用指尖呈小圆形按揉孩子的头皮时，其头部的重量就由你双手的掌根来支撑。如果你的孩子是新生儿，一定要轻轻地按摩头部，尤其是头部那些还很柔软的部位。

（3）用你的拇指和食指捏着孩子的耳朵，从耳朵的上面按摩至耳垂。

（4）用手指由孩子的头部向下按摩至颈部和肩部。

2. 背部的按摩方法

（1）用你的双手像握杯子一样握住孩子的头，然后向下抚摩孩子的肩膀，再到背部，用两只手同时上下来回抚摩孩子的背部。按摩时你的手指要并拢，同时保证从你的手掌到你的指尖是完整的一体，动作都是一致的，意念要集中于能量在你手中的传递。

对于新生儿，可以从宝宝的颈部到臀部，用两只手交替进行抚摩。这种按摩会令宝宝感到安慰，可以重复进行几次。

（2）用你的整个手掌在孩子的背部上下来回做轻抚法（抚摩）按摩，按摩到臀部后，这组动作就可以了。然后将你的大拇指分别放在宝宝的脊椎骨的两侧，另外四根手指环绕在孩子身体的两侧，然后用你的拇指向两侧滑动抚摩，可反复几次。

3. 脚部的按摩方法

（1）用手指的指肚在孩子的脚踝上呈圆形按摩。用一只手握住孩子的左脚脚跟，同时用另一只手的拇指按摩孩子的脚掌。将你的其他四根手指全部放在孩子的脚面上，而同时用拇指的指肚抚摩孩子的脚底。注意拇指在脚底按摩的力度要适中，按摩时不要让手指加力，因为脚底的神经非常接近人的脚面。

（2）从每一根脚趾的中间按摩到脚跟，做平行的按摩，再从脚跟按摩到脚趾中间，直到做到脚的侧面就可以结束了。用你的右手放在孩子的左脚上，然后用你的拇指沿着孩子的脚掌向下移动到大脚趾。注意要保持力量平稳而均匀。每当你按摩至孩子的脚趾时要迅速地返回，将拇指滑动返回脚跟再进行下一轮按摩，然后用上面介绍的方法进行脚部的按摩。

（3）按顺序从孩子的小脚趾开始，轻轻地旋转和牵拉每一根脚趾。

（4）重复上述方法进行右腿和右脚的按摩。

4. 腹部的按摩方法

（1）这种按摩运动是应该沿着顺时针方向按照肠的蠕动情况来进行的。尽量保持你的手是扁平的，做这种圆形的按揉，会使孩子的腹部感到非常舒适。当你做这种按摩时，要时刻观察宝宝的面部表情，记下按摩时发现的任何不良的反应或疼痛点。在按摩孩子的下腹部时，力度要轻，因为那是膀胱所在的位置。在下腹部用力按摩不仅会令孩子非常不舒服，而且有害健康。

（2）用手指的指肚按摩孩子的肚脐。从你的左手开始在宝宝的肚脐上画圈按揉。将右手放到左侧，手指弯曲成拱形。这时你的左手还在继续做刚才的按摩动作，为了避免手臂交叉带来的不便，右手手指的拱形程度可以适当根据情况进行调整。注意手不要过于接近孩子的肚脐，以免导致孩子任何的不适。

（3）将你的手放在紧挨着孩子肚脐的上方和下方，用手指呈圆形进行按摩。有些较长时间的抚摩可以覆盖到孩子的整个身体，从孩子的肩膀到脚趾，都可以进行按摩。

按摩不仅是提高孩子的体温，帮助孩子远离寒湿的好方法，还是和孩子增进彼此联系的方法，能使自己和孩子之间更为亲密、熟悉，从而有助于与孩子更好地沟通。所以，父母从现在起就试着给孩子做按摩吧！

"鼻涕虫"可用祛寒、搓脚心的方法解决

小孩子的鼻腔黏膜血管较成人丰富，分泌物也较多，加上神经系统对鼻黏膜分泌及纤毛运动的调节功能尚未健全，小孩又不善于自己擤鼻涕，因而流清鼻涕，这是一种正常的生理现象，不必担心。但是如果孩子的鼻孔下终日挂着两行鼻涕或流脓鼻涕，那就需要注意了。

孩子经常流清鼻涕，是因为孩子体内寒重、气虚，家长除了注意不让孩子受凉外，饮食上也要让孩子戒掉寒凉之物，多吃性温平的食物。

孩子流脓鼻涕多数是在流清鼻涕后出现的，这一般是孩子受凉引起流清鼻涕后，没有及时祛寒，或又吃了一些上火的食物，如膨化食品，导致体内有寒又有热，才会出现流脓鼻涕的现象。

如果孩子流脓鼻涕，父母可在孩子临睡前为孩子搓脚心50下，然后搓背部和两手的大鱼际穴，直到微微发热为止。

如果孩子总是反反复复地流脓鼻涕，说明肺热，按摩时应向手掌方向直推孩子的肾经。

总之，对于孩子流鼻涕，应针对不同情况采取相应的办法。平常加强耐寒锻炼，多让孩子到室外活动，保持室内空气清新，合理饮食，都有助于防止孩子流鼻涕。

"暖"是女人对自己最好的呵护

没有哪个女人不爱美，纵使没有那"一顾倾人城，再顾倾人国"的美貌，也总是希望有"最是那回眸一笑，万般风情绕眉梢"的容颜。美丽是女人穷尽一生所追求的，不仅要拥有好身材和好皮肤，还要内外兼修。

冷是对女人健康和美丽的最大摧残。女人如果受冷，手脚冰凉，血行则不畅，体内的能量不能润泽皮肤，皮肤就没有生气，面部也会长斑，所以虽然有的女人皮肤像细瓷一样完美，却缺乏生机

养生是比医生更好的医生

和活力，总是给人不够青春的感觉。更可怕的是，女人的生殖系统是最怕冷的，一旦体质过冷，它就会选择长更多的脂肪来保温，肚脐下就会长肥肉。而一旦体内暖和起来，这些肥肉没有存在的必要性，从这个角度上而言，女人变"暖"还有减肥的功效。

女人想变暖，从生活小细节入手

女人体质偏冷、手脚易凉和痛经已经成为普遍现象，究其原因与女人的不良习惯脱不开关系。有的人为了减肥，只吃青菜和水果，而青菜、水果性寒凉的居多，容易使女人受凉；有的女人为了让身材显得凹凸有致，喜欢用束身内衣将腰束得紧紧的，肚子周围因为束得太紧了，生殖系统没有血液供给，人就会变得更冷，还会长出更多的肉。

另外，女性朋友们不管是春夏秋冬，都爱吃冰冻食品，尤其爱喝凉茶。在凉茶中，有一些滋阴补气的可以服用，但性太寒的就不能服用。比如有的女性喜欢生食芦荟，这很恐怖，芦荟中最有效的成分——大黄素，是极其阴冷的。芦荟外用可治烧伤，可想而知它有多冷，还是不吃为妙。

要做暖女人其实很简单，从日常生活中入手就可以。

1. 多吃"暖性"食物

狗肉、羊肉、牛肉、鸡肉、鹿肉、虾、鸽、鹌鹑、海参等食物中富含蛋白质及脂肪，能产生较多的热量，有益肾壮阳、温中暖下、补气生血的功能，能够祛除体内的寒气，效果很好。

补充富含钙和铁的食物可以提高机体防寒能力。含钙的食物主要包括牛奶、豆制品、海带、紫菜、贝壳、牡蛎、沙丁鱼、虾等；含铁的食物则主要有动物血、蛋黄、猪肝、黄豆、芝麻、黑木耳、红枣等。

海带、紫菜、发菜、海蜇、菠菜、大白菜、玉米等含碘丰富的食物，可促进甲状腺素分泌，甲状腺素能加速体内组织细胞的氧化，提高身体的产热能力。

另外，适当吃些辛辣的食物可以帮助我们防寒。辣椒中含有辣椒素，生姜含有芳香性挥发油，胡椒中含胡椒碱，冬天适当吃一些，不仅可以增进食欲，还能促进血液循环，提高御寒能力。

有一点要提醒女性注意，除了多吃上面这些食物外，我们还要忌食或少食黏腻、生冷的食物，中医认为此类食物属阴，易使我们脾胃中的阳气受损。

2. 泡澡暖全身

即使再冷的天，只要泡个热水澡，整个身体都会暖起来。这是因为泡澡可以促进我们全身的血液循环，自然也就驱走了寒意。如果想增强泡澡的功效，还可以将生姜洗净拍碎后，用纱布包好放进浴缸（也可以煎成姜汁），或者加进甘菊、肉桂、迷迭香等精油，这些都可以促进血液循环，让身体温暖。

3. 按压阳池穴

阳池穴在手背部的腕关节上，位置正好在手背间骨的集合部位。寻找的方法很简单，先将手背往上翘，在手腕上会出现几道皱褶，在靠近手背那一侧的皱褶上按压，在中心处会找到一个痛点，这个点就是阳池穴了。阳池穴是支配全身血液循环及激素分泌的重要穴位，经常按压这个穴位，可促使血液循环畅通，身体就会暖和起来了。

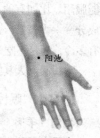

阳池

按压阳池穴的动作要慢，时间要长，力度要缓。按摩时，先以一只手的食指按压另一手的阳池穴一段时间，再换另一只手。要自然地使力量由手指传到阳池穴内，如果指力不够，可以借助小工具，比如圆滑的笔帽、筷子等。

湿邪作祟，女人就会老得快

女人在 30 岁应该是一朵盛放的花，灿烂芬芳。但是，很多 30

多岁的女人却仿佛正经历一场噩梦，不少人开始出现衰老的症状，皮肤粗糙、皱纹横生、烦躁、焦虑，对于丈夫的温存也有些力不从心等，这些本应到 40 岁以后才出现的更年期现象都提前露出了狰狞的面目，困扰着很多姐妹。而导致这一切的罪魁祸首就是：阳虚。

《黄帝内经·素问·调经论》中认为："寒湿之中人也，皮肤不收，肌肉坚紧，荣血泣，卫气去，故曰虚。"虚证是因为体内有寒湿，而且中医认为虚证的本质就是衰老。所以，很多女性的更年期提前就是由于寒湿在体内作祟。外寒跟体内的热交织在一起，又为湿邪。湿为阴邪，遏伤阳气，阻碍气机。换句话说，阳虚的原因是体内湿邪当道。

我们都知道：夏季人们感冒很大一部分都是"热伤风"，对此有人可能不太理解，冬天气温低，受寒湿侵犯感冒很容易理解，可夏天那么热怎么还会感冒？其实，这个问题并不难以理解。现在的生活条件好了，夏有空调冬有暖气，一年四季的感觉越来越不分明，夏天坐在凉爽的空调房里冻得发抖，冬天穿着衬衣在暖气屋里冒汗，这样该挥发出来的汗液挥发不出来而淤积在体内，该藏住阳气的时候藏不住都开泄掉了，体内的湿邪越堆越多，阳气逐渐虚弱。皮肤的开合功能下降，抵抗力越来越差，也就越来越爱生病。而且，夏天人们过分贪凉，喝冷饮、吃凉菜、一杯冰镇啤酒下肚，从里到外、从头到脚都透着凉快劲。殊不知，湿邪就趁此机会深深地埋在了体内，成为我们健康和美丽的一大隐患。

有人可能会有些疑惑，湿邪真的这么可怕吗？有句古话叫："千寒易除，一湿难去。湿性黏浊，如油入面。"被湿邪侵害的人好像身上穿了一件湿衣服，头上裹了一块湿毛巾，湿腻腻的难受！湿与寒在一起叫寒湿，与热在一起叫湿热，与风在一起叫风湿，与暑在一起就是暑湿。湿邪不去，吃再多的补品、药品，用再多的化妆品都只是在做表面功夫，起不到根本作用。

不过，大家也不用太担心，湿邪再可怕还是有对付它的办法，那就是养阳。这才是祛除体内湿气的最好武器。充足的阳气就如同我们体内的一轮暖阳，会温暖我们的身体和容颜。

懂得避寒，老人长寿有简方

老年人，特别是 70 岁以上的老年人，对气候的刺激特别敏感，常常既怕冷，又怕热。到了冬春转换季节，日夜温差悬殊，早晚温差达十几度，甚至达到二十多度，如不注意防寒，最易着凉患感冒。

临床医学证实，危及老年人生命最主要的三类疾病是脑血管意外、癌症和心脏病，而这三类疾病死亡人数的多少与气温有直接关系。根据医学测定的结果，深秋之后的死亡人数急剧增加，到了第二年的 1 ~ 2 月份出现死亡人数的高峰。老年冠心病与脑血管意外的人数，随着气温的下降而逐渐增多；呼吸道系统病人与寒潮到来之后的 2 ~ 3 天内，死亡人数最多。所以，老人一定要懂得避寒之法，否则即便是一场小病可能都会带来大的威胁。

感冒虽是常见的小病，但对于老年人而言，它可能最终引发出一系列的并发症。老人患感冒与青壮年不同，得病后并不一定都出现上呼吸道症状，而直接发生气管炎和肺炎。即使是平素身体一直很健康的高龄老人，流感后并发肺炎往往是最主要的死亡原因。这是因为老年人的内脏器官日渐老化，经不起大的风霜。春季气候多变，冷热不均，对老年人的健康影响很大，因此这时必须做好防寒保暖。

老年人出门宜戴帽，这能保持头部的血液循环使之具有内在的抵抗力；日平均气温降到 10℃以下时，患有慢性呼吸道疾病或体弱的老年人，外出最好戴上口罩，防止冷空气直接吸入而刺激呼吸道；要及时收听当地气象台站发布的天气预报，一旦得知寒潮和冷空气经过本地时，要及早添加衣物，加强防寒保暖工作。当然，为了保暖不能不参加室外活动。应在保暖的前提下，参加适当的体育锻炼，增强身体的抗寒抗病能力。

养生是比医生更好的医生

浇灭虚火，还得从祛除寒湿入手

有的人经常"上火"，脸上时不时地冒出几颗痘痘，去看医生，却被医生告知是因为寒湿重引起的。寒湿重为什么会出现"上火"的症状呢？

这是因为，身体内寒湿重造成的直接后果就是伤肾，引起肾阳不足、肾气虚，进而造成各脏器功能下降，血液亏虚。按照《黄帝内经》的五行理论，肾属水，当人体内这个水不足时，身体就会干燥。每个脏器都是需要工作、运动的，如果缺少了水的滋润，就会导致摩擦生热。比如肝脏，肝脏属木，最需要水的浇灌，一旦缺水、肝燥、肝火就会相当明显。因此要给肝脏足够的水，让肝脏始终保持湿润的状态。

头面部也很容易上火。因为肾主骨髓、主脑，肾阳不足、肾气虚时髓海就空虚，头部会首先出现缺血，出现干燥的症状，如眼睛干涩、口干、舌燥、咽干、咽痛等。而且口腔、咽喉、鼻腔、耳朵是暴露在空气中的器官，较容易受细菌的感染，当颈部及头面部的血液供应减少后，这些器官的免疫功能就下降，会出现各种不适，这样患鼻炎、咽炎、牙周炎、扁桃体炎、中耳炎的概率就会增加。如果此时不注意养血，则各种炎症很难治愈，会成为反复发作的慢性病。

如果身体内寒湿重，还会造成经络不通，散热困难，容易感到闷热、燥热。现代人缺乏运动又普遍贪凉，造成血液流动的速度变慢，极易导致经络的瘀堵，从而造成皮肤长痘、长斑、甚至身体的各种疼痛。经常运动的人都有这样的感觉，运动后体温明显升高，血液循环加快。因为出汗在排出寒湿的同时也能带走虚火、疏通经络。

因此，要避免上火，就不要贪凉，合理饮食，多运动，自然会肾气十足经络通畅，各种小毛病也不会频频惹上身，各位也就降低了"上火"的概率。

腰酸背痛腿抽筋，可能是寒邪伤人

有一段时间，电视里经常播一个钙片的广告，里面有一句台词"腰酸背痛腿抽筋——得补钙"，致使现在许多人都认为腰酸背痛腿抽筋是缺钙引起的，于是补充五花八门的钙，吃了也不见好转，其实腰酸背痛有时并不是缺钙，而是寒邪伤人的典型特征。

抽筋在医学术语上叫痉挛，这个在寒的属性里叫收引。收引，就是收缩拘急的意思。肌肤表面遇寒，毛孔就会收缩；寒邪进一步侵入经络关节，经脉便会拘急，筋肉就会痉挛，导致关节屈伸不利。因为寒是阴气的表现，最易损伤人体阳气，阳气受损失去温煦的功用，人体全身或局部就会出现明显的寒象，如畏寒怕冷、手脚发凉等。若寒气侵入人体内部，经脉气血失去阳气的温煦，就会导致气血凝结阻滞，不畅通。我们说不通则痛，这时一系列疼痛的症状就出现了，如头痛、胸痛、腹痛、腰脊酸痛。

因此，我们在养生的时候，要特别注意防寒。寒是冬季主气，寒邪致病多在冬季。因而冬季应该注意保暖，避免受风。单独的寒是进不了人体的，它必然是风携带而入的。所以严寒的冬季，北风凛凛，我们出门要戴上棉帽，围上围巾，就是为了避免风寒。

如果你真的腰酸背痛腿抽筋了，这里先教给大家两个小窍门，试一试再说。

1. 芍药甘草汤

腰酸背痛其实是肌肉酸痛，腿抽筋是筋脉痉挛。脾主肌肉，肝主筋脉，肌肉和筋脉有了问题，就要找准主因，调和肝脾。芍药性酸，酸味入肝，甘草性甘，甘味入脾，因而这味芍药甘草汤被誉为止痛的良药，并且一点儿都不苦口。芍药甘草汤配制容易，芍药和甘草这两味药在一般的中药店都能买到，取白芍 20 克、甘草 10 克，或用开水冲泡，或用温火煮，可当茶水饮用。注意，这里说的芍药、甘草一定得是生白芍、生甘草，不要炙过的，炙过的药性就变了。

养生是比医生更好的医生

2. 按揉小腿

小腿抽筋的时候，以大拇指稍用力按住患腿的承山穴，按顺、反时针方向旋转揉按各60圈；然后，大拇指在承山穴的直线上下擦动数下，令局部皮肤有热感；最后，以手掌拍打小腿部位，使小腿部位的肌肉松弛。几分钟甚至几秒钟后，小腿抽筋症状即可消失。不过，这个标虽然暂时除了，病根还在，由表及里，本还没有痊愈。敲打按揉一些经络穴位，固然可以散结瘀阻、活络气血，但从病因根本上来论，还是要把寒彻底地从体内祛除，这样你才能身轻如燕，健步如飞。

为了避免寒气伤人，大家在容易感受到寒意的冬季，需要在保暖上下的工夫也会大一些，基本上不会疏忽。而阳春三月，"乍暖还寒时候"，古人说此时"最难将息"，稍微一不留神，就会着凉，伤寒了。因而春季要特别注意着装，古人讲"春捂秋冻"，就是让你到了春天别忙着脱下厚重的棉衣。春天主生发，万物复苏，各种邪气在这时候滋生。春日风大，风中席卷着融融寒意，看似脉脉温暾，实则气势汹汹，要特别小心才是。

那么，炎炎夏日，人都热得挥汗如雨，也需要防寒吗？当然需要。夏天我们经常摄入凉的食物和饮料，冰镇西瓜、冰镇啤酒、冰激凌、冰棍等，往往又在空调屋里一待一天。到了晚上，下班出门，腿脚肌肉收缩僵硬，腿肚子发酸发沉，脑袋犯晕，甚至连走道都会觉得别扭，感觉双腿不像是自己的。这时候寒邪就已经侵入你的体内了。

寒从脚底起，泡脚来治病

脚是寒气入侵的主要通道之一，防止寒气入侵要从脚底做起。而泡脚就是最有效的方法，不仅防寒，还能强身健体，防治百病。中国人是非常讲究洗脚的，民间就有"春天洗脚，升阳固脱；夏天洗脚，暑湿可祛；秋天洗脚，肺润肠濡；冬天洗脚，丹田温灼"的说法。

从中医的观点来看，人五脏六腑的功能在脚上都有相应的穴位。脚不仅是足三阴经的起始点，还是足三阳经的终止处，这 6 条经脉之根都分别在脚上的 6 个穴位中。仅足踝以下就有 33 个穴位，双脚穴位达 66 个，脚心和踝关节以下有六十多个穴位，分别对应着人体的五脏六腑，占全身穴位的 10%。经常洗脚就可刺激足部的太冲、隐白、太溪、涌泉以及踝关节以下各穴位，从而起到滋补元气、壮腰强筋、调理脏腑、疏通经络，促进新陈代谢，防治各脏腑功能紊乱、消化不良、便秘、脱发落发、耳鸣耳聋、头昏眼花、牙齿松动、失眠、关节麻木等症的作用，达到强身健体、延缓衰老的功效。

现代医学也已证实，"寒从脚下起""小看脚一双，头上增层霜"，这说明了脚的健康不仅关系到人的健康，而且和寿命有很大关系。因为脚掌有无数神经末梢，与大脑紧紧相连，同时又密布血管，故有人的"第二心脏"之称。另外，脚掌离心脏较远，血液的供应少，表面的脂肪又薄，保温力较差，而且脚掌同上呼吸道尤其是鼻腔黏膜有密切的神经联系，所以脚掌一旦受寒，就可引起上呼吸道局部体温下降和抵抗力减弱，导致感冒等多种疾病。而热水泡脚就可使自主神经和内分泌系统得到调节，并有益于大脑细胞增生，增强人的记忆力，同时，能使体表血管扩张，血液循环得到改善。

热水泡脚也要有讲究，最佳方法是：先取适量水于脚盆中，水温因人而异，以脚感温热为准；水深开始以刚覆脚面为宜，先将双脚在盆水中浸泡 5～10 分钟，然后用手或毛巾反复搓揉足背、足心、足趾。为强化效果，可有意识地搓揉中部一些穴位，如位于足心的涌泉穴等；必要时，还可用手或毛巾上下反复搓揉小腿，直到腿上皮肤发红发热为止；为维持水温，需边搓洗边加热水，最后水可加到足踝以上；洗完后，用干毛巾反复搓揉干净。实践表明，晚上临睡前泡脚的养生效果最佳，每次以 20～30 分钟为宜，泡脚完毕最好在半小时内上床睡觉，这样才有利于阳气的生发，也不会太多地透支健康。

所以说，很多养生的方式其实就在我们的生活中，很简单，也很方便，重要的在于你是否有心，是否能够持之以恒。养生不是朝夕之间的事情，只有坚持一段时间以后，才能看到效果。

足疗并不难，中药泡脚效果佳

现在洗脚城越来越多，可见人们已经对"热水泡脚，加点中药"的好处，都不陌生了。但是，每天都去洗脚城专程做足疗，不仅麻烦而且花费也大。那怎么办呢？其实，自己在家也能做足疗。自己做足疗一点儿也不难，只要把足疗液配好就行了。所谓的配足疗液，就是根据自己的情况，在洗脚水里加点儿中药。

在这里，为大家推荐几种简单易做的足疗液。当归、桃仁、苏木、川椒、泽兰叶制成足疗液，能让你的脚上皮肤变得柔嫩美丽。脚上皮肤干燥的人，可以试试用桃仁、杏仁、冬瓜仁、薏苡仁熬制的药水兑入热水里洗脚。脚累脚疼者，可以用透骨草、伸筋草、苏木、当归、川椒熬制的药水。冬天里，人容易脚冷，特别是女性，经常整夜都睡不热乎。可以在洗脚时，在水中放干姜或樟脑，樟脑会很快在热水中融化，泡后脚会发热，对改善脚凉很有效。

以上提到的这些材料在中药房很容易买到，而且便宜，熬制时先用大火煮开，然后小火煮 5 ~ 10 分钟，取汁即可。这些药水不用每次现熬现用，可以一次多熬制一些，用容器装好，每天洗脚时兑在水中即可。

另外，如果在泡脚的热水里加入鹅卵石，泡脚的同时用鹅卵石磨脚，则能起到类似于针灸的效果，可治疗长期失眠。热水泡脚，如同用艾条"温灸"脚上的穴位，而在泡脚盆里加入鹅卵石，高低不平的石头表面可以刺激脚底的穴位（涌泉、然谷、太溪等）或脚底反射区，起到类似足底按摩和针刺穴位的作用，从而促进人体脉络贯通，达到交通心肾、疏肝理气、健脾益气、宁心安神的功效，更好地改善睡眠。

泡脚用的鹅卵石并没有什么特别的要求，选择圆滑、大小相近的为佳。泡脚用的水应该保持在45℃左右，水深至少要高过踝关节，脚在鹅卵石上均衡地踩踏，浸泡20～30分钟。有心脑血管病和糖尿病的患者用热水泡脚时，要特别注意水温和时间的控制，以免出现头晕、头痛、乏力、心慌等情况。

冬病夏治，解决诸多寒证

有的人可能会发现，本来春天和夏天自己身体不错，可一到秋冬寒冷季节身体就好像换了个样似的，尤其是中老年朋友。比如，有的人出现喷嚏不断，患上了过敏性鼻炎，有的则患上过敏性哮喘、支气管炎等呼吸道慢性疾病。除此之外，类风湿性关节炎、结肠炎、冻疮、慢性腹泻以及阳气虚弱引起的关节痛、肾虚引起的腰痛、老年畏寒证等都经常在冬季变得严重起来。这类疾病都有个共同的特点：阳气虚损，遇寒发病。不过，这些病到了阳气最旺盛的夏季，都会有所缓解。

对于这些疾病，我们其实可以利用"冬病夏治"的原则来祛寒治疗。它的原理在于《素问·四气调神论》中"春夏养阳"的原则，利用夏季气温高，机体阳气充沛的有利时机，调整人体的阴阳平衡，以扶持正气，增强抗病能力，从而达到直接或间接治病、养病的目的。在治疗方法上，冬病夏治包括针灸、擦浴、拔火罐、按摩、理疗、食疗、穴位贴敷、中药内服等多种疗法，其中穴位贴敷最为常用。各位男士如果因为阳虚在冬日出现了病症加剧的情况，可以试着用一下"冬病夏治"之法。下面就为大家推荐几种贴敷验方：

1. 哮喘患者

用白芥子、苏子、元胡各20克；甘遂、细辛各10克，研成细末。每次用1/3的药粉，加生姜汁调成膏状，分别摊在6块直径5厘米的塑料布上，贴在背部的肺腧、心腧、膈腧用胶布固定，3～6小时去掉。在头伏、二伏、三伏，共贴3次。

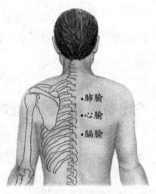

肺腧、心腧、膈腧三穴

2."老寒腿"患者

用川乌50克，吴茱萸30克，艾叶、透骨草各9克，细辛6克，研为细末。把药末用纸包好后，外用纱布重包，用线缝好，垫在脚心上。从初伏开始使用，二伏换一料药，三伏再换一料。

3.风湿性关节患者

用肉桂、干姜各50克，白胡椒、细辛各50克，公丁香20克，乳香30克，黑老虎50克，共研为细末，再将200克蜜熬成膏，将药末纳入蜜膏内拌匀，摊在白布上，在初伏第10日开始贴患处，每天贴6～8个小时，到三伏末日为止。

4.肩周炎患者

可取桂枝10克，透骨草20克，清风藤、豆豉姜各30克，伸筋草、片姜黄、川芎、威灵仙各15克，羌活12克煮成药汁，再用麦麸皮300～400克放锅中炒黄，趁热加入药汁和一些陈醋，拌后盛入纱袋内热敷肩关节痛处，每袋可用1周。从初伏起，每日1次，每次6～8小时，一直敷到三伏末。

5.易发冻疮者

可用桂枝25克，红花、紫苏叶、附子、荆芥各10克，生姜30克，加水适量浓煎，取药液熏洗冻疮好发部位，每天1剂，连用10天为1疗程。

值得注意的是，"冬病夏治"并非包治百病，有其严格的适应证和禁忌证。如果你有严重先天性心脏病、糖尿病等器质性疾病；

如果你对贴敷药物成分过敏，短时间贴敷即会大量起泡；或者皮肤长有疱、疖及皮肤有破损。这样的人就不适宜贴敷治疗，大家在用的时候要注意辨别。

吃出来的温暖，也能对抗寒冷

食物有寒、凉、温、热等不同的性质，中医称为"四性"或"四气"。不同性质的食物适用于不同体质的人。寒、凉性食物适用于热性体质的人，如白萝卜、蘑菇、油菜、橙子、小米、绿豆、海带、苦瓜、黄瓜、香蕉、西瓜等。反之，对于体质属于寒性的人而言，平时可以多吃些温、热性食物，如生姜、葱白、香菜、辣椒、酒、红茶等。因为吃出来的温暖，也能帮助我们对抗寒冷。

葵花子吸太阳之气，温暖身心

葵花子就是向日葵子，向日葵是我们大家都很熟悉的，它很有意思，花盘总是向着太阳的，太阳在什么方向，它的花盘就转到什么方向，太阳落山的时候，它的花盘就垂下，向着大地。这就是"向日葵"名字的由来。正因为向日葵这种向阳的特性，使得它的果实——葵花子更多地吸收了太阳之气。常吃吸收了太阳之气的葵花子，就能让我们的身心如艳阳高照，温暖和煦。

炒制好的葵花子就是我们平时吃的瓜子，爱吃瓜子的应该是女性朋友居多，闲来无事的时候，抓上一把瓜子，边吃边看电视或书，悠闲惬意。不过，很多女性可能根本不知道，常吃葵花子是可以美容养颜的。这是因为葵花子中含有蛋白质、脂肪、多种维生素和矿物质，其中亚油酸的含量尤为丰富，有助于保持皮肤细嫩，防止皮肤干燥和生成色斑。如果你原本就爱吃瓜子，这下就多了一条非常强大的理由。

当然，葵花子的好处当然不止美容养颜这一方面。中医认为，葵花子有补虚损、补脾润肠、止痢消痈、化痰定喘、平肝祛风、驱虫等功效。葵花子油中的植物胆固醇和磷脂，能够抑制人体内胆固醇的合成，有利于抑制动脉粥样硬化，适宜高血压、高血脂、动脉硬化病人食用；葵花子油中的主要成分是油酸、亚油酸等不饱和脂肪酸，可以提高人体免疫能力，抑制血栓的形成，可预防胆固醇、高血脂，是抗衰老的理想食品。另外，葵花子中的维生素 B_1 和维生素 E 非常丰富。据说，每天吃一把葵花子就能满足人体一天所需的维生素 E。葵花子对稳定情绪，延缓细胞衰老，预防成人疾病大有益处，还具有治疗失眠、增强记忆力的作用。葵花子对癌症、高血压和神经衰弱有一定的预防功效，所以男女老少都可以将葵花子作为常吃的休闲食品。

不过，超市或商店里卖的一般都是炒好的葵花子，其中有不加任何调味剂的原味葵花子，还有加了甘草、奶油、绿茶、巧克力等不同配料炒制的多种口味的葵花子，如果只是作为零食吃，那可以依据自己的喜好随意选择；如果是想作为日常保健品，则最好选择没有经过炒制的原味葵花子，这样才能保证好的功效。要注意的是：瓜子一次不要吃太多，以免上火、口舌生疮。

此外，葵花子还可以作为制作糕点的原料。葵花子含有丰富的油脂，也是重要的榨油原料。葵花子油是营养学家大力推荐的高档健康油脂。

本草纲目里的祛湿食物

《本草纲目》中也记载了很多可以祛湿的食物。首先说米酒，《本草纲目》说它"行药势，通血脉，润皮肤，散湿气，除风下气"，而且米酒味道香浓，晚饭前喝一碗米酒既能调节胃口，又能散去体内湿气。然后是水牛肉，《本草纲目》说水牛肉"安中益气，健强筋骨，消水肿，除湿气。"如果你发现自己的身体水肿，不妨也多吃一点儿牛肉。

除了这两种食物以外，祛湿排毒的办法还有很多。首先你得多喝水。很多朋友就会觉得奇怪了，不是要把体内的湿气给排出去吗，怎么还能喝水呢？实际上水是最好的排毒载体。不要以为春天潮湿，就不需要补充水分。身体里没有了水分的话，连厕所都不用去了，还怎么排毒？喝水是最简单有效的排毒办法。但是不可以喝凉水，最好喝温开水。

此外，人体需要的能量来自饮食，饮食与人体的体温关系密切，以下几种食物能提高体温：葱类蔬菜能净化血液，促进血液循环，最后达到使身体变暖的效果，常见的韭菜、葱、洋葱、大蒜、辣椒都属于葱类蔬菜，它们都有化瘀血和提高体温的作用。

千古名方的家庭祛寒应用

桂枝汤——固本御湿邪

《伤寒杂病论》里的第一个药方，叫"桂枝汤"，被称为"群方之首"。之所以有如此赞誉，原因就是桂枝汤在强固根本，抵御病邪方面有着显著的功效。

桂枝汤由五味药组成：桂枝（去皮，9克），芍药（9克），生姜（9克），大枣（切，3枚），甘草（6克）。这也是伊尹《汤液》里的小阳旦汤，针对太阳病初起，感冒初起的方子，适用于感冒发烧、"头项强痛而恶寒"，头痛、脖子僵硬、怕冷、发烧，身上有一点微微出汗等症状。

桂枝是君药，张仲景在桂枝上方加小字注：去皮。中药也遵循取象比类的原则，感冒发烧初起，病在表，桂枝树梢是阳气生发最旺的地方，用的是嫩桂枝，起解表作用，散刚刚受到的那点寒。中药里，皮都是包裹的，都主收敛。既然要取其生发之意，所以要把它收敛的特性去掉。

白芍是根茎，中药里凡是根茎的东西都主里，固住根本，里边足了，才能把邪气往外赶。

甘草主中焦，甘味入脾，散表、固里之后，固摄脾胃。脾胃是后天之本，如不固住，表寒容易入里。

生姜主散，助阳，帮助桂枝，为佐使。

大枣入脾胃，帮助甘草，也是佐使。枣肉是黄色的，黄色东西入脾，脾主肌肉，大枣劈开，用的是大枣肉的濡润之性。

中医可以治急症，关键是辨证准确。如果是太阳经脉的发烧，表受寒，微微有汗就用桂枝汤，没有汗就用麻黄汤。如果是少阴的发烧，就用麻黄附子细辛汤。

张仲景在《伤寒杂病论》中讲到感冒初起吃了药后，马上要进被窝发汗，如果汗发不出来，再喝一碗热粥，助发汗，又补脾胃，发出汗来去掉病邪，马上停药。如果出汗太过，就喝一碗凉粥，主收敛，也不伤脾胃。

张仲景指出此药方，凡外感风寒表实无汗者，平素嗜酒者禁用。饮食上要注意，凡是腥的、臭的和味浓的都不要吃，因为吃这些食物会调动元气。本来病在表层，如果元气调上来，病邪就会往下走，侵入身体内部，变得更加严重。所以感冒发烧忌讳多吃，忌讳吃味浓的食物。

苓桂术甘汤——善于去除水湿之气

现代人因为缺乏运动、常在空调屋里待着、喝冷饮等原因，很多人体内的水湿都重。那么，水湿重会出现哪些问题呢？我们又该怎么调理呢？

水湿过重，会影响到人体上部的清阳之气，所以很多人会出现眩晕的感觉。清气本来是应该上升的，这样人的头脑才能保持清醒状态，如果水寒之气也就是浊气上逆，自然就会出现眩晕的感觉。张仲景用了四个字来描述这种情况——"起则头眩"，就是一起来，头就晕。

除了这个表现之外，水湿过重的人还会出现"心下逆满""气上冲胸"。逆满有时是脾胃的感觉，感觉上腹部气机痞满，但是这里指的是心脏附近的满闷，不舒服。"气上冲胸"，也是一种心中憋闷的感觉，严重者会觉得腹中升气，直冲胸中。另外，因为体内水湿太盛，气机不降，所以也会引发肺经上的问题，比如咳嗽、气喘、夜不能卧等情况，通常出现这种情况的多为老人。

也有人背部特别怕凉，背部某处手掌大小的地方，总是冰凉冰凉的，这也是阳虚有寒、水气不化、水饮停积的表现。《伤寒杂病论》里指出"夫心下有留饮，其人背寒如掌大"。治疗上推荐用《伤寒杂病论》中的苓桂术甘汤：茯苓 30 克，桂枝 30 克，炒白术 30 克，炙甘草 15 克，水煎 20 分钟服用，三五剂就可见效。

方剂中的茯苓能够去掉水湿，桂枝可以振奋阳气，白术能够健脾益气，炙甘草有镇守中焦的作用。这个方子虽然简简单单只有四味药，但去湿的效果令人惊叹。用这样的方子，化去体内的湿气，化去遮蔽心阳的湿气，使得太阳重新出现，体内阳光明媚，身体自然也会恢复健康状态。

一见钟情的祛寒食疗方

羊肉汤——最好喝的驱寒药

相传，赵匡胤早年贫困潦倒，流落于长安街头。一日，他饥寒交迫，求羊肉铺施舍一碗滚烫的羊肉汤泡馍，吃后精神百倍，饥寒全消。十年后，赵匡胤已是宋朝的开国皇帝。一次，他出巡长安，又来到这家羊肉铺，命店主做一碗羊肉汤泡馍。店主连忙让妻子烙饼掰碎，精心配好调料，浇上汤又煮了煮，还放上几大片羊肉端上。没想到皇帝吃后大加赞赏，当即给店主赏银百两。此事很快传遍长安，来吃这种羊肉汤泡馍的人越来越多。由于生意兴隆，店小二来不及给客人掰馍，于是改为客人自己掰馍，此法一直流传至今。

现在，羊肉仍然是我国人民食用的主要肉类之一，其肉质细嫩，脂肪及胆固醇的含量都比猪肉和牛肉低，并且具有丰富的营养价值。因此，它历来被人们当作冬季进补佳品。

《本草纲目》中记载，羊肉"性温，味甘；益气补虚"。中医认为，羊肉性温，味甘，具有补虚祛寒、温补气血、益肾补衰、开胃健脾、补益产妇、通乳治带、助元益精的功效。主治肾虚腰疼、阳痿精衰、病后虚寒、产妇产后火虚或腹痛、产后出血、产后无乳等症。

寒冬常食羊肉可益气补虚、祛寒暖身，增强血液循环，增加御寒能力；妇女产后无乳，可用羊肉和猪蹄一起炖吃，通乳效果很好；体弱者、儿童、遗尿者食羊肉颇有益。

羊肉又可保护胃壁，帮助消化，体虚胃寒者尤宜食用；羊肉含钙、铁较多，对防治肺结核、气管炎、哮喘、贫血等病症很有帮助；羊肉还有安心止惊和抗衰老作用。但羊肉属大热之品，故夏秋季节气候热燥，不宜多吃羊肉。另有发热、牙痛、口舌生疮、咳吐黄痰等上火症状的人也应该少吃羊肉，以免加重病情。还有些人不喜欢羊肉的膻味，所以吃羊肉时喜欢配食醋作为调味品，其实这种吃法是不科学的。羊肉与食醋搭配会削弱两者的食疗作用，并可产生对人体有害的物质。

夏季，有很多人喜欢一边吃着香喷喷的烤羊肉串，一边喝扎啤，感觉很爽，不过这种吃法对身体也不好，烧烤的羊肉很容易产生致癌物，还是少吃为妙。

姜红茶——泻去体内湿寒气，温暖脏腑

相信很多女性朋友都有过这样的经历：痛经时，喝下一大杯热热的红糖水，痛经立即就缓解了，腹内感觉暖暖的。感冒时，我们为家人熬上一碗姜汤，喝下去，盖好被子出身汗，感冒就好了一大半。这是为什么呢？红糖水和姜汤为什么会有这么神奇的功效？这是因为它们能帮我们泻去体内的湿寒气，真正温暖我们的身体。

现代人由于生活和饮食习惯上存在很多误区，湿气和寒气很容易郁结在体内，给五脏六腑带来负担，只有把这些湿寒之气都泻掉，我们的身体才能重新温暖起来。《黄帝内经》中提倡"药补不如食补"，泻去体内寒湿气，姜红茶就是很好的选择。

姜红茶的主料是生姜和红糖，取生姜适量，红茶一茶匙，红糖

或蜂蜜适量。将生姜磨成泥，放入预热好的茶杯里，然后把红茶注入茶杯中，再加入红糖或蜂蜜即可。生姜、红糖、蜂蜜的量可根据个人口味的不同酌量加入。

要温暖身体，就不能少了生姜。200种医用中药中，75%都使用生姜。因此说"没有生姜就不称其为中药"并不过分。《本草纲目》解读：姜能够治"脾胃聚痰，发为寒热"，对"大便不通、寒热咳嗽"都有疗效。吃过生姜后，人会有身体发热的感觉，这是因为它能使血管扩张，血液循环加快，促使身上的毛孔张开，这样不但能把多余的热带走，同时还可把体内的病菌寒气一同带出。所以，当身体吃了寒凉之物，受了雨淋，或在空调房间里待久后，吃生姜就能及时排除寒气，消除因机体寒重造成的各种不适。

红糖性温，最适合虚寒怕冷体质的人食用。我国民间女人坐月子时经常要喝红糖小米粥，用以补血养血。

而红茶具有高效加温、强力杀菌的作用。生姜和红糖、红茶相结合，就成了驱寒祛湿的姜红茶。冲泡时还可加点儿蜂蜜。但患有痔疮或其他忌辛辣的病症的人，可不放或少放姜，只喝放了红糖和蜂蜜的红茶，效果也不错。

当然，除了姜红茶之外，祛除体内湿寒气的办法还有很多。首先要多喝水，这是最简单有效的办法。但是不要喝凉水，以温开水为宜。早上喝一杯水养生的方法大家都知道，不过这个水也不能是凉水，也是以温热的水为宜。因为早上阳气刚刚生发，这个时候灌下一大杯凉水，就会伤害身体内刚刚升起来的阳气。

经久不衰的中医祛寒法

刮痧——去湿去寒

俗话说："立秋刮刮痧，活到八十八"。刮痧是中医的一种传统治疗方法，主要是使用刮痧板蘸刮痧油在皮肤相关部位进行刮拭，可以达到疏通经络、活血化瘀的目的。简单地讲，刮痧可以扩张毛细血管，增加汗腺分泌，促进血液循环。按理说，刮痧适合于各种季节，为什么民间就流传最好在入秋后进行刮痧呢？

立秋以后，天气逐渐转凉，湿气容易郁闭经络，寒气外闭，湿邪在里郁闭阳气而化热，从而形成外寒内热，寒包火的情况。由于湿热在里，人会出现头昏脑涨、心烦郁闷、全身酸胀、倦怠乏力等情况。

虽然这种情况不是很严重，但也让人感觉不适。因此，在这个时候进行刮痧，可以去除体内的湿热之邪，寒邪也不容易闭阻，身体也能如天气般"秋高气爽"。

刮痧的用具也十分简单、方便，只要是边缘比较圆滑的东西，如梳子、搪瓷杯盖子等，都可以用来刮痧。当然如果长期使用或作为治疗方法，还是用正规一些的刮痧板比较好。

现在比较常用的刮痧板有两种，一是木鱼石刮痧板，美容院比较常用；还有一种是天然水牛角刮痧板，它对人体肌表无毒性刺激和化学不良反应，而且水牛角本身是一种中药，具有发散行气、活血和润养作用。

刮痧之前，为了防止划破皮肤，还要在皮肤表面涂一层润滑剂，香油、色拉油都可以用。当然，有条件的话，最好采用专门的"刮痧活血剂"。

刮痧时，皮肤局部汗孔开泄，出现不同形色的痧，病邪、病气随之外排，同时人体正气也有少量消耗，所以刮痧的时候要做好一些小细节，从细节处保护好身体。

（1）刮痧时皮肤汗孔处于开放状态，如遇风寒之邪，邪气会直接进入体内，不但影响刮痧的疗效，还会引发新的疾病，因此刮痧半小时后方能到室外活动。

（2）刮完痧后要喝一杯热水，以补充水分，促进新陈代谢。

（3）刮痧3小时内不要洗澡，避免风寒之邪侵入体内。

（4）刮痧时刮至毛孔清晰就能起到排毒的作用。有些部位是不可以刮出痧的，还有室温低也不易出痧，所以，刮拭的时候不要一味地追求出痧，以免伤害到皮肤。

（5）刮痧的时候一次只治疗一种病，并且刮拭时间不可太长。不可连续大面积刮拭，以免损伤体内正气。

现在很多人的工作需要对着电脑，所以得颈椎病的人来越来越多，很多疗法效果都不显著，不妨试一下刮痧法。让家人直接在颈椎的痛处刮痧，只要一出痧，疼痛马上就会得到一定的缓解。需要注意的是：刮痧不要太用力，以搓澡的力度就行。可以先刮最痛的部位，找到痛点所在的经络，最好顺着经络的走向来刮，从上到下，从中间到两边，这样刮出来是一条粗线，不要上下左右地乱刮。有时痛点不出痧，可能是痛点的位置较深，而刮痧只适宜痛点较浅的部位，可以先刮这条经的其他部位，在痛点处则用拔罐疗法。

另外，如果面对的是一个体弱的老人、重病患者、孕妇以及5岁以下的幼儿，还是不用此法为佳。对于心脏不好或贫血的人，刮痧常会令其心慌气短，甚至昏厥。

只要循序渐进，刮痧法还是很安全的。尝到了刮痧的甜头，你就会爱上这种疗法，就能体会到由此带来的健康益处。

火罐——要想身体安，火罐经常沾

民间有"要想身体安，火罐经常沾"的说法。拔罐具有驱寒祛湿、疏通经络、活血化瘀、扶正祛邪等功效，是一种被民间老百姓广泛应用的自然疗法。随着医学和科学技术的发展，拔罐疗法更是焕发了新的生命力，已经被越来越多的人所接受。

拔罐有两种：一种是火罐，一种是抽气罐。不管哪种拔罐方法，其基本原理都是使罐中的气压低于所扣皮肤内部的气压，在所扣皮肤的内外形成一种压力差，罐中压力低，而人体皮肤内的压力高，因而使皮肤内的寒气冲透皮肤泄向罐内。

一般来说，拔罐以后，身体通常会留下颜色不一的罐斑，罐斑颜色不同，所代表的意义也不同：

养生是比医生更好的医生

罐斑显水疱、水肿和水汽状，表明患者湿盛或因感受潮湿而致病，若水疱色呈血红或黑红，是久病湿夹血瘀的病理反应。

罐斑出现深红、紫黑或丹瘀现象，触之微痛，兼见身体发热者，表明患者有热毒症。

罐斑出现紫红或紫黑色，无丹瘀和发热现象，表明患者有瘀血症。

罐斑无皮色变化，触之不温，多表明患者有虚寒证。

罐斑出现微痒或出现皮纹，多表明患者患有风证。

对于身体健康者，一般来说，罐斑多无明显变化。

最后，需要提醒的是，拔罐时注意注意以下几个事项：

（1）拔罐时间要掌握好。一般而言，拔罐时间应掌握在15～20分钟。病情重、病位深及疼痛性疾患，拔罐时间宜长；病情轻、病位浅及麻痹性疾患，拔罐时间宜短。肌肉丰厚的部位，时间可略长；肌肉薄的部位，拔罐时间宜短。气候寒冷时拔罐时间适当延长，天热时相应缩短。

（2）拔罐时，要脱掉衣服，避免有风直吹，防止受凉，保持室内的温度。另外，如果你不是专业人员，在拔罐时尽量不要走罐。

（3）取罐时不要强行扯罐，正确的做法是：一手将罐向一面倾斜，另一手按压皮肤，使空气经缝隙进入罐内，这样罐子自然就会与皮肤脱开。起罐后，皮肤局部如果出现潮红、瘙痒时，不可以乱抓，经几小时或数日后就可消散。

（4）在使用多罐时，火罐排列的距离一般不宜太近，否则皮肤被火罐牵拉会产生疼痛，同时因罐子互相排挤，也不宜拔罐。

（5）皮肤上一次拔罐斑痕消退前，不可在同一部位再拔。骨突出处也不宜拔罐。另外，下列人员不可拔罐：

孕期、妇女月经期、肌肉枯瘦之人、6岁以下儿童、70岁以上老人、精神病、水肿病、心力衰竭、活动性肺结核、急性传染病、有出血倾向的疾病以及眼、耳、乳头、前后阴、心脏搏动处、大血管通过的部位、骨骼凸凹不平的部位、毛发过多的部位、皮肤破损处、皮肤瘢痕处、皮肤有赘生物等，均不宜用拔罐疗法。

按摩——打通经络，驱寒气

按摩也是驱除体内寒气的一种有效的方法，按摩之所以能达到这样的效果，主要有以下四个原因：

其一，按摩能够疏通经络。按摩不是随便在人体的某个部位推拿一下就可以发挥作用，而是具有一定的规律性。它是循经取穴，通过按摩对穴位进行刺激，而穴位是经络与体表连接的特殊部位，人们可以通过刺激穴位，来调节经络。按摩的原理就是通过穴位刺激来疏通经络，增强经络气血运行、反映病症、调整虚实、传导感应等功能，经络疏通了，气血运行好，人的抵抗力就增强，寒气就容易祛除。

其二，按摩可以调节人体神经系统。神经系统协调着身体的各项生理活动，如果神经系统出现异常，就会影响人体内某些器官正常功能的发挥，人体就会发生病变，比如精神不好的人，往往会食欲不振，这说明胃肠的消化功能受到了影响。

按摩疗法调节神经系统的方法主要有以下三种：

（1）平肝阳。针对肝阳上亢者，通过按摩来促进周围血管的扩张，降低血压，从而缓解患者头痛、头晕等症状。

（2）移痛法。针对某一部位出现疼痛的患者，用按摩创造一个新的兴奋点，使原来的疼痛得到缓解或消失。

（3）解表。针对由于发生汗闭而出现体温升高、头痛、浑身乏力等症状的患者，通过按摩来促进患者全身发汗，从而有效缓解症状。

其三，按摩可活动关节。人们可以通过按摩疗法来增强关节的活动度，使得关节松动，从而有效治疗关节病。

其四，按摩可以增强体质，有效祛除寒气。按摩能够促进人体新陈代谢，加速血液循环，增强白细胞吞噬细胞的能力，因此，按摩可以有效提高人体免疫力。

按摩的手法非常容易操作。我们每个普通人都能做，而且效果非常好。最简单有效的按摩手法有三种：

（1）点揉穴位：用手指指肚按压穴位。不管何时何地，只要能空出一只手来就可以。

（2）推拿经络：推法又包括直推法、旋推法和分推法，所谓直推法就是用拇指指腹或食、中指指腹在皮肤上作直线推动；旋推法是用拇指指腹在皮肤上做螺旋形推动；而分推法是用双手拇指指腹在穴位中点向两侧方向推动。比如走路多了，双腿发沉，这时身体取坐位，把手自然分开，放在腿上，由上往下推，拇指和中指的位置推的就是脾经和胃经，脾主肌肉，推脾胃经可以疏通这两条经的经气，从而达到放松肌肉的效果。

（3）敲揉经络：敲法即是借助保健捶等工具刺激经络的方法；用指端或大鱼际或掌根，吸定于一定部位或穴位上，做顺时针或逆时针方向旋转揉动，即为揉法。这种方法相对推拿来说刺激量要大些。

排出体内寒气，请用取嚏法

打喷嚏是感冒时的常见症状，随着感冒症状的好转，打喷嚏的现象也会逐渐消失。受到风寒侵袭的时候，人体就会通过打喷嚏的方式使身体内的器官产生热量来赶走体表的微寒。当我们情绪不良的时候，也可以通过打喷嚏的方式使心情舒畅、情绪稳定。另外，如果受到花粉、霉菌等微小颗粒物质的刺激，人们也会通过打喷嚏的方式来排出过敏物。

所以说，打喷嚏其实是人体自身的一种保护反应，偶尔打喷嚏还有益于人体健康，可以将体内的一部分病菌释放出来，所以不要能忍则忍。很多人认为在公共场所打喷嚏不太礼貌，通常会把喷嚏憋回去，实在忍不住时，就又捂嘴又捏鼻子，以免飞沫四溅。殊不知，这样不仅会把喷嚏中的细菌吞回体内，给健康埋下隐患，还容易使咽部的细菌由咽鼓管进入中耳鼓室，从而引发急性中耳炎。而且人在打喷嚏时，上呼吸道会产生强大的压力，口鼻都被捂住，不能得到缓解的压力会通过咽鼓管作用于耳道鼓膜，严重时可造成鼓膜穿孔。因此，为了身体健康，一定要痛痛快快地把喷嚏打出来。

打喷嚏不仅是感冒或者人体过敏时的被动反应，主动打喷嚏也能起到防治疾病的作用，这就是中医所谓的"探鼻取嚏法"。

将皂荚、冰片研磨成末，取少量放在手掌或手帕上，捂鼻呼吸，稍后会连续喷嚏，继而周身微汗，精神振奋，每天1～2次即可起到预防感冒加重、缓解感冒症状的作用。如果你已经感受风寒，打上几个喷嚏后，身上微微出了一些汗，就会有神清气爽的感觉。

取嚏法不仅能防治感冒，还有助于过敏症的治疗。有些人有过敏症，如鼻敏感或花粉症之类，都是以往处理寒气不当、积压了过多的"库存"造成的。用取嚏法帮助排出寒气的同时，再根据个人体质配些增强免疫力的中成药，诸如补中益气丸或六味地黄丸等，可以祛除病根。

另外，在中医里，肺与大肠相表里，肺气不宣就会影响大肠的传导，使大肠缺乏向下推动的力量。取嚏法可以协助肺气宣降，补充大肠向前的推动力，从而治疗便秘。

"探鼻取嚏"是个很好的养生方法，而且极为简单，不妨试试，每天早上打上几个喷嚏，保准你一天都神清气爽。

蒸汽疗法，通毛窍，祛寒湿

每到季节转换的时候，总有很多人会患上感冒。当别人感冒了，如何增强自己的抵抗力，使自己免于传染呢？答案很简单，俩字——煮醋！对于煮醋，大家应该都不陌生，在感冒的多发季节，家里的长者总会在屋里煮上半小时到一个小时的醋，虽然到处都弥漫着酸酸的味道的确不好受，但是想想感冒后的痛苦感觉，这一时的醋味还是可以忍受的。实际上，煮醋就属于蒸汽疗法，它既能对空间进行消毒防病，又能起到治疗作用。

中药与水所形成的蒸汽通过温热和药气作用在人的皮肤上，使人的毛窍疏通，活血通络，人的气血畅通，五脏的气机就会变得和顺，身体自然也就越发地健康了。中医上认为不通则痛，蒸汽疗法

养生是比医生更好的医生

正是"通"之法，从某一角度而言，通也是补之义。外用药和内服药的功能是一样的，所以蒸汽疗法对人的健康作用，同所选的药方有直接的关系。也就是说，如果希望发散风寒，可以用辛温解表的方药；如果想达到通络的作用，可以用活血化瘀之药。总之，大家可以根据实际需要，辨证用药。另外，我们的鼻子可以吸收药气，也能达到同样的作用，尤其可用一些芳香类的药品。

如果身体因为寒湿侵袭而引发疾病，大家可以把蒸汽疗法当作反击武器，这个武器的功力很强大，能帮你祛除身体之内的寒湿之气。下面就介绍一下两个蒸汽方法：

1. 发汗解表方

生姜、葱白，或羌活、苍术、生姜、明矾，或紫苏，或生姜、陈皮、苍耳、薄荷。上述诸药亦可合而用之，各药剂量30～60克。

凡是因为风寒外感而出现头痛、身痛，不出汗者，皆可以采用此疗法，蒸汽1～2次出汗之后，擦干皮肤，即可以安然入睡。

2. 风湿痹痛方

海风藤、豨莶草、防风、秦艽、桑枝、松节、木瓜、白芷、细辛、川芎、当归、羌活、续断。除细辛10克，其余药各30～50克。

凡是周身筋肉、关节、肩背、腰腿各部风湿或寒痹痛，麻木者，皆可以采用此疗法。全身多处疼痛可蒸全身，某一局部、肢体疼痛，则只蒸局部。

需要注意的是，蒸汽疗法适用于脏腑虚寒、慢性气虚虚弱、经脉寒凝气质血安等症，如果有出血倾向、皮肤溃烂、肿瘤、孕妇以及湿热病等，都应该禁用蒸汽疗法。

阳虚有寒，汗如雨下——自汗、盗汗的速效疗法

出汗是很常见的一个生理现象，平时我们会因为天气炎热、运动等原因而出汗，这些都属于正常的生理现象。但是汗也有病理的

原因，如果异常出汗，人就会因为过失阴精，阳气外耗。中医理论认为，汗为人体五液之一，为心所主，由阳气蒸化津液，发泄于皮肤表面而来的，心主血，因此有汗血同源的说法。出汗过多，气随汗出易伤津耗气，甚至有损于心血。

病理性出汗有自汗和盗汗之分。自汗是指不受外界环境的影响，白天时时出汗，稍一活动出汗更甚。盗汗亦称"寝汗"，睡时出汗，醒后即止。一般盗汗多因阴虚热扰、心液不能敛藏所致。中医有自汗属阳虚、盗汗属阴虚的说法，但实际上，不管自汗还是盗汗，只要是汗出而量大，平时怕冷，手脚不热的，都属于阳虚有寒，需要扶阳祛寒。

自汗——桂枝汤排出寒气

自汗最常见的原因就是感受了风邪，邪风在内会导致营卫不和，营气行走在血液里，卫气固摄在体外，除了护卫肌表之外，还控制着汗孔的开阖。如果风邪不从体内清除，身体对外的门户是开放的，人就会表现出时时汗出、动则益甚的症状。表面上看似乎是发热出汗，但体内却又有恶风。

对于这种因寒邪引起营卫不和而导致的自汗，采用桂枝汤效果不错。具体做法如下：

桂枝3～9克，白芍6～9克，炙甘草3～6克，生姜2片，大枣4～6枚，每日一剂，水煎取汁，分两次服用。服用后片刻，最好再喝一小碗稀粥，使身体微微出些汗。半身或局部出汗者，加浮小麦30克。

当体内有寒气时，首先要做的就是将寒气排出去。通常我们感觉寒冷时，都习惯喝碗姜汤或者吃点儿热乎的饭菜，等身体出汗了，寒气也就排出去了。不过，由于之前的自汗已经伤及了阴精和阳气，所以此时驱寒的药要用温和一点儿的。桂枝能够温通血脉，解肌发汗。而白芍能够防止因为汗出而更伤津液。大枣、甘草和芍药相配，能够更好地滋阴养血，而生姜、大枣合起来，就能更好地鼓舞脾胃之气，升腾脾胃生发之气，使津液上行。单靠姜枣对脾胃的鼓舞之气还不够，所以喝药之后，还要再喝一碗热乎乎的稀粥，一方面能够加强身体的热力，更重要的是可以尽快生成水谷之精，补充流失的津液。

人也可能因为体虚或者久患咳嗽等症引起卫气不固，从而导致自汗。也就是说侵犯身体的外邪虽然被赶跑了，但是自己的防卫体系还没有完全恢复，此时应该用一些益气固表之药。比如玉屏风散，可以用在易于感冒的自汗者。补中益气丸，则适用于脾胃虚弱，食少、畏寒的自汗者。

盗汗——养阴生津来调理

汗症包括自汗和盗汗两种，刚才我们讲了自汗的调治法，那盗汗又怎么理解呢？盗汗就像一个小偷，总是趁着人睡觉的时候，偷走人体的"汗水"，"汗为心之液"，所以盗汗其实也相当于偷走了身体的心液，出现盗汗的人不仅阳虚，更是阴虚。通常，这类人的手足心发热，容易口渴，喜欢喝冷饮，不过，白天还是很有精神的。如果长期盗汗，就会损伤脏腑功能，人也会变得越来越消瘦。

盗汗后怎么办呢？在此向大家介绍食疗方和简易效方：

方法一：乌梅10枚，浮小麦15克，大枣6枚，水煎取汁，日服一剂，分两次服用。

方法二：百合10克，莲子（连心）10克，大枣10枚，淮小麦30克，粳米50克。先将淮小麦煎水，然后去渣，加入百合、莲子、粳米同煮成粥，每日分两次食用。

这两种方法具有养阴生津的作用，对于阴虚盗汗，夜间睡觉不安都有不错的调理效果。不过，如果属于严重盗汗的情况，还是应该尽快看中医，用中药进行辨证调理。单纯出现的盗汗或者自汗，一般经过上述方法的调理后都能收到不错的疗效。若是伴随着其他疾病过程中出现的自汗和盗汗，病情一般较严重，需要及时调治原发病。另外，平时有汗症的人，也要注意体育锻炼，增强体质，饮食上则要忌辛辣刺激食物。

排出脾胃虚寒——慢性腹泻治疗最强法

腹泻是指排便次数增多，粪便稀薄或完谷不化，甚至如水样的一种病症。古人将大便溏薄者称为"泄"，大便如水注者称为"泻"。因此，腹泻在中医学中又被称为"泄泻"。泄泻日久不愈，历时达三个月以上，反复发作，时重时轻，即被称为慢性腹泻。中医认为，脾胃虚寒是慢性腹泻的主因。脾胃虚弱日久又必将导致肾气亏损。所以，患者往往面色萎黄，食欲缺乏，大便稀溏或夹有不消化的食物残渣。有的人可能会有肠鸣、腹痛、痛鸣即泻、泻则痛缓等表现。

生活中除了应该食用易于消化的食物，避免刺激性强的食物，注意休息，消除不良情绪之外，也可根据不同的症状表现，做些调理。

慢性腹泻，多法可疗

慢性腹泻病机多因脾胃素弱或久病气虚而致下泄。我们可以采取灸疗法和坐浴法来调理。

灸疗法具有温阳补虚、涩肠止泻的功效，对治疗慢性腹泻有很好疗效。

（1）艾条灸法：用温和灸法，手持点燃的艾条（药店有售）距离腹泻特效穴（足外踝下，赤白肉际，粗细皮肤交界处）1寸左右，以感到温热为度。左右穴每次各灸 10 ~ 15 分钟，每日灸 2 ~ 3 次。

（2）隔盐灸法：取仰卧位，将精盐填平脐窝，用陈艾绒做成直径 0.8 厘米、高 1 厘米艾住放在盐上点燃后施灸（以身体能忍受为度），每次灸 3 ~ 9 壮（燃完一个艾称为 1 壮），隔日 1 次，6 次为 1 疗程。

（3）隔姜灸法：先将生姜切成 0.3 ~ 0.5 厘米厚的薄片，在中心处用针穿刺数孔，上置艾灶放于肚脐下 3 寸关元穴上点燃施灸。在施灸过程中，如感觉灼热不可忍受时，可将姜片提起。

有的人肠胃比较弱，每到秋冬季节就会闹腹泻。这个时候，可以在医生的指导下，一边服用补中益气丸，一边用热醋坐浴的小偏方。具体做法为，将醋倒入锅中加热，然后倒入瓷盆。将大便排空后清洗肛门，再用醋的热气熏肛门部位（小心不要被烫伤）。等醋的温度下降到45℃左右时；用毛巾在醋中浸湿后拧干，将毛巾热敷于肛门部位，待凉后取下，再浸热醋拧干后热敷，重复2～3次。

经期腹泻，灸脾腧穴祛虚寒

有的女人在每次来例假的时候都会伴随着腹泻。之所以会出现经期腹泻的状况完全是脾气虚的缘故，这在年轻女孩子的身上比较常见，因为处于这个年龄段的很多女孩子都会节食减肥，常吃一些青菜水果之类的食物，而远离肉类和主食，时间长了就会使脾虚寒。当来月经的时候，气血就会充盈冲脉、任脉，脾气会变得更虚。因为脾是主运化水湿的，脾不能正常工作了，那么水湿也会消极怠

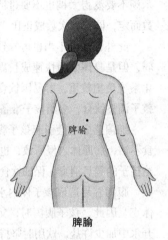

脾腧

工，不好好工作，也就不能正常排泄了，所以就会出现腹泻，如果泛滥到皮肤就会出现脸部水肿。

可见，要想经期不腹泻就要除寒气，补脾气，最好的办法就是灸脾腧穴。脾腧穴位于人体的背部，在第十一胸椎棘突下，左右旁开两指宽处。每天坚持灸此穴就能缓解经期腹泻的症状。灸此穴最好在上午7—9点进行。

孩子腹泻，米汤是不错的选择

腹泻是孩子的常见病之一。一般而言，孩子的腹泻多是受寒引起的，如天气变凉时未及时添加衣服，使腹部受冷；吃了过多的寒

凉食物；光脚走路；晚上睡觉时没盖好被子，等等。

若因受寒引起腹泻，处理方法是：首先祛除体外的寒凉，注意给孩子保暖。其次是驱除体内寒凉，临睡前给孩子泡泡脚，并按摩脚底的涌泉穴；戒掉寒凉之物，多给孩子吃性温平的食物。其实米汤就是治疗孩子腹泻的不错选择。米汤性平味甘，有养胃生津的作用，喝热米汤，发发汗，能祛寒驱邪，治疗孩子腹泻既方便又有效。用于治疗孩子腹泻的米汤有大米汤、糯米汤、玉米汤、小米汤等，米汤不要熬得太稠也不要过稀，饮用的次数和用量也要视腹泻的次数而定，同腹泻次数成正比。

此外，饮食不当也可导致孩子腹泻。因为孩子的咀嚼功能还很弱，但是身体因为快速成长需要很多的营养，这样就致使孩子的消化系统负担较重，容易因饮食不当出现腹泻。所以父母应该及时为孩子调整饮食，多给孩子准备稀烂软的食物，方便消化吸收。

细菌感染也会引起孩子腹泻。这类腹泻多发于夏秋季，常由饮食不洁，病原体入侵所致，也就是"病从口入"。对此，父母应定时给孩子的餐具消毒，保证饮食卫生。

腹泻容易造成孩子体内水分丢失，如不及时补充，会导致脱水休克。因此，孩子腹泻时，父母要及时为孩子补充水分，可以在白开水中加少许盐，饮用时坚持少量多次的原则，以免引起孩子呕吐。

赶走关节湿气——关节炎的速效祛湿法

关节炎一般多发生在 50 ~ 60 岁以上的中、老年人。关节炎发病缓慢，虽多发病于某一关节，但也有膝、腰、髋关节同时患病的可能。症状为关节酸痛和关节动作僵硬感，尤其休息后开始活动时最为明显，而适当活动后僵硬感便可减轻或消失，但天气变冷或着凉、受潮湿、持物过多、劳累时均可使关节酸痛症状加重。

温泉疗法是关节炎患者日常保健中的一种不错方法。这种祛湿法，主要是利用温泉水的化学和物理综合作用，达到治疗疾病和防治疾病的一种疗法。在中医理论中，泡温泉被看作是一种身体外部治疗，有着两重作用，其一是热敷作用，其二是水疗作用，所以针对两种病最有效——皮肤病与关节疾病。李时珍在《本草纲目》中也说，利用温泉可治疗"诸风筋骨挛缩，及肌皮顽痹，手足不遂，无眉发、疥癣诸疾"。所以，用温泉水祛除寒湿，治疗关节病是不错的选择。

寒冷冬日许多人喜欢泡温泉，泡温泉不是像泡澡那么简单，其中是有许多知识的。温泉依不同的泉质有不同的疗效：

泉质	疗效
酸性碳酸盐泉	可美白肌肤
酸性硫酸盐氯化物泉	对皮肤病具有疗效
酸性硫磺泉	皮肤病、风湿、妇女病及脚气
酸性硫酸岩泉	慢性皮肤病
碱性碳酸氢泉	神经痛、皮肤病、关节炎
弱酸性单纯泉	风湿症及皮肤病
弱碱性碳酸盐泉	皮肤病、风湿、关节炎
弱碱性碳酸泉	神经痛、皮肤病、关节炎、无色无味可饮
弱碱性硫磺泉	神经痛、贫血症、慢性中毒症具有改善作用
硫酸盐泉	火山地热温泉，硫黄味浓，治疗皮肤病
硫酸盐氯化物泉	关节炎、筋肉酸痛、神经痛、痛风
硫黄碳酸泉	慢性疾病如神经痛、皮肤病、关节炎
碳酸氢盐泉	神经痛、皮肤病、关节炎、香港脚
碳酸硫磺泉	神经痛、贫血症
低温中性碳酸氢盐温泉	慢性皮肤病
中性碳酸温泉	皮肤病、风湿、妇女病及脚气
氯化物泉	水质滑腻，可治皮肤病，风湿痛，神经痛

所以，我们一定要根据自身的实际情况，选择最适合自己的温泉来泡。浴疗时间与温度也要因人因病而异，才能达到预期效果。一般说来，高温浴时间宜短，微温浴时间稍长。如40℃水温20～30分钟即可，41～45℃水温5～10分钟即可。一般每天1次，1周休息1天，15～20次为1疗程。

还有一些注意事项需要我们谨记，比如：到达矿泉疗养地后，先适当休息以适应环境，经医生全面检查后，再开始浴疗。每次入浴前，要消除恐惧情绪，喝适量开水。入浴时应先将两足浸入浴地，片刻后把腿浸入浴池，然后坐入浴池，最后再将全身浸入浴池。浴中如出现恶心、心慌、头晕等现象，应缓慢坐起，出浴，安静卧床休息一会儿。每次浴疗要按时出浴，出浴后立即用干毛巾擦干全身汗水，使皮肤干燥，不要马上穿很多衣服，以免出汗感冒。浴后可慢慢喝几口温盐开水，一般浴后半小时，方可喝足量开水。浴后新陈代谢旺盛，极易疲劳，最好卧床休息1小时以上，以恢复体力。

遭遇"五十肩"，温暖双肩不再痛

肩周炎好发于五十岁的中年人，所以又称为"五十肩"。人越接近50岁，肩膀"生锈"的概率就会越大，各种毛病也会接踵而来。现代社会，人的压力很大，不一定到了50岁才得"五十肩"，有的人刚到四十岁，肩膀就开始疼痛。中医认为，肝主筋、肾主骨，人上了年纪之后，因气血和血虚的影响，肝肾不足，所以筋萎不能包骨，使人关节活动不利。另一方面肩关节本身的退行性改变，也是引发"五十肩"的重要因素。

如果患上了"五十肩"，多数情况下肩膀静止不动时比活动时要痛，晚上睡觉比白天上班痛。当然，这只是发病初期的症状。等一两个月之后，患病的那侧肩膀的活动就开始受到限制，肩膀的疼痛也随之加剧，疼痛可能会顺着肩膀上行至颈部，也可能会顺着手臂下行至肘部。

"五十肩"的发生概率很高，不管是为了家中长辈还是为了自己，大家都应该了解一下缓解肩膀疼痛的办法。"五十肩"患者可以采取内服、外擦老鹳草酒的方式调治。

1. 内服老鹳草酒

老鹳草 45 克，桂枝 15 克，当归 30 克，赤芍 30 克，红花 30 克，木瓜 30 克，五加皮 30 克，鹿角片 15 克，浸入白酒 1000 毫升，1 周后服用，每日一次，以酒量定每次 10 ~ 30 毫升。

2. 外擦老鹳草酒

桂枝 15 克，秦艽 9 克，杜红花 6 克，当归 12 克，片姜黄 9 克，川芎 6 克，老鹳草 15 克，乌梢蛇 15 克，党参 15 克，桑寄生 15 克，白酒浸没药物，1 周后擦拭痛处。

"五十肩"可分为三个阶段，每个阶段所采用的治病方式也不同。在急性期，肩部会出现大面积疼痛，肩关节活动没有明显的功能障碍，此时应内服药酒；在亚急性期，肩部酸痛逐渐局限和固定，但活动障碍趋于明显，此时应该采取外擦药酒的方式；在慢性期，肩部短痛重滞，有严重的肩关节功能障碍，肩部肌肉还会出现不同程度的痉挛和萎缩。此时，应该采取内服和外擦药酒并用的方式。

针对"五十肩"的顽固患者，可以采取艾灸关元穴的方法，通过扶助机体正气，达到疏通局部气血的目的。关元穴位于人体肚脐正中的下面 3 寸即 4 指处，它是小肠经的募穴，也就是说小肠经上流经的太阳寒冰之气都积聚在这个穴位。艾灸时的火气，将会通过关元穴，进入关元穴所主管的区域，除去部分寒气。

如果是给他人艾灸，对方可采用仰卧位，不过如果是给自己艾灸，仰靠在椅子上的姿势较为方便。先将小腹部分露出来，再将燃后好的艾条放在关元穴上方 2 ~ 3 厘米的位置，距离倒不是定数，以艾灸者的感觉而定，以有热感而不灼伤皮肤为宜。至于具体的时间，最好每天只艾灸一次，一次半个小时。

在患了"五十肩"之后，除了采用上面介绍的方法之外，还应该采取必要的肩关节功能锻炼。比如，可以让肩膀前后左右摆动，幅度不宜太大，随着疼痛的减轻，才可以逐渐加大活动的幅度。平时也要注意肩部的保暖，以防受风寒湿邪，加重病情。

第十章

无毒一身轻

毒素是潜藏在体内的"垃圾"

最近几年，随着环境污染、食品安全危机等诸多问题的出现，再加上现代人长期坐办公室，运动越来越少，我们的体内难免产生各种"毒"。于是，不少人追捧排毒产品，有些是为了解决便秘问题而使用排毒产品，有些是抱着美容目的使用排毒产品。真可谓盛极一时。

可究竟什么是"毒"？这些排毒方法是否管用呢？"毒"最初的概念来自于中医学，凡是不能及时排出体外，对我们的身体和精神会产生不良作用的物质都可以称为"毒"，例如瘀血、痰湿、寒气、食积、气郁、上火等，这主要针对的是人体内的"毒"；"毒"还可以理解为一种邪气，这主要针对的是外来的"毒"。所有不利于人体的因素都可以叫作邪气，受寒叫寒邪，受热叫热邪，中暑叫暑邪，这些邪气是造成人体疾病和衰老的重要因素。

从中医角度如何理解排毒呢？在中医看来，一个人的五脏六腑功能只要正常，就不用担心这些"毒"，原因在于人体本身就有自我修复的能力。不过，假如哪个脏器的工作不正常，就会影响到全身的机能，这样一来身体就容易出现各种"毒素"。举个简单的例子，一个人如果肺虚就引起身体机能的全面下降，中医有"肺与大肠相表里"的说法，因此肺虚容易引起便秘，产生了所谓的毒素。

套用现代的排毒观念，中医也有自己的"排毒"观点：

首先，想要排毒，一个人必须要有充足的阳气。阳气是排毒的基础，离开了这个前提，去排毒是没有任何意义的。正常情况下，我们的体温在37℃，阳气就可以看作是维持这种体温的小太阳。阳气不足，百病丛生，各种"毒"也就出现了。

其次，想要排毒，就要保证大小便的通畅。实际上，每天按时排大便的习惯比任何药物都有用。有的人认为便秘的困扰应靠药物来解决，这是一个很大的误解，大多数的便秘问题只要养成良好的习惯就能很好地解决。养成良好的生活习惯，这才是真正的中医养生。

最后，排汗的功能正常也是"排毒"的一个重要条件。懂点中医的人都知道，阳气是卫外的，通俗而言就是它控制着体表的毛孔。如果人的排汗功能受到抑制，人就容易出现感冒等症状。姜的特性是辛温解表，喝了姜汤，人通常会微微出汗，经常喝姜糖茶有助于防止感冒。当然，这并非是指体内的毒素可以通过汗水排出体外，而是通过增强阳气的卫外能力抵御了外邪的入侵。

五脏排毒——体内无毒，一身轻松

排毒是现在很时髦的养生话题。是否我们每个人的体内都有毒素？身体上出现的健康问题都是毒素引起的吗？面对这些有关排毒的疑问，中医也有自己的看法。我们的五脏之内都可能存有毒素，而一旦毒素在脏器上堆积，就会加速五脏的衰老。虽然毒素在人体内深藏，但是由五脏供养的皮肤、筋骨、肌肉、神经也会因为毒素而出现一些蛛丝马迹。现在我们就可以通过学习身体表面的蛛丝马迹，来查找毒素的藏身之地，并且用最简单有效的方法将毒素排出体外。

清扫肝脏中的垃圾

肝脏中若有毒素，通常表现在下面四个方面：

（1）指甲表面不平，或有凸起的棱线，或者向下凹陷。中医认为"肝主筋"，而指甲也属于"筋"的一部分，因此当毒素在肝脏中堆积时，指甲上会出现明显的信号。

（2）女人出现乳腺增生，尤其是经前乳腺的胀痛感明显增加。

肝经的循行路线经过人的乳房，这个区域属于肝经线路上的要塞，所以一旦肝经中出现了"毒"，乳腺增生也会随之产生。女人在月经快要来临之际，因为气血的充盛，乳房的胀痛感更是变得明显。

（3）容易出现抑郁的情绪。中医认为，肝主疏泄、调畅气机，而气机的通畅又依赖于人的精神状态，所以肝脏与情志活动有着密切的关系。如果肝内的毒不能及时排出，阻塞到了气的运行，人就容易出现抑郁等不良情绪。

（4）痛经、脸的两侧出现痘痘，偏头痛。头部的两侧以及小腹，是肝经和它的搭档胆经的循行路线，如果肝内有毒未能及时排出，这些地方就会出现问题。

排毒时，可以采用下面的方法：

（1）多吃青色食物。根据中医"五色入五脏"的理论，青色入肝脏，所以常吃青色的食物能够帮助身体通达肝气，起到疏肝、解郁的作用。青色的食物是排出肝毒的佳品，在此向大家推荐青色的橘子或柠檬，食用时可以将它们连皮带肉做成果汁，直接饮用就好。

（2）多吃枸杞。枸杞能够增加肝脏的耐受性，也就是说多吃枸杞可以提升肝脏抵抗毒素的能力。食用时最好嚼服，慢慢咀嚼，等嘴里有很多唾液时，再同枸杞一起咽下去。每天可以吃一小把枸杞，坚持食用还有抗衰老的功效。

（3）按摩太冲穴。太冲穴是肝脏的排毒要穴，它在足背的第一、二跖骨结合部前面的凹陷中。按揉时，可以用拇指按揉3~5分钟，以出现微酸胀的感觉为度，不需要太大的力气，按完左脚按右脚，两只脚交替按压。

（4）该哭则哭。流眼泪也是一种替肝脏排毒的方法，眼泪作为排泄液，它同汗液和尿液一样，里面确实有一些对身体有害的生化毒素。所以，当你感到难受、委屈的时候就干脆哭出来吧。这样一方面排出了毒素，另一方面也宣泄了不良情绪，不至于因为肝郁引起毒素的堆积。

肝脏排毒的最佳时间是01：00 — 02：00，此时是肝脏进行排毒的旺盛期。在这一时段，人应该进入深度睡眠状态，唯有如此，肝脏才能顺利完成代谢废物的工作。所以，为了肝脏的排毒工作，人不要熬夜，此时不睡觉，肝脏的排毒功能就会受到损害，不利于肝的健康。

清扫心脏中的垃圾

心脏中若有毒素，通常表现在下面四个方面：

（1）舌头上出现溃疡。舌诊是望闻问切四诊中望诊的重要内容，因为舌头是心脏的外在表现。当一个人出现上火或咽喉疼痛时，舌尖往往也变得发红，病情严重时舌头上就会出现溃疡。溃疡长在舌头上，通常会被认为是心脏有内火，或是火毒。

（2）眉心长出痘痘。痘痘如果出现在双眉之间是最不能忽视的，因为它所对应的是心脏的问题。心火旺盛成为火毒时，这个地方也会变得"沸腾"起来，于是很多痘痘也此起彼伏地长了出来。

（3）心悸、失眠。当火毒在心脏中而无法排出时，人的睡眠不会安稳，容易出现失眠、心悸的情况。

（4）胸闷、胸痛。当人出现胸闷、胸痛时，也预示着心脏内的毒素没有清除。这种情况通常是心脏内出现的瘀血造成的，这就好比是高速路上遇到了堵车，症状轻的只是胸闷，重一些的就会出现胸痛。

心脏排毒时，可以采用下面的方法：

（1）苦味食物能排毒。按照中医的五脏理论，苦味入心，能够泄降心头之火，除烦躁。心火大的人，往往会出现口舌生疮等症状，这时可以吃点苦味食物，既能泄心火，又能养心阴。苦味的食物有很多，比如苦丁茶、莲子心、苦瓜等，它们都有降心火的作用。不过，等火气消了就要停止食用，因为苦味寒凉，吃得太多，容易伤脾胃。

（2）按压心脏排毒要穴。对心脏而言，主要的排毒穴位有少府穴和劳宫穴。少府穴在手掌心，第4、5掌骨之间，握拳时小指与无名指指端之间即是。按摩少府穴时，可以多用些力，左右手交替按摩。劳宫穴也在手心处，握拳时中指和无名指指尖处，按摩劳宫穴有清心火、安心神的作用。

（3）绿豆利尿排毒。绿豆可以通过利尿、清热的办法，来化解并排出心脏的毒素，但吃绿豆时要用液体的形式，例如绿豆浆或绿豆汤，绿豆糕的效果会差一些。

心脏排毒的最佳时间是11∶00—13∶00点，此时是心脏最强的时间，为了帮助心脏排毒，可以在此时服用保心、助排毒的食物，例如茯苓、小枣、莲子、坚果等。

清扫脾脏中的垃圾

脾脏中若有毒素，通常表现在下面四个方面：

（1）面部长黄褐斑。黄褐斑主要的原因是因为气血亏虚，而脾的很大一个功能是造血。通常长斑的人，消化系统能力也会弱一些。

（2）女人的白带过多。脾主管体内的排湿，如果体内湿气过多，超出了脾的能力，就会出现脾湿下注的现象，白带增多就是其中的一个体现。

（3）脂肪过多。脾的消化能力弱，没有办法将体内多余的垃圾毒素排出体外，就会产生痰湿。痰湿的堆积会形成脂肪，所以有效的减肥方法必须能够恢复脾胃正常代谢痰湿的功能，否则就会造成减后反弹的现象。

（4）口苦，口气明显。平时，人们在吃了大蒜、大葱等之后，也会有口气明显的困扰，这时候刷刷牙就会缓解口臭。不过，也有的人即便没有吃葱蒜食物，也会口苦口臭，这多半是脾的问题。一个人如果消化不良，大量的食物残渣就会在体内停留，导致毒素在脾脏的堆积，从而形成令人烦恼的顽固性口苦口臭。

脾脏排毒时，可以采用下面的方法：

　　　养生是比医生更好的医生

（1）酸味食物能排脾脏之毒。酸味的食物能够刺激人的食欲，增强肠胃的消化功能，令食物中的毒素能够在短时间内排出。比如，乌梅、醋等都是化解食物中毒素的食品，另外，酸味食物还能健脾，起到抗毒的功效。不过，需要注意的是酸味食物不可多食，因为中医有"酸多伤脾"的说法。

（2）按摩脾脏的排毒要穴。这里主要是指商丘穴和大横穴。商丘穴在脚内踝前下方的凹陷处，按摩时用手指按揉有酸重感即可，每次持续按摩3分钟左右，左右脚交替做。大横穴的位置也很好找，它在乳头直下与肚脐水平线的交点。肚脐两边各有一个穴位，按摩时两个穴位都坚持3分钟。

（3）饭后边走边摩腹。吃完饭以后，一边走动一边双手交叠在腹部按摩，有助于脾胃消化，加快毒素排出的速度，如果能长期坚持，效果更好。

脾脏排毒的最佳时间是9：00—11：00点，此时是脾脏排毒的最佳时间，上午当我们已经进入工作状态的时候，脾经也走上了"旺季"，如果脾的功能有问题，这段时间就会成为毒素生长的最佳环境。为此，可以在上午的工作之余，按压大横穴和商丘穴促进脾经的畅通，增加营养吸收，加速毒素的排泄。

清扫肺脏中的垃圾

肺脏中若有毒素，通常表现在下面三个方面：

（1）皮肤晦暗，憔悴。中医认为"肺主皮毛"，也就是说，肺脏的宣发作用能够将水谷精微输布于皮毛，用以滋养全身的皮肤、肌肉。所以，皮肤是否白皙、润泽，都依赖于肺脏的功能。如果肺中堆积的毒素过多，毒素就会影响着肺的宣发作用，肤色看起来就会没有光泽、显得晦暗。

（2）出现了便秘。有人可能感到疑惑，排便是大肠的事，为何便秘还同肺扯上了关系。在中医看来，肺和大肠都是主降的，正常情况下，肺要肃降，大肠才能正常地行使它的传导功能，大便才能顺利排出。如果肺脏中的毒素影响到了它的肃降功能，大肠的排便功能出了问题，就会引起便秘。

（3）容易多愁善感、悲伤。中医学认为"悲忧为肺志"，平时多愁善感的人，多半肺有问题。《红楼梦》中的林黛玉就是一个典型。如果肺中的毒素堆积，就会干扰肺内气血的运行，肺无法正常舒畅闷气，人就会被压抑得多愁善感。

肺脏排毒时，可以采用下面的方法：

（1）萝卜能够帮助肺脏排毒。大肠和肺脏的关系密切，肺脏是否排出毒素也取决于大肠是否通畅，而萝卜能够排便，所以对肺脏排毒有利。另外，美国研究人员在人类及小鼠身上的试验显示，十字花科植物富含的萝卜硫素有助于肺部清除有害细菌。

（2）百合清肺润肺，增强肺脏的抗毒能力。肺是一个很娇嫩的脏器，它喜欢湿润不喜欢干燥。在干燥的环境里，肺脏容易积累毒素。百合有很好的养肺阴的作用，在干燥的天气里食用，能够帮助肺脏抗击毒素。在食用时，要注意避免过长的加工时间，否则百合中的有效成分会减少，防毒的效果也会打折扣。

（3）黑木耳能清肺毒。黑木耳中包含的植物胶质有很强的吸附力，具有清肺、清洁血液的作用，经常食用能有效去除身体内污染物质。

（4）按摩合谷穴。合谷穴是大肠经上的要穴，它位于手背的第1、2掌骨间，当第2掌骨桡侧的中点处，按摩时可用拇指和食指捏住这个部位，用力按压。

（5）深呼吸、咳嗽。早上可选择空气清新的地方练习深呼吸，然后再进行咳嗽排毒法。先缓缓拾起双臂，接下来忽然咳嗽，同时垂下双臂让气流从口鼻喷出，将痰液咳出。这样反复进行即可，每天坚持做，能够让肺脏保持清洁，帮助肺脏排毒。

肺脏排毒的最佳时间是在早晨7点到9点这段时间，此时进行有氧运动，这样可以通过强健肺脏的作用排出毒素。

清扫肾脏中的垃圾

肾脏中若有毒素，通常表现在下面四个方面：

（1）月经出现问题，经期短、经量少，或月经的颜色发暗等。中医认为"经水出诸肾"，也就是说月经病和肾功能有直接的关系。如果肾脏中有了毒素，月经就会出现各种各样的问题。

（2）身体上出现水肿。肾脏管理着体内液体的运行，是身体排出水分的主要器官。当肾脏有毒素堆积的时候，致使水分不能排出体外，潴留在体内时，人就会出现水肿。轻者只会在眼睑和面部出现水肿，情况严重的全身都会水肿或并有胸水、腹水。

（3）下巴长痘。下巴上长痘同肾脏有着密切的关系，肾主水，肾脏堆积毒素后，排出多余液体的能力降低，脸部下颌部位由肾管辖，所以多余的毒素就会体现在这个部位。

（4）容易产生疲倦感觉。当一个人出现程度不同的疲倦乏力、嗜睡时，也可能是肾脏出现了问题。当肾中出现了毒素后，肾的代偿能力就会减弱，于是人就会出现不同程度的体倦，神疲思睡等症。

肾脏排毒时，可以采用下面的方法：

（1）山药和冬瓜能够帮助肾脏排毒。山药既是古老的中药，也是日常食物，它具有"平补脾肾"的作用。人们经常吃的拔丝山药就是一款帮助肾脏排毒的食谱，在这道菜中被焦糖"炮制"过的山药在补肾抗毒上面的功效更加强大；冬瓜也是肾脏排毒的佳品，它可以刺激肾脏增加尿液，帮助人体排出体内毒素。

（2）按摩涌泉穴。涌泉穴是人体最低的穴位，它位于足底的前1/3处，按揉时有酸痛感。如果将人体比喻成一座大楼，那涌泉穴就好比是这座大楼的下水道的排污口，经常按摩，排毒效果比较明显。

（3）晨起喝白开水。身体在经过一夜的修复，在早晨时毒素都聚集在了肾脏，所以为了排出肾脏之毒，最好能在早晨喝一杯白水。

肾脏排毒的最佳时间是 17：00 — 19：00，此时是肾经当令的时间，这个时间正好是我们下班的时间。大家应该养成下班之前喝一杯水的习惯，这样可以在身体的排泄高峰值后，再对肾脏和膀胱进行一次清理，从而大大降低残留的毒素对肾脏和膀胱的危害。

盲目排毒对健康不利

"排毒"在现代已经不仅仅是一种健康的生活方式，很多人将"排毒"视为一种减肥、美容的途径。这一点本无可厚非，因为通过排出体内毒素的方式，的确可以给人带来很多美的改变。但是，有的人自己当起了医生，不分体质盲目地购买排毒、清肠、纤体、降脂保健品，并长期服用。还有一些人为了追求苗条，在肠道运转正常的情况下，也天天坚持服用清肠保健品。在一般情况下，开始服用的时候，效果往往比较明显，但时间长了，便会感觉效果大不如以前，有人便自作主张，自行加量。由于是盲目地加量，盲目服用，很可能导致正常的肠道内部的生态环境紊乱，体内的毒素有增无减，甚至可能患上结肠黑变病，使腹胀、便秘越来越严重。

排毒虽然是一种健康的生活方式，但是排毒也要因人而异。每个人排毒系统出现的问题不一样，所采用的方法也不一样。如果有了毒素出现的信号，我们不应该盲目排毒，而应该根据具体的情况选择自己适宜的排毒方式。总之，想要排毒，一定要走出排毒误区，下面就让我们一起了解下，在排毒的过程中都有哪些行为是对健康不利的。

排毒也要因人而异

现如今，各种各样的排毒方法如雨后春笋一般层出不穷，但每个人的体质各不相同，大众化的、千篇一律的排毒方法并不适合每个人，有的甚至会适得其反，给身体造成伤害。

国外有专家提醒，有些人在采用排毒饮食时，常发生因为骤然戒断咖啡而引起头痛的副作用，同时也较容易疲倦、暴躁。还有专家研究发现，某些排毒产品会引起手术时出血、伤口不易愈合等。也有的营养补充品可能因为有利尿的效果，会导致身体缺水、矿物质失衡，引起消化问题等。因此，只有针对自己的特点选择适合自己的排毒方式，才能取得事半功倍的效果。

走出排毒误区

误区1：通便就是排毒。很多人把"排毒"简单地理解为"通便"，这种观念很危险。通便排出的仅是人体消化道内的毒素，其他如血液中的毒素、过高的血糖和过多的脂肪等毒素，是很难通过排便来彻底清除的。因此，单纯通便是远远不能达到排毒要求的，它只是排毒的一条途径而已。

误区2：盲目服用药物排毒。俗话说"是药三分毒"，如果你不截断毒物源源不断地进入身体的途径，而且身体内部还在不停地制造毒素，那么，单靠药物排毒根本解决不了问题。

误区3：没有症状也排毒。医学专家指出，排毒是一个代谢的过程、平衡的过程，是把过剩的东西排掉。人体积聚了一定的"毒素"后，会产生一些症状如长期咳嗽、便秘、皮肤病等。如果没有出现体内有毒素的症状，就不要随意盲目地排毒。

误区4：服用泻药等于排毒。泻药通过刺激肠蠕动而发生作用，促使大便排出。很多人长期大量服用各种各样的泻药，以为这样可以排出毒素。其实，服用泻药也要有个度，泻药应用不当，会有很严重的副作用。

洗肠排毒存在新隐患

为了盈利，不少经营洗肠业务的机构宣称，采用传统中医理论和现代科技相结合的洗肠疗法，有很好的效果，其实所谓的高科技洗肠机不过就是把一根塑料管从肛门插入肠道，把生理盐水注入人体反复清洗，将肠内长期聚积的废物融化、稀释，再将稀释的粪便排出来。

洗肠通常是为帮助一些大便干结、排便困难的患者达到正常排便的目的。洗肠能排毒美容属于无稽之谈，不过是商家迎合消费者的心理而杜撰的，实际上依赖洗肠会影响肠的正常生理蠕动，造成被动排便，渐渐丧失主动排便的能力。并且洗肠通过高压促进肠蠕动，不谨慎小心还会洗破肠。另外，对于女性而言，肛门离尿道、阴道口很近，灌洗液中的大便流出时很容易污染尿道和阴道。由于洗肠时要将一根导管插入肛门，也可能发生逆向感染的问题。

其实说到底，洗肠不过是一次更为彻底的类似开塞露作用的通便，开塞露不能防治便秘，洗肠也一样。便秘牵涉到很多问题，这不是一两次通便所能解决的，最重要的还是大便习惯的培养。

"绿色洗肾"须小心

时下，洗器官排毒很时尚，除洗眼、洗肠、洗血、洗肺外，又出现了"绿色洗肾"，似乎人的器官都得清洗，才能获得健康。

科学洗肾是治疗肾病的一种手段，如先进的血液透析——俗称洗肾疗法，为世界公认的抢救尿毒症的重要措施。而"绿色洗肾"实为中草药强制性利尿，美其名曰养肾、排毒、告别透析和换肾。其实并非如此。

随意洗肾会破坏肾的自身保护和稳定的生理平衡能力，导致体液人为丢失，细胞内环境遭到破坏，同时也干扰了肾正常的泌尿功能；新陈代谢中产生的废物以及进入人体内的药物和各种毒物，多经肾脏随尿液排出体外。肾功能正常者，其排毒能力完全能满足代谢之需；肾功能不正常者，应寻本求源，标本兼治，恢复肾功能达到排毒为关键所在，而单纯利尿，弊多利少。

生活小细节，轻松排体毒

生活中处处充满着让你掉入增加身体毒素的陷阱，像无处不在的西式快餐店、蔬果上残留的杀虫剂、商场柜台上包装好的食品中的添加剂，这些毒素侵入身体，渗透血液，进而影响身体各个器官和系统的功能，最后导致人体病变的发生。为了保持身体健康，排毒当然是非常必要的，但很多人工作太忙，总觉得大部分排毒方法都要花费一定的精力与时间。其实，只要在日常生活中注意以下的这些小细节，你完全可以随时进行排毒。

1. 排毒防衰老，选好护肤品是关键

选好适合自己使用的护肤品，是防止肌肤受到毒素伤害的最普通易行的方法，其实就算你没有排毒的概念，日常生活中你也要购买护肤品，因此，购买什么样的护肤品就是关键了。购买时，应该注意护肤品的成分，选择那些含有抗氧化物的护肤品比较好，能够防止皮肤中的蛋白质和脂质受到自由基的侵蚀，防止皮肤早衰。一般银杏提取物中含有较丰富的抗氧化物，具有较好的抗氧化作用。此外绿茶、葡萄核、维生素 E、胡萝卜素等活性植物的提取物也能起到很好的抗氧化作用，现在市场上出售的很多化妆品中都加入了抗氧化作用的添加物。另外，人参、玉米、藻类等也具有抗氧化的作用，因此加入了这类物质的提取物也能帮助肌肤对抗氧化。

2. 洗脸排毒

洗脸其实不仅是清除肌肤表面的垃圾，还能达到排毒的效果。洗脸时最好先用温水洗，帮助毛孔打开，好清洁里面的污垢。再用冷水冲洗，使毛孔收缩，接着再用温水洗一次，再用冷水冲，如此冷热交替，反复洗四次，能够促进脸部毛细血管内的血液循环，促进排毒。

3. 沐浴排毒

沐浴时借助浴盐，能帮助身体排毒。市面上出售的浴盐的种类越来越多，功能也不一而同，而且不同的浴盐带着不同的香味，不同功能的浴盐还具有不同的颜色，这些功能主要包括缓解身体疲劳、帮助神经松弛等，选择一款你需要的，在泡澡时加入浴缸内，能起到很好的滋润肌肤的作用，还能帮助身体排毒。

4. 淋巴引流排毒

淋巴引流虽然是美容院的一项服务项目，但实际上做起来非常

简单，当你掌握的时候，你完全可以自己在家做。这种排毒法主要是将重点集中在淋巴较多的腋下、锁骨以及脸耳际交界处。排毒按摩时必须深而缓慢地进行，先从鼻翼两侧开始向耳际按摩过去，再从额头处沿着脸的两侧深而缓慢地按摩到锁骨，即完成了全套的淋巴引流排毒。

在排毒过程中，要注意顺着皮肤的纹理缓而深地按压，此套排毒法一周可以进行三次。最好是在清洁完面部后，做完面部护理，涂上排毒产品后再进行，千万不要还未给脸涂抹任何滋润的产品就开始按压，这样容易给皮肤带来伤害。

5. 运动排毒

运动时会大量出汗，能让身体内的毒素随着汗液排到体外，也是人体重要的排毒方式。但运动出汗排毒时要注意及时补充水分，以防身体失水过多。

排出毒素才能一身轻，做健康美丽的女人。有了上面介绍的方法，你就不用担心没有时间没有精力排毒了，完全可以从生活中的小细节着手，帮助身体排出毒素。

毒从口入，管好毒素的进口

现代人不仅要美容养颜、健身美体，还要经常性地排毒，好像做得越多，却越来越不够，身体经常性地出现毒症，导致口臭、体味、打嗝、长痘痘，或者过度肥胖，严重影响了外表的美丽。

为什么我们不停地排毒，美容养颜，保养身体，还有毒素在体内积存呢？人的身体从哪来这么多的毒呢？根据传统中医的解释，其实，人只要和外界有一点接触，都能有废物产生，废物产生自然也就会有毒素。《格致余论·倒仓论》一书就说过："人之饮食，遇适口之物，宁无过量而伤积之乎？七情之偏，五味之浓，宁无伤于冲和之德乎？糟粕之余，停痰瘀血，互相纠缠，日积月深，郁结成聚，甚者如核桃之穰，诸般奇形之虫，中宫不清矣，土德不和也。

诚于中形于外，发为瘫痪，为劳瘵，为蛊胀，为癫疾，为无名奇病。"这段话表明，一个人遇到喜欢的食物就没有节制地大吃特吃，饮食不规律，而且喜欢吃口味较重的食品和垃圾食品都会造成体内毒素堆积，进而引发一系列的疾病。从这里也可以看出，其实人体之所以总是不断有毒素堆积，怎么排也排不干净，多数原因是"吃"出来的。

而且世界自然基金会也早就说明，食品、水、尘土、居家用品是造成人体污染的潜在来源，很多有害、有毒物质，都是人类通过饮食摄入自己体内的。

确实，食品中含有很多有害物质，特别是经过加工后的熟食、零食，不但在加工过程中有可能发生各种化学反应，导致有毒、有害物质的产生，而且为了让食品更加精美可口，生产商还会添加很多对人体有害无益的添加剂，就连种植的蔬菜、水果类，也有可能因为添加了营养剂或水土污染或农药污染，而携带对人体有害的物质。据调查，在英国的食品市场上，各种食品中含有的有害物质总计达 1000 种之多。而且其中，杀虫剂残物的含量尤其显著，其中30% 以上的水果和蔬菜、40% 的麦片制品中都含有这种物质，这些杀虫剂残余物，能引发癌症和神经系统紊乱。

因此，在日常饮食中，一定要注意食物的安全性，防止毒从口入，下列食物已经被公认为人体的"毒来物"：

（1）被烧焦的食物，像烧烤类的食物；

（2）漂白过或含有人工色素、防腐剂以及用糖精制作的食品；

（3）腐败变质的食物；

（4）反复使用的油煎炸的食物；

（5）食物添加剂；

（6）高温烹调的食物；

（7）制作过程中不注重卫生的发酵食物，如臭豆腐；

（8）部分存储时间太久而发芽的食物，特别是马铃薯和花生。

上面的这些食物你是不是都很熟悉呢？也许就有很多是你平时

常吃的食品。特别是那些爱吃烧烤的女性，只要有烧烤，什么都不忌讳了，先满足口腹之欲再说，还有那些喜欢西式快餐的女性，她们不知道的是，在她们朝着那些食物快乐"进攻"的时候，食物中的毒素也在很快乐地进攻她们的身体，最后影响整个身体功能的紊乱，大大降低了自己的免疫力。

所以进食也需要理性，别再让口腹之欲帮助毒素进入你的体内。只有减少毒素的摄入，才是排毒的关键。

食品添加剂——吃进去的"毒"

食品添加剂是一类为改善食品色、香、味等品质，以及为防腐和加工工艺的需要而加入食品中的化合物质或者天然物质。目前，我国有 20 多类、近 1000 种食品添加剂，如酸度调节剂、甜味剂、漂白剂、着色剂、乳化剂、增稠剂、防腐剂、营养强化剂等。可以说，所有的加工食品都含有食品添加剂。

现代食品添加剂大约分为以下十类：

（1）防腐剂。防止食品中滋生细菌，我国规定可以使用苯甲酸、苯甲酸钠、山梨酸、山梨酸钾。

（2）甜味剂。增加食品甜度，包括糖精、阿斯巴甜、甜菊糖、安赛蜜、甜蜜素等。

（3）抗氧化剂。防止食品中的油脂氧化。

（4）香精。增加闻到的香气，包括天然香精油和化学香精，主要用于饮料、风味食品和乳制品。

（5）色素。为食品增加色泽，有胡萝卜素、焦糖色、柠檬黄、落日黄等。

（6）酸味剂。为食品增加酸味，用量最大的是柠檬酸。

（7）乳化剂。使食品中的水和油相溶，有天然大豆磷脂和合成物两大类。

（8）增稠剂。使液态的食品有黏稠的外观。

（9）增白剂。增加白色食品的洁白度。

（10）香料。增加食品的香味，主要用于方便面、肉类、蔬菜的加工食品中。

食品添加剂可以起到提高食品质量和营养价值，改善食品感观性质，防止食品腐败变质，延长食品保质期，便于食品加工和提高原料利用率等作用。但是，这些都没有从影响身体健康方面考虑食品的食用安全性。有些食品生产厂家为了提高食品感官性质、延长食品保质期，在食品中加入大量添加剂，因此，食品添加剂的过量使用是个普遍存在的问题。

2004年，中国消费者协会发布食品添加剂报告，证明近半数加工食品的添加剂超标。对于100余种食品中甜味剂和防腐剂的测试也表明了人工合成食品添加剂的使用情况不容乐观，其中蜜饯类食品样本普遍存在甜味剂使用过量等问题。中国消费者协会购买了市场上的果冻、八宝粥、饮料、蜜饯、糖果、口香糖、无糖食品、酱菜共八大类食品的103个样品，经测试发现，甜味剂超范围、超限量使用问题依然严重。近50%的样本存在甜味剂和防腐剂超范围、超限量使用的情况。蜜饯类食品中，有70%的样本糖精钠测试结果高于国家规定的使用标准，检测出的最高含量是国家允许添加量的605倍。此外，在国家标准中八宝粥没有被允许使用糖精钠这一甜味剂，但测试的7个八宝粥样本中，都检测出含有少量的糖精钠成分。

事实上，任何添加剂都是有害的。国家设定的标准只能说明此类食品中所含添加剂在标量以下对人体不会产生毒害，这种毒害是所谓的科学家眼中的毒害，即不论食品添加剂的毒性强弱、剂量大小，对人体均有一个剂量与效应关系的问题，即物质只有达到一定浓度或剂量水平，才显现毒害作用，但毒害没显现出来并不意味着没有毒害。

超量和违规的使用食品添加剂后对人体健康危害十分严重。如过量地摄入防腐剂有可能使人患上癌症，虽然在短期内不一定产生明显的症状，但一旦致癌物质进入食物链，循环反复、长期累积，不仅影响食用者本身健康，而且对下一代的健康也有很大的危害。过量摄入色素会造成人体毒素沉积，对神经系统、消化系统等都可造成不同程度的伤害。因此，我们在饮食过程中一定要小心谨慎。

世界上最先进的排毒设施就在体内

人体内有一套奇妙的排毒系统，它们每时每刻都在工作着。在正常情况下，人体排毒系统可以很快地排出毒素。人们通过摄入食物和水向人体提供营养，从而使新陈代谢活动得到维持。通过饮食，毒素会留存在体内，这个时候就是人体排毒系统大显身手的时候了。

人体排毒系统包括以下几个方面：

1. 肝脏：毒素处理中枢

肝脏不只是人体内最大的消化腺，也是人体内最大的解毒器官。它一方面将食物转变成易于人体吸收的物质，一方面将食物中的毒素吸收起来，分解成无毒的物质，然后通过血管和消化管道将它们发送到肾脏和大肠，以粪便和尿液的形式将毒素排出。因此，肝脏可以说是排毒系统的中枢。

2. 肾脏：废水处理泵

肾脏是人体内最重要的排毒器官，它不仅能将血液中的毒素滤掉，通过尿液排出，还肩负着保持人体内水分和控制人体钠、钾平衡的重担，而和排毒息息相关的体液循环也由它控制。尿液中毒素很多，若不及时排出，会被重新吸收入血液中，危害人体健康。假如血液里面含有过多的垃圾或毒素，肾工作负担将加重。若人们不充分注意保护肾脏，它就有可能变得迟缓，运转不灵，从而导致人们生病。所以肾超负荷工作，会使人变得疲倦而懒散。

3. 淋巴系统：毒素回收站

淋巴系统是体内重要的循环系统，负责体内毒素的回收。人体内部分散存在的淋巴结会产生淋巴液，淋巴液吸收死去的细胞、多余的体液以及食物中的毒素，汇总到淋巴结。淋巴结将毒素过滤，通过血液送往排泄器官排出。

4.大肠：废渣处理站

我们摄取的食物经胃、十二指肠、小肠的吸收后，食物残渣进入大肠，食物残渣中部分水分被肠黏膜吸收，其余的在细菌的发酵和腐败作用下形成粪便或废气，经由肛门排出。

5.肺：排毒烟囱

人通过呼吸将氧气吸入肺中，飘浮在空气中的细菌、病菌和粉尘等有害物质也趁机而入。而在人呼气过程中，侵入人体的部分毒素也会随体内代谢的二氧化碳等废气排出。

6.皮肤：最大排毒设备

皮肤是人体内最大的排毒器官，它以汗液的方式将其他器官很难排出的毒素排出。同时皮肤受体内毒素影响最明显，最易观察到。

7.眼睛：兼职排毒设备

研究证实：泪水中含有大量损害健康的有毒物质，尤其在悲伤、委屈、气愤等不良情绪时。因此，爱哭也并非什么坏习惯，反而能促进体内毒素的排出。

人体内的毒素在经过各大解毒或排毒设施的处理后，经由延伸到各个角落的排毒管道运送汇集并最终排出。而连接人体内排毒设施的则是大量排毒管道，血管、气管、淋巴管、呼吸道管、消化道管、汗腺、尿道、各脏腑的联络通道、经络等。这些通道像城市中交通道路一般四通八达，在生理机能正常的情况下，人体内的毒素在经过各大解毒或排毒设施的处理后，就是经由这些延伸到各个角落的排毒管道运送汇集并最终排出的。

排毒管道通畅与否，关系到人体的健康。排毒管道通畅，人体内每天产生的代谢废物及各种留存于体内有损健康的毒素，就可以通过排毒管道排出，不会"毒存体内"损害脏腑器官。只有保持各种管道的通畅，保证管道中气血的正常流通，才能使机体远离疾病；反之，若排毒管道堵塞，就不能很好地发挥排毒作用，致使毒素留存体内，任由其繁衍，就会导致多种疾病缠身。

保持体内排毒设施的正常运转和排毒管道通畅是人体体内各种毒素排出的关键所在。通过调理机体各个解毒、排毒器官的机能，并充分配合它们的工作，就能使排毒通畅，气血调和，脏腑功能才能正常发挥，我们的身体才能保持健康状态。

简易净血方——排出血内毒素的健康秘诀

在中医里有这样一个观点：万病皆由血污而生，也就是说所有的疾病都是由血液的污染而引起的，血液污染是万病之源。

血液的净化离不开蔬果，实践中那些长寿的老人大部分都有喝蔬果汁的习惯。但还未榨成果汁的蔬果也具有直接的排毒功效，也能达到净化血液的目的，但问题是，现在市场上出售的蔬果大部分在种植过程中喷洒过农药，农药在果蔬表面残留，使得我们在吃蔬菜水果时，很容易就会把残留在蔬果表面的各种农药一起吃到口中，造成人体中毒。但如果取而代之地喝果蔬汁，就不会有吸入农药残余物的担忧。因为杀虫剂和其他一些农药多数停留在蔬菜和水果的纤维素中，当你将蔬果榨汁后，含有丰富营养成分的汁液可以从纤维素中脱离出来，而含有有毒化学物质的纤维素则被舍弃不予食用。

而且和果蔬比起来，果蔬汁更容易被人体消化吸收，其吸收利用率更高。因为，蔬菜水果在食入后，经过胃又再进入肠道，最后到各个器官与组织的过程中，其所含的营养已经流失了很多，只有少部分被人体真正利用了。但蔬果汁不同，它可以迅速进入你的血液，全部被机体吸收作为营养物质，通过身体循环到达身体各个器官与组织，对其进行修复清理和建设。

除此之外，果蔬汁对加速食物的消化也有很大的作用。因为，果蔬汁中有一种特殊的酶，具有水解、氧化还原与分解多项功能，能够有效净化血液，防止肠道内的异常发酵情况发生。而且果蔬汁中还含有叶绿素，也可以帮助清除人体内的各种杂质、废物、残留的化学物质和毒素，并改善血液中的血糖含量。所以，当你喝了一段时间的蔬果汁之后，身体会产生疼痛感，这就表示你的身体开始排毒了。

为肝脏排毒减负，解酒有门道

肝脏是我们人体内最大的化工厂，也是人体内主要的排毒器官，摄入到体内的酒精有90%以上要通过肝脏代谢。在平时，少量饮酒对健康是有好处的，因为少量饮酒可以起到活血、化瘀、通经、生发阳气的作用，酒精也可以被肝脏分解、解毒和排泄。但是，如果大量饮酒，就超过了肝脏的解毒能力，人就容易酒精中毒，甚至引发酒精性肝病。

酒精中的乙醇对肝脏的伤害是最直接，也是最大的。它能使肝细胞发生变性和坏死，一次大量饮酒，会杀伤大量的肝细胞，引起转氨酶急剧升高；如果长期过量饮酒，就会导致酒精性脂肪肝、酒精性肝炎，甚至酒精性肝硬化。

因为过量饮酒而引起的肝病，是一个逐步发展的过程，在多数情况下，人们并不知道自己患上了酒精性肝病，等到出现如肝区疼痛、全身无力、消化不良、食欲不振、恶心呕吐、腹胀等症状时，再到医院检查，就会发现肝功能已经出现异常，如转氨酶、转肽酶升高，这已是酒精性肝炎。如果不及时治疗则很容易发展成为酒精性肝纤维化和酒精性肝硬化，甚至危及生命。

所以，我们在平时饮酒一定要适量，如果出现酒精性肝病的症状，最好是马上戒酒并及时进行治疗。

掌握喝酒技巧，轻松防"毒"

对于平时喝酒，其实也是有技巧的。你一定很想知道，经常有应酬，如何做到既喝了酒还护了肝呢？下面就是最好的答案。

法宝一：按理想速度饮酒

理想速度，即不超过肝脏处理能力的饮酒速度。肝脏分解酒精的速度是每小时约 10 毫升，酒中所含的纯酒精（乙醇）的量，可以通过酒瓶标签上标示的度数计算出来。举个例子，酒精度数为 16% 的 250 毫升酒，用 250 毫升 0.16 = 40 毫升，那么酒精的量就是 40 毫升。

如果一个人花 4 个小时喝完，那么平均每小时摄入的酒精量是 10 毫升，刚刚符合肝脏的处理速度。

法宝二：喝清水

酒精有改变机体细胞内外水分平衡的作用。通常，体内水分的 2/3 都在细胞内，但是酒精增加后，细胞内的水分会移动到血管中，所以虽然整个身体的水分不变，但因细胞内的水分减少了，也会觉得干渴。"醒酒水"是缓解酒后不适的方法之一。在满满的一杯水中混入三小撮盐并一口喝下去，会刺激胃使食物易吐出。

法宝三：饮用运动型饮料和果汁

过量饮酒后的第二天早上醒来，嗓子常常感觉很干渴，此时体内残留有酒精和有害物质乙醛，应想办法尽早将其排出体外。

含无机盐和糖分的饮料，除了有水分补给作用之外，还有消除体内酒精的作用。运动型饮料和果汁效果就很好，特别是运动型饮料，其成分构成接近人的体液，易被人体吸收，不仅对宿醉有效，饮酒时如果一起喝，也可防止醉得太厉害。

此外，用含有茶多酚和维生素 C 的茶，或者用柠檬和蜂蜜做成的蜜汁柠檬水，对于宿醉也很有效。但要注意饮料不要喝冰凉的，而要喝温热的。

法宝四：吃柿子

柿子是富含果糖和维生素 C 的水果，古时即被用作防止醉酒和消除宿醉的有效食品。甜柿中所含的涩味成分，可以分解酒精；所含的钾有利尿作用。

柿子叶也含有相当于柑橘数十倍的维生素 C，其鲜嫩的幼芽可以炸着吃，或者干燥后做柿叶茶喝。

法宝五：多食贝类

以蚬贝为例，它的营养成分中，蛋白质的含量可以与鸡蛋相提并论，而且，由于含有均衡必需的氨基酸，不会对肝脏造成负担，能够促使肝脏恢复功能。

贝类食物通常含有丰富的维生素 B_{12}、牛磺酸和糖原；维生素 B_{12} 和糖原对于促进肝脏的功能也发挥着重要作用；而氨基酸中的牛磺酸与胆汁酸结合后，可以活化肝脏、增加肝脏的解毒作用。

法宝六：喝芦荟汁

芦荟带刺的绿色部分和其内部的胶质中含有多糖体、糖蛋白等物质，能降低酒精分解后产生的有害物质乙醛在血液中的浓度。因此，在饮酒之前，如果喝些芦荟汁，对预防酒后头痛和恶心、脸红等症状很有效。

此外，芦荟中的苦味成分芦荟素有健胃作用，可治疗宿醉引起的反胃和恶心等。

法宝七：吃富含蛋白质的食物

蛋白质和脂肪在胃内停留的时间最长，所以最适合作为下酒菜。为避免摄入过多高蛋白质食物导致发胖，最好选择鱼贝、瘦肉、鸡肉、豆制品、蛋、奶酪等。含有优质蛋白质的牛奶和奶酪等乳制品、鸡蛋、豆腐、扇贝，以及用这些食物制成的汤，对肝脏功能有益，且不会对胃造成负担。

有人喝酒后喜欢吃口味重的食物，如油分多的拉面，这些食物会给胃肠带来负担，延长醉酒的不适感。因此，应选择水果、加蜂蜜的牛奶、酸奶、鸡蛋等易消化且能提高肝脏功能的食品。

葛花解醒汤——解酒的专用汤

大部分人都知道饮酒过量会伤害到肝脏，影响到肝脏的解毒能力。有的甚至积毒内留，祸害诸多脏腑。古代名医李东恒的"葛花解醒汤"对于饮酒引起的身体不适有不错的效果。

也有人将"葛花解醒汤"称为"葛花解酲汤"，"酲"不是清醒的意思，在这里它读 chéng，类似于"呈"的读音。古人说："酒病曰酲"，"酲"就是人酒醒后困惫如病的状态，从方名中就能看出这个药方是专为酒病而设。现代研究认为，无论是一时饮酒过量，还是因长期嗜酒太过损伤脾胃，只要表现为眩晕呕吐、心神烦乱、胸膈痞闷、食少体倦、小便不利等症状的，都可以用"葛花解醒汤"。

具体方法是，取莲花青皮（去瓤）0.9克，木香1.5克，橘皮（去白）、人参（去芦）、猪苓（去黑皮）、白茯苓各4.5克，神曲（炒黄）、泽泻、干生姜、白术各6克，白豆蔻仁、葛花、砂仁各15克。

在药店购得后，可让药店将这些药研成细末混合，每次用温热水调服9克。当然，也可以将上面的药一起作汤剂，水煎服。喝下后，稍微出点儿汗，则"酒病去矣"。

"葛花解醒汤"中的葛花是解醒专用药物，砂仁、蔻仁、陈皮、干姜、神曲等则有理气宽胸、和胃止呕的作用，茯苓和泽泻能够利水渗湿，使酒毒从小便中排出去，对于醉酒后胸脘痞胀，不思饮食，小便不利都有不错的疗效。虽然这款解醒汤最好在饮酒后的两个月内服用，但是如果确实因饮酒所伤，即使已距酒醉有一定时间，有的人仍可以根据症状选用解醒之品。需要注意的是，千万不要认为手中有了"秘方"，便日日饮酒，不知道珍惜自己的身体，否则用再好的药也都是无用功。

主动咳嗽，保持肺部清洁

大多数人都曾有过这样的感受：早上起床后，总觉得嗓子不舒服，好像有什么东西堵着，上不去下不来，这时候用力咳嗽两下，清清嗓子，把晚上积存在呼吸道中的"垃圾"清理出来，顿时会觉得神清气爽起来。

主动咳嗽可以排出体内的污浊之气，是一种很好的养生方式。早上，经过了一昼夜的代谢，体内堆积了太多的浊气，此时如果我们能抽点时间，选择一个空气清新的地方，进行深呼吸运动，在深呼吸的时候，缓缓地把手抬起，然后主动咳嗽，同时把手慢慢放下，让气流通过口鼻，把浊气推出，反复做 10 遍。每做完一次后，记着正常换气一次，每天重复地做，便能把肺部的浊气清除。如果你觉得麻烦，就大吼几声，效果也不错。

这里要提醒大家的是，生病时一咳嗽有些人就服用止咳药，这种做法弊大于利。咳嗽是人体排除体内垃圾的一种方式。我们身体内肺泡的薄膜就像纱窗一样，每隔一段时间就会布满灰尘、污物，如不及时清洗，灰尘和污物就会越积越多，从而影响通风效果。同理，我们体内的肺泡是气体交换的重要场所，当肺泡的薄膜布满了灰尘或污物时，我们的身体就会做出保护性反应，通过咳嗽来振动肺部，使停留在肺泡薄膜上的灰尘和污物脱离，这些"垃圾"脱落后就会和人体的体液结合成痰。在我们的呼吸道内膜表面上，有许多细小的肉眼看不见的纤毛，它们会把"垃圾"运送到咽喉，然后排出体外。如果一咳嗽就吃止咳药，这虽然能暂时缓解咳嗽的症状，但是却会导致大量的灰尘和污物滞留在肺部，当这些"垃圾"越积越多的时候，肺的功能就会受到影响，损害健康。

排出体内浊气的方式除了主动咳嗽外，还可以主动打喷嚏。打喷嚏是一种简单的养生方式，但打喷嚏可不是一件小事。喷嚏从肾来，打喷嚏是肾阳振奋的表现。过敏性鼻炎一个劲儿地打喷嚏是肾在使劲地想把寒邪攻出去的缘故。寒邪散不出去，肾又有一定的能力来攻击这个邪气，就表现为拼命打喷嚏，所以打喷嚏是件好事，是阴阳合利的象，是肾在使劲干活的象，这说明肾还有劲儿。《黄帝内经》里有"阳气合利，满于心，出于鼻，为嚏"，就是说打喷嚏是调肾气上来想把寒邪攻出去。所以如果感冒初期就出现打喷嚏的症状，说明身体尚可；如果连喷嚏都没打就感冒了，说明身体很虚了。但是老打喷嚏也会消耗肾气，所以要用药物帮助肾气去攻除寒邪。

放屁排出肠内废气，改善体内环境

体内废气的主要成分是空气和肠内废气。其中空气约占70%，主要包括氮气、二氧化碳、氢气和氧气，其余的30%则是肠内废气。

肠内废气主要包括大肠内的有害菌分解食物残渣时产生的气体，占肠内废气的1/3，这部分气体主要包括氮气、硫化氢、吲哚、甲基吲哚、挥发性胺、挥发性脂肪酸等，带有恶臭味。另外的2/3则是由血液通过肠壁扩散进入肠中的。

中医指出，肠内废气不同于空气，对人体的危害是非常大的。

（1）肠内废气含有氮气、吲哚等有害气体，除了直接影响大肠外，还会通过肠壁溶解于血液中，影响新陈代谢，使得脸上长粉刺和雀斑，引发皮肤干燥、粗糙，并可影响某些器官的功能，带来诸多不良后果。

（2）肠内积存的废气，有时会压迫血管，造成血液循环不良，引起手足冰冷，还会降低消化吸收的功能，甚至抑制大便排泄，而肠内堆积有害物质，会产生更多废气，造成恶性循环。

（3）若肠内积存的废气堆积在横结肠的右角，导致横结肠压迫胆囊和胰腺，就会造成剧烈的疼痛。若患有消化道溃疡，体内胀气会刺激扩大伤口，令溃疡恶化，使治疗更加困难。

（4）肠内废气对人体最大的害处是它的致癌作用。因为，梭状芽孢杆菌等有害菌在大肠内制造臭气的同时，还会生成亚硝胺和苯酚等致癌物质，以及强化这些致癌物质的粪臭素等。如果这些物质持续地刺激大肠，就会使大肠癌的发病率升高。

经常放臭屁以及腹内胀气者，有必要尽早改善大肠内的细菌环境，排出废气。在生活中，以下三招可以帮你除掉有害气体：

1. 改善饮食习惯

乳酸杆菌等有益菌增加时，废气易于排出；有害菌增加，则气体不易排出。所以，长期摄入动物蛋白质和脂肪过多者，应该改食根菜类和薯类、豆类、海藻类等富含食物纤维的食物，以改善肠内的细菌环境。

2. 平衡一日膳食

一日三餐中，尽量在午餐时摄取较多食物，而在胃肠的功能较弱的夜晚，则要注意减少食物的量。就算吃胃肠药那也只能使胃肠获得一时的舒适，如果不改变错误的饮食生活，胃肠功能仍然衰弱，废气还是会不断积存。

3. 放松心情

紧张或情绪不快时，交感神经会兴奋，从而促进胃肠蠕动的副交感神经无法发挥作用，导致体内废气很难排出。而且，大肠中的梭状芽孢杆菌会因焦虑情绪而增加。因此，应尽量避免压力堆积，尽量放松自己的心情。

运动发汗法——让毒素随着汗水排出体外

出汗是人体的生理现象，每当天气热时，又或者大量的运动后人体都会流汗。很多人厌恶流汗后身体黏腻腻的感觉，常年把自己关在空调房内，或者拒绝任何形式的流汗运动，但其实，他们对流汗的排斥是错误的，流汗能让人轻松、快捷地将体内积存的毒素排出体外，新陈代谢所产生的废物可以通过人体流汗，从毛细孔中顺着汗液排出。汗液排毒的重要性尤其体现在当人体的肾功能衰弱，造成排尿不顺的情况下，这时候人体无法通过排尿的方式排毒，流汗就成了人体排出废物与毒素的捷径。而且通过汗液将体内毒素带出体外，能有效地防止体内酸过量而导致中毒，当人体患上发热、感冒或者头痛、四肢水肿、风湿等时，都能通过流汗来促进血液循环，加速身体的新陈代谢，提高身体的自愈力，从而缓解病情，让人体早日恢复健康。

出汗排毒有学问

出汗排毒也是一门学问，并不是说汗流得越多越好，出汗过多会造成人体电解质失衡，因此当你准备进行任何一种发汗排毒的疗法时，都应该在事前喝一大杯温开水，并将粗盐稀释在温开水中，用于排汗后饮用。排汗后喝点儿盐水能有效地防止流汗过多，导致人体失水而虚脱，但对于患有高血压或肾病以及四肢水肿的患者，不宜喝淡盐水，只需喝温开水就可。

而且，当人体刚排完汗的时候，毛孔还处于打开状态，这时候不要到通风处或寒凉处，避免洗冷水澡或者对着风扇直吹，最好先用干毛巾将身上的汗液擦干后，等到身体重新恢复干爽时才出门，可以防止受寒感冒。

其实，当人体经过一整天的新陈代谢，会在体内残留很多二氧化碳和水分，这时候就需要流汗的方式，将其排出体外，从而促进人体循环，保持人体内分泌均衡，让身体更加舒服。而且出汗还有瘦身的效果，通过流汗能够刺激身体内部，让身体内部异常活跃，并让多余的脂肪转化为热量分解，再随着出汗排出体外，从而达到减脂减肥的目的。此外，流汗也能在一定程度上调节血压，对于紧张工作一天的人来说，高压力高工作量的生活会使血管壁逐渐变细，从而导致血流受阻，血压升高。而身体出汗时，能扩张毛细血管，从而加速血液循环，降低血压。

现在健身房越来越多，城市也越来越注重公共设施建设，各地都有供居民锻炼的公园或休闲场所，很多人都会选择运动一番让身体出一身汗，或者选择其他出汗方法促进排毒，但有些人，体质不易出汗，这时候就需要掌握一些正确的方法，帮助自身出汗了。

（1）多喝花草茶。对于那些饮食不规律，生活习惯不好的人，体质通常偏寒性，发汗不易。治疗方法是，定期泡花草浴，花草浴能让身体在花草的芬芳中彻底放松下来，加速身体血液循环，促进新陈代谢，逐步改善身体的出汗能力。

（2）反序运动。一般人跑步都是向前跑，但其实最好的促使人体流汗的运动是向后倒着跑，倒着跑或快走就被称为反序运动，是很好的帮助人体出汗排毒的运动。

出汗太多也伤身

出汗是人体正常的新陈代谢，偶尔出些汗有助于排掉体内污浊之气，有益于健康。然而什么事情都有一个度，出汗太多也不好。为何一个人出了一身大汗后就会感觉疲劳？那是因为汗虽是人体新陈代谢的产物，然而在把体内污浊之气从毛孔排出（排毒）的同时，也流失了一部分元气（精气）。

《素问·评热病论》有论："汗者，精气也。"其实，说汗是精气，如果用现代科学手段来检测是测不到的，因为精气本身是看不见摸不着的，是体内的五行真气，由于毛孔开了，在出汗的同时，五行真气也随之走失。

炎炎夏日，身体出汗是正常的现象。但有的人，无论夏季还是冬季，吃顿饭、做点事或稍微紧张便汗如雨下，这可能就是某些疾病在作怪了。一般来说，以下几种病会导致出汗异常的多。

1. 糖尿病

糖尿病的特征就是"三多一少"，其中出汗多就是病症之一。糖尿病如并发自主神经病变，就会出汗较多，尤其是上半身出汗多。患者由于糖代谢障碍，导致自主神经功能紊乱，交感神经兴奋使汗腺分泌增加而出现皮肤潮湿多汗，血糖高导致代谢率增高也是多汗的原因之一。

2. 甲状腺功能亢进

一般来说，甲状腺功能亢进患者的代谢增高，周围血流量增加，必然会促进机体的散热，出现多汗症状。

3. 更年期综合征

更年期综合征也有多汗现象，进入更年期的妇女，卵巢功能逐渐减退，可出现不同程度的自主神经功能紊乱，血管舒缩功能出现障碍，导致多汗。

4. 低血糖症

可导致病人面色苍白、出冷汗、手足震颤等。

5. 危重病

若大汗淋漓，汗出如珠，冷汗不止，这种现象可能是气散虚极的表现，中医学上称为"绝汗"，是病情危重甚至是病危的表现，出现这种情况时就要严加注意。

总之，如果出汗过多，病程持续时间过久，常易发生精气耗伤的症状，病人可见精神倦怠、脸色苍白、四肢乏力、不思饮食、睡眠多梦等阴阳失调等症状，损害人体和身心健康，若不及时有效地诊治，还会导致其他一些不良后果。现代医学研究表明，出汗多会导致体内必需的微量元素流失，电解质失衡。出汗过多的孩子，有的会出现面色无华、夜哭、大便秘结、精神不好等症状，严重的还会导致记忆力下降，智力发育迟缓，容易感冒等问题，影响孩子的生长发育，所以当你或你的孩子出汗不定期、出汗多时千万不要掉以轻心。

利尿排毒法——"废水处理系统"通畅的保证

人体通过消化系统排出固体垃圾和部分气体垃圾，但还有一些毒素已经被肠道吸收并渗入到血液中，这些毒素如果进入各脏腑器官，会严重干扰它们的工作，致使器官衰弱，进而产生各种疾病，因此，必须将这些毒素从血液中过滤掉。这个任务是由人体内的泌尿系统来完成的，它是世界上最天然、最先进的废水处理系统。

"废水处理系统"的排毒过程

人的泌尿系统被形象地比喻为"废水处理系统"，它主要以肾脏为中心，此外还包括输尿管、膀胱和尿道。

肾脏是废水处理系统里的上游水库。它的作用是收集和过滤原尿，再制成终尿排出。我们体内都有一左一右两个肾，每个肾由100多万个肾单位组成，每个肾单位包括肾小体和肾小管两部分，其中的肾小体又由肾小球和肾球囊两部分构成。肾小球其实就是一些盘曲的小血管球，当血流经它们的时候，把大量的水分、无机盐类和一些养料如葡萄糖、少量的蛋白质以及新陈代谢的废物和毒素过滤到肾球囊里去，这样形成了原尿。肾小管再将原尿里的有用物质，如葡萄糖、蛋白质、无机盐和大部分水都被重新吸收到血液里去参加身体的新陈代谢，而部分水、无机盐类和毒素则形成终尿。

输尿管相当于两条由高向低流的水渠，是人体废水处理系统中重要的排毒管道，分别连接左右两只肾和膀胱。输尿管有过滤功能，过滤后，把需要排出的尿液送到膀胱。

膀胱是废水处理下游的蓄水池，括约肌就是它的闸门，需要时开，不需要时关。因为我们大家都不可能像鸟儿一样随时随地地排出尿液，所以体内的尿液要在膀胱里暂存一下，当存到一定量时，我们的大脑就会收到提醒信号：水位即将超标，该开闸放水了。这时，我们就要去厕所走一趟了。这里需要提醒你一下：一定不要憋尿。因为膀胱的容量是有限度的，若是憋尿到500毫升还不排尿，膀胱就有破裂的可能。所以时刻要注意膀胱的库存，不要到快"决堤"时才想起"开闸泄洪"。

最后，一切准备就绪后，括约肌会接受大脑的指令，松开闸门。这样，尿液就通过泌尿系统的最后一个器官——尿道，顺畅地离开身体。

以上就是一个顺畅正常的泌尿系统的工作程序，这是一套完全有效运转的"废水处理系统"，有哪一个人工的废水处理系统能和它相比呢？为了保障这个废水处理系统的通畅，大家可别忘记有效地维护、保养，并且尤其要注意不要憋尿。

憋尿不利于排毒

经常憋尿是一种不良习惯，会影响正常的规律性排尿功能，尿液滞留膀胱过久，增加了细菌生长繁殖的机会。所以假如憋了一段时间的尿之后，除了尽快将膀胱排空外，最好的方法就是再补充大量的水分，强迫自己多几次小便，这对膀胱来说有冲洗作用，可以避免膀胱内细菌的滋生。

女性腹腔内器官结构较复杂，长期憋尿会影响膀胱功能，且发生尿路感染的概率高于男性。因为女性的尿道口接近肛门、会阴部，由于局部潮湿利于细菌生长繁殖，若排尿少，细菌在 4 ~ 6 小时内会疯狂生长。一些高速公路收费站的工作人员、导游、司乘人员更是患尿路感染的高发人群。

男性尿道长、膀胱容量大，而且比较能忍尿，但是男性憋尿同样有"风险"。正常人每天白天排尿 4 ~ 6 次，夜间 1 ~ 2 次。冬季有些人怕冷，不想起床上厕所，还有些人干脆少喝水，减少去厕所的机会。但从健康角度而言，不主张因为怕憋尿而不喝水，正常人群一天要喝 2000 ~ 3000 毫升水，喝水排尿本身是一个排毒的过程。如果长时间不排尿，浓缩的尿液在膀胱结晶，会形成结石。长期憋尿的男士，除了易患膀胱结石之外，也易患前列腺炎、前列腺增生，而且，憋尿过程中因精神紧张，还有可能诱发心脏病。

清肠通便三重奏：膳食、饮水、运动

有句顺口溜说得好："要想身体健康，必须大便通畅，废渣糟粕不去，肯定断肠遭殃。"一语道出便秘的危害和肠道畅通的重要性。中医早在汉代便提出腑气不通致衰的理论："欲得长生，肠中常清；欲得不死，肠中无滓。"说明了肠道通畅才能延年益寿。

那么如何保持肠道的通畅呢？可以从饮水、运动和膳食三方面加以调整。

养生是比医生更好的医生

膳食排毒——摄取充足的食物纤维

我们日常所进食的主要是经过精细加工的食品，如精小麦、精米、精面粉等，而粗粮（糙米、麦、豆类等）的摄入越来越少，殊不知粗粮中富含的食物纤维是通便排毒的利器。精白米的营养不及糙米和标准米。加工越精细的米、面所含的维生素就越少，营养价值也就越低。但米、面加工如果过分粗糙，做出的食物感官性状也不好，会降低消化吸收率。按照经济和营养方面的要求，我国一般将稻米加工成"九二"米，即50千克糙米加工成46千克白米，50千克小麦加工成42.5千克面粉，即"八五"粉，也即标准粉。

从营养角度来看，标准米、标准粉更符合人体需要。常吃精白米、面不利于健康。精白米、面的糠麸明显减少，其中的纤维素也会减少，膳食中缺乏食物纤维，是导致结肠癌、高胆固醇血症、糖尿病以及便秘、痔疮等疾病的直接或间接的原因。所以，"吃米带点糖，有利于健康"的说法是有道理的，既能提供充足营养又有助于排出肠毒。

除粗粮外，牛蒡、胡萝卜等根类蔬菜食物纤维含量也很丰富，所以我们在平时的饮食中应注意增加粗粮和根类蔬菜的摄入量。

饮水排毒——水是排肠毒的利器

水也是软化大便、保证肠道通畅的利器，我们每天至少要喝7～8杯（每杯300毫升），当然8杯以上更好，但不宜过多，以免给肾脏造成负担。在各种水中，最好的选择还是20～30℃的凉开水。

长期的慢性便秘离不开饮食调理，这点大家都会同意。但很少有人注意到水的重要性，实际上喝水对于缓解便秘举足轻重，要改善便秘就不能忽视水分。粪便在大肠内停留时间过长，其所含水分被大量吸收，使大便变得难以排出，这就导致了便秘。而要排便通畅，就要使肠腔内有充足的能使大便软化的水分，尤其是每天早上喝一杯水，可以起到润滑肠道，排出体内毒素的作用。很多营养学家认为喝水是最天然、最安全的排毒法，甚至有"水是最好的药"

的说法。可见，水对于我们的健康有多么的重要。

晨起一杯水就是最方便而快捷的缓解便秘法。早晨起床后，大口喝下 1 ~ 2 杯水，就可以引起结肠反射，使得积蓄在结肠内的粪便移动到直肠，从而产生便意。不过要达到这个目的，就要一起床立刻喝水，因为起床后经过一段时间，肠胃的活动就开始活跃起来，此时才喝水就达不到刺激的效果了。

除了早晨的水，平时我们也应该经常注意补水。可是快节奏的生活常常让我们忽视了诸如喝水之类的身体的基本需求，很多人往往是等到口渴了才想到要喝水。其实，人体的 75% 是水，当人体失水量达体重的 2% 时，才会感到口渴，也就是说，当你感到口渴的时候，你的身体已经处于严重缺水状态了。所以，我们要经常注意补充水分。

我们可以通过进餐、喝水摄取水分，出汗、排尿后还需要补充，尤其是老年人，口渴的感觉已经变迟钝了，即使在不渴的情况下也应该尽早补充水分。此外，如果尿液的颜色变浓，也是体内缺水的征兆。而在夏季，人会大量出汗，体内的矿物质也一起被排出体外，这个时候可以喝些矿泉水来补充丧失的钙、镁等矿物质。

运动排毒——轻松排出毒素

当体内的毒素"超载"时，运动可以帮你实现迅速有效排毒的目的，在身心愉快的情况下大量流汗，身体里的毒素也随之轻松地排出。在运动中，体温的升高将会促进血液循环，并且能使肌肉结实、改善心脏功能及加强免疫力。

人体具有完善的排毒系统和强大的排毒功能，那么，怎样才能充分发挥人体的排毒功能呢？运动就是调动人体排毒功能的最有效方法！

运动调动排毒功能，有多种具体表现：

1. 出汗

出汗能够使皮肤毛孔开放、经络疏通，使体内的铅、铝、苯、硫、酚等毒素和一些致癌物质随着汗液排到体外。

2. 促进排便、排尿

运动能改善消化系统的功能，促进胃肠蠕动，加快食物的消化和吸收，保持大便的通畅。粪便、尿液的毒素最多，如不及时排出，会被人体重新吸收到血液中，不但引起腹胀，还会使人头昏脑涨。所以，通便正常的人群，身体内的毒素也最少。

3. 改善呼吸系统

运动可增强肺活量，增加肺的通气、换气功能，可促进排出废气。运动时，比平常多几十倍的氧气，会使血红蛋白的含量增多，提高机体细胞防御毒素的功能。

4. 加速人体血液和淋巴循环

淋巴系统负责对抗有害物质的侵入，并且将身体产生的废物排出体外，这个功能就是"排毒"。淋巴循环和血液循环不同，它的流动完全依赖肌肉的收缩，并没有获得像心脏一样的压缩机来帮助流动。运动可以提高淋巴循环的代谢率和反应性，使毒素不易入侵人体。

5. 养护肝脏、肾等排毒器官

经过实践证明，一些传统的保养方法，如按摩、淋巴推油、太极拳、瑜伽等运动，对人体排毒器官的针对性治疗有非常好的功效。

运动会使人出汗、咳嗽、排便，使毒素迅速地排出体外。只要坚持运动，可以达到良好的排毒效果。要排毒，还是运动来得最天然、最完全、最有效！

这里向你推荐几种利于排毒的运动方式：

（1）快步走。

快步走是最简单方便的排毒运动，它可以降低胆固醇。

（2）呼吸排毒。

呼吸不仅维持着我们的生命，还可以排出体内毒素，特别是深呼吸，更能消除体内毒素。

（3）咳嗽排毒。

肺是人体最易积存毒素的地方，时不时主动咳嗽两声，能起到清扫肺脏的作用。

（4）骑自行车。

骑车不仅能够锻炼肌肉，还可以降血压。骑自行车的紧张性运动可以让你发发汗，加速体内毒素的排出。肌肉的反复收缩促进血管的收缩与扩张，对淋巴系统也大有好处。

排毒清肠，身心轻松

身体新陈代谢总会产生很多垃圾，其中的绝大部分都是以大便的形式排出体外，而且稍有常识的人都应该知道，大便不及时排出，积存在体内，对身体是非常不利的，大便内的水分会被肠道吸收，导致大便干结不易排出体外，而其中的毒素也会被肠道二次吸收，严重影响人体健康。经医学研究表明，人一天不排大便，导致残留在人体内的毒素相当于吸 3 包香烟的尼古丁含量。因此，每天排便才是健康的生理反应。

鼎力推荐三款润肠通便茶

现在，以茶叶治病为基础而发展出来的茶疗变得越来越流行！中国人喝茶的历史悠久，用茶疗的方式来保健养生也是古人流传下来的智慧。到了现代，茶疗运用在日常生活的保健养生、瘦身养颜，以及预防、治疗文明病方面的效果，更让我们惊叹、趋之若鹜。在诸多的养生茶中，有三款非常值得推荐的润肠通便茶。

1. 山楂洋参茶

准备山楂 15 克，佛手柑 11 克，西洋参 11 克，桑葚 11 克。先将山楂、佛手柑、西洋参、桑葚用水过滤，然后将所有药材用 450 毫升的热开水冲泡 10 ~ 20 分钟后滤汁即可饮用。也可以将所有药材放入电锅内锅中，加入3碗水，外锅放1杯水，煮至开关跳起，将汤药倒出来过滤饮用。此方为1天的分量，3天服用1次，10次为一周期。

山楂可促进体内的脂肪代谢。佛手柑有着良好的除菌效果，能驱除肠内的寄生虫，也是尿道抗菌剂，对缓解尿道感染和发炎现象很有效，能改善膀胱炎。

2. 铁马鞭鱼腥草茶

准备铁马鞭15克，鱼腥草11克，绿茶10克，蜂蜜或甜菊叶、枸杞子少许。先将所有青草药用水过滤，再将所有青草药和绿茶用450毫升的热开水冲泡10 ~ 20分钟后即可饮用。若要增加甜度，可视情况酌量添加蜂蜜或甜菊叶、枸杞子少许。此方为1天的分量，3天服用1次，10次为一周期。

铁马鞭除了可以清肠、减脂外，还可以用来调整气力不足的症状。鱼腥草具有利尿消肿、清热解毒、促进体内环保的效果。

3. 马鞭草桂花茶

准备桂花7克，马鞭草9克，绿茶5克，蜂蜜少许。先将桂花、马鞭草用水过滤。再将桂花、马鞭草、绿茶用500毫升的热开水冲泡5 ~ 10分钟后滤汁即可饮用。若要增加甜度，可酌量添加少许蜂蜜。如要多次回冲，可将材料滤出。

经常饮用桂花，可净化身心、平衡神经系统、润肠通便、减轻胀气，预防并治疗胃疼、胃寒，还可解体内毒素、美白肌肤。马鞭草则具有促进消化的功能。

"跳跃运动"赶走宿便肠毒

宿便是由于长期没有排出体外的粪便在肠道内淤积形成的，一般3 ~ 5天不排出体外的粪便便成了宿便。宿便中所含的毒素会被肠道二次吸收，并通过血液循环流向人体各处，对人体危害极大，是人体毒素产生的根源。而且，宿便一旦形成，便不容易排出体外。

尤其是对于女性来说，其产生宿便的概率要比男性高。因为，女性通常选择那些制作精良小巧的食物食用，这些食物中所含膳食纤维较少，使肠道蠕动更加缓慢。而且，女性的运动量不及男性，因为缺乏运动，也会造成消化吸收器官的运动缓慢，以及腰腹肌肉松懈，没法辅助肠道蠕动。

因此，可以说要防止便秘带来的宿便产生，定期锻炼也是一个很好的方法。可以通过跳绳等跳跃运动，对身体内部各个器官予以强烈的振动，可以有效帮助胃肠蠕动。而且弹跳运动还能刺激骨骼、肌肉，加速身体血液循环，此外弹跳运动还能加强淋巴系统的免疫功能，这一点对治疗便秘来说也是十分重要的。而且，便秘的人走路时，应该尽可能地加大腰和胯部的转动，可以把自己想象成模特正在T台上走秀一样，走弹跳量大的猫步，这也能对腹腔进行一定的按摩，加强内脏的运动，从而促进各个器官对营养的吸收和肠道蠕动以排泄废弃物，可以说，这种走路方法对肠胃功能紊乱、消化不良引起的便秘有非常明显的疗效。另外，很多有便秘情况的患者容易出现焦虑紧张，情绪低落的症状，而这些情绪问题又进一步影响了胃肠的蠕动，加剧了便秘，因此，多慢跑、定期的游泳、快步走，都能让人放松心情，舒缓肠胃，从而缓解便秘症状，帮助通便。

很多人总是觉得工作生活太忙，在单位完不成的任务还要带到家里来继续完成，根本没有时间运动，而且长期处于紧张状态下，极易患上便秘。但其实，无论何时何地，只要你有心都能达到锻炼的目标。像去上班时，放弃乘电梯，改用楼梯，可以跳几级，累的话再走几层。又或者经常站立，不要总是坐在凳子上就不起来，那只会让你的胃肠蠕动速度逐渐减慢。平时市场保持腹部紧绷，也可以帮助胃肠蠕动，总之，办法很多，关键是看你有没有心，有没有毅力去实践、去坚持。

人体内的宿便就像一个毒物集中营，随时依靠血液的运输将毒素送往全身各处，造成各个器官衰竭，毒物还会影响人的大脑，造成记忆力下降，精神涣散，头晕等症状。

宿便的危害如此巨大，必须不遗余力地与它战斗，彻底将它清除出体外，正处于排卵期的妇女，更应该打响与宿便的战役，经常跳一跳，让运动帮助自己的身体各器官恢复运动能力，同时也能享受运动过后给身体带来的轻松与愉悦。

吃对也排毒，"缉毒"饮食排行榜

人体的毒似乎总也排不干净，因此，很多人不断找寻，寻医问药，想要彻底排出身体的毒素，让自己也能卸下一会长期背负的"毒债"，重拾活力健康有朝气的身体。其实，在我们的日常生活中，就有很多排毒佳品，你完全不需要舍近求远，找寻那些渺茫的排毒秘方，只要常吃具有抗污染、清血液、排毒素功能的食品，就可以让你的身体得到很好的净化。下面，就来介绍一个权威的排毒功能食品排行榜。

红薯——排毒减肥"土人参"

红薯，通常我们叫地瓜，它味道甜美、营养丰富，又易于消化，可供给人体大量的热量，有的地区还将它作为主食。此外，它还有着"土人参"的美誉。

《本草纲目》中说红薯"性平，味甘，补虚益气、健脾强肾、补胃养心"，因此，红薯适宜脾胃气虚、营养不良、习惯性便秘、慢性肝病和肾病及癌症等患者食用。但胃肠疾病及糖尿病等患者忌食红薯。另外，红薯含有气化酶，吃后有时会有胃灼热、吐酸水、肚胀排气等症状出现，但只要一次别吃得过多，而且和米、面搭配着吃，并配以咸菜或喝点儿菜汤即可避免。食用凉的红薯也可致上腹部不适。

红薯中含有大量胶原和黏多糖物质，不但有保持人体动脉血管弹性和关节腔润滑的作用，而且可预防血管系统的脂肪沉积，防止动脉粥样硬化，减少皮下脂肪。此外，红薯含有大量膳食纤维，能刺激肠道，增强肠道蠕动，通便排毒，有利于减肥。

下面为大家介绍两种用红薯做成的排毒餐：

1. 黄油煎红薯

准备红薯 500 克，黄油 50 克，蜂蜜 50 克，熟芝麻 15 克。

先将红薯洗净去皮，放开水中煮软捞出，控去水分，切成圆片待用；然后在平底锅内放上适量黄油，熔化后，下入切好的红薯片，煎至两面发黄为止；最后将红薯片盛出并放入盘中，浇上蜂蜜，撒上熟芝麻即成。

黄油煎红薯具有补虚益气、通便的功效。

2. 红薯玉米糊

准备红薯干 250 克，玉米粉 150 克。

先将红薯干洗净，玉米粉用冷水浸透和成稀糊后，将红薯干放入锅内加适量水煮至烂熟。再将玉米粉糊徐徐下锅，并不断搅动煮至熟出锅即可食用。

红薯玉米糊对胃癌、肠癌等癌肿有治疗或辅助治疗作用。

值得注意的是，红薯虽好，但不宜一次食用过量，否则会出现肚胀、打嗝等不良反应。另外，红薯和柿子不宜在短时间内同时食用，至少应相隔五个小时以上。如果同时食用，红薯中的糖分在胃内发酵，会使胃酸分泌增多，和柿子中的鞣质、果胶反应发生沉淀凝聚，产生硬块，量多严重时可使肠胃出血或造成胃溃疡。如果感觉胃部不适，一定要去医院做胃镜，看看是否有胃出血或胃溃疡。

橙子——白领女性排毒良方

做白领女性总是被很多人羡慕，因为她们常出入很多高级场所，穿着职业的套装，化着精致的妆容，但其实，白领女性得到成功的背后也要付出很多，她们通常工作量很大，又多是一些开车族，平时工作时懒懒的从床上爬起，为了能有清醒的头脑应付接下来的开车上班工作，很多白领女性喜欢在出门前喝一些浓茶或者咖啡帮助提神。但其实，刚开始这样做时还能起到一定效果。久而久之，人体就会对浓茶或者咖啡产生耐受性，之后你再像以前那样喝一点儿浓茶或咖啡就没有多大作用了。

为此，你不得不加大浓茶或者咖啡的饮用量，而浓茶或者咖啡用量的增大又会导致利尿，利尿太过会损伤阴津。对于排卵期的女性来说，早晨喝浓茶咖啡显然不利于身体健康，因此，这就要求找寻一些替代品，既不损害身体，又能长久有效的让白领女性保持清醒的开车状态。

对于浓茶和咖啡的替代品，橙子就能很好地符合要求。因为橙子不仅能提神，还能帮助人体排毒，有利于人体健康，很适合白领女性食用。中医认为橙子性偏温，味辛微苦甘甜，入肺、胃、肝、脾等经。它有生津止渴、消食和胃的作用，特别是对咳嗽引起的胃气上逆、恶心等很有效。所以，若是消化不好，或经常打嗝，可在饭后一小时吃个橙子，还可解油腻。而且它还能通乳，所以产后的新妈妈不妨多吃点儿。

橙子还是开车女性排毒的佳品。因为每日开车的白领女性，都不得不忍受车内混浊空气产生的难闻异味，还要长期受到吸入大量尾气产生的毒素之苦。但每日吃一个橙子的话，橙香能够有效净化车厢内的空气，还有助于排出人体内堆积的毒素。同时，橙子的香味本身就有提神的功效。所以开车族吃橙子，能让你在芳香宜人的环境下，头脑清醒的驾车上班。而且橙子有的不仅是助人提神的芳香，而且其果肉还含有大量的纤维素和果胶物质，这些物质能够帮助促进肠道蠕动，提高肠道的排便功能，及时将人体内的有害物质排出体外。

猪血——人体废料的"清道夫"

猪血，经常在超市里以血豆腐的形式出现在我们面前，它性平、味咸，是最理想的补血佳品。猪血以色正新鲜、无夹杂猪毛和杂质、质地柔软、非病猪之血为优。

《本草纲目》记载猪血可"补铁、止血、解毒"。中医认为，猪血是养血之宝。猪血中的血浆蛋白被人体内的胃酸分解后，可产生一种解毒、清肠的分解物，能够与侵入人体内的粉尘、有害金属微粒发生化合反应，易于毒素排出体外。

猪血的功效有以下几种：

（1）处于生长发育阶段的儿童和孕妇或哺乳期妇女多吃些用猪血做的菜肴，可以防治缺铁性贫血，并能有效地预防中老年人患冠心病、动脉硬化等症。

（2）猪血中含有的钴是防止人体内恶性肿瘤生长的重要微量元素，这在其他食品中是难以获得的。

（3）猪血能促使血液凝固，因此有止血作用。

（4）猪血还能为人体提供多种微量元素，对营养不良、肾脏疾患、心血管疾病病后的调养都有益处，可用于治疗头晕目眩、吐血衄血、崩漏血晕、损伤出血以及惊厥癫痫等症。

另外，高胆固醇血症、肝病、高血压、冠心病患者应少食猪血；患病期间忌食。猪血也不宜与黄豆同吃，否则会引起消化不良；忌与海带同食，否则易导致便秘。

茄子——清热解毒又防痱

茄子是夏秋季节最大众化的蔬菜之一。鱼香茄子、地三鲜更是许多家常菜馆的必备菜肴，深得人们的喜爱。经常吃茄子，有助于防治高血压、冠心病、动脉硬化和出血性紫癜。《本草纲目》中说："茄子性寒利，多食必腹痛下利。"所以，这种寒性的蔬菜最适宜的季节应该是夏季，进入秋冬季节后还是少吃为宜。而《随息居饮食谱》说茄子有"活血、止血、消痈"的功效。夏天常食茄子，尤为适宜。它有助于清热解毒，容易生痱子、生疮疖的人，夏季多吃茄子可以起到预防作用。

茄子的吃法有多种，既可炒、烧、蒸、煮，也可油炸、凉拌、做汤，不论荤素都能烹调出美味的菜肴。茄子善于吸收肉类的鲜味，因此配上各种肉类，其味道更加鲜美。

下面就给大家介绍两款茄子做成的排毒美食。

1. 清蒸茄子

准备茄子两个。把茄子洗净切开放在碗里，加油、盐少许，隔水蒸熟食用。清蒸茄子具有清热、消肿、止痛的作用，可用于内痔发炎肿痛、内痔便血、高血压、痔疮、便秘等症。

2. 炸茄饼

准备茄子1个，肉末100克，鸡蛋3个。先将茄子洗净去皮，切片；肉末内加黄酒、精盐、葱、姜与味精，搅拌均匀；鸡蛋去壳打碎，放入淀粉调成糊，用茄片夹肉撒少许干淀粉做成茄饼。锅内放油烧至六成热时，茄饼挂糊，逐个下锅炸至八成熟时捞出。待油温升到八成热时，再将茄饼放入复炸，至酥脆出锅，撒上椒盐末即成。

炸茄饼具有和中养胃的作用，胃纳欠佳、食欲不振者尤宜服食。

绿豆芽——排毒瘦身如意菜

绿豆芽清爽可口，是不少人非常青睐的食物，但是很多人只知道绿豆芽好吃，却不知道绿豆芽的营养非常丰富。

我国栽培制作绿豆芽已有近千年的历史。《本草纲目》说它"解酒毒热毒，利三焦"。绿豆芽性凉、味甘，不仅能清暑热、通经脉、解诸毒，还能调五脏、美肌肤、利湿热，适用于湿热瘀滞、食少体倦、热病烦渴、大便秘结、小便不利、目赤肿痛、口鼻生疮等患者。

体质属痰火湿热的人，平日面泛油光，胸闷口苦，头昏，便秘，足肿汗黄，血压偏高或血脂偏高，而且多嗜烟、酒、肥腻者，应该常吃绿豆芽，因为它可以清肠胃，解热毒。

绿豆芽的维生素C含量很高。据说，第二次世界大战中，美国海军就是因为无意中吃了受潮发芽的绿豆，竟治愈了困扰全军多日的坏血病，这就是豆芽中维生素C的功劳。此外，绿豆芽可清肠排毒，是便秘患者的健康蔬菜。它还可以用来治疗口腔溃疡。而且绿豆芽所含的热量很低，经常食用，还能起到减肥的目的。

但是，绿豆芽所含的膳食纤维较粗，不易消化，且性偏寒，所以脾胃虚寒之人不宜久食。在吃绿豆芽的时候不要吃猪肝。

断食排毒，体内环保

"断食"已不是新鲜的字眼，有人为了减肥，有人为了体验。其实，断食不等同于绝食，它具有积极、正面的意义。科学地断食可以让我们的身、心得到健康自在的新生。断食疗法源远流长，至今约有七千年的历史，如佛教有六斋日、十斋日的过午不食，闭关静坐；民间夏末秋初时，让孩子们停食两三顿等，都有一定的道理。现代文明病的祸根在于环境污染、农药化肥、重金属等形形色色的毒素，随着人们的一日三餐堂而皇之地进入体内，天长日久，积少成多，对人们的健康构成了日益严重的威胁。

那么，断食排毒法怎么做才健康？现在就为大家详细介绍一下比较流行的断食法。

断食排毒要科学

早在几千年前，祖国的中医学理论就指出："血脉流通，病不得生""痛则不通，通则不痛"等，将疾病和衰老归咎于"人体气血失衡"。而断食法则具有泻下逐水、活血化瘀、通经活络、清热解毒等功效，可以调节气血。据说，古代的许多皇帝生病，也会被御医要求强制节食。不过，究竟怎样的断食法才是科学的呢？

一般人在选择断食的方法时，最好采用蔬果汁断食、米汤断食、酵素断食、糖浆断食等较安全的方法。以蔬果汁断食来说，可以三餐饮用500毫升的胡萝卜汁加苹果汁，两餐之间再补充红枣枸杞调制的补气汤和红糖姜汤等补充体力。如此一来，蔬果汁中丰富的维生素、矿物质、微量元素、酵素，不需要经过消化过程就可以直接被身体吸收，加速细胞的修复；不但不会影响自体溶释的过程，排毒解毒效果神速，而且还能平衡体内的酸碱值，改善酸性体质。更重要的是，断食期间可以维持旺盛的精力，照常工作，不会影响到正常生活。

断食后第二天的复食最好先喝一杯柠檬汁（比例大约是 500 毫升的水加半个柠檬同时再放一些盐），取其碱性来净化身体，然后在吃早餐时，先吃一根熟香蕉，再慢慢地用早餐，复食后的第一餐最好是吃些容易消化的食物，如水果、芽菜及优酪乳之类的食物，而且量也不要太多，以免肠胃一时适应不了。

由于断食时排毒解毒功能大为增强，会出现许多排毒反应，像恶心、呕吐、头痛、口臭增加、舌苔变厚、排泄物颜色变深味道变臭、分泌物增多、发热、咳嗽、皮肤痒、皮肤长疹、想睡觉、腹泻、排气增加、酸痛感加剧，甚至旧疾复发……这些都是正常的排毒反应，只要体内毒素排除干净，身体净化以后，这些排毒反应便会自然消失，感觉到全身轻松，体力、活力大为增强，因此不必过于担心。

一般人在尝试断食的时候，应遵守减食和复食的步骤，也就是断食前要渐渐减少食物的分量、饮食清淡、断食后再慢慢复食，从少量到正常量；不要快速进入断食，或断食后立刻大吃大喝，以免造成肠胃的损伤。没有断食过的人，最好能请教有断食经验的人，了解之后再施行比较安全。

辟谷排毒——来自道家的养生术

辟谷，是道家常用养生术的一种，又称"却谷""断谷""绝谷""休粮""绝粒""清肠"等，即少吃或不吃、避免或减少谷类主食和肉类的摄入（节食）。

辟谷并不是什么东西都不吃，它往往与服气、服药同时进行，这样才能取得预期的养生效果。所谓"服气"，就是通过呼吸吐纳来驱散人体本身的浊气和邪气，摄取天地精气，从而对五脏六腑进行按摩，使全身气血通畅。东晋著名医药学家葛洪曾记述了这样一个故事：一个地方发生了兵乱，有一家人为了减轻逃难时的负担，就把他们五岁的小女儿藏在家里的地窖中，还留下了够吃三个月的食物和水，准备兵乱过后再来找她。后来由于情况变化，这家人未能及时赶回，一直到三年之后才回到家中，他们以为小女儿一定饿死了，但时，出乎他们意料的是，当他们进入地窖后却发现女儿还活得好好的。这家人十分惊奇，问她这三年是怎么过来的，小女孩说，当初食物吃完之后十分饥饿，意外中发现地窖中有一个大龟在引颈呼吸，小女孩就学着龟的样子作呼吸，渐渐地就不知道饿了。其实这个传说不过是为了说明断谷和服气应该同步进行的道理。

"服药"，则是吃一些药物以充盈身体。《仙药》篇中就有上百种服食药材。其中论及的植物药如灵芝、茯苓、地黄、麦门冬、胡麻、楮实、枸杞、菊花等。经现代科学实验研究分析，也证实这些药物确实具有延缓衰老、增强体质的作用。

通过辟谷的方式可以帮助清除人体的病源。人的肠道中长期积聚着宿便，不仅产生腐败物质，还直接影响胃肠对食物中营养物质的吸收。如果人体对营养物质的吸收功能正常，人吃了五谷杂粮，是不会发生营养不良或缺乏各类营养物质的。重要的是看人体从食物中吸收了多少营养成分，而不是看人吃了多少东西。所以，要想彻底改善人体的吸收功能，就必须要清除宿便。辟谷就可以做到这一点。实践证明，一般人辟谷到第四五天仍然有大便排出，到了第七天时，宿便就会被彻底排净。宿便的清除，使消化系统的效率空前提高，营养吸收良好，疾病自然减少。

人的生命实际上是一个不断新陈代谢的过程，因此总是需要不断地从外界摄取能量。通常，人们主要是依赖正常饮食来获取生命活动必需的能量。在断绝正常饮食的情况下，人体是怎样获取能量的呢？这似乎是一个不解之谜。即使在现代，也有不少断谷之人常年不食五谷饮食，只进食水和少量的诸如干枣松实之类的自然果实，仍旧保持健壮的身体和旺盛的精力，客观地说明了自古相传的断谷一说并非妄传。

养生是比医生更好的医生

但是，我们要弄清楚的一点是，辟谷和绝食是不一样的。人不吃食物只喝水最多也就能活 60 多天，而如果长期缺乏营养补给，就会导致体质和抵抗力迅速下降，从而引发多种疾病。水谷为人生存的根本，所以葛洪倡导的辟谷，如果不以服气、服药为辅助，就无法存活，更谈不上祛病延年了。

药物排毒，不可忽略的排毒途径

人体就像一台精密的机器，必须不断地进行保养，否则就要怠工。人体的自然运作机制会借由各种排毒管道与器官，如肠道、汗腺、皮肤、肝脏、肾脏、肺脏等，将体内的毒素化解、排出。所以当我们呼吸、流汗排泄时，其实都是身体自己在进行排毒。

当身体内的毒素"超载"，超过了机体自身的排毒极限，就会产生中毒的现象，一旦出现经常性的便秘、肌肤粗糙、色素沉着、头痛、慢性疲劳等状况，就表明这时机体的排毒机制已处于紊乱失调，甚至瘫痪的状态，很难再靠自然的方式来排除毒素。所以，定期、有目的地借助其他方法来减轻毒素对身体的伤害是非常必要的。

通过各种方法把身体中的毒素排出体外，人才会重新恢复健康活力。药物排毒是排毒方法之一，在其他方法效果不佳时，可以选用适宜的药物排毒，也可以运用药物配合其他方法以取得理想的效果。但请注意，运用药物排毒一定要在医生的指导下进行，选择合适的药物，并正确服用。下面介绍几种经过长期临床验证，行之有效的排毒小药方。

绿豆甘草汤——排毒清肝

现代人，连日的熬夜，休息不够和饮酒过量，对肝脏损害最大。现在也是时候为自己和家人的身体"进补"了。

取绿豆 250 克，生甘草 10 克，丹参 15 克，石斛 15 克，生大黄 6 克。（要点：绿豆用量要在 250 克以上，先将绿豆煮至水发黑，再加入其他药物共煎，生大黄宜后下。)

绿豆是清热解毒的佳品，味道清香，老少咸宜，具有清热、解毒、利湿的作用。生甘草较为平和，具有解毒、补气的作用；丹参凉血解毒、活血通络，可以解毒；石斛补益阴津，并可通便；大黄解毒、通腑，可打通排毒管道。本方虽小，通不伤正，补不留邪，体现了通补结合的原则。

绿豆甘草汤既可用于食物、农药等中毒的治疗上（注：患者急性中毒应立即送往医院进行洗胃及相应处理），也可以当作日常清肝的排毒食疗方。推荐每周煮一次绿豆甘草水，加些海带，就是美味的海带绿豆砂糖水（甘草虽有甜味，但作糖水吃，可以略加一些白砂糖）。体质壮实、火重的人，可以先将绿豆用水浸泡，待其变软后与甘草（1~2 片）煮 45 分钟，即可取汁而饮；体质较虚寒者，可将绿豆甘草再多煮一小时以减其寒凉，或放陈皮与绿豆甘草一同煎煮，陈皮除有中和寒性作用外，还有燥湿、理气的功效。

苏叶生姜汤——解海鲜之毒

许多人都有这样的体验，在吃完海鲜后会出现拉肚子的情况。之所以这样是因为海鲜烹制时为保持其鲜味，并未烹制熟透，仍有一些致病菌存在；也有的人本身脾胃不佳（脾胃偏寒），而大多数的海鲜性味寒凉，又属于高蛋白，不好消化，所以容易引起腹泻。

如何应对这种吃完海鲜后拉肚子的症状呢？这时最好喝碗生姜苏叶茶，可以有效地预防吃海鲜引起的胃寒、腹痛、腹泻、呕吐等不适。

方法是：取苏叶 10 克，生姜 15 克（或生姜汁 10 毫升），开水冲泡，代茶饮。最好在食用海鲜之前就饮用，或是在进食期间温热饮用，都可以起到预防作用。也可在烹饪海鲜时适量加入生姜丝和紫苏叶。

现代研究发现，紫苏叶水煎剂具有抑菌作用，对金黄色葡萄球菌、大肠杆菌等多种病菌有抑制或杀灭作用，它可促进消化液分泌，促进肠蠕动；生姜性味辛、微温，具有温中、解鱼蟹毒的作用，既可以缓和鱼蟹的寒凉之性，也可以杀菌抑菌。

大黄甘草汤——清热去火毒

我国民间有一个沿袭已久的习俗，在婴儿刚出生还未喝奶前喂服大黄汁和甘草汁，称为"先吃苦，后吃甜"。相传黄帝轩辕氏出世时，就曾用大黄、甘草开奶，因此这两味中药可谓是中药界的"将军"和"国老"了。

利用大黄甘草汁给婴儿开奶有一定的科学道理。祖国医学认为，产妇湿热素盛，胎儿受湿热熏蒸郁结于脾胃，出生后一时来不及疏泄，湿热蕴蓄于皮肤，就形成"胎黄"。大黄有清热解毒和泻下作用，可以清利肠胃湿热，且其苦味有健胃和促进消化功能的作用。生甘草也有清热解毒之功，有利于清利胃肠湿热。适量给婴儿服用大黄甘草汁，能够促使大量胆红素的胎粪早日排尽，让孩子在品尝苦之后再品尝甜，还可以增进味觉的敏感性。不过，新生儿胃肠道黏膜娇嫩，脏腑功能尚未健全，大黄苦寒，易伤脾胃，不宜多用。

除了新生儿婴儿的使用外，由大黄和甘草组成的大黄甘草汤也一直是清除胃肠实热之毒的首选之药。

方法是准备大黄20克，甘草8克，矿泉水适量。大黄放入铁锅内微炒黄入药，甘草用刀切为细末，与大黄混合均匀，同时放入砂锅内，加水适量，浸泡10分钟后，用文火煎煮为浓液，取出放凉，1次服用，每日服2次，服后可适当饮用一些温开水。

大黄甘草汤选自《金匮要略》，对于因为胃肠实热内结，大便秘结不通，食后即吐的症状很有帮助。尤其适宜火热内盛患者饮用，但孕妇要慎用。

紫草麻油——清热凉血润肤

家中有小宝宝的人可能会发现，孩子因为吐奶、尿布包裹严实等原因很容易出现湿疹，比如在脖子上褶皱部分、屁股上等处。有的人建议去擦爽身粉，可是爽身粉只是起到预防的作用，对于那些已经掉皮的地方效果就不行了。遇到这种情况，建议大家可以用紫草麻油外擦患处。

紫草麻油对于小宝宝的湿疹很有帮助。方法是取紫草 30 克，芝麻油 200 毫升，用芝麻油煎炸紫草，至油色紫，味焦臭，沥渣，留油。之后身体上如果出现了湿疹，就可以局部外用了。

紫草麻油具有凉血排毒、解毒，透疹敛疮的作用。对于痈肿、疮疡、湿疹、牛皮癣、神经性皮炎及水火烫伤等。如果患部干燥起皮屑，也适宜用紫草麻油。紫草麻油之所以有这样的功效，是因为紫草本身就具有清热凉血、排毒、解毒、透疹的作用；芝麻油作为有机溶剂，可使紫草有效成分充分溶出，并有濡润肌肤之功。

经络排毒——最自然的排毒方法

经络排毒也是中医排毒的有效方法之一。人体的皮肤、关节、毛发、筋、肌肉、骨骼等所有组织与结构，都有相关的管道联结五脏六腑，也就是经络系统，我们完全可以通过按摩、拍打经络，来给我们的身体排毒。

按摩腹部清洁肠道

国外专家提出，给消化器官施加负载是排毒的好方法，而给消化器官施加负载的最重要措施就是按摩腹部。经常按摩腹部，可以促进体内的新陈代谢，加快血液循环，增强消化排泄功能，通畅大便排除毒素。

具体方法是：平躺在床上，将右手的掌心贴附在肚脐部位，再用左手掌叠在右手背按顺时针方向按摩 120 下，然后再逐渐按摩整个腹部，之后再逐渐缩小按摩范围，回到肚脐部位。反复按摩 3 次后，再以同样的方法逆时针按摩 120 下。

每天睡前或睡醒后在床上进行腹部的按摩运动，也可以每天做

3次，除早晚外，中午休息或洗热水澡时也可做1次，每次坚持15分钟。在按摩腹部时需排空小便，过饥或过饱的情况下都不宜做此按摩。

按摩足心清洁尿道

足心，即指足少阴肾经的涌泉穴，相当于足部反射区中的肾脏反射区。

（1）取坐位。盘腿而坐，双手搓热之后，左手扶左足，右手按摩左足心；反之，则按摩对侧足心。

（2）取仰卧位。将左足盘于右大腿上，右腿弯成弓形，右手按摩左足心；反之，按摩对侧足心。

（3）两腿伸直，将左脚的脚心贴于右脚的脚背上，两脚上下摩擦；反之，按摩对侧足心。

以上按摩最好在饭后1小时之后进行；在同一部位上按摩不可超过5分钟；患有扁桃体炎、肺炎、急性阑尾炎等急性炎症者不可进行此按摩。

经络排毒操帮身体还"毒债"

现代人面临两大问题——身体之毒和心灵之毒。

我们知道，皮肤是人体最大的排毒器官，皮肤上的汗腺和皮脂腺能够通过出汗等方式排出其他器官难以排出的毒素。可是，现代人在空调环境下，不爱运动，不爱出汗，这就导致体内堆积的毒素难以通过皮肤排出体外。

此外，随着现代社会生活节奏的加快，人们经常会遭遇诸如事业受挫、工作困难、人际关系紧张等情况，形成沉重的心理压力。如果不能及时地排解，很容易在体内形成毒素，这就是我们所说的心灵之毒。

如果我们的身体缺乏动能就会无法排汗，而经常做经络排毒操可以帮我们的身体从皮部到经筋、经脉，甚至深层的骨骼等所有系统能够代谢而排汗。同样，经络排毒操也能化解我们心中的苦闷，排出我们的心灵之毒。

1. 肺脏解毒操

准备一盆温水，稍热一些，有蒸腾的水汽最好。在靠近盆时慢慢吸入温热的水蒸气，接着吸足气至胸腔，一手曲肘外张向后推，另一手握成拳叩击锁骨下方的胸大肌外侧，左右交替各打 10 次。每振动一次吐一口气，共吐 2 次。用鼻吸气、呼气，每天操作 12 次。

2. 肝脏解毒操

吸足气至胸胁，双手握成拳交互叩击腋下胸胁，一面振动一面吐尽胸中之气。每天操作 10 次。

3. 肾脏解毒操

吸足气，双手掌心同时搓热后放于腰部的两肾位置，大约 1 分钟就可以了。肾脏没有负荷就能保持钾离子、钠离子的平衡，身体自然就会无毒一身轻了。

自然法排毒，健康又有效

任何外界的刺激在达到一定目的的前提下，都会对人体造成一定的损害。因此，健康总是趋向于自然。排毒也不例外，选择自然方法排毒，才是顺应了自然规律，健康无副作用的排毒方法。

自然方法排毒多种多样，下面就介绍几种方法帮助身体排毒：

1. 强力按摩法

强力按摩法被称为促进身体排毒的真正妙方，你可以选择一个早晨，在手上带上丝瓜筋手套，然后直接对肌肤进行干按摩。这种按摩方式能促进血液循环和淋巴液畅通，从而将身体内的有毒废物排出体外。在进行按摩时，通常可以采用圈状按摩手法，即自下而上打着圈对全身施加重力按摩，要注意按摩的方向是从肢体末端向心脏方向进展。如果想要让按摩排毒的效果更加显著，还可以在强力按摩完成后，用再 1 汤匙苹果酸，3 升热水向混合的液体中浸泡一条毛巾，然后拿出拧掉水分，用来擦拭肌肤。

2. 印度排毒手指操

印度手指操作起来非常简单，也很有功效，它通过压力刺激手指从而达到清除体内酸性废物的目的。做的时候先将两手放在身前，然后分别用双手的大拇指各自紧压在同一只手上的无名指的第 3 节内关节上，维持这个姿势 5 分钟。

然后再将两手的大拇指、中指和无名指指尖相触，分别对压住，同时保持小指和食指呈直立状态。维持这个姿势不超过 3 分钟即可。每天只要抽出一点儿时间完成上述两套手指操，一套五次即可轻松达到排毒的效果。

3. 定期去除角质

角质层是由已经死亡的扁平角质细胞组成。如果长期不清理肌肤表面的老化角质，就会堵塞毛孔，阻碍毛孔代谢毒素顺利地排出体外，而且皮肤角质层太厚，还会使皮肤粗糙，因此，要定期给皮肤去角质，维持皮肤的代谢机能始终正常运作，也让皮肤更加细腻有光泽。

4. 蒸桑拿

每周蒸一次桑拿也是帮助机体排毒的好方法，但蒸桑拿时要注意，要多饮水。在蒸桑拿前可以喝一杯水，能够加速排毒，蒸完桑拿后再喝一杯水，能及时补充身体流失的水分，同时将剩下的毒素排出。另外，还要注意不要在蒸桑拿时，给皮肤涂抹任何润肤油之类的东西，容易堵塞毛孔，使蒸桑拿的效果发挥不出。

5. 出汗排毒

定期参加锻炼，适当地跑步、健身，让身体通过运动出汗，可以靠汗液将身体内的毒素排出体外，还能加快人体新陈代谢。实际上，皮肤是人体最大的排毒器官，皮肤上密布的汗腺和皮脂腺，可以分泌汗液将其他排毒器官无法排出体外的毒素通过出汗的方式排出。

空气排毒法——呼清气排浊气

空气疗法，就是利用自然界的新鲜空气来达到促进人体健康的一种自然疗法，可以在任何气候区、任何季节进行。自然界的清气，是人体生命活动赖以维持的基本物质之一，人通过肺的呼吸运动进行排浊吸清。浊气出，则五脏调和；清气入，则五脏得养。空气浴能增强体温调节机能及血管运动中枢的反射活动，提高神经系统兴奋性及机体对外界环境的适应力，抵御不利气象因素对机体的侵害，防止疾病并提高健康水平。

1. 深呼吸

全身浴于空气中，直立，两腿分开如肩宽，两臂自然下垂，做自然深呼吸。通过鼻腔呼出"浊气"，吸入"清气"。吸气时手心向下，两臂徐徐向前向上抬高，过头后缓缓外展，随胸廓的扩大，吸气也由浅慢慢加深，尽量达到最大限度。呼气时两手臂徐徐下放并内收，同时收腹，呼气由浅而深尽力呼出。根据个人的体力，每晨可做1～4次。主要用于治疗虚损，如肺结核、慢性支气管炎、哮喘、慢性鼻炎等症，也适用于北方冬季天冷身体不宜裸浴的外界环境。

2. 空气浴

就是人体裸露于自然中，让清气尽量与皮肤接触，此为外练卫气的好方法。体强者可穿短裤进行，体弱者可逐渐减衣，尽力而行，以不受凉为度。进行空气浴前，脱衣后应先擦热皮肤，然后小跑，或练一套拳，感觉发微热而不出汗时，即可进行空气浴了。也可配合深呼吸进行。进行空气养身法可达到健身防病的效果，有慢性虚弱病症的人可促进康复。老年慢性咳喘、易患感冒、对气候变化适应能力差的人，更适合用此方法康复。

第十一章

不上火的生活

身体没"火",人就没了生机

"火"其实是我们赖以生存的生机,它对于我们的作用就像太阳对万物的作用一样,依靠着它的温煦作用,我们身体的各种机能才得以正常运转。在正常的状态下,"火"就是我们常说的元气、阳气。我们常说一个人火力壮,其实就是说这个人的阳气旺。中医认为生命是依靠阳气来推动的,它为人体提供热能,同时又在促进人体实现自身各项生理功能。对于人体来说,少火充旺,身体各方面的机能就较为强盛,抵抗力很强,如果火力不足,就会畏寒怕冷、身体虚弱、抵抗力弱。火气多了不行,少了也不行,中医肯定火对于人体健康的积极作用,但又主张适度。

一般来说,年轻人比老年人阳气旺、火力壮,男性比女性火力壮。火力壮的人大都身体强壮,不容易生病,但如果火过亢,超过正常范围,就变成了"邪火",会引起红、肿、热、痛等不适,出现上火现象。火力壮的人更容易出现面红、咽喉干燥、疼痛、嘴唇干裂、流鼻血、牙痛、食欲不振、大便干燥等症状。

孩子在生长发育过程中,往往生机旺盛、蓬勃发展,此时形体发育、肢体功能、智力发育及脏腑功能活动均快速增长,不断向完善、成熟的方面发展,因此体内阳气较为旺盛。但也是在这样的阶段,孩子体内的火气控制并不自如,经常会出现上火的症状,但因为孩子长身体的主要需求是活力,所以,只要没有起病症,就不需要降火。对年幼者的降火措施应当谨慎,以免对其身体造成损害。

不同体质者身上的火型不同

中国的老百姓一"上火",就喜欢去药店买一大堆清凉败火的药,自作主张的拿回家"败火"去。这种做法其实是十分危险、不可取的。我们不是医生，也不了解病理作用的来龙去脉，只是单纯地依靠着日常经验和身体的表象反应来寻找对策，这是极不科学的，身体的反应大多不会与病症一一对应，同样的一个症状可能与几个甚至十几个病的症状特征相似或相同。所以，出于对自身健康负责的态度，我们应当在了解自身体质和病情的基础上选择适宜的治疗方。

我们每个人身上的火型是有差异的。《黄帝内经》认为人体内有"少火"还有"壮火"。所谓"少火"就是指人体的热能或者热量，人体的生命活力是不能缺少这种"火"的。金元时期名医朱震亨说"气有余便是火"，人体的阳气过盛，火力过壮，就成了"火"，也就是《黄帝内经》中所说的"壮火"，这种火对人体是有害的。

中医还有"实火""虚火"之分。一般情况下，虚火主要表观有心烦、口干、口渴、盗汗、睡眠不安等；实火旺则表现为口腔溃疡、口干、目赤、尿黄、心烦易怒等。

不同人在不同的生活习惯和体质条件下，所拥有的火力类型有所不同。了解了这些，我们就应当知道，上火生病时，即使只是小毛病，也不要盲目买药来吃。实际上，上火有的情况下不太严重，通过自我调节可以让身体状况恢复正常，但是对于一些特殊人群比如老年人或者有基础疾病如心血管疾病的人来说还是应该引起注意的。

那么，我们在到专业医疗机构确诊之前，怎样做才能因人而异的做到防治"火势蔓延"呢？方法很简单：

（1）阴虚火旺类应滋阴降火，滋阴为本，降火为标。提高睡眠品质、切忌日夜颠倒。饮食清淡也是非常必要的。高热量食物会提供火气，上火时不宜多吃水分低的食物，如饼干、花生等，要以蔬菜、清汤等低热量饮食为主。多做一些中低强度的运动，如散步、八段锦、太极拳等相对静养的运动方式。

（2）如果是实火，就要用清热、降火的泻法。当把火驱逐出身体后，人体阴阳也就平衡了。饮食上，可以多吃苦味食物，多吃利湿、凉血的食物，多吃甘甜爽口的新鲜水果和鲜嫩蔬菜。千万不要吃辛辣食物，酒也尽量不要喝。

男女老少，清火要对症

每每到了夏季，清火药，具有清火效用的功能饮品就会跟着气温一样"火"起来。究其原因，在于我们对于去火的单一认识。生活中，只要身边的朋友嘴唇起疱了，或者咽喉疼痛了，再或者血压升高，头疼脑热了，我们都会依据所谓的经验，立即将这些症状与"上火"联系在一起。

结果有人吃了药，情况好转了，更会在别人上火时推荐这种药。事实上，上火有不同的情况。男女老少情况各有不同，是不能简单一概而论的。只有根据不同人上火的具体情况，对症清火，才能保护身体不受到进一步的伤害。

1.孩子上火多发于肺

有些孩子动不动就发热，一旦有些着凉，体温就会升高，家长们常常叫苦不迭。在中医看来，小孩子发热大多是由于肺部感受外邪所导致的。如果小孩的身体总是接二连三地受到外邪的侵害，小毛病不断，多半就是因为，肺部正气不足，虚火上炎导致的。此时可以多吃一些薏仁、木耳、杏仁、梨子等润肺食品。这些食品的选用是有科学依据的。

《本草纲目》中记载，梨"甘、寒、无毒"，可以治咳嗽，清心润肺，清热生津。适合咽干口渴、面赤唇红或燥咳痰稠者饮用。冰糖养阴生津，润肺止咳，对肺燥咳嗽、干咳无痰、咳痰带血都有很好的辅助治疗作用。一般儿童可做日常饮品。不过，梨虽好，也不宜多食，因为它性寒，过食容易伤脾胃、助阴湿，故脾虚便溏者慎食。

2.老人上火多因肾虚

老人的上火症状与其他相比有较多的表现形式，常见的表现有腰膝酸软，心烦，心悸汗出，失眠，手足心发热，盗汗，口渴舌燥等。医生多会建议其服用滋阴降火中药，如知柏地黄丸等。饮食上

养生是比医生更好的医生

选择口味清淡又容易消化的食物，多食富含 B 族维生素、维生素 C 及富含铁的食物，如动物肝脏、蛋黄、西红柿、胡萝卜、红薯、橘子等。

3. 女性上火多发于心

妇女在夏天情绪极不稳定，尤其是更年期的妇女，在突然受到情绪刺激后，就会变得烦躁不安，还会出现失眠的现象。之所以这样，多是因为心肾的阴阳失调而导致心火亢盛，引起失眠多梦，胸中烦热，潮热盗汗，腰膝酸软，小便短赤疼痛等症。如果此时心中又有烦心事的话，病情会更加严重，建议对症选择滋阴降火类中药加以调理。《本草纲目》提供了枣仁安神丸，二至丸等用于滋阴降火的方剂。此外，积极调解情绪，在必要的时候接受心理咨询，抚平心中焦躁的情绪也是很重要的。

上火了，别因过度去火伤身体

对于火力，是保是除，都应当把握一个度。在这个度的统筹下，人体内的平衡才能有所保障。上火了去火是必然之举，但去火过度对身体造成的伤害也同样不可忽视。正常意义上讲火在一定的范围内是"必需品"，超过正常范围就是邪火。而所谓的邪火又分为两个层面，一个是"心火"，另一个是"身火"。不管是在清除哪一个的时候措施过当了，都会对身心带来伤害。女性去火过度可能会出现精神不振、经期紊乱、肠胃功能减弱等症状；男性去火过度可能会出现性欲低下，肾虚畏寒、腰酸背痛等症状；未成年人去火过度可能会出现腹泻、发热等症状。

上火是身体的病理表现，所以应当在有足够合理的科学依据前提下去火，而不是自己单凭经验简单为之。生活中去火过度的事件，大多都是由于人们过于相信自身经验，对去火措施不加考虑和选择就随意使用。对一些有去火功效的食物认识过于片面。殊不知，火分多种，而去火食品、方法也是与此相互对应的。一旦搭配失误就达不到去火效果。甚至，加重病情。由此可见，去火要遵循适度原则，以免得不偿失，给身体带来比上火更大的损害。

性欲亢奋多是虚火所致

究竟什么是上火？上火，说得直白一些就是身体里有了超出正常的、使用不完的能量，或者因为某些诱因使体内的虚火上升、积累的过程。这些积累的能量需要发泄出去，如果没有及时发出去就会使身体出现不适。

发泄余火的方式有很多种，但只有选择适宜自身的，才不会对身体造成损伤。怎样判断泻火方式是否适合自身呢？这要从辨别火的种类开始。

元代著名医学家朱丹溪在《丹溪心法》里称："相火之气，经以火言之，盖表其暴悍酷烈，有甚于君火者也。故曰：相火，元气之贼。"是贼自然是来偷窃，偷窃什么？就是消耗正常的元气，或者说是干扰人正常火力的行使能力。这时候去火是为了对付这些不守规矩的"贼火"，贼火一般会导致肝肾阴虚。由此可见，肝肾部位都是易被邪火入侵的。

肝"相火妄动"时，人就会出现眩晕头痛，视物不明，耳鸣耳聋，比如很多高血压病人，更年期综合征的女性。

肾"相火妄动"时就会出现性欲亢进、月经提前、手脚心热、失眠等问题。要用归肝肾经的苦寒药物降火，否则那种亢奋的虚火就要耗竭身体，最后进入性冷淡、性无能状态。

时下，对于内心向往更多自由，爱赶新潮的年轻人而言，性欲亢进也是一种能量发泄。在性生活中证明自身使不少年轻人都走入损害身体的误区中。之所以这样说，是因为无欲或者性欲淡漠的前奏，常常就是由亢奋的欲望开始的。

正常的人体之火是元阳，是"君火"。君子之火，有贵族气，守规矩，有度，只发挥生理效应，适可而止，不会为非作歹。但性冲动是神经受到刺激后放出一种叫作神经递质的物质作用的，如果它长时间传递兴奋，使人持续保持亢奋状态，它内部的递质就会被很快用光，或是合成递质的原料减少，被耗空，慢慢地，神经的冲动就传播不下去了，就是我们常说的耗竭，有心无力，心有余力不足了。这也是为什么不少人年纪不大就会得阳痿的原因。

为了防止性能量被耗竭，中医会建议用黄檗、知母之类的苦寒药清泻浮越的"相火"，这其中的道理可以从古代医书中找到依据。元代医学著作《格致余论》中记载："君火者，心火也，人火也，可以水灭，可以直折，黄连之属可以制之；相火者，天火也，龙雷之火也，阴火也，不可以水湿折之，当从其类而伏之，唯黄檗之属可以降之。"

古代智慧告诉我们的道理是上火时要依据情形选择药物，如果火气过盛可以用黄连之类的加以抑制；而阴火就要用黄檗之类的药物加以应对。抑制病人的虚性亢奋，要选用正确的药物。在地黄丸系列的中成药里有个知柏地黄丸，是在六味地黄丸的基础上加了黄檗和知母，是地黄丸系列里清虚火力量最大的，最能去虚火。但不管使用哪种中药制剂，即使副作用再小，也要遵循医嘱服用。

男性去火不当会伤性欲

上文我们所说的是性欲亢奋，虚火上炎对人身体的损害。这里我们要说的是男性上火之后如何正确去火。

在入肾经的去火中药中，比如黄檗、知母，其功效已经基本得到认可。但"是药三分毒"。这些药品的使用是有条件的，须适量使用，使用过多会影响人体的下丘脑（性腺）这个内分泌轴的功能，从而影响人的性欲。欲望也是一种火，但是正常之火，是用元阳做基础的。火去得太狠，就伤到元阳了，人就没欲望了。

其实，这一点中医对去火中药的使用中早就如此传承了。中医中有"中病即止"的说法，就是病好了马上停药，不为别的，就是怕伤人体珍贵的阳气。这种阳气对女性重要，对男性更重要。它可以直接影响男人的性功能。因此，男性选择去火中药黄檗、知母时要慎重，以免影响到性功能，甚至带来不育的严重后果。

有人可能会说，有时建议使用，有时又让慎用，不是前后矛盾么？其实，在疾病的治疗上，中医一向是提倡自然疗法的，药物疗法本身就是退而求其次的做法。或者说是无奈之选。所以，在选择药物时首先要选择对症的，用了就要有效果的，其次就是选择对身体伤害小的。这也就是"知用而慎用"的道理。

其实，这个道理古代书籍中也早就有所提及。明代赵献可《医贯》中记载："自世之补阴者，率用知柏反戕脾胃，多致不起，不能无憾，故特表而出之。"说的就是，补阴的医生都应该知道去火的药物中知母、黄檗会克伐元气，后患严重，所以特意提醒。

之所以会有所顾虑，就是因为患者体内虽然有一定的火力，（尤其是年纪尚轻的患者），但因为这两个药入肾经，过分地泄肾的"相火"，会给人带来副作用，使他们失去正常的性欲。而对于男性而言，性欲与幸福生活密切相关，不得不多加考虑，慎重选择。

荤味不忌会上火——火是吃出来的

我国的饮食文化博大精深，菜色种类繁多。丰富的饮食生活在为民众服务的同时，也在很大程度上影响着我们每个人的健康。

生活中，我们的亲人、朋友出于关心爱护，多会提醒"吃得好一点儿，按点吃饭，别瞎对付"。简单的一句嘱托却道出了饮食对人体的重要性。是的，生活中不少人就是因为吃得不好，饮食不规律而生病的。但是，这里对"好"的标准绝对不是有鱼有肉这么简单。相反的，有的人视"荤"如命，经常一日三餐大荤，这对心脑血管和肾脏均有不良影响。

改变不科学的饮食习惯，荤素搭配适宜，身体才不会上火，不会因为吃的不对而生病。与此相关的，现在旅游热中有农家乐的项目。这大都是因为生活在城市的人们，厌倦了大鱼大肉的生活，钢筋水泥的空间，而要花钱去穷乡僻壤领略自然的生活，究其原因，都是因为意识到了青菜对于维持人体内火气平衡的重要性。一盘肉是好菜，一盘青菜同样是好菜。而对于油荤过量，上火生病的人来说，多吃青菜远比食鱼食肉更为迫切，更为重要。

由此我们知道，遵循自己身体的需要而不是一味地贪嘴，对健康有益。我们常犯一些"伪智慧"方面的错误，比如认为好的东西就是那些值钱的东西，所以在饭桌上总是选择材料稀少，定价较贵的菜。这些菜多为海鲜和荤腥。实际上，稍加思索我们就会发现，我们的身体真正需要的是舒适而平衡的感受，不偏颇于某一种饮食。这种平衡相对应着的是身体内在的平衡与需求，两者相辅相成。

吃肉有规矩，人才不易上火

现在，"素食主义"风潮正在席卷整个世界。不少国家和地区的环保人士、营养机构、动物保护组织都倡导人们多吃素少吃肉。

对于我国民众而言，国情的需要和人们长久以来形成的饮食习惯，使得素食主义者的倡导只对部分人士有效。肉食依旧是我们在日常营养中获得蛋白质和能量的重要来源。中国人的餐桌上离不了肉。

中国人对于吃肉的感情是很复杂的。很多人喜欢吃肉，但又害怕吃肉，因为肉吃多了容易"惹病上身"。而且，从中医的角度讲，并不是所有的人的身体状况都适宜吃肉。每个人对于荤素饮食的吸收、消化能力上的差异，让人们遇到不同的饮食问题。

古人认为肉食吃多了会使脾胃消化功能呆滞，还会影响气血功能的畅达。所以，并不提倡年轻人吃肉。现在越来越多的实验证明，吃肉过多对人体非常有害，不仅会给消化系统带来负担，还会引发上火症状，出现身体不适。

那么，如何科学吃肉，既能补充营养，又不会上火生病呢？

在种类选择上，应当遵循以下原则：畜肉不如禽肉，禽肉不如鱼肉。这是吃肉时应该遵循的一条重要原则。畜肉中，猪肉的蛋白质含量最低，脂肪含量最高。禽肉是高蛋白低脂肪的食物，而鹅肉和鸭肉不仅总的脂肪含量低，所含脂肪的化学结构与猪肉也不同，主要是不饱和脂肪酸，更接近橄榄油，能起到保护心脏的作用。鱼肉是肉食中最好的一种，它的肉质细嫩，更容易消化吸收，还含有一种二十二碳六烯脂肪酸，可以活化大脑神经细胞，增强记忆力。

由此可见，吃肉要选择对自身不良影响最小，益处较多的种类食用。这样才能对身体内部的平衡起到维持和保护作用。

此外，还要注意加工后的肉类的食用宜忌。对于经过腌腊、熏烤的肉质产品一律少食。这是因为腌腊、熏烤类熟食在制作过程中，会产生致癌物质；食用油和金属棒在反复加热过程中，也会产生对人体有害的物质。

在吃肉过程中，首先要考虑的是食用量。吃肉过多，容易在体内代谢生成尿酸，尿酸在体内大量积聚后，容易引发痛风、骨发育不良等疾病。最新研究还表明，过量吃肉会降低机体免疫力。

其次考虑的是肉食的搭配宜忌。

吃猪肉时，最好与豆类食物搭配，这样可以乳化血浆，使胆固醇与脂肪颗粒变小，防止硬化斑块的形成。

猪肉和牛肉不能共食。从中医的角度来考虑，猪肉酸冷、微寒，有滋腻阴寒的效果；而牛肉性味甘温，能补脾胃、壮腰脚。两者一寒一温，性能有所冲突，因此不宜同食。

最后需要了解肉类烹调的健康方式。一般说来，烹调肉食以多炖少炒为宜。这是因为采用炖肉的方法，不但可使脂肪减少30%～50%，不饱和脂肪酸增加，胆固醇含量下降，而且肉质鲜嫩柔软，口感更好。

做到以上几点，基本就做到了吃肉有规矩。规矩吃肉是科学饮食的重要内容，也是预防上火、消化不良等疾病，维护身体健康的有效手段。事实证明，好东西也要有好的方法指导，才能真正发挥其优秀的价值。

吃出来的火气，食物去火看清功效

现代职场人士们，坐在办公室里，承受着巨大的工作压力，精神长期处于紧张的状态，经常就会抱怨："烦，又上火了。"此时，如果吃了一些助火的食物，就会生病。影响正常的工作和生活。

中医认为，上火是一种单纯的身体现象而不能定义为一种病。但如果在不适当的条件刺激下，它也可以成为诱发疾病的因。

在我们的身体里有一种看不见的"火"，它能温暖身体，提供生命的能源，这种"火"又称"命门之火"。在正常情况下，"命门之火"应该是藏而不露、动而不散、潜而不越的。但如果由于某种原因导致"命门之火"便失去制约，改变了正常的潜藏功能，火性就会浮炎于上，人们就会出现咽喉干痛、两眼红赤、鼻腔热烘、口干舌痛以及烂嘴角、流鼻血、牙疼等症状。而这里所说的"某种原因"大多与饮食和精神方面相关，如情绪波动过大、中暑、受凉、伤风、嗜烟酒以及过食葱、姜、蒜、辣椒等辛辣之品，贪食羊肉、狗肉等肥腻之品和缺少睡眠等都会引起"上火"。与精神调节降火气相比，饮食调理更具有可操作性。下面，我们就为大家介绍几种饮食去火的方法：

为预防"上火"，我们平时生活要有规律，注意劳逸结合，按时休息。要多吃蔬菜、水果，忌吃辛辣食物，多饮水。这只是一个总体的注意方向。具体说来，饮食去火的方子数不胜数，在此不便一一列举，只选择生活中认知度较高又较为有效的几种加以说明，希望可以对大家有所帮助。

在众多具有去火效用的食品中，绿豆和梨是受到大众推崇的。早在古代，此两种食物的去火功效就已经得到了认可。

《本草纲目》中记载绿豆可以消肿通气，清热解毒。而梨可以治痰喘气急，也有清热之功。《本草纲目》中记载了这样一个方子，对抑制上火气急、痰喘很有效。原文是这么说的："用梨挖空。装入小黑豆填满，留盖合上捆好，放糠火中煨熟，捣成饼。每日食适量，甚效。"

由此不难看出，绿豆和梨的去火作用是有理有据的，值得信赖的。下面为大家介绍两款最常见且效果良好的去火食疗方：

第一个是绿豆粥。生活中不少人都知道绿豆粥可以败火。但是怎样的制作过程才能使其发挥最大的去火功效，这才是我们最关心的。

首先要准备适量的石膏粉、粳米和绿豆。然后用水煎煮石膏，过滤去渣之后取其清液，再加入适量粳米、绿豆煮粥，以绿豆的豆皮自然开裂为宜。这款粥的去火功效主要针对胃火，所以对有便秘、腹胀、舌红症状的人士十分实用。换句话说，绿豆去火也不是所有火都管用的，要对症而食才能起到积极作用。

第二个是梨水。先要准备 10 克川贝母、2 个香梨、冰糖等材料。将川贝母捣碎成末，梨削皮切块，加冰糖适量，清水适量炖服即可。虽然制作方法较为简单，但防治的病症却功效不少，对头痛、头晕、耳鸣、眼干、口苦口臭、两肋胀痛都有疗效。这里需要注意的是，梨水去火，针对的是肺火。对于有干咳、感冒、咽喉肿痛症状的人士才适用。

身体中有火，先要辨明火气的来源和性质。如果确定是吃出来的火气，就可以选择适当的食疗方加以调理。但在调理材料的选择上要注意功效的对应性，这样才能真正达到去火目的。

饮食搭配不当也上火

对于生活在都市中的人来说，能"足不出城"就尝遍大江南北的美味饮食无疑是件快乐的事。但是，随之而来的，上火、胃部不适的反应，也是屡见不鲜。

搭配饮食，冷热有常。一般来说，管住自己的嘴巴，就能有效防止很多疾病的侵扰。什么东西该吃，什么东西不宜吃，怎样的食物搭配在一起对身体有益，怎样的搭配对身体有害，这些生活常识性问题足以帮我们预防各种疾病的发生。

不少人小时候，都会因为挑食而被长辈责备。不挑食是件好事，但不挑食不等于无章法的饮食。时下，麻辣烫、各种特色火锅等大众饮食受到人们的喜爱，尤其是部分年轻人，甚至一周里有 4 ~ 5

天都在吃这些多样混合的食物。其实，各种菜混吃是一种很不科学的饮食搭配，切不可为了省事，每天都吃"大杂烩"。此外，将打包回来的食物用一种混吃的方法将其囫囵吞下，更是对身体有百害而无一利的事，不仅会影响消化机能，还可能引起上火及肠胃道疾病。

四样配菜去除辣火

生活中，因为食物太辣而上火的例子时有发生，这些贪嘴食辣人士往往是都口味偏重。有的人甚至一天不吃辣就觉得嘴里没味，精神不济。

在很多辣味饮食中，辣椒的作用足以喧宾夺主。辣椒性热，这是导致人们上火的原因。如果搭配一些凉性食物，就能起到"中和"作用，清热去火。

对于喜欢吃辣的人而言，配菜的作用比主菜更重要。

下面为大家介绍四种适宜配合辣菜的配菜，这些物品很常见，但都能预防身体上火，帮助人体维持内在的气血平衡。

首先，在吃辣菜的时候可以适当配以有清热生津作用的饮食。如鸭肉、鱼虾、苦瓜、丝瓜、黄瓜、百合、绿叶菜等，以这些物品为材料的菜看多有滋阴降燥、泻火解毒的作用。

其次，吃辣菜，主食最好选粗粮。这是因为粗粮中的膳食纤维含量丰富，可预防由肠胃燥热引起的便秘，预防肠胃上火。具体说来，玉米或白薯都是不错的选择。此外，薏米也可去燥，若辅以百合熬粥，功效更明显。

再次，在吃辣菜的时候要多喝水或汤。吃辣容易引起咽喉干燥、嘴唇干裂等症状。此时，要注意补充水分。喝碗青菜汤或番茄蛋汤，可起到生津润燥的效果。

还有，爱吃辣的人，餐后宜多吃酸味水果。酸味的水果含鞣酸、纤维素等物质，能刺激消化液分泌、加速肠胃蠕动，帮助吃辣的人滋阴润燥。比如苹果、梨、石榴、香蕉，或吃些山楂、葡萄、柚子，都有去火的作用。

此外，烹调前先把辣椒在醋里泡一会儿，或在烹调辣菜时加点儿醋，也可缓解上火。烹调时用鲜辣椒代替干辣椒调味，可减少上火。因为，鲜辣椒经过高温烹炒，辣味会有所减轻。如果菜中已经放了辣椒，就别再放花椒、大料、桂皮等热性调料，否则"热上加热"，更容易上火。

躲开易上火的食物

吃出来的火气可以通过饮食调节的方法发出去，具体说来，对于不同属性、作用的易上火的饮食，预防和调理的方法也是不同的。

下面，我们先来看一下都有哪些食物可能会引发火气：

油炸或火烤的食物

不管食物本身的冷热属性如何，只要采用油炸或烧烤的烹调方式就都可能成为易上火的食物。从营养学的角度讲，上火是 B 族维生素短缺时的表现，吃高热量的食物，这些热量的代谢会消耗 B 族维生素，而吃诸如油炸烟熏之类的食物，这些食物里往往带有一些需要肝肾解毒的毒素，而肝肾解毒就需要消耗 B 族维生素，这些食物都会导致 B 族维生素缺乏。

脱水食物

常见的不宜食用的脱水食物有饼干，油炸花生等。通常人们爱选择饼干、花生之类的脱水食物作为零食，除了它们滋味好之外还能补充人体需要的能量，不过不要小看它们所含有的热量，其脂肪含量可是高得惊人。而且，因为是脱水的，所以，在食用后会带走人体中大量水分，这时人的肠胃就会缺水，如果吃得很多，又少喝水的话，肠胃极易上火。

部分水果

并不是什么水果吃了都好，要分清什么是容易上火的水果，什么是解热的水果。比较容易上火的水果有榴梿、火龙果等。

现在，有不少年轻人不好好吃饭。总是用饼干之类的脱水食物和

养生是比医生更好的医生

水果相互搭配，凑合度日。而且，最危险的是，他们中的大部分人都认为水果是有营养的，饼干类用来果腹，对身体不会造成多少损伤。

事实上，这是一种十分危险的搭配。有的人认为水果属性有差别，不吃上火的水果，搭配属性寒凉一些的就可以预防上火了，这也是一种十分幼稚的观念。

寒凉水果解燥热，但同时也可能为身体带来其他伤害。而且，并不是任何人都适宜食用属性寒凉的水果。

夏天的水果多属于寒凉性的，比如梨、苹果和各种瓜类。一般来说，实热体质的人夏天代谢旺盛，交感神经占优势，出汗多，总是脸色通红、口干舌燥、易烦躁、容易便秘，夏天尤其喜欢吃凉东西。但寒性水果不可以多吃，否则反而对身体有害。吃多了，身体中的实火下降，但虚火却可能升起来。

这样去火，上火，再去火，再上火的恶性循环无疑是对身体元气的损伤。如果食用者本身的体质较差，恐怕无法承受如此对待，引发其他疾病的可能性大幅上升。

出于健康角度考虑，气虚、脾虚的人在选择西瓜、香瓜、杧果、梨和香蕉这几种性冷的水果时要尤其谨慎，最好不要吃。气虚，一般是指中气不足，力气弱的人或孩童，这些人一般脸色比较苍白、体格瘦小、吃不下饭；而脾虚，是说消化系统有些差，肠蠕动慢。所以，越吃寒冷的水果，越会降低肠胃蠕动，使肌肉无力，吃多了会因为消化不良而导致腹胀。因此，肠胃功能不好的老人和孩子，不太适合吃寒凉水果，如果真的非常想吃，可以在午饭后、晚饭前，少吃一点儿，不可过量。而且，千万注意，属性寒凉的水果切忌与脱水食物相搭配，这样做对身体毫无益处。

心火上炎，药物和食物来清火安神

很多人对心火上炎了解不足，以至于在上火的时候无的放矢。不知道自己的火是什么类型，也不知道应当吃什么药，怎样才能去火。心火上炎的典型表现是心火素盛。火热之邪内扰心神，所以，心火上炎者会出现焦躁不安的症状，严重的时候还会失眠。此外，因为舌为心之苗，所以有了心火的人，多半会口里起疱，口舌生疮，一吃东西，碰到就痛。

其实，古医书对心火上炎的症状早有记载：明周慎斋的《治病二十六元机》中，提及实热的症候表现有身热呓语、口渴无汗、脉洪大有力等。舌体糜烂疼痛，口疮，心烦，失眠，口渴，尿黄，舌尖赤，脉数。认为此型多因情志郁结久而化火，或六淫内郁化火，或过食辛辣食物，或过服温燥药物所致。所以，从防治的角度看，心火上炎患者适宜用药物治疗和食物治疗两种方法、具体的选择可依据自身病情状况，遵医嘱而用。

心火到来，安神急救用七宝

"心"为君主之官，它的地位高于"脑"，是主管情感、意识的，所以有"心神"之称。心火一动，一般是急症，不急救就有生命危险。常见的突发性病症有脑出血、脑血栓。如果出现这种危急的病症可以服用安宫牛黄丸、紫雪丹和至宝丹。它们主要针对哪些症状，又有怎样的功效呢？

先来看安宫牛黄丸。这其中有牛黄、麝香、黄连、朱砂、珍珠等中药材，适用于心火上炎引发的高烧不退、神志昏迷不清的患者。"非典"时期很多病人高烧昏迷，就是用安宫牛黄丸来解救的。

其次是紫雪丹。这是一种历史悠久的传统丹剂，一般药店均有出售。现代名为"紫雪散"。紫雪丹适用于伴有惊厥、烦躁、手脚抽搐、常发出响声的患者。

至于至宝丹对昏迷伴发热、神志不清但不声不响的患者更适用。

以上三种药物都是侧重于急救的。过去主要治疗感染性和传染性疾病，一般都有发热、昏迷出现，现在也广泛用在脑损伤、脑血管意外伤，但必须有明显的热象，至少舌头要很红，舌苔要黄。

此外，"心"火旺盛者，大多会失眠，在中医里是没有安眠药

养生是比医生更好的医生

的，中医治疗失眠是从病根子上治疗。一般的病都跟"心"有关。家里经常备一些安神的中药是很有必要的。下面为大家推荐三种：

1. 牛黄清心丸

适用于心火烧的失眠患者。除了失眠，头晕沉、心烦、大便干、舌质红、热象比较突出的人也可以选择。

2. 越鞠保和丸

对于失眠而梦多、早上醒来总感觉特别累、胃口不好、舌苔厚腻的人适用。人们常说，失眠就在临睡前喝杯牛奶。但这个方子是要分人的，如果是这种越鞠保和丸适应的失眠，千万别再喝牛奶了。喝了会加重肠胃的负担，只能加重病情。

3. 解郁安神颗粒

从药的名字上就不难看出，这是一种调理情志的药物，多适用于因情绪不畅导致的入睡困难，心如火燎等症状。此类患者多睡得很轻，一点小声就容易醒，还可有心烦、健忘、胸闷等症状同在。

了解了以上这几种中药，当心火到来时，我们就不会更加着急上火了。

荷叶青青，清火又养心

心火上炎时，患者更易感觉口干舌燥。而且，食欲也会受到一定的影响，长此以往，精神不振、烦躁焦虑情绪越发严重。不仅危害自己的身体健康，也会给身边人带来压力。

前文我们已经向大家推荐了几种常见常用的防治心火上炎的药物。其实，不少饮食都有一定的食疗效果。对于心火上炎者而言，荷叶饭、荷叶冬瓜薏米粥都是不错的食疗佳肴。

荷叶应当选取每年七月时，这个时候水上层层叠叠的荷叶长势正好。

中医认为荷叶"色清色香，不论鲜干，均可药用"，能"散瘀血，留好血，令人瘦"，可消暑利湿、健脾升阳。荷叶无论入膳还是入药都是不可多得的佳品，清雅的香气令人回味无穷。

荷叶饭是用鲜荷叶作底，铺上糯米，蒸淡水鱼。嫩嫩的鱼肉加上糯米的黏性，又有荷叶淡淡的香气，不仅美味还能清心火，调情志。

荷叶冬瓜薏米粥的做法也比较简单。摘取一两块鲜荷叶，洗净，放在即将煲好的粥面上做盖，再煲几分钟，把荷叶粥舀起搁凉或冷藏后啜之，祛暑气清心火，一举两得。

在这里值得称道的是，荷叶为原料的饮食去心火不易造成去火过度的情形。只要不频繁食用，治疗效果大多温和，适用于任何体质的患者食用。

心火下注，小肠炽热会生病

对于心火下注，中医上的解释是："心神"要潜藏在心血里，为的是以"心血"之阴，敛"心神"之阳，不使它变成"心火"，浮越出去。当人被杂念、心事招惹得心血内耗时，心神的落脚地就会逐渐缩小，乃至流离失所，心火就会四处肇事——向上可以扰乱清空，引发意识昏聩，心烦失眠；向下可以下注小肠，引发尿赤便血。无论轻重，只要看到舌尖被火灼烧得发红甚至有了碎纹，都是非去心火不能解决的。

本证是心火循经下移，致小肠里热炽盛的症候。在感受火热之邪，或情志过极化火，或过食温热香燥之品，均可导致心火亢盛，随经下移于小肠，形成小肠实热证。其病位在心与小肠，证候属实。简单的理解，心火形成后，火气下行至气血薄弱或病灶部位后引发相关疾病。心火下注的症状情形与心火上炎相比，内容较为简单。但给患者带来的痛苦却丝毫不少。尤其是心火下注性泌尿系感染和小肠疾病，都会直接影响患者的日常生活。

复发的泌尿系感染，不能去火

心火下注可能引发泌尿系感染，这在临床上已经不是稀罕事。

泌尿系感染以湿热下注者为多。急性期以清热利湿为主，慢性期以温化肾气为主。但急性期应注意，湿热证中可能寓有阴虚。

当人体内心火炽盛，下行至泌尿系统发病，多是有诱因的。这种诱因可能是患者身体过于劳累，致使免疫能力下降，给心火以可乘之机，进而突发小便频数，严重者还可能伴有尿痛、尿急、尿路酸楚感。

当发生类似症状时，不少患者第一想到的是抗菌类消炎药。一吃点药就能好的人很多，这里为大家推荐的是大补阴丸，其主要的药物成分是：知母 10 克，黄檗 10 克，龟板（先煎 30 分钟）30 克，干生地 10 克，通草 10 克，车前子（包煎）30 克，瞿麦 30 克，淡竹叶 10 克，滑石（冲服）30 克，生甘草 10 克，水煎服。

当然，此方只做基本参考。具体方剂还要依据患者自身病情，遵医嘱食用。因为不排除每个人体质的特异性和对药物的异常反应。所以不能一概而论。

因为过于劳累致病是泌尿系感染复发的主要诱因。所以，患者平日里应当注意滋阴补肾，不可一味苦寒药治到底。对于处于不同时期的泌尿系感染患者应当选择不同的治疗方，要想从根本上杜绝疾病的复发，就要从调整作息规律，从生活细节处开始。

心火下移至小肠，饮食多讲究

上文是心火下注于泌尿系统的情形，其实，心火下注在临床上，还经常发生于小肠部位。火气行进到小肠部位后，小便淋赤刺痛，偶发腹泻，还常伴有咽痛、耳聋等症状。这是因为手少阴心经与手太阳小肠经相表里，小肠又为"受盛之官"——主小便。心火旺盛自然就会下移小肠，导致小便淋赤刺痛。手少阴心经的支脉，从心系"上夹咽"，因此当心火传至咽部，便出现咽痛。

此病没有人群和年龄的限制，男女老少皆可能发病。一旦发病，中医建议以冬病夏治的药膳调养身体，同时注意避风寒，畅快情致，慎起居，同时注意节制饮食。注意保持情志舒畅。从增加抗病能力，防治疾病的角度出发，卸除心火适宜在夏季。这也体现了人体应天时而动的这种自然调节功能：泻心经之气血（火）来补充膀胱经的虚弱（寒）。

从饮食调理的角度看，选择适宜的果蔬菜品并不难，你只要掌握住"五瓜"就行了。到底是哪五瓜呢？那就是红瓤西瓜、木瓜、香瓜、苦瓜、冬瓜。

以香瓜为例，《食疗本草》卜记载其："性寒，止渴，益气，除烦热。多食，令人阴下疗湿生疮，发痒，动宿冷病，患症癖人不可食瓜。"冬瓜则是性寒，治小腹水肿，利小便，止消渴，消痰，清热解毒等。"心火下移小肠"型的疗法则在于清心降火：因此，从蔬果中选择寒凉的瓜类，导火热之邪由小便道而出，颇为合拍。

心神浮越，水汪汪的眼睛易失眠

心神指的就是人的心的中心，也就是意识的中心、思维的中心，它是一个活的存在，是随时可能发生改变的。阴虚的人，心阴、肾阴都不足，等于给心神提供的居住场所在减小，严重时，心神可能流离失所，四处溜达，这时中医就叫它"心神浮越"。

小时候看漫画书，很多人（尤其是女孩子们）会喜欢眼睛很美的角色。因为眼睛是心灵的窗户，美丽大眼充满灵气。但是，在现实生活中，那些眼睛大大的、含情脉脉的人未必健康。如果对方的眼神有一丝的紧张和敏感，又好像是含了水。那么，他（她）很可能因为心神浮越，出现失眠的症状。

这不是随便的揣测，而是有科学根据的。

人的神经多种多样，且分工合作。其中，有主管亢奋的，有主管抑制的，相互之间配合得当人才能活得舒服。

具体到人休息的时候，就是主管抑制的神经起作用。如果它的功能不行了，人就兴奋，睡不着觉。如果这种亢奋的状态得不到抑制，人体内的火力和元气就会慢慢地被消耗掉，人的身体就会变得很衰弱。这就属于心神浮越的状况。

人的神经中有一种传播神经信号的物质叫作神经递质。当一级神经递质被耗竭了，就不能传递神经冲动了，包括让人睡觉的信号，人就会失眠，或者睡着了老做梦。白天，这种人的眼睛会异常漂亮、突出、有神，其实那不正常，是心神外露、居无定所的表现。精神分裂的人，眼神都直勾勾地，和正常人不一样，也是一种极度的心神外露。通过补心阴，就是给"无处落脚"的心神建造一个足够大的居所，让它有所归依，人才能安眠。

人失眠了，就说明神不能自主了。人的"神"就寄居在有形的"阴"里面，比如心神，就住在"心水""肾阴"里，因为心肾是相交的，分别把守、贯通人体的上下。和睡眠、神志有关的"心神"，就在这个小环境中寄居着，行使职能。

所以说，心神浮越的人应当养好自己的肾，并且学会控制自身情绪，这些都可以从一定程度上控制心火，安定神经。

肝阳上亢，养肝就是在去火

玩游戏、看电视、打牌，越来越多的人过着黑白颠倒的生活，甚至不少人平均每天只睡三四个小时。生活规律不是生活规则，没有人强迫每个人都严格遵守。但规律的生活习惯是健康身体的保障。持久的不规律生活，会使肝火上炎，这种情形就是中医上所指的"肝阳上亢"。夜生活太丰富的后果是睡眠严重不足，肝脏不能定期休息和排毒，火气上炎后出现头痛、口臭、舌苔增厚等症状。

对付肝火，最根本的办法是迅速恢复正常生活作息，尽量补充睡眠，做到不熬夜、劳逸平衡，防止疲劳过度。与此同时，适量食用具有降火效果的食物，比如黑木耳、百合和莲子等。

古书《医醇剩义·诸痛》中记载："有因于火者，肝阳上升，头痛如劈，筋脉掣起，痛连目珠，当壮水柔肝，以息风火，用风药，盖风能助火，风药多则火势更烈也。"由此可见，肝火的火脉直通头部神经，止痛不能治标不治本，用药需谨慎。人体在火气上涌，阴阳失调的情况下容易出现阴虚，而阴虚则热，热为"火"，灼起肾水发沸。

众所周知，肝是助消化包括排除药毒唯一的脏器，就功能运转的辛苦程度而言，在几大脏器中堪称"劳动模范"。也正是由于肝脏的重要作用，而使其上火后对身体的影响更大。从中医角度分析，肝体本属阴，病变则为阳，火气失控，阴阳不协调的情形，对于肝火来讲，应当以温和去火为主。否则，难免会对肝脏造成损伤。

高血压患者的坏脾气源自于火

在生活中，肝阳上亢现象发生率最高的人群就是高血压患者。而80%的高血压患者性格多外向、火爆、脾气大。他们一遇到不痛快就马上发泄、吵闹，但是也有一些人爱生闷气，害得自己受内伤，有时甚至会气得脸色发青。这两种情况的人都属于肝火旺盛。

在中医里面，有"肝为刚脏，不受怫郁"的说法，也就是说肝脏的阳气很足，火气很大，很难自我控制。如果肝火不能以较为自然的方式发泄出来，不仅肝会受伤，其余脏器也难免会受到不良影响。因此，有了肝火想办法发泄出来。

高血压人群是肝火旺盛的人群。其实，也可以说，肝火旺是高血压最重要的起因。临床总结，高血压的发病率北方略高于南方。这与北方人豪爽的性格有关系。北方人长得大多高大，脾气急，脸红脖子粗，容易口苦，两肋发胀，舌头两边红。如果属于肝阳亢的高血压尚不严重的情形，可以选择饮用适当的茶饮，比如苦丁茶，此茶可以去除春季里旺盛的肝火。

开头我们说到两种肝火旺盛的情形。从身体健康的角度讲，第一种有脾气就发泄出来的人宣泄肝火较为及时，对身体的伤害程度较小；而第二种不爱发脾气，一旦生气，很容易被压抑，无力宣发，只能停滞在脏腑之间，形成浊气，所以对身体的伤害较大，而且作用较持久。由此可见，发脾气也不一定是坏事，因为很多时候我们

养生是比医生更好的医生

会发脾气，并不是由于修养差、学问低，而是体内的浊气在作怪，它在你的胸腹中积聚、膨胀，让你的身体和情绪感觉不适。当遇到一个令人感情上无法接受的诱因时，就会无法控制地爆发出来。

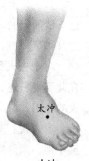

太冲

究其产生的根源，多是因为情志。其实这种气起初是人体的一股能量，在体内周而复始地运行，起到输送血液周流全身的作用。肝功能越好的人，气就越旺。肝帮助人体使能量以气的形式推动全身物质的代谢和精神的调适。这种能量非常巨大，如果我们在它生成的时候压抑了它，如在生气的时候强压下怒火，使它不能及时宣发，它就会成为体内一种多余的能量，也就是我们经常说的"上火"。

"气有余便是火"，这火因为没有正常的通路可宣发，就会在体内横冲直撞，窜到身体的哪个部位，哪个部位就会产生相应的症状，上到头就会头痛，冲到四肢便成风湿，进入胃肠则成溃疡。而揉太冲穴就是给这股火找一个宣发的通路，不要让它在体内乱窜。

太冲穴位于大脚趾和第二个脚趾之间，向脚踝方向三指宽处。此穴是肝经的原穴，即肝经的发源、原动力，因此，肝脏所表现的个性和功能都能从太冲穴找到形质。

另外，太冲穴还可以缓解急性腰痛。超过半数的成人都出现过急性腰痛症状，多数是由于劳累过度、不正常的姿势、精神紧张以及不合适的寝具等因素引起。这时，就可以用拇指指尖对太冲穴慢慢地进行垂直按压，一次持续5秒钟左右，进行到疼痛缓解为止。

降大火吃药，清小火喝茶

有一些人总觉得自己"火大"，遇到工作压力大，心情烦闷的时候就想约三两好友去茶馆喝茶聊天。而另一些人，属于现实效率派，生病就要吃药是他们恪守的原则。上火的时候也不例外，药箱里去火药就有两三种。

其实，上火时，尤其是有肝火时，是吃药还是喝茶，不是随自己心情而定的。一般说来，降大火的时候可以吃药，清小火的时候适宜喝茶。

对于去火药更不能滥用。这一点前文我们已经有详细的表述，在此不再赘述。下面我们就来说说小火时如何喝茶才能真正达到去火的作用。

有人说："喝茶是一门学问而不是简单的习惯"。饮茶可兴奋神经中枢，消除疲劳，清热降火，润喉解渴，少睡益思；饮茶可补充多种维生素，提高人体健康素质，这些都是饮茶的好处。

一般说来，去火茶性味多寒凉，人们日常喝的就有菊花茶、金银花、薄荷叶、苦丁茶、芦荟等茶品。其实这些去火茶并不是任意时候都能喝的。比如在进补时应注意避免喝凉茶。服温热性补药时喝苦丁茶、含金银花的凉茶容易产生功效相克的后果，不仅影响进补效果，还会引起脾胃不舒等不适。

不同的茶有不同的"性格"：红茶甘温可养人体阳气，绿茶性寒可清热，乌龙茶润喉生津，花茶养肝利胆。从中医养生的理论上讲，喝茶的治病防病功效，因为茶品"性格"的差异而有所不同。也就是说茶有不同的"适应证"，每个人都应该对症选择适合自己饮用的品种。这么多的功效中，就去火效果而言，绿茶和乌龙茶的效果最好，不温不火，舒缓去火。

四季中秋冬季节最易上火。这是因为冬天气候干燥，加上人们喜欢吃油腻、辛辣的食物，上火就成了困扰许多人的健康问题，并带来便秘、口干舌燥甚至口舌生疮等后果，而这个时候就可以求助绿茶。

绿茶是未发酵茶，性寒，可清热，因此最能去火、生津止渴、消食化痰，对轻度胃溃疡还有加速愈合的作用，并且能降血脂、预防血管硬化。因此容易上火的、平常爱抽烟喝酒的，还有体形较胖的人，都比较适合饮用绿茶；而对于肠胃功能虚弱的人，则不适宜饮用。

养生是比医生更好的医生

除绿茶之外，乌龙茶也有一定的辅助去火作用。

乌龙茶属半发酵茶，介于绿、红茶之间，色泽青褐，因此又被称为"青茶"。从性质上讲，乌龙茶不寒不热，温热适中，因此有润肤、润喉、生津、清除体内积热的作用，可以让机体适应自然环境的变化。当有肝火的人出现口干舌燥、嘴唇干裂时，适当喝点儿乌龙茶，可以缓解干燥的苦恼，从口到肺一并滋润。

这里需要注意的是：茶疗饮品是亚洲人的艺术，大部分美洲人并不喜欢这种味道，因此生产商加入糖和其他添加剂制成绿茶饮品，打着健康饮品的幌子到处兜售。其实，"绿茶"瓶子上的任何一种成分，如糖精、防腐剂等，都让它在健康方面离我们更远。所以，生活中一定要将原料绿茶和绿茶饮品相区分。因为后者已经添加了其他化学成分所以是否具备绿茶所具有的去火功能还有待确定。

此外，如果上火的人在用中药补益，就不要饮茶。如果想饮用，最好在中医师辨证后进行。药食有禁忌，服后往往会适得其反。所以，我们必须谨慎一些。

肝火内郁，多种疏泄来降火

生气上火后忍着不发泄出来会得内伤。这种情况中医上称之为"肝气内郁"。有这种情形的人，常会出现两胁疼痛、经常叹气的现象，这就是肝主疏泄功能失调所致。肝主疏泄在生理上主要表现为两方面，一是疏泄胆汁，促进脾胃的消化，另一方面是疏通气机，使全身气机通畅。当肝失疏泄导致气机不畅时就会出现胁痛、胸闷、烦躁易怒等现象。肝脏的疏泄状况与情绪有着密切的关系。如果七情变化过于激烈，情绪起伏反复的状态持续时间较长，超出了肝的自我调节能力，就会打破机体内在的平衡状态，出现肝失疏泄、气机不调，浊气淤积在体内发不出去。这时候，人可能出现抑郁寡欢、多愁善感、情绪低落等表现，性格外向，心里装不下事的人还可能会出现烦躁易怒、面红目赤、头昏头痛等现象。

由此可见，肝气的疏泄与调节情志常常互为因果，不是因郁致病就是因病致郁。中医在情志变化引起躯体出现各种症状时，治疗的核心常常是调理肝的疏泄功能，因为肝郁迁延日久，便可发展为血郁、湿郁、痰郁、热郁、食郁。对于不同的肝郁情形有不同的应对方法。

对症中药，成就豁达男人

肝气郁结多由精神刺激、情志抑郁或其他脏腑病症长期不愈，影响了肝的疏泄功能而致。因为这些诱因多不是突发性的，而是经过一定时间积累发生的"质变"，所以，想要彻底改善肝郁症状也绝非是一两天就能做到的事。肝气内郁，常因部位不同而见不同的临床表现，主要的症状表现是情志抑郁，急躁易怒，喜太息，胸胁少腹胀或窜痛。

从中药治疗的角度讲，逍遥丸和慢肝解郁胶囊是临床应用中较为广泛的两种中药。因为其副作用小，受用范围广泛而受到大众的认可。下面，就为大家详细介绍一下这两种药品。

1. 逍遥丸

此药的主要成分是柴胡、薄荷、煨姜、当归、白芍、炒白术、茯苓、炙甘。从成分中不难看出其功能指向明确，大部分药材都对疏肝解郁，健脾有一定的功效，所以，此药十分适合肝郁血虚脾弱型患者服用。在用法用量上可以依据说明书或遵医嘱。

2. 慢肝解郁胶囊

此药的主要药材成分有柴胡、香附、当归、茯苓、白术、白芍、麦芽等。与逍遥丸不同，慢肝解郁胶囊对肝炎有一定的辅助治疗效果。而且也同样具备疏肝解郁，健脾和胃的功能。

用法用量上，成人每次4粒，7岁以上儿童每次2粒，7岁以下儿童每次1粒。均每日3次。

不过，此药物对于肝肾阴虚者而言是忌讳，不宜服用。

除进行有效的药物治疗外，还要多注意日常生活习惯的调整和心情的调节。正所谓"众人拾柴火焰高"，在多种有效作用的刺激下，病情改善的速度也会更快一些。

具体说来，应尽量让患者保持明朗的心情，避免精神刺激或情绪激动，避免悲伤激动，悲伤时应注意避免进食。即使是在心情状态正常的情况下也要少吃脂肪，高糖，辛辣，油煎的食品及白酒，咖啡等刺激性饮料，减轻肝脏排毒的负担。

此外，保持舒畅的心情和良好的睡眠，适当进行体育锻炼，这些举措都会增强患者体质，分散患者对病痛的注意力。

红面肝郁，穴位疗法来帮忙

古时，形容女子容貌气色姣好，常常会用"面若桃花"这类的词汇。被如此形容的女子常常有着明艳美丽的外表，桃花红中泛白，白里又透着红，很容易就让人看得入迷。

因此，现代不少人说年纪尚轻的女孩子都说"脸蛋红扑扑的"看着就喜庆。虽然是褒义，但从健康的角度讲，面色也可以从一个侧面反映人的健康状态。如果是白里透红说明气色好，但若整体潮红，而且那种红让人很难受，脸上还微微发热的话，就是病态的表现了。感觉有一股火气闷在身体里发不出来。

有人可能会问了，为什么肝火会在脸上有所体现呢？

从中医上说，脸属于胃经，如果除了脸红还有口臭、特能吃、大便干，没有明显的手脚凉，这种现象可能就是胃火，用含有石膏的药物最合适，比如黄连清胃丸之类。等出现脸热手凉、内热外寒时，就不再是胃火而是肝火了，这是肝气被郁住了，火散不出来的表现。

其实，这种脸上发红发热和更年期女性的面部潮热机理类似，都是体内激素失去平衡导致的。要知道，雌激素是女性的生机，激素过多也会演变成火，是肝火。去这种火要从疏肝的角度去散郁。如果这种肝火不能及时被散出去而郁结起来，接下来的问题可能就是脸上长黄褐斑或蝴蝶斑，中医统称为"肝斑"。

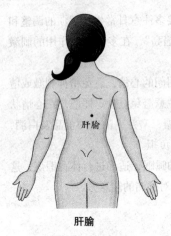

肝腧

了解了这一点也就不难解释中年女性易生斑的原因了，多是因为肝郁。因为人到中年后，需要顾及的事情很多，不可能再过那种只考虑自己的生活，家里的老老小小，事业家庭方方面面都需要考虑，这也是情志致病的主要问题。所以中医上在治疗女性肝火问题的时候，会依据患者的年龄阶段给予不同的治疗建议。女人到了中年，是正常的平衡被情绪打破，肝气不条达，所以中年女性调肝至关重要。

就在应对因为肝火内郁而形成的斑点时，有几个穴位可以经常按摩，慢慢能使脸上的斑变淡。比如腿上的三阴交、太溪和太冲。

"三阴交"是女性保健大穴，这一点已经为人所熟知。三阴交的位置在小腿内侧，在内踝尖直上三寸，胫骨后缘就是，这个穴位又称"妇科三阴交"，和妇科疾病关系密切。月经前后按这个穴位会有明显的压痛。按摩这个穴位直到不疼，就达到了治疗目的。

"太溪"和"太冲"两个穴，在月经前后的反射都有明显不同，平时经常按摩或者用刮痧板刮、点按，对改善妇科内分泌很有作用。

在应对由于肝郁而发生的血虚时，所适宜选取的穴位就有所不同了。首先来了解一下由肝郁引发的血虚常见的症状：婚后不孕，经行先后不定期，经血紫红有块，量少，面色萎黄，情志不畅等。

适宜选取关元、气户、太冲、肝腧、中极、足三里等穴位治疗。

这些穴位对于按压手法有比较高的要求，最好在专业人士的帮助指导下进行。

养肝最忌怒，疏肝方法多

无论是哪一种肝火，都会有与其相对应的护养之道。总的来说，养肝过程中，最忌讳的是怒气。肝被形象地称为"将军之官"，

养生是比医生更好的医生

而将军动怒肯定不是什么好事，养肝最忌发怒，因此，在平时，应尽量保持稳定的情绪。

试想一下，如果一个人经常发怒，肯定会影响到肝。当肝气郁结时，人就容易感觉郁闷，忧郁症就会接踵而至。因此应该注意保持情绪稳定，遇事不要太激动，尤其不能动怒，否则对肝脏损伤会很大。

如果肝气过旺的话，中医称作肝火上炎，容易诱发高血压病。所以高血压病患者一定要注意保养肝气，保持情绪稳定，保持一种平和的心态。心脑血管疾病患者，平时应注重保养肝气，如果好激动，爱发火，就很容易诱发脑卒中、脑梗死。如果情绪不稳定又有肝气虚的情况，就会引起虚脱。

因此，保持情绪的稳定是养肝的重中之重。养护肝脏重在平时，贵在坚持。那么，在日常生活中我们应该注意什么呢？

首先，生活要规律。生活要有规律、不饮酒、不过劳、不滥用药品，能减轻肝脏病变，降低癌症发生概率。

其次，要能及时舒缓焦虑情绪。情绪紧张对心肝功能都不利，当发现自己有些上火的时候，为了舒缓紧张的情绪，可以往郊外逛逛，在大自然中放松自己的身心。如若工作期间突如其来感到焦虑不安，可暂时放下手上的工作，到通风状况良好的地方做一组深呼吸，时间不用太长，效果比较明显。

再次，扩大交友范围可多与亲朋好友、熟人知己倾诉内心的感受，也是有效抒发肝郁的方式。见多识广有利于开阔心胸，当我们有了更多的人生体验后，就不再容易为琐事着急上火了。

最后，适度的体育锻炼也是缓解肝郁的有效方式。体育锻炼不仅对身体有好处，对心理健康也非常有用。在锻炼的过程中，人会自然而然地摆脱一切烦恼，当然这种锻炼不能超过身体负荷。就中老年人来讲，太极拳、气功、游泳等有氧运动是最为适宜的，缓慢的深呼吸更有利于身体健康。

胃火消谷，节制饮食能灭火

胃火是生活中较为常见的上火情形。胃中火热炽盛所表现的症状有胃脘灼热疼痛，吞酸嘈杂，或食入即吐，渴喜冷饮，消谷善饥，或牙龈肿痛溃烂，齿衄，口臭，小便短黄，大便秘结等。

胃火的产生大多与饮食有密切的关系。胃火旺盛的人平日里多过食辛辣，化热生火或邪热犯胃，或情志不遂，气郁化火所致。中国有句俗话叫作"吃香的喝辣的"，用以形容美食佳肴。但是过于辛辣的食物却是引发胃火的直接原因。

胃火上升后，体内的津液会不足，直接的表现就是胃部有灼热疼痛感，有的人甚至还会有想呕吐的感觉。这个时候，及时调整饮食结构，避免食用辛辣食物，规律作息，都是防止病情继续恶化的方法。

人的胃能容纳的食物是有限的

孙思邈的《千金要方》中说："饮食以时，饥饱得中。"由此可知，古人主张人宜食少，这与现代医学认为多食，尤其多食高热量的饮食可致体重增加，而肥胖者易患冠心病，高血压等症，容易导致短寿的意思相近。吃得好的标准随着社会发展变化而变化，以往生活水平低的时候，人们认为有鱼有肉的生活就可以算吃得好了。现在，社会进步，生活水平逐步提高的同时，人们的观念也在悄然发生转变。对于"吃得好"中的"好"字有了新的理解：吃的适量，营养比例适当。而且人们认为进食应定时定量，对胃肠功能有好处。

人一生吃进去的食物是个定数，最先把自己吃成胖子的人，后半生很可能要和节食、降脂、减糖之类的字眼打交道。而且，食量的多寡对于特殊人群的健康有着非同一般的影响，比如孕妇，孕妇过食会把升高的血糖直接输送给胎儿，胎儿的胰岛在出生前就开始工作了，这样的情形很可能会导致孩子出生后成长过程中体重失控，患糖尿病的概率也会比一般人高些。可见，吃得太多会为健康埋下隐患。

临床中，饮食量和饮食结构不当引发的相关疾病中，胃火过旺致病的情形时有发生。胃火是离不开吃的，有时，吃得太多还会吃出"面子"问题，比如痤疮。其实，饮食也是清淡而多样的对身体有益，过于油腻的食物会给肠胃、肝脏带来额外负担，且由于高热量在人体内剩余，无法排出而更易使身体上火，生病。所以说，吃东西要适量，每天的饮食应当做到心中有数。

要想小儿安，三分饥与寒

小孩子被家长视为掌上明珠，受到整个家庭好几代人的关心。除满足一切要求外，爷爷、奶奶、爸爸、妈妈唯恐他们吃得不多，穿得不暖。但很多家长发现，自己的孩子虽然受到了这么多的照顾，但身体依旧不好。其实，这种过于照顾孩子的做法不是在帮孩子而是在害孩子。在这种情况下长大的小孩子易患消化不良，易伤风感冒，易上火。

俗语说得好，"要想小儿安，需要三分饥与寒"。也就是说，要想小儿健康平安，饮食不要吃得过饱，衣着要寒暖适宜，不要过暖。

中医认为，小儿脾胃功能不足，消化能力较差，又正值生长时期，好比旭日初升，草木方萌，蒸蒸日上，欣欣向荣，营养物质的需求量大，如果任由小儿嗜食某种食物或强迫其进食太多，都会损害小儿的脾胃功能，日久导致消化不良。至于小儿衣着，以轻软为宜，随气温的升降，气候的变化而增减，如果穿衣太多，又少有户外活动，就会娇弱不胜风寒。衣着太暖，每致汗出，毛孔疏松，易受风寒，发生感冒。

因此，小儿饮食应有节制，不偏食不挑食，不过食；衣着适宜，多见风日、提高其对自然环境的适应能力，是提高小儿健康水平的积极措施，也是健康的基本保证。

对中国家长而言，很多教育女子的方式都是在助长虚火。孩子上火多为胃火，有的还会伴有厌食、呕吐、腹泻、精神萎靡不振等症状，失去了应有的活力和生机。如此之类，均属喂养不当损伤了脾胃功能，致使脾胃虚弱的表现。

孩子的饮食首先应该保持正常饮食。粮食以大米、小米、玉米、高粱、面食为主。这些食物基本可以满足小儿发育所需的营养要素。蔬菜以新鲜绿色蔬菜，搭配适量的荤菜，这就保证了各种维生素和微量元素的供给。然后再针对未成年人脾胃较为虚弱的情况，选食些山药、扁豆、黄豆制品、大枣、莲子、元肉等平补脾胃即可。切忌用大补之品，也不用特意花费高价索求高级补品。

清胃火，调饮食——皮肤科大师的养颜经

胃火过旺会影响容颜。这一点是众多爱美人士心中的"结"。火气随时会发生变化，但由于火气过旺上表于肌肤而形成的痕迹却很难再祛除。所以，只有及时排除体内过旺的火气和有毒物质才能保持五脏和体内的清洁度，保持身体的健康和美丽的容颜。

胃里上了火，千万不要等。等待的结果往往是火势蔓延。积极就诊，寻找适宜自身的去火方法才是明智之举。而且，不同年龄，不同季节的胃火，病因上也有些许差异，应对之策更是要因人而异。

中年痤疮，病根在情绪

有的人饮食上比较规律，胃火不大，而且早就过了青春期，但脸上仍旧痘痘丛生。这究竟是为什么呢？这往往是因为压力太大精神失调所致。虽然可能有胃火相助力，但主要原因还在于情绪不在于胃火本身。中医讲，不光是辛辣的食物能化火，"五志"也能化火。说的就是这个道理。

"五志"就是喜、怒、悲、恐、惊五种异常的情绪，长期不改善，郁久了，也可能导致痤疮。就像华佗《中藏经》中所记载的："五疗者，皆由喜怒忧思，冲寒冒热，恣饮醇酒，多嗜甘肥，毒鱼醉浆，色欲过度之所为也。蓄其毒邪，浸溃脏腑，久不滤散，始变为疗。"皮肤上生的五种疗疮，是由于喜怒忧思，受寒受热，饮酒过度，多食甜肥食物、有发性的鱼和发酵的米浆，以及色欲过度导致的。毒蓄积体内，浸淫内脏，久久不能去除，就变成了疗疮。

特别是上班族，压力大，欲望也多，所欲不遂就能成火。这种情况任何年龄都可能发生，长痘也就不再是青春期的"专利"了。

这种现象已经引起了较为广泛的关注。在国外，类似现象有专属名词："成年女性痤疮"，泛指年纪在 30 ~ 40 岁还在起痤疮的女性。女性比较敏感，情绪容易变化，化火的机会也更多。她们可能并不需要吃什么去胃火的药，除非痤疮处于急性期，很红很肿很疼，可以用点清热药，或者局部用抗生素软膏使红肿消掉，但那是针对局部皮肤的急性消炎，要去根儿就必须调整情绪。

中年人长出痤疮多是由生活（工作）压力引起的；还有部分女性是由于更年期综合征引起的。内分泌失调、雌激素减少，所以痤疮跑了出来。

在成年人痤疮的病患中，女性患者数量大大高于男性。这是因为大多数女性的心思都比男性细腻，容易为生活中的很多琐事劳心伤神。人到中年后，各方压力本就大，自身又不懂缓解情绪，加上化妆品类物质的滥用，内分泌功能障碍，致使面容健康状态受到损害。如果此类患者伴有上火症状，就要注意饮食清淡，而且忌用化妆品，保持良好的心情。

注重季节饮食，保持美丽容颜

春夏之交，季节更替之际，气温变幻不定，尤其是干燥多风的地区，人们很容易上火。轻者口燥唇干、咽喉肿痛；重者头痛少汗、流鼻血，甚至引发一些宿疾。所以，每到季节更替的时候，因上火而去医院就诊的人都会陡然增加。

春季自然界万物复苏，阳气上升，极易扰动人体肝、胆、胃肠蓄积的内热，从而出现上火症状。事实上过食辛辣肥腻、受凉伤风、情绪过激、缺少睡眠等诸多因素都会引发"上火"。

在春夏季节更替的时候风多雨少、气候干燥，体内水分容易通过出汗、呼吸而大量丢失，再加上"孩儿面"一般的天气，机体不能保持平衡稳定的新陈代谢，导致生理机能失调而引起上火症候。

特别是性格急躁、生活不规律的年轻人和更年期女性很容易出现口腔溃疡、咽喉肿痛、口气、青春痘等脾胃伏热、心火上炎的症状。这种情况，轻症者一般无须服药，只需调顺生活起居，远离辛辣肥腻，多吃一些清凉甘润之品，很快能将肺胃之伏火去除，症状较重者则应及时就医。

此外，患者还应该注意调整生活习惯，要早睡早起保证睡眠，不要吃烧烤、火锅之类会加重病症的食物。可以适当用橄榄煲一点汤喝，可以起到养阴利咽的效果，还可防治上火引起的咽喉痛，非常适于日常的保健。

有了胃火，若能经常喝点儿"无花果青榄猪骨汤"便可防上火。为什么橄榄为主要材料的饮食有如此功效呢？

橄榄性味甘、涩、酸、平，入肺、胃经，有清热解毒、利咽化痰、生津止渴、除烦醒酒的功效，可用于咽喉肿痛、烦渴等症。出自清代《王氏医案》的"青龙白虎汤"就是以橄榄 5 枚，白萝卜 4 两共煎服，因橄榄色青可清足厥阴内寄之火风，萝卜色白能化手太阴外来之燥热，故而对春季咽喉疾病疗效颇佳。其实，用青榄配合各种食材煲汤，均可用于防治上火引起的咽喉肿痛。冬春季节，每日嚼食 2 ~ 3 枚鲜橄榄，可防止上呼吸道感染。因橄榄富含蛋白质、维生素 C 和钙，若儿童经常食用，对骨骼的发育大有益处。

橄榄有青橄榄和乌橄榄之分。我们平日吃的甘草榄、和顺榄、化皮榄、桂花榄等，就是将青榄用盐或腌渍经一系列工序加工而成。乌橄榄功能接近青橄榄，但不可生食，凡是慢性胃肠病患者，均不能食用乌橄榄做成的菜，因其会引起胃肠病严重发作，所以在食用橄榄时要注意。

抑制胃火，清火补气两不误

中医认为，胃热是指胃部受了邪热，通常是由于过量食用煎炸等燥热食物或嗜酒而导致胃部上火。得了胃热的病人会感觉口渴，而且喜欢喝冷饮，不喜欢喝热饮，当大量饮用冷饮后，胃部的不适感会得到缓解，另外有的病人还会出现口臭、小便短赤、大便秘结等症状。

有了胃火，清胃火是势在必行的。但是，不管怎样温和的清火方法都不可避免的会对身体造成损害。尤其是人体的元气。所以，在清除火气的同时还应当注意补气。清火补气两不误，才能说胃火是在安全的状态下去除的。

便秘是胃火大的最常见症状

便秘是上火的常见症状之一。对于胃火大的人而言，此情况更为普遍。但需要明白一个关系，有胃火多半会有便秘症状，但有便秘未必都是胃火引起的。我们只能说便秘是胃火大的常见症状而非必然、绝对的。

有时候，胃火不一定是明显的便秘，但大便的味道很难闻。这时候，可以吃点去火药帮助通便，帮助身体把消化不了的糟粕排出去。

李东垣《兰室秘藏》："夫脾胃不足，是阳气不足、阴气有余……阴气盛则上乘阳分，而阳道不行，无升发升降之气也。"

脾胃不足，是阳气虚、阴气有余……阴气有余就要压制阳气，使阳气的运行道路不畅通，影响了阳气的升降功能。

要解决虚性便秘的问题，须用补药。在治疗虚性便秘的方剂中，白术是不可或缺的材料，但注意白术一定要用生的，不是炒的。炒的就只能补脾气，但失去通便作用，生的通便效果好。如果去药店买，一定要说明是"生白术"。至于具体的食用方法要待医生做出诊断后再斟酌使用。

如果是面色偏黄又比较瘦弱的女性发生便秘，很可能还有血虚问题，用养血通便的当归就比益气通便的生白术更适合。当归的通便作用对有些人比大黄作用还明显，同时还兼顾到了补血，很适合那种典型的面色焦黄的女性。具体的做法也很简单：取当归10克用开水冲泡，代替茶饮。

治疗虚性便秘，负责任的西医也很少用大黄、番泻叶类刺激性泻药，就是担心时间长了会产生依赖，且长期吃某一种刺激性泻药会造成大肠发黑，而且容易致癌。他们大多会向患者推荐比较安全的容积性泻药，乳果糖、聚乙二醇等，这种容积性泻药一般不会有依赖性，它是使大便的体积增加而促进排便的。但是，西医用药的副作用依旧让人担心。对于上火引发的便秘问题，中医药物和饮食调理足以解决所有问题。

胃火口臭了，先敲胃经

生活中总有几类人是不受欢迎的。比如：口臭者，有狐臭者，一身烟酒气味者。这其中，与胃火相关的是口臭。口臭，毛病不大，但却常使人尤其是年轻人，产生自卑感，造成精神负担，影响社交活动。口臭是上火的表现，由胃火引起。胃腑积热，胃肠功能紊乱，消化不良，胃肠出血，便秘等引起口气上攻及风火或湿热，口臭也就发生了。

火分虚实，口臭多为实火，由胃热引起。胃热引起的口臭，舌质一般是红的、舌苔发黄，这时只要喝用萝卜煮的水，消食化瘀，口臭很快就会消除了。

胃热引起的口臭多是偶尔发生，如果是经常胃热、消化不良的人，治疗时最好的办法就是敲胃经，一直敲到小便的颜色恢复淡黄清澈为止。若口臭伴有口干、牙床肿痛、腹胀、大便干结，充分按揉足二趾趾面，并按揉足部内庭、冲阳、公孙穴各1分钟；再从小腿向足趾方向推足背及其两侧各30次。

但是，随着人们生活方式的改变，由胃热引起的口臭已经很少，最常见的口臭还是胃寒的原因，这类人多是舌苔普遍发白，口臭时有时无，反复发作。那么，对于这类由胃寒引起的口臭，平时就要多喝生姜水，如果怕麻烦，也可以将姜切成薄片，取一片含在嘴里。

每个人都希望自己口气清新，在社交谈话时给对方留下良好的印象。那么有口臭的人一定要分清自己的疾患是何种原因引起的，然后对证施治。此外，平时还要注意口腔卫生，定期洗牙，以预防口臭。

科学研究表明，蛋白吃得多而糖类、淀粉类吃得少的人，体内的脂肪酸分解代谢明显增强，血中会产生一种酸性较强的物质，叫"酮体"。肝硬化晚期的病人，呼吸时会有一种类似烂苹果的怪气味，就是这种酮体过多，引起酮中毒了。

这种情况也可伴随着饥饿产生，因为饥饿时脂肪酸分解代谢会增强，通常发生在早晨，尤其是不吃早餐的人会呼出很难闻的气味。所以，早上的妆可以不化，但早餐不能不吃，它的意义已不只是健康方面了，还会影响社交形象。

饱暖生肺火，认清"寒包火"

肺火的产生，多是因为身体不能适应气候的骤然变化，或由于劳倦过度，消耗了超量的体内阴液，从而引发肺火亢奋。这两种是比较常见的，但是肺火也会因为吃得太好而引起。

如何理解这种现象呢？在冬季，很多人都会出现感冒的症状，其中有一种属于"寒包火"的类型。寒包火多是由于天气干燥，在人体内容易生火的情况下外感风寒，于是把火包裹在体内出不来而形成的一种病症。

通常来说，感冒有风寒和风热之分。风寒感冒患者一般感觉全身发冷、打喷嚏、流清鼻涕、咳嗽时有稀白痰，一般不发热或者发热轻、没有汗；风热感冒患者一般有发热、出汗、头痛、喉咙肿痛、流黄鼻涕、咳嗽时有黄黏痰、大便干结等症状。然而，现代人感冒的症状大多是开始的时候怕冷、流清鼻涕，然后发热，1 ~ 2天后清鼻涕会变成黄脓鼻涕，而且嗓子疼、头疼、浑身发紧，另外，还容易出现咳嗽症状，痰也比较黄，这种既有寒、又有热的感冒症状就是"寒包火"感冒的主要表现。

为什么现在"寒包火"型的患者越来越多，而单纯性感冒却变少了呢？现在大家的生活条件都非常好，饮食中鱼肉酒菜多种多样，而且每逢过年过节的时候更是难以节制，羊肉、牛肉、红油、辣椒这些热性食物都是饭桌上很常见的东西。殊不知，这些东西都非常容易使人上火。还有就是屋里暖气热，空气又干，特别是经常坐办公室吹热空调的人更容易感到口干舌燥。

现代人的生活节奏越来越快，工作压力越来越大，休息时间越来越少，以上种种原因都使得现代人心火、肝火旺盛。这样一着凉感冒，就会出现外寒内热的症状，即为"寒包火"型感冒。

中医上对于寒包火的治疗主要以"外散寒邪"，"内清热邪"为主要治疗方针，前者主张使用传统的拔罐、刮痧的治疗方法，后者主张服用经过专业中医师推荐的，属性温和的去火药剂。

寒、火相加，肺火更旺

肺火和胃火、肝火一样都属于上火时常见的类型。但从症状表现上却有较大的区别。肺火可以有咯血、咳嗽、黄痰等症状。肺火主要表现为干咳无痰、痰中带血、咽疼音哑、潮热盗汗等。

肺火过旺多是由于寒火相互作用，两者在人体内冲撞，相持不下引发的。肺火不仅能对呼吸系统造成影响，还会对皮肤毛发状况造成影响。

中医认为肺主皮毛，肺生疾，火气上涌，需要吃一点儿属性偏凉的食物才能抑制。同时多饮水，少吃肉类及巧克力等热量高的食品。

手指放血，去肺火最便捷

清除肺火的治疗方式有很多种，这里为大家推荐的是放血疗法。虽然名字听起来有些吓人，但这种疗法十分古老实用。经过千百年的印证，安全可靠。

古书《素问·阴阳应象大论》中这样记载："血实宜决之"，《难经》中也有"其受邪气蓄则肿热，贬射之也"的记录。根据文献记载，放血疗法可以治疗很多疾病。凡属于大热、风邪、气结、痰凝和一些疑难杂症，都可用本法治疗。

各种疾病的病因尽管不同，但它们都有共同的病理变化特征。

从中医理论角度看，放血疗法作为针灸治病的疗法之一，它主要是通过祛邪解表、急救开窍、泄热解毒、祛瘀通络、调和气血及排脓消肿等途经，来调整人体脏腑、经络、气血功能，从而获得治愈疾病效果的。中医传统理论认为放血疗法其主要治疗作用包括多个方面，其中泻火解毒是应用最广泛的。

火为阳邪，其性热，其色赤。火热之邪入于血分，常发病急骤，来势凶猛，其致病常表现为局部锨红灼热，肿胀疼痛，而通过刺络出血能使火毒随血排出，达到泻火解毒的作用。如《普济方·针灸》所述："治额肿如升，喉中闭塞，水粒不下，穴橘以三棱针，刺微出血，泄诸阳藏热，次针阳谷二穴而愈。"对于附髓病、疖肿、丹毒等局部感染，还可直接在红肿处针砭出血，使毒邪随血排出。

《灵枢·刺节真邪》说："大热遍身，狂而妄见妄闻妄言，视足阳明及大络取之，虚者补之，血而实者泻之。"可见放血疗法在中医危重急症抢救中的重要作用。历代医家均有论述，《针灸大成》称此法"乃起死回生妙诀"。认为"一切暴死恶喉，不省人事"须急以三棱针"刺手指十二井穴，当去恶血"。现在临床上用放血治疗中暑、惊厥、昏迷、血压升高等病，常能取得满意疗效。

由此可见，放血的部位和工具都是有特别限制和规定的，不是任意部位都可以进行。这里提及的三棱针和十二井穴都不难找到。但为了安全起见，建议患者到专业的医院咨询专家后实施使用，切忌自己盲目尝试。

一根萝卜，清肺火，化痰湿

说到清除肺火就不得不提到对清肺火有益的果蔬。这里为大家首要推荐的是萝卜。萝卜中含有大量人体所需的微量元素和维生素，其中维生素 C 的含量是梨和苹果的十多倍，在一般蔬菜中名列前茅。常吃萝卜可以促进人体生长发育，防治头屑过多、头皮发痒，使头发黑亮有光泽。熟食萝卜，对身体虚弱的中老年人有补益壮体之作用。

萝卜有化痰热、清肺火的作用，故肺热者最宜食用。生吃或熟食萝卜，可防治吐血、便血、肺出血，故有"上床萝卜下床姜，一年四季保健康"和"萝卜似人参"的美誉。正如《随息居饮食谱》所言："熟者甘温，补脾进食，生津液，肥健人，泽胎养血，百病皆宜，蔬中圣品。"萝卜的根、茎、叶、种子均有药用价值，是一味多功能的良药。

萝卜中所含的淀粉酶、氧化酶等酶类物质有助消化的功能，当肚子发胀时吃块萝卜，便能顺气、化食，起到消胀的作用。萝卜中所含的芥子油和粗纤维能促进肠胃蠕动，帮助消化吸收，并把有毒物质和粪便及时排出体外，萝卜中所含的酶类不仅能分解食物中的淀粉、脂肪，使之得到充分吸收，还能分解亚硝胺，使致癌物质失去作用，起到防癌的作用，萝卜中所含的木质素能使巨噬细胞的活力提高 2~3 倍，从而逐个吞噬掉癌细胞，起到抗癌的作用，萝卜中所含的钼元素是人体不可缺少的一种微量元素，因为缺钼之人容易患肝癌和食道癌。萝卜中所含的杀菌素可预防感冒、白喉、脑膜炎等疾病。萝卜中所含的胡萝卜素可预防眼干燥症、夜盲症、软骨病及呼吸道疾病。因此，常吃萝卜裨益甚多。

虽然萝卜的适用范围较广但也有部分人士不宜食用。比如：脾胃虚寒之人忌食用生萝卜，虚喘之人忌食用生萝卜；此外，萝卜忌与地黄、人参、西洋参、何首乌一同食用。

为了方便大家食用，这里将一款具有清火功效的白萝卜汁饮的具体做法介绍一下，只需要准备约 1000 克的白萝卜。先将白萝卜清洗干净，切成块状，放进榨汁机中榨取汁液。可以一次多榨一些，分成好几次饮用。每日数次，每次 100 毫升为宜，一般情形下，连续饮用三天即可有明显收效。

调身、调息、调心，安静状态来去火

生活中，我们观察到的上火的人，大多气躁神杂，行为失准。究其原因在于心不平，不静。身体中的火气本就猖獗时，气定神闲

　　　　　养生是比医生更好的医生

者易于控制火气的蔓延，而躁动者，会助长火气蔓延，给身体和情绪造成伤害。那么，怎样才能做到气定神闲呢？首先就要学会入静。入静是指在气功锻炼过程中，在思想安静、意念集中的基础上出现的清醒，保持意念专一，轻松舒适的一种练功境界。

入静修炼的"三调"可以帮助我们尽快从躁动不安的情绪中脱离出来，回归自然的身体状态，是去火最有效的辅助调养法。

调身就是调节身体姿势。让我们的躯体保持自然松弛的状态，但又能做到"松而不懈，动而不死"。调身是顺利进行调息、调心的先决条件。

调息就是调整呼吸状态。在意识的带动下，使身体自然放松，逐渐进入深、长、匀、缓的呼吸状态，以后天之气启动真气，培补先天之气调和气血。

调心调节的是人的意识状态。于前两者相比更近一层。在修炼静功时，做到心平气和，进入"恬淡虚无"的高度入静状态，有利于增强大脑机能，放松机体，减少消耗，加强内气的聚集、贮存和运行，同时人体各部分的机能在意念的作用下成为有机的统一体。

调身：从打坐开始

入静修炼的第一步是调节身体姿势，简单易学，可操作性较高，一般人都能轻松做到。具体方法为：

1. 双目垂帘

双目微闭，无须紧闭。双目自然下垂，以看到眼前之物而又不能辨清为度。这样做是为了帮助调身者摒除杂念。因为眼睛睁开容易滋生杂念。之所以是微闭不是紧闭，因为紧闭会使人昏沉入睡。

2. 两耳返听

说到返听，很多人都不解其意。返听，说得通俗一些就是将自身的注意力都集中到自己的呼吸上，自然排除外界一切干扰，如入万籁俱寂之境。这种做法是为了能达到凝其耳韵，神意内注，以便达到收心的目的。

3. 舌抵上颚

把舌面反卷过来，以舌尖底面顶住上颚。因上颚有两个小窝，称之为"天池穴"，上通大脑，最易使自身神气涣散。故以舌抵住，这样有助于接通任督二脉，防止神气外泄。

4. 呼吸自然

入静中所要求的呼吸应逐渐做到深、长、匀、细、微。只有达到此要求后，方可逐步锻炼"听息"之功。"听息"即是听自己的呼吸之气。在这个过程之中，呼吸的声音，只需随着一呼一吸的路线，似听非听地慢慢体会，这就是得法。呼吸的快慢、粗细、深浅、长短等，亦不可强行用意念去支配。听到后来，心息逐渐相恋相依，杂念不觉泯灭，连呼吸也似乎不存在了，逐渐进入到入静的境界。

5. 口须微闭

要求抿口合齿，忘言默守，口微闭可固脾胃之气。

当做到以上五点时，入静才刚刚开始。如果一个人身上火气过旺，想要顺利完成以上五步就非常困难。在达成之时，自身不易察觉，但过旺的火气其实已经开始得到有效控制了。

调息：健康生活瑜伽基本式

调息就是让呼吸更有规律的一种方法。在我国的传统气功中，现代健身瑜伽中都有调息的过程。

调息法是通过有规律地吸气、呼气以及屏息，刺激和按摩内脏器官，进而唤醒身体内潜在的生命之气，使之得以保存、调理和提升的过程。

呼吸，我们每分每秒都在进行着、感受着。呼吸与人的身心关系的密切程度，不言而喻。所以，当一个人上火之后，他的呼吸状态异于常人。呼吸是将身体与精神联系起来的纽带。呼吸的方式与

养生是比医生更好的医生

人的感情和心态有着本质的联系，平稳而有控制地呼吸能增强人的力量和活力。有意识地控制呼吸可以平抑情绪的波动，帮助你找到强大、平静的内在。而这种强大的力量足以帮助我们平息身体的火、邪气等可能对身体造成危害的存在。

调息效果受到方法的影响。常见的调息方法主要有：

1. 风箱调息法

此种调息名称的由来得益于肺部的功能与构造。是一种把肺部当作风箱使用的做法。具体步骤是：放松身体，舒适打坐，开始时，呼吸应相当快速，但不要猛烈用力。用大拇指盖住右鼻处，做腹式呼吸；尽量让呼吸显得有节奏、缓急适中，让腹部能够自然的收缩和舒张，每一组20次；然后，用大拇指盖住左鼻处，重复做腹式呼吸20次。重复练习每日回合数以10次为宜。

2. 清凉调息法

清凉调息法的初衷是让人以最自然轻松的状态开始打坐，背部伸直，双手放在膝上；张开嘴，把舌头伸出一点，卷成一条管子；通过舌头小管吸气，把舌头当作一条吸管，吸入空气；能听到和感到清凉的空气经过舌头，沿气管向下送；吸气应缓慢深长，吸满空气后，闭上嘴巴，悬息；把头向前放低，悬息数一到四之久，抬头，接着慢慢通过鼻孔呼出空气，最好用喉呼吸方式。这是一个回合，共做25～50个回合。

正确的调息法能增加氧气的吸入量，净化血液，并可提高肺活量、肺功能。还可增进人体消化器官的活动，对内分泌腺的分泌活动产生影响，而且能消除疲劳、减轻焦虑，改善精神面貌，一般人均可练习，但是切记，高血压、眩晕、心脏病患者练习调息法最好在经验丰富的瑜伽导师指导下进行或遵医嘱。

调心：顺其自然地领会"自然"的真意

调息是入静的重要一步，调息与调心有着极为密切的关系。入定是通过打坐安住气脉，使心归于平静空寂，所以，"欲调心，先调息"是不变要诀。调身、调息和调心三者之中，以调心为重心，当身、心和性灵得到调伏时，心灵生活就有全新的境地。

调心指调整精神活动，使之趋向、达到集中、专一，从而符合练功的要求。

佛教大师成观法师在《天台止观》中将调心分为三步：入定、住定、出定。智能气功把古人说的"调心"分为运用意识和修养意识两方面。

之前的调身和调息都是为调心做准备的环节。当一个人心里平静安定，自然一切笃当贴切；心里浮躁不安时，必然起妄念焦躁。因此调心是禅定的功课中最主要的一环。

心与行为相互呼应，要调心就必须调整自己的日常行为作息，使生活正常有规律；而且，火气与不良的言行也有密切关系，所以，生活中应当怀慈悲心，多行善事，戒除不道德的事，戒除情绪冲动的说话、不以酗酒来麻醉自己，这些都是去除心火的基本要求，只有这样、贪、瞋、痴三毒才不致闯入心中，心里才会平静。

调心行为除了通过日常生活行为来实现，还可以通过坐禅的方式实现。这里与前文提及的打坐有异曲同工的效果，都是为了安抚心理的不安重获清净而做的。如果我们能引发储存在脑子里清心安适的经验，来取代浮躁不安的感受，胡思乱想的欲念，便能把自己带入净定的世界。这是一个自我学习的过程，每个人的内在经验不同，必须先找出过去获得净定感受的单纯经验，才能引发清净感来让自己的心静下来。而在这个过程中，单纯经验的获得多数来源于自省。只有在排除杂念和外物干扰的情况下才能想到自己以往的获得和失去，才能找出引领自己走入宁静世界的观想对象，有时甚至需要有经验的人给予帮助。由于每个人的经验不同，观想的对象也就不同。但只要能完成完整的调心过程，就能抑制心中的躁动念想，火气有所控制，顺其自然地领会自然的真意，让心灵不再成为助长火气的帮凶。

养生是比医生更好的医生

第十二章

求实养虚不生病

体虚往往只是表象，元气不足才是根本

亚健康是近年新兴起的一个名词，用中医的话来讲，亚健康状态其实就是体"虚"的表现。如果去医院检查，身体的各脏器虽没有产生重大异常，但是人却出现了长期的不适症状。也就是，人的各脏虽然没有疾病，但却存在着功能不足的问题。之所以出现体虚，往往是因过大的精神压力和思想负担过重，或者思虑过度，损耗了神经内分泌系统造成的。若用中医概念来解释，那就是喜、怒、忧、思、悲、恐、惊皆能伤身。

在中医看来，人的这种亚健康状态只是表象，实际原因却是元气不足引起的。元气一词对于我们而言并不陌生，可究竟什么是元气？这一模糊的概念已经在中医领域流传了两千多年，如果用现代的西医语言来描述，元气就好比每个人的生命力，这个生命力是衡量人体各脏器功能的综合指标。

体虚宜调理，不宜补

当人体进入了亚健康状态时，往往会出现多系统、多脏器、多功能的虚弱。而不是单一脏器的功能不足。举例而言，人如果因为精神压力大，常会导致神经系统过度虚弱。最初可能表现为睡眠质量不高，进一步发展，就会产生多梦、易醒的睡眠；继续严重后，就会产生早醒、睡眠时间过度偏短；更为严重时，睡眠时就常会出现惊醒的情形。当一个人多次在梦中被惊醒后，人就容易产生抑郁症，精神分裂症等。神经系统受损，又会影响到内分泌系统，因为二者是一个完整的整体，所以神经系统虚弱的人，往往还会伴有痛经、经量增多或减少，经期提前与延后等月经不调的种种症状。进

养生是比医生更好的医生

一步加重，就会导致子宫或卵巢等的病变，也容易出现青春痘、黄褐斑、皮肤粗糙等内分泌失调疾病。

从中医的概念上来讲，神经内分泌失调属于肾阴与肾阳的不平衡。中医认为，肾主筋骨，所以神经内分泌失调往往还会出现腰部和膝关节的酸痛，那些过度劳累的白领，还容易产生颈椎病和肩周炎及胸椎疼痛的疾病。另外，肾阳虚的人，在冬天腿脚常会感到过度的寒冷；肾阴虚的人，则容易出现口干、溃疡等症状。这些亚健康状态就是中医的"虚"。

当然体虚还会出现其他脏腑功能不足的表现，比如脾胃功能弱，人就容易产生胃胀、不消化、便秘等症状；肺功能虚弱，则会出现遇寒则咳、皮肤粗糙等症状……这些亚健康的状态统统可以理解为元气不足的表现。

对于这种亚健康，不宜用传统的中医补养之法来治疗。原因在于，它们并不是各脏器功能衰退而导致的疾病，真正的原因是各脏器功能不足导致的功能失调。也就是说，失调才是产生体虚状态的根本原因。中医认为"虚不受补"，所以如果只是体质虚弱就乱用补养之药，反倒会加剧体内失调现象。当然，如果体虚已经发展为疾病的程度，就应该好好补养身体了。

身体有"四虚"，调五脏从调"虚"开始

人的体虚也有不同种类，通常人们将"虚"分为气虚、血虚、阴虚、阳虚四大类。通俗地理解，气相当于人体的燃料，为推动人体活动提供能源；血相当于人体的营养液，有濡养身体的作用；阴和阳是一对相对的概念，阴与血同类，它就像自然界的各种水一样，能够润泽我们的身体；阳与气同类，它就好像自然界中的太阳一样，能够温煦我们的身体。

所以，气虚的人就好比人体的燃料不足，动力不够，总是表现出无力、精神不振的症状；血虚就好比濡养人体的营养液不足，导致身体枯燥、营养不良；阴虚就相当于水和津液不足，容易令人出

现燥热类症状；阳虚则相当于阳光不足，所以会让人感到畏寒怕冷。

实际上，我们也没必要绞尽脑汁地去追究这四虚的症状，它们可以简单地用四句话概括——阴虚发热，阳虚怕冷，血虚烦燥，气虚无力。根据这 16 个字就可以对自己的身体做一个初步的判断。当然，每种虚症有时很复杂的，会伴有其他一些症状。具体而言，可以参照下面所列的一些外在表现。

（1）气虚。

乏力、精神不振、面色发白、呼吸短促、记忆力减退、胸闷、爱出汗。

（2）血虚。

心慌心烦、失眠多梦、脸上无光、耳鸣眩晕、视物不清、头发枯黄等。

（3）阴虚。

烦热盗汗、嗓子干、心跳加快、消瘦、脸颊发红、容易上火、脾气急躁、易怒。

（4）阳虚。

手脚冰凉、面色发白、大便稀、小便清长、精神不振、发懒、对事物没兴趣。

五脏六腑都是相互关联的，所以如果有一个脏器出现了虚弱状况，不加以调理的话，很可能会连累另一个脏器。比如我们去医院检查，有可能会听到医生"脾肾阳虚""肝肾阴虚"的判定。

养好一身正气，远离体虚

现代人之所以动不动就生病，实际上就是因为饮食不节、缺乏运动、情志不调等的影响，导致了正气不足，才会让邪气有了可乘之机。所以，人若想远离体虚，一定要先养好一身的正气。正气充足免疫力就强，疾病就会被战胜；如果人体正气不足或虚弱，不能产生足够的抗体或免疫力，疾病可能就会产生；而正气耗尽时，人也面临着死亡。

那么正气从何而来呢?《黄帝内经》中说:"真气者,所受于天,与谷气并而充身者也。"正气是由父母之精所化生,之后又由后天水谷精气和自然清气结合而成为阴气与阳气。

中医认为,元气虽来自父母之精气,但这些先天带来的元气只够维持 7 天的生命。想要活下去,就要进食五谷食物、呼吸自然之气。因此,人体正气在很大程度上还是要受到后天之本,即水谷精气和自然清气的影响。有的人父母身体不是很好,先天正气没有那么充足,这样的人虽然自小免疫力低、体弱多病,但如果他知道自己先天条件不好,很注意养生,懂得养护自己的正气,也能长寿。

总之,正气是我们生存的根本,它的强弱取决于两方面的因素,即先天之本与后天之力。父母的先天精气会影响孩子的身体状况,而至于能否长寿,还是要看他本人能不能巩固好后天之本,养护体内的正气。正气虽秉先天之精,合后天之力,但毕竟是有限的。人活着的这些年就是不断耗散这些正气的过程,有一天正气耗尽了,生命也就结束了。因此,养生就要珍惜父母赐给我们的生命力,遵循健康的生活习惯,好好养护正气,这才是健康长寿的根本所在。

八段微提养气法——给家里的老人调元气

老人的年纪越来越大,很多的疾病也会不请自来,便秘就是其中较为普遍的一种疾病。有的老人往往好几天不上厕所,有时候虽然有便意,但无力排出,用尽全身力气也是白费。如果同时还伴有神疲乏力,面色苍白,用力则汗出短气,便后疲乏等症,基本就可以认定为气虚型便秘。气虚之后,气很容易下泄、涣散,肠道无力排便。所以,对于这种元气不足的调理,可以从提升、收敛元气入手。

调养好元气,也能修复好五脏六腑的大多数功能,对于多数的慢性疾病也有很好的调理作用。中国道家养生术"八段锦"中,就有大补元气的不传之秘,元气一旺,人的精气神就会"一荣俱荣"。

八段锦中的"攒拳怒目增气力"的养生法,调理元气既简单又有效。我们都有这种感受，当握紧拳头的时候，全身都会不由自主地产生轻微收敛、升提之意。八段锦中的这一个动作，也可以帮助我们将涣散的气虚重新凝聚到一气，振奋精神。

具体锻炼方法如下：

（1）两脚开立，成马步桩，两手握拳分置腰间，拳心朝上，两眼睁大。

（2）呼气时，左拳向前方迅速击出，拳心向上，击拳时，宜微微拧腰向右（如图1）。

（3）吸气时，左拳变掌，向外旋握拳抓回，拳心向上置于腰间（如图2、图3）。

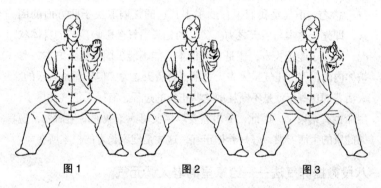

图1　　　　　　　图2　　　　　　　图3

（4）然后再以同样的方式出右拳，左右交替，各击八次。

这一动作也适宜那些易怒发火的人练习，人之所以发火大多是因为肝气郁结所致，练习攒拳、怒目能帮助将脾气和肝火悄悄发泄掉，所以也可以很好地养肝护肝。

不损即补——储备能量，节能养气

我们都知道乌龟的寿命是很长的，为什么乌龟能活这么久呢？在中医看来，乌龟之所以长寿和它消耗能量慢有关，而人体的正气即是人体的能量，所以节省身体的能量，其实就是在给我们的身体补充正气。

可以说，生命不在于"更快、更高、更强"，而在于"更慢、更长、更柔"，乌龟喜静，而且行动缓慢，相应的，体能消耗就少，所以它长寿。人的生命储备是有限的，人的生命就好比是一根燃烧着的蜡烛，燃烧得越旺，熄灭得越早。所以，要长寿就要慢慢地释放能量，注意节能养生。它主要包括静养生、慢养生和低温养生三个方面。

1. 静养生

静养生是对生命的轻抚。静养生的重大意义是什么？静养生能够降低阳气和阴精的损耗，从而维持生命的阴阳平衡，延缓早衰，延长寿命。静养首先要先心静，因为只有心先静下来，生命才能静下来，心静下来，呼吸、心跳、血压等都能够减慢，才能够降低。我们知道心静自然凉，心静下来以后，人体的生理代谢、阳气和阴精才能得到更好的保护。

2. 慢养生

慢养生是节能养生的一个非常重要的绝招。慢养生的重大意义是什么？有资料记载，古代的人一呼一吸所用时间为6.4秒，但是现在的人用时为3.3秒，或3.33秒，比古人快了一倍。可见，随着人类生活节奏的加快，呼吸的频率也越来越快。生命的长短与呼吸频率成反比，呼吸频率越慢，寿命越长，呼吸频率越快，寿命越短。那么，怎样做到慢养生呢？

首先，我们要做到心慢，心慢下来，呼吸心跳才能慢下来，这样才能减少阳气和阴精的损耗。对于一些上班族来说，由于社会竞争激烈，一旦慢下来就可能遭到淘汰，所以不能慢。怎么办呢？下班以后转入慢节奏，我们可以慢慢地做家务，慢慢地洗澡，慢慢地带孩子，跟上班的时候应该有不同的节奏，先快后慢。总的原则是有快有慢、有紧有松、有忙有闲。

3. 低温养生

低温养生是生命的涵藏。低温养生的含义是什么？中医经典巨著《黄帝内经》指出"高者其气寿，下者其气夭"，就是说在高山上的人寿命都比较长，为什么？因为高山上的温度比较低，这就引出了低温养生这个问题。低温养生可以降低代谢，降低代谢的速度，降低阳气和阴精的损耗。那么，我们怎样做到低温养生呢？在冬天，室温不能过高，暖气不要开得太大，这不利于低温养生。另外，我们要多接地气，多吸阴气，多饮地下水、井水、矿泉水。同时，低温养生还要多吃水生食物，比如说水稻；越冬食物，比如冬小麦、大白菜、冬生水果，比如冬梨、苹果、冬枣等，也应多食。

总体来说，静养生、慢养生、低温养生互为因果关系，是生命节能的三大重要法宝，这就是节能养生。节能养生对维持生命的阴阳平衡起着非常重要的作用，因为它保护阴精和阳气不被损耗。

血气一家亲，血气决定身体的虚实程度

我们知道，气是人体的精华，推动各种身体机能的运行，比如肾有肾气，胃气有胃气，它们促使肾和胃正常运行，而相对于这些脏腑器官的气，血气则更为重要，因为这些器官的气都是从血气中来的，并且最终还会要归入血气，形成一种循环。

中医将人体的血气能量依高低水平分为五个等级，由于古时候数字概念不是很普遍，因此用阴、阳和虚、实来表达。接下来我们用现代的语言说明这些区分的等级，并进一步了解气血水平升降对人体的影响。

1. 健康水平

用中医的眼光来说，这样的人各方面都很平衡，不偏阴也不偏阳，不偏虚也不偏实，平衡是中医追求的目标。因此这是最健康的等级，这个等级的特征是身材匀称，脸色红润，脾气温和，作息规律。由于人体有很强的防御力量，各种外来的疾病不容易侵入，不容易生病。一般很少见到这样的人，也许练太极或气功有成的高人才有这样的身体。

养生是比医生更好的医生

2. 阳虚水平

血气低于健康水平,造成血气下降的原因很多,如睡眠太晚,或长期营养吸收不良等。这时人体抵抗疾病的能力和疾病侵入的能力很接近,在伯仲之间。因此有外来的疾病侵入时,人体仍有能力抵抗,但是不像健康水平的人一样可以很快地击退疾病,而是会在人体的各个器官发生激烈的战事,因此会出现各式各样的症状。有些人由于身体经常有这种战事的现象,传统上会认为他体弱多病。一般经常感冒甚至发烧的人,或者有过敏性体质的人,都是处在这个等级里的血气水平。

3. 阴虚水平

血气下降的趋势长期不能扭转,血气降至低于阳虚的下限后,由于人体的能量太低,诊断维修系统无法完全正常工作,疾病入侵或器官的损伤如没有立即的危险,就暂时将之搁置。这时的血气只够维持日常工作或活动的需要。一般的疾病侵入时,人体并不抵抗,疾病长驱直入。由于没有抵抗的战事,因此也没有任何不舒服的疾病症状,但是会在人体的肤色、体形及五官上留下痕迹,有经验的医生能够识别出来。

在现实生活中,许多人都觉得自己非常健康,有无穷的体力,每天忙到三更半夜,尽情地透支体力也不会生病,这些现象就是典型阴虚水平血气能力的症状。这个血气水平的人,愈晚精神愈好,这是由于人体日常产生的"血气"无法支应每天的透支,只好从人体原来储存的"火"中提取。比较通俗的说法,这一等级的人并不是没有病,而是没有能力生病。

4. 阴阳两虚水平

由阴虚的状况继续消耗能量,等到储存的能量即将用尽的时候,也就是"火"快用完了,就到了"阴阳两虚"的水平。这时人体会经常处于疲倦的状态。这个时候人体为了取得必要的能量,会到肌肉里或其他部位吸取能量。

这时的"能量用尽",指的是在安全库存的范围内的低水平,不是真的完全用尽。人体的能量透支到了这个水平,会暂时停止能量的透支,使身体出现很容易疲倦的状态,强迫人体增加休息,这是人体的一种自我保护措施。

5.血气枯竭水平

由阴阳两虚的血气水平再继续下降,最终降低到中医所说的"阴阳大虚"的水平,用比较白话的说法,就是血气枯竭。这时人体血气虚亏导致肝火旺,夜间难以入睡,越晚精神越好。这个阶段的肝火旺,所透支的能量是超过了人体安全库存下限的透支,身体已经到了山穷水尽的阶段,才会不得不透支各种可能转化的能量。这时越不睡觉,人更虚,肝火越旺,形成恶性循环。由于胆经阻塞引起胆汁不分泌,所吃食物无法转化为造血材料,营养难以吸收。

这个阶段的患者,由于连控制五脏六腑的能力都丧失,发生的都是非常严重的疾病,而且多数是目前医疗系统无能为力的。例如各种癌症、肾衰竭、中风等。由于血气枯竭,同时对五脏六腑都到了失控的地步,因此很容易演变成各个脏器在很短的期间里陆续发病的并发症现象,其实并不是第一个发病的器官拖累了其他的器官,而是各个器官同时都达到了发病的临界状态,一发不可收拾。

阴虚发热火难消,识别症状浇虚火

阴虚发热是中医的一个病症,是机体精血或津液亏损的病理现象。因为体内津液、精血等阴液的亏少,以内热为主要特征的体质状态。

我们体内的主要成分是水,如果身体缺水是一件很严重的事。阴虚了,就是机体内的水不够了,这就像一口井如果总是缺水,就容易干旱,太干旱了就容易燥,燥了就容易起火。所以,阴虚发热的人总是给人一种"风风火火闯九州"的感觉,不管做什么事都是快节奏,一股火气。

养生是比医生更好的医生

因为滋养身体的水少了，所以阴虚的人有一系列的表现，比如平时总是口干舌燥，走哪儿都喜欢带瓶水；阴虚火旺，所以皮肤总是干巴巴的缺乏滋润。如果你想将身体里面多余的"阳气"揪出体外，那么还需要先识别一下阴虚的其他症状。

（1）手心热、足心热、不欲近衣被。

（2）心中烦热、思冷饮、冷食。

（3）口干、口苦、咽干、恶心。

（4）睡眠不宁、盗汗、躁汗、遗精。

（5）发热（高热、低热或体温不高皮肤有热感）。

（6）出血（鼻衄、齿衄、皮下有出血点等均系由阴虚内热所致者）。

（7）头晕、心悸、周身无力、面色苍白。

（8）大便干、小便黄或黄赤有热感。

（9）脉细数、大数、弦数。

（10）舌苔黄或黄腻、干燥少津或焦黄兼少津。

滋阴养肝，调理肝阴虚

肝阴虚是由于肝阴液亏虚，濡养功能减弱所致，属于肝的虚热证。有可能因为情志不畅，肝气郁结，气郁化火，或肝病、温热病后期耗伤阴液使濡养功能不足所致。偏于肝阴虚的人，平时头晕眼花的，眼睛干涩，视力越来越差，看东西模模糊糊的。

如果肝脏的阳气充足，阴气缺失，进一步发展就会造成肝脏阴血两虚的情况，导致肝脏的阴血不足，运行迟滞，血脉不通畅，使人患病。到了这种时候，皮肤也会变得干枯，甚至身上出现斑点，假如在此时感染了病毒邪气，还可能患上肝炎，久治不愈迁延而成肝硬化。

肝阴虚的人平时应该以滋阴养肝为主，在日常生活中也要注意养肝护肝。肝应春气，在春三月时，要注意养肝阴、滋肝血，可以多用枸杞泡茶喝、多吃当归炖肉，或者用鲜荷叶、薄荷、麦冬等代茶饮，滋养阴液、调畅肝气。

作息上一定要少熬夜、少劳累，尤其是肝阴虚的人不宜熬夜。丑时即夜里 1 点到凌晨 3 点，这段时间是气血流注肝经的时间，最宜休息。肝主藏血，只有在丑时休息血才能养肝。否则，血液无法归原养肝，身体就会吃不消。这就好像我们在银行的存款，如果天天支出去花费，而不去存钱，早晚有一天账户会变成空头。肝脏就相当于人体血液的银行，需要随时存入。

生活中，我们也会发现周围总有些人面色青灰，情志倦怠且经常烦躁，之所以这样，与他们不良作息习惯有很大关系。所以，我们要养好肝，在丑时一定要睡觉，而且必须要在这段时间内睡着才算。

首乌山萸肉粥——肝阴虚的人喝会很舒服

大家都知道，人发怒是肝火旺盛所致。如果肝脏自身的阴液不足，就不能浇灭肝火，所谓阴虚火旺，就是这个道理。肝阴虚的人，多会有眩晕、耳鸣、胁痛、目涩、五心烦热、潮热盗汗、口燥咽干，或闭经等症状。如果是自己调理，建议大家用食疗的方式来补足肝阴。

首乌山萸肉粥很适合肝阴虚的人食用，这款粥的做法并不难。准备制首乌 60 克、山萸肉 20 克、粳米 100 克、白糖适量。煮的时候最好用砂锅煮，先将首乌煮烂，去渣取汁，再加入山萸肉、粳米一起煮粥，粥煮好后适量加入白糖，连食 10 天为一个疗程。

山萸肉只是处方上的名字，它又被叫作枣皮、肉枣、药枣等。中医认为，山萸肉性味甘酸、微温，入肝、肾二经，因为它是一味平补阴阳的药物，所以不论阴虚或阳虚，均可使用。山萸肉具有补肝肾、益阴精的作用，对于因肝阴虚引起的头晕、目眩、耳鸣、腰酸等症，效果比较好。除此之外，山萸肉还可用于治疗中年男士常常出现的遗精、遗尿、小便次数多及虚汗不止等症。对中年妇女体虚、月经过多等病，山萸肉固经止血的作用也非常好。山萸肉可以说是上天赐给中年人的一份大礼，如果中年人有以上肝阴虚的症状，可以每天单用山萸肉熬水或者煮粥喝，慢慢调理自己的体质。

首乌也是滋补肝肾的，中医上讲"肝肾同源"，意思就是说肝阴和肾阴互相滋生的。粳米能够滋补后天脾胃，这样肝阴才会生化有源。

总之，长期服用首乌山萸肉粥，对于各种原因引起的肝阴虚都有不错的疗效。不过，这款粥的味道稍有些苦，有的人可能不太愿意喝，但是良药苦口利于身。

柴胡疏肝解郁，阴虚火旺离不了

柴胡，又名北柴胡、南柴胡、软柴胡、醋柴胡，是伞形科植物北柴胡和狭叶柴胡的根。始载于《神农本草经》，列为上品。历代本草对柴胡的植物形态多有记述。如《本草图经》记载："（柴胡）今关、陕、江湖间，近道皆有之，以银州者为胜。二月生苗，甚香，茎青紫，叶似竹叶稍紫……七月开黄花……根赤色，似前胡而强。芦头有赤毛如鼠尾，独窠长者好。二月八月采根。"

其中，北柴胡又名硬柴胡，药材质较坚韧，不易折断，断面为木质纤维性，主要产于辽宁、甘肃、河北、河南等省。狭叶柴胡的根又名南柴胡、软柴胡、香柴胡，药材质脆，易折断，断面平坦，气微香，主要产于湖北、江苏、四川等省。炮制时需切短节，生用、酒炒或醋炒。

关于"柴胡"名称的由来，还有个民间传说。从前，一地主家有两个长工，一姓柴，一姓胡。有一天姓胡的病了，发热后又发冷。地主把姓胡的赶出家，姓柴的一气之下也出走了。他扶了姓胡的逃荒，到了一山中，姓胡的躺在地上走不动了，姓柴的去找吃的。姓胡的肚子饿了，无意中拔了身边的一种叶似竹叶子的草的根入口咀嚼，不久感到身体轻松些了。待姓柴的回来，便以实告。姓柴的认为此草肯定有治病效能。于是再拔一些让胡食之，胡居然好了。他们二人便用此草为人治病，并以此草起名"柴胡"。

中医认为，柴胡性凉味苦，微寒入肝、胆二经，具有和解退热、疏肝解郁、升举阳气的作用，常用于治疗肝经郁火、内伤胁痛、症疾、寒热往来、口苦目眩、月经不调、子宫脱垂、脱肛等症。《本草纲目》记载其"治阳气下陷，平肝胆三焦包络相火"，《神农本草经》则说其"去肠胃结气，饮食积聚，寒热邪气，推陈致新"。

下面，我们再为大家推荐一款"柴胡粥"：

准备柴胡10克，大米100克，白糖适量。将柴胡择净，放入锅中，加适量清水，水煎取汁，加入大米煮粥，等熟后调入白糖，再煮一二沸即成，每日1～2剂，连续3～5天。这款"柴胡粥"具有和解退热，疏肝解郁，升举阳气的作用，适用于外感发热，少阳寒热往来，肝郁气滞所致的胸胁乳房胀痛，月经不调、痛经、脏器下垂等。

值得一提的是，柴胡对肝炎有特殊疗效。目前，中医治疗传染性肝炎的肝气郁滞型，就是用的柴胡疏肝散，其中主药就是柴胡。

另外，柴胡还组成许多复方，如小柴胡汤为和解少阳之要药；逍遥散能治疗肝气郁结所致的胸胁胀痛、头晕目眩、耳鸣及月经不调；补中益气汤的主药有柴胡、升麻、党参、黄芪等，能治疗气虚下陷所致的气短、倦怠、脱肛等症；柴胡疏肝散还能治疗乳腺小叶增生症。但值得注意的是，肝阳上亢、肝风内动、阴虚火旺及气机上逆者忌用或慎用。

养心安神，治疗心阴虚有诀窍

日常生活中，有的人可能会遭遇到这些问题：心跳异常，感觉心里难受，心烦不安，控制不了自己的情绪，还经常不明不白地发脾气。容易失眠，手心脚心热，晚上睡觉喜欢将手脚放在被子外，夜里爱出汗。如果仔细看的话，脸蛋上也微微发红，这就是心阴亏虚、水火不济引起的毛病。一般而言，心阴虚的患者中女人会比较多一些。

如果你身上有上面症状的两三种，基本上就可以判定为心阴虚了。心阴虚体质的人，平时可以用艾灸的方法来调理，选择三阴交、阴陵泉、心腧三穴，采取雀啄灸法，每个穴位灸 10 分钟。三阴交是三条阴经的汇聚之处，可以滋阴生血。而脾为后天之本，气血生化之源，灸阴陵泉可以助脾生血。心腧可以散发心室之热，灸过后对祛除心火效果非常好。

除了灸疗之外，心阴虚者需要注意少劳累、少出汗，饮食上多吃养心阴的食物，比如冰糖大枣粥等，也可以在医生的指导下服用中成药来调理。

给心腧拔罐，防止心阴虚

现代社会竞争压力越来越大，很多人为了保住"饭碗"，不得不放弃休息时间而拼命工作，又没有时间锻炼身体，从而使身体健康状况越来越差，常常感到心慌、心烦、头晕耳鸣、工作时不能集中精力、睡眠质量也很差，出现了我们所说的心阴虚症状。在五行中，心属火，火属阳，五脏又属阴，所以心是阴中之阳。在心阴心阳中，心阴的力量更为薄弱，也就更容易受到侵袭。现代人在工作和生活的重压下，极易耗费心血。血属阴，心血就是心阴，所以，心血耗费的多了，就会导致一些"虚热"症状。

气为血之帅，血为气之母，血在经络中的流通要靠气的推动，而气也要靠血来当它的运载工具，二者是相辅相成、不可分割的。所以，当心血阴虚的时候，气就没有可以搭载的工具了，不能运行到全身各处，出现诸如心慌、气短等症状也就不奇怪了。另外，"心主神明"，在心气血两虚的情况下，心脏的功能必然会下降，那么它就没有足够的力量去控制人的精神意志了，人也就会相应出现精神恍惚、注意力不集中等症状。所以，当出现心阴虚的症状时，一定要注意补心血，而在人体的经穴中，补心血的最佳穴位是心腧。

心腧位于人体背部，当第五胸椎棘突下，左右旁开二指宽处（或左右约 1.5 寸），是足太阳膀胱经上的重要穴位，还是心的背腧穴，具有宽胸理气、宁心安神、通调气血的功效。因此，当心血阴虚时，每天晚上坚持在两侧心腧穴上拔罐 10 分钟，就可以补足心神气血，也就不会有心慌意乱、精神恍惚的症状发生了。

为配合经络疗法，我们还可以采用食补的方式来补心血，桂圆莲子粥就是不错的选择。取莲子、桂圆肉各30克，百合15克，麦冬10克，冰糖适量，加水适量，煮到莲子酥烂时即可。其中，百合和麦冬最好先用水泡上一两个小时，这样更容易煮烂。此粥在睡前一小时喝最好。

最后，还要注意加强锻炼，内外结合，才能更好更快地恢复健康活力。

天王补心丹——养血安神治失眠

天王补心丹是治疗阴血亏虚型失眠的著名中成药，出自明代的《摄生秘剖》，因具有补心安神的功效而得名。方名冠以"天王"，系托名此方传自道教权威人物邓天王，以示珍贵灵验。"补心"，即补养心血。中医理论认为，心为君主之官，主神明，忧愁思虑则伤心，神明受伤则主不明，主不明则十二官危，所以出现心悸、怔忡、失眠、健忘。神衰则火为患也，故治疗必清其火，而神始安。本方滋中寓清，标本兼治，有补心血、清心火、敛心气、养心神之功，可使心气和而神自归，心血足而神自藏，从而虚烦、失眠、惊悸诸症得以痊愈，故称"天王补心丹"。

"天王补心丹"由生地黄、玄参、五味子、当归、天冬、麦冬、柏子仁、酸枣仁、人参、白茯苓、远志、桔梗组成为丸，朱砂为衣，龙眼肉汤送下。方中重用生地黄滋阴养血、补肾养心，以清热安神，滋阴润燥，抑制虚火上炎；玄参除了养阴生津之外，还能泻火解毒；天冬、麦冬甘寒滋阴以清虚火；酸枣仁、柏子仁养心安神、益智益脾；当归补血润燥安神；人参补气生血；五味子益气敛阴生津、宁心安神，补气滋阴；茯苓、远志既养心安神，又交通心肾；朱砂镇心安神以治其标；桔梗载药上行，引入心经，又不使诸药速下。诸药合用，滋阴清热、养心安神、标本兼治；滋补阴血以养心神，降痰火以宁心神，使心神有所养而无所忧，则诸症自安。

养生是比医生更好的医生

此药为蜜丸制剂，每丸重9克。每次口服1丸，一日两次，温开水送下。脾胃虚寒、胃纳欠佳、湿痰留滞者，均不宜长期服用。中医用药强调因时、因地、因病情用药，在疾病的不同阶段给予不同的药物，同时每次复诊后，都要随症状的变化而灵活加减，才能增强药物的针对性，达到良好的疗效，切忌千篇一律地服下去。

肾阴虚弱，抓住善补肾阴的关键

肾阴为元阴，是一身阴气的根本，肾阴虚可以引起全身各个系统的病变。表现为：形体消瘦、面色潮红、眩晕耳鸣、失眠少寐、眼睛干涩、视物昏花、口燥咽干、心中时烦、手足心热、潮热盗汗、不耐春夏、皮肤干裂、大便干结、小便发黄、遗精早泄、性欲亢奋、阳强易举、口干多喜冷饮、舌瘦红而少苔、脉细数等。

善补肾阴的地黄丸"家族"

在养阴补肾的中成药中，人们经常使用的是六味地黄丸，其实，六味地黄丸只是地黄丸家族中的一个分支，其余的均含有六味地黄丸的成分，其药物组成相似，但由于所加减药物的不同而使其功能不尽相同，临床应用时，应有所区别。

1. 六味地黄丸

此药是中医滋阴补肾的代表方剂，可谓地黄丸家族中的佼佼者。"六味地黄丸"这一称谓来自钱仲阳所著的《小儿药证直诀》，由熟地黄、山茱萸、山药、泽泻、丹皮、茯苓这六味中药组成，用于治疗小儿先天不足，发育迟缓等病症。后来，明代中医有一派非常推崇"肾"的作用，倡导补肾，比如明代名医薛己最善补肾，他就主张，肾阴虚用六味地黄丸，肾阳虚用八味地黄丸。薛己的实践为许多后世医家认可，他们倡导的补肾观点对后世的影响非常大。

六味地黄丸甘淡性平、补而不滞，能滋补肾阴，填精益髓，长期以来，一直应用于治疗各种肾阴不足、虚火上炎而出现的头晕目眩、腰膝酸软、耳鸣、遗精、手足心发热诸症。但对于正常人群，如果没有明显肾阴虚的症状，不适宜自行长期服用六味地黄丸；明显是阳虚（包括肾阳虚、脾阳虚）的人不宜服用；肾阴虚但脾胃功能不好的人，服用时要谨慎。

2. 知柏地黄丸

又名六味地黄丸加黄檗知母方，此处方源于明代张景岳的《景岳全书》，原名为滋味八味丸，是由六味地黄丸加知母、黄檗而成。其独特之处是对肝肾阴虚火旺所致的腰膝酸软、遗精、血淋等症，能滋其阴，降其火。但方中知母、黄檗性寒，故脾虚便溏、消化不良者须慎用，以免伤脾胃之气。另外，因为阴虚是本，火旺是标，所以降火药只能暂用，虚热证消失后应改用六味地黄丸。

3. 杞菊地黄丸

其是在六味地黄丸方剂中加入枸杞子和菊花两味中药制成，枸杞子，甘平质润，入肺、肝、肾经，补肾益精，养肝明目；菊花，味辛、苦、甘，微寒，善清利头目，宣散肝经之热，平肝明目。八种药物配伍组合共同发挥滋阴、养肝、明目的作用，对肝肾阴虚同时伴有明显的头晕视物昏花等头、眼部疾患，尤为有效。

4. 桂附地黄丸

其是由六味地黄丸加肉桂、附子而成，是以温补肾阳为主的方剂。全方以六味地黄丸为基础滋补肝肾之阴，又配以肉桂、附子温补肾中阳气，以达到"益火之源，以消阴翳"的目的。诸药配合，既补肾阴，又补肾阳，阴阳互生，阴中求阳，正如张景岳所言"善补阳者，必于阴中求阳，则阳得阴助而生化无穷"。对于肾阳亏虚所致的四肢厥冷、脘腹冷痛、小便清长、大便溏薄等症极为适宜。

5. 麦味地黄丸

又名"八仙长寿丸"，由六味地黄丸加麦冬、五味子而成。麦冬清养肺阴，解热除烦，滋养强壮，润滑消炎；五味子滋肾、敛收

养生是比医生更好的医生

肺气。八种药物配伍组合，共凑滋肾养肺之功，主要用于治疗肺肾阴虚所致的潮热盗汗、咽干咯血、眩晕耳鸣等症，对于因咳久伤阴，或消耗性疾病（如肺结核）所致的咽干、口渴、咳喘、痰中带血等病症疗效更佳。

6. 归芍地黄丸

其是由六味地黄丸加当归、白芍而成。当归养血和血，活血调经；白芍补血柔肝，诸药配伍既能补肾阴，又能益精血，对于肝肾不足、阴亏血虚所致的血虚头晕、崩漏等症极为适宜。

梦里溺水，应当提防肾气不足

肾脏如果出现了问题，有时候梦境也会来提醒我们。《黄帝内经·灵枢·淫邪发梦篇》中有一种说法："厥气客于肾，则梦临渊，没居水中。"什么意思呢？就是说当邪气侵袭到人的肾，就会梦见自己被水淹没，根本无法呼吸，非常压抑。如果你在日常生活中经常会做这样的梦，那就要注重养肾。

因为五行之中肾属"水"，之所以屡屡出现这样的梦境，是因为肾水虚。当然，这个时候也不要盲目地认为补肾就行了，最好是去医院做个肾功能检查，以防尿毒症"盯"上你。如果医院检查的结果未出现异常，那也不要大意。你还是要对自己的肾格外关注，养生胜于治病。如何呵护自己的肾呢？

有肾阴虚症状的人，可以在日常的饮食中加以调理，以达到恢复健康的目的。下面我们就来介绍一下肾阴虚的食疗方法。

1. 银耳山楂羹

准备银耳 20 克，山楂片 30 克，白糖少许。将银耳按照常法炖烂后，加入山楂片和白糖，再炖至烂汁糊成羹即可食用。适宜早餐和晚餐食用。

2. 香菇炒瘦肉

准备干香菇 10 克左右，猪瘦肉少许，大蒜适量。首先将干香菇用热水泡涨后，加入少许猪瘦肉和大蒜合炒至熟，即可食用。食用的时候，可以每日或隔日食用。

3. 芝麻桑葚粥

准备黑芝麻 60 克，桑葚 60 克，白糖 10 克，大米 50 克。先将黑芝麻、桑葚、大米洗净后，一同捣碎，再放入砂锅内加清水 3 碗，煮成糊状后，放适量白糖即可食用。每天食用两次即可。

肾虚胃火旺，牙周炎来侵犯

牙周炎是一种破坏性疾病，主要侵犯牙龈和牙周组织，形成慢性炎症，它的主要特征是牙周袋的形成及袋壁的炎症，牙槽骨吸收和牙齿松动，它也是导致成年人牙齿丧失的最主要原因。引起牙周炎的原因有很多，比如说牙菌斑、牙石、食物嵌塞、不良修复体、咬创伤等都可引起。

中医认为牙龈炎与肾虚和胃火旺盛有关。中医讲肾主骨生髓，齿为骨之余，靠人体精髓来滋养。所以，如果身体出现肾虚的话，不仅会出现腰酸腿软，还会出现牙齿松动脱落的问题。古人曾总结说："齿牙之病有三证：一曰火，二曰风，三曰肾虚……凡属火病者，必病在牙床肌肉间，或为肿痛，或为肿糜烂，或为臭秽脱落，或牙缝出血不止，是皆病在经络。"中医根据经络循行，把上牙归属足阳明胃经，下牙归属手阳明大肠经，多为湿热蓄于阳明经而导致牙周炎。

对于肾虚引起的牙周炎，一般牙龈红肿疼痛不是很明显，而以牙龈的萎缩为主，同时可能伴有腰膝酸软、心烦失眠等症状。这时可以用手来按摩涌泉、太溪、照海、三阴交这些穴位，每天早晚各一次。平时可以用枸杞、生地、麦冬、川牛膝等来泡水喝。

要是胃火引起的牙周炎，表现就不一样了。一般牙龈红肿疼痛明显，出血量较多，可能还伴有口臭、食欲旺盛、小便色黄、大便干燥等问题。病情不同，治疗方案也就不同，可以选择内关、合谷、天枢、内庭等穴位来治疗。泡水喝的药物可以选择生地、黄连、大黄等。

这些方法就好像是失火之后消防队员来灭火，但是我们平时要做好防范工作。首先，要改掉挑食、咬东西、常喝碳酸饮料等坏习惯。其次，要养成早晚刷牙、饭后漱口的良好习惯。刷牙时方法要正确，忌横向来回刷牙。

最后，教你几个小窍门，对预防牙周炎、坚固牙齿也有很好的作用。

牙龈按摩法：刷牙后用洁净的双手食指在牙齿和牙龈表面作环形的转动按摩。可以从上下颌后牙开始，逐渐移向前方。早晚各一次，每次10分钟左右。但是，在炎症急性发作时不能按摩。牙石较多的话，此方法不能去除。

叩齿：每天早晚空口咬合数十次，这有增强牙周组织和增进血液循环的作用。经常叩齿可以使牙齿坚固而不痛。

赤龙搅海：用舌头在嘴里舔摩内侧齿龈，由左至右、由上至下为序做9圈。然后，舌以同一顺序舔摩外侧齿龈9圈。这个方法可以使牙齿坚固，还可以强身健体。

气功：身体放松，闭口咬牙，自然呼吸，把意念集中在上下龈上。每次10分钟。

调理肺阴虚，滋养润肺少不了

肺阴虚主要是指阴液不足而不能润肺，从而导致干咳、痰少、咽干、口燥、手足心热、盗汗、便秘等一系列生活中常见的症状。

中医有"肺为娇脏"之说，指出肺是娇嫩、容易受邪的脏器。肺既恶热，又怕寒，它外合皮毛，主呼吸，与大气直接接触。外邪侵犯人体，不论从口鼻吸入，还是由皮肤侵袭，都容易犯肺而致病。即使是伤风感冒，也往往伴有咳嗽，说明肺是一个娇嫩的脏器，故名。所以，肺对外邪的抵抗力是很低的，尤其是老人和小孩，抵抗力就更低了。

因此，在平时，我们一定要注重肺的保养。肺不阴虚了，抵抗力强了，这些症状也就自愈了。

每天按掐合谷穴，肺部从此不阴虚

中医将老年人的肺虚分为肺气虚和肺阴虚。肺气虚主要表现为：呼吸气短、痰液清稀、声音低怯、神疲乏力、自汗畏风、面色淡白、易患感冒；肺阴虚主要表现为：形体消瘦、口燥咽干、干咳少痰、五心烦热、盗汗颧红，甚则痰中带血、声音嘶哑等。有些老年人上述症状都有，则为气阴两虚。因此，应采取相应的措施进行调补，以延缓肺的老化，推迟"老年肺"的发生。

每天按摩合谷穴，是调理肺阴虚的一个简易方法。合谷穴是大肠经上的穴位，俗称"虎口"。在手背第1、2掌骨间，第2掌骨桡侧的中点处。只要坚持每天按摩两侧合谷穴3分钟，就可以使大肠经脉循行之处的组织和器官的疾病减轻或消除，胸闷气短、多咳多痰、爱发高烧、多出虚汗等症状慢慢消失。但要注意的是体质较差的病人，不宜给予较强的刺激，孕妇一般不要按摩合谷穴。

另外，在饮食上，肺虚时要多吃酸味的东西，少吃辛辣的东西。因为肺喜欢收敛，不喜欢发散。顺着肺的喜好就是补，跟肺反着干的就是泻。酸性收敛，正投肺所好，所以能补肺虚；辛味发散，正为肺所恶，会将肺泻得更虚。青梅、杨梅等，都有去虚火、敛肺止咳的功效，是肺虚者日常保健最佳选择。

读红楼梦，看看肺阴虚者应该吃什么

黛玉是红楼美人中的"病西施"，三天两头药不离口。《红楼梦》第四十五回"金兰契互剖金兰语，风雨夕闷制风雨词"一回中又提到：秋分前后，黛玉遇着贾母高兴，多游玩了两次，未免过劳了神，又犯了老毛病嗽疾。这日宝钗来望他，因说起这病症来。宝钗道："昨儿我看你那药方上，人参、肉桂觉得太多了。虽说益气补神，也不宜太热。依我说，先以平肝健胃为要，肝火一平，不能克土，胃气无病，饮食就可以养人了。每日早起拿上等燕窝一两，冰糖五钱，用银铫子熬出粥来，若吃惯了，比药还强，最是滋阴补气的。"

由书中可知，咳嗽是林黛玉的老毛病，每年的春分、秋分必犯病。从中医辨证角度看，春天是阳气受盛，而秋天是燥气主令，燥邪易伤肺阴，阳盛可致阴伤。薛宝钗建议她服用燕窝粥，嘱咐她滋阴补气。由此可推断，黛玉属于气阴两虚型的咳嗽。所以，黛玉每年在春分和立秋以前服用一些养阴益气的药物，就有可能减轻或避免发病。

宝钗是个见识广博的人，她给黛玉的建议也非常符合中医养生之道。中医认为，燕窝性味甘平，入肺、胃、肾三经，能够养阴滋燥，益气补中，化痰止嗽，药性平和，故非常适合黛玉食用。

味甘、性凉寒平的食物是阴虚者的好伴侣，除了刚才提到的燕窝之外，《本草纲目》中还记载了许多常见食物，适合阴虚者选用，如醋、绿豆、豌豆、菠菜、竹笋、空心菜、冬瓜、莲藕、百合、丝瓜、番茄、胡瓜、苦瓜、紫菜、梨、柳橙、柚子、西瓜、白萝卜、椰子、豆腐、豆浆、山东大白菜、茭白笋等。

此外，还要特别注意的是，阴虚体质的人不要吃大蒜、辣椒、胡椒、咖啡、榴梿、荔枝、龙眼、樱桃、核桃、红豆、韭菜、生姜等食物。

阳虚肢体冷，扶阳补阳莫放松

所谓阳虚，通俗来说就是人体的阳气不够，多见于久病体弱或年老患者。阳虚的人有什么表现呢？传统的阳虚证常见：经常畏冷，四肢不温，嗜睡倦卧，面色发白，口淡不渴，或渴喜热饮，或口泛清涎，小便清长，大便溏薄或完谷不化，舌淡胖，苔白滑，脉沉迟或细弱等。可兼神疲、乏力、气短、懒言、自汗、食少等气虚的症状。

上面这些阳虚证的各个表现中，除了带有"或"和"兼"的症状外，其他的几乎都是同时出现的。也就是说判断一个人是否阳虚，不能单凭一种或两种的表现，通常情况下如果联合出现多种症状时，才能断定为阳虚证。或者更为准确的一种说法是，这个人要先有久病体弱或者年老，之后再具有上述的表现，才可以判断为阳虚证。

肢体冷应该说是阳虚的人最明显的一个特征。需要注意的是，并非所有的怕冷都是阳虚之症。比如，怕冷的人要看看自己是否衣服穿得不够多。现在很多年轻人，为了追求帅气或者美丽，总觉得衣服穿多了影响形象，很多人在寒冷的冬天，还穿着单薄的衣服，能不冷吗? 这种情况同阳虚完全没有关系。另外，对于怕冷，还要判断有没有在寒冷的天气吃冰激凌、生冷的水果、冷的饮料等。总是吃冷的东西，受寒也是在所难免的事，受寒后也容易怕冷，出现脸色苍白，小便清长等，这是受寒的症状，也不属于阳虚的症。

明确了自己属于真正的阳虚者后，在饮食中就不要多吃生冷的，黏腻的，冰冻的东西。有很多女性每天要吃很多水果，吃水果对皮肤确实有好处，但是如果体内阳气明显不足，水果不仅不利于美容，反而会影响到消化功能，让身体变得更"虚"。

肝阳虚衰，养肝护肝没商量

肝对应的五行属性为木，所谓的肝阳虚也就是说肝木先天不足，就算土地肥沃，水源充足，阳光普照，空气清新，那几颗树木一直是病歪歪的。肝脏的"脏性"是舒畅条达的，所以如果肝阳虚，很容易造成肝郁，外在表现就是一个人容易因为一些小事而心情抑郁。

有的人提倡在春天的时候，肝阳虚的人应多吃韭菜帮助生发肝阳。需要注意的是，中医有阴阳之说，补肝也有"补肝阳"和"补肝阴"之分。如果补的是肝阴，其实也等于泻阳，比如酸补肝，但是补的是肝阴，所以又有"酸收"之说，"收"就是指收肝阳。春天属于肝木生发的时节，顺应天时，应该是补肝阳而非肝阴，所以应该少酸多辛来助肝阳，韭菜味辛，适宜在春天帮助肝阳生发。

但是任何问题都应该辨证看待，病理条件下，肝阳虚的人可以

　　　　　养生是比医生更好的医生

趁着自然界生发的时候补，因为此时人体的阳气也要随着生发，用补药的效果最好。这叫作"同气相求"，天时地利人和达到了最佳状态。不过，如果肝阳生发过度，就会导致肝火上升，应该要摄入酸味以补肝阴，达到平衡。

肝阳虚还会克制到脾土，造成脾阳虚。生活中，我们也会发现，如果一个人肝不舒畅，容易郁闷的时候，他的胃口也会变得不好、容易反胃、拉肚子。对于这种情况，该如何调理呢？中医认为"治肝应当先实脾"，也就是说如果能将脾阳虚治好了，肝也会因为治疗的同步同调而好转起来，如此肝脏舒畅，人也就不会常常闷闷不乐了。所以，一些疏肝药，比如逍遥散、柴胡汤等也会让补脾胃的药坐镇，然后加入一点点疏肝的药，这样才是调理肝阴虚的王道。

肝阳虚者的日常养肝法

肝阳虚的人平时容易疲倦、情绪低落、怕冷乏力、面色晦暗。我们知道，肝脏是将军之官，专门负责为身体"打仗"。任何不属于人体内的外来敌人入侵，肝脏都会迅速做出反应去对付它，人体有那么多的状况需要肝脏应付，所以肝很容易受伤害。尤其是对于肝阳虚的人而言，更应该好好照顾我们的肝脏。

日常生活应该懂得温肝阳，注意避寒就温，平时可多晒太阳。喝酒、熬夜是最损害肝的，尽管有时候是工作需要，但也要注意自己的身体。不能因为怕丢工作而丢了自己的健康。除了这些之外，还要注意下面几点：

（1）不要总是发怒，因为人在大怒之后，气与形相脱离，就会伤害到肝脏。

（2）肝恶风，风最容易往肝里走，所以要避风避寒。

（3）平时可服用西洋参之类的补益之品，用以振奋肝的生机，比如玫瑰参耆茶，就是用玫瑰花、西洋参、黄耆、枸杞子、去核红枣，加水煎煮而成。也可食用芹菜蜜汁、双耳粥，白萝卜炖牛肉等食物，对养肝都有不错功效。

另外，如果是工作需要不得不喝酒，平时可用三花饮（金银花10克，玫瑰花10克，葛花15克）泡水代茶饮，缓解喝酒后的不适。

小柴胡汤——治疗肝阴虚的经典方

小柴胡汤是张仲景《伤寒论》的一个方子，它可以说是治疗肝阳虚的经典方。现代人不管是生活还是工作压力都比较大，结果高压下也出现了很多奇怪的病症，比如有的人可能会突然呕吐，有的会头晕到无法站立，有的整日失眠等。调理这些情况，小柴胡汤就可以起到大作用。

原文中，小柴胡汤的分量为：柴胡24克，黄芩9克，人参6克，法半夏9克，炙甘草5克，生姜9克，大枣4枚。熬药方法是水一斗二升，煮取六升，去渣滓，再煎取三升，每次温服一升，一日三次。

小柴胡汤和肝经的关系很密切。我们知道，肝经是主疏泄的，所以情志方面的瘀滞，都和肝的关系密切。正常情况下，应该肝升胆降，这样气机才会上下流通，但是如果心理郁闷，气机不再升降而是卡在了那里。这时就会因为瘀滞生热，导致咽干、心烦、胸闷、心悸、目眩等症状，如果胆气上逆，则会出现口苦、恶心的感觉。脾胃的气机不升降，必然也会影响到胃口，人就会变得不想吃东西。

正是因为肝阳不足，无力才会郁，有郁才会热，产生上面的这些症状。在小柴胡汤中，柴胡能够升肝阳，半夏是主降的，炙甘草是守中的，这三味药像一个车轮一样，促成了人体的气机运动。另外，黄芩有清热作用，人参可以补虚，生姜和大枣能够调和脾胃。具体应用时，医生会根据肝阴虚者的具体表现，在小柴胡汤的基础上做适量的加减。比如，如果神志不宁，可以加上龙骨和牡蛎，加强收敛潜镇的力量。

虽然，小柴胡汤的作用很大，很多内伤、外感之病都可以用它解决，但是没有哪个方子是万能的，小柴胡汤也只是在自己适合的方证上才能大显神通。具体来说，小柴胡汤适合治疗气机逆乱于中焦，导致的三焦气机不同、寒热错杂之证，表现出来的症状，多是具有口苦、咽干、心烦、胸闷、失眠、易发脾气等证。如果大家有上述的表现，不要自行服药，可以去咨询医生，确认后再服用药物治疗。一般而言，三服药后就会有明显的效果，如果三副没有任何改变，身体上的问题可能不是小柴胡汤治疗的范畴。达到效果后，药就可以停服了。

心阳不振，心力衰竭命难保

心阳虚是指心脏的阳气虚衰后，所表现出来的一系列的症状。造成心阳虚的原因，可能是身体太虚弱所致，也有可能是身体感受寒邪过盛，伤到了心阳，还可能是出汗太多所致。中医上认为，"汗为心之液"，汗是心脏的津液流到了体表形成的，所以如果出了太多的汗，也会伤到心脏的阳气。

心阳虚的人有什么特点吗？最明显的一个症状就是心慌、胸闷、气短、稍微运动一下就会心慌气短，还容易出现面色发白、怕冷、手脚发凉等情况。其实这些也很好理解，如果把人体比喻成一台收音机，心脏就是那块能让收音机正常运转的电池，平时电量充足的时候，收音机听着很清楚。但是如果电池电量不足了，收音机不但能收到的电台变少了，声音也是断断续续，总是出现杂音。

桂枝甘草汤——补心阳的基本方

心脏的正常功能，既需要心阴滋养，也需要心阳来充养。如果心脏的动力不足，人就容易出现心跳、心慌的症状。心脏处，虚则喜按，实则拒按。生活中，我们有时会看到，老年人在追赶公交车的时候，常常还没赶到车站呢，双手就交叉按压在了心前区。正是因为心阳虚属于虚性的症状，所以如遇心脏病突发，人常常会被动地按在心口处。

对于这种心阳虚，《伤寒论》中的桂枝甘草汤是个不错的选择。

这个方子的药物组成很简单，只有两味药：桂枝和甘草。需要准备桂枝 60 克，甘草 30 克，《伤寒论》在提到使用方法时说："上二味，以水三升，煮取一升，去滓，顿服。"所谓的顿服，也就是一次吃下去。我们可以看到，这个药量很大，之所以这样，是急救之用。心脏病的急性发作，是心阳虚，心主血脉的功能失常了，所以用大药量来救急。救急的药方通常都是药少、量足的。这么大的药量，当然不能常吃，需要先补足能量让心脏跳动起来，之后再慢慢减量应用。

桂枝甘草汤虽然只有两味药，但却是《伤寒论》中的一个名方。其原文这样说："发汗太多，病人手交叉覆盖在胸部，心下跳动不安，而欲得按捺的，用桂枝甘草汤主治。"由于误治或者延治导致发汗过多而损伤心脏的阳气，对此可以用桂枝甘草汤治，不过此时就不能像心脏病发作时用那样大的剂量了，基本上桂枝 10 克，炙甘草 5 克即可。具体应用时，因为涉及辨证方面的内容，所以大家需要在医生的指导下服用。

桂枝有解半表半里的作用，不过在这里起着温通心阳，补心阳的作用。甘草，在这里应该是经过炙炒再使用的，起着补中益气的作用。在补心阳的时候，我们可以用桂枝甘草汤；如果补脾阳，可以用甘草干姜汤；补肾阳，可以用附子干姜汤。不同的脏腑之间出现了阳气不足的情况，用药也就是不同的。

桂枝甘草龙骨牡蛎汤——专治心里空虚型烦躁

心的一个重要功能就是"主神志"，这一作用需要心阳、心阴、心气的共同完成。《黄帝内经》中提到"阳气者，精则养神，柔则养筋"，所以人的精神状况，应该由阴阳气血来充养。如果心阳不足，心神不能潜敛，人就会因为心神浮越而出现烦躁，这种烦躁是由于心里空虚造成的。通俗点说，心神浮越的表现就是"没着没落"的一种感觉，这就是由于心神失养，心神不能潜敛所造成的。这种程度的心阳虚适宜用桂枝甘草龙骨牡蛎汤。

这款方剂的用量是：桂枝 15 克，炙甘草 30 克，煅牡蛎 30 克，

养生是比医生更好的医生

龙骨 30 克。煎的时候加上 1000 毫升水，用大火煎开后，换成小火煎至 500 毫升。方剂中的桂枝我们在桂枝甘草汤中提到了，它具有温补心阳的作用；龙骨、牡蛎两药能安神治心悸，还能敛汗，消除身体的不适。

上面的用量是三次的治疗量，平均一下，每次桂枝用 5 克，甘草、牡蛎和龙骨用 10 克。从用量上也能看出，桂枝甘草龙骨汤所治疾病较轻。心阳虚的程度只是心神不能潜敛，注意力不能集中，也可以理解为是神经衰落的一个现象。

桂枝甘草龙骨牡蛎汤和上文提到的桂枝甘草汤，虽然都是调理心阳虚的方剂，但是二者的区别还是很明显的，桂枝甘草汤对证的是心脏病的急性发作，调理心主血脉功能的失常；而桂枝甘草龙骨牡蛎汤证，调理的是心主神志功能失调的一种表现。两个方剂一轻一重，很容易分清楚。

心阳虚引发心绞痛，艾灸来保命

心绞痛实际上也是心阳虚的一种，它属于心阳虚中比较严重的一种疾病。心绞痛常常会突然发作，疼起来能让人感觉魂儿都要跑了，严重的还会危及生命，危害到老年朋友的身体。

现在患有心绞痛的老年人比例很多，但是对于这种疾病的认识还不够，很多患者不知道怎么才能调理好。实际上，如果熟悉医典的话，有"医圣"之称的汉代名医张仲景对这个病讲得很清楚。他认为，心绞痛是心阳不通造成的，所以调理上应当宣痹通阳，当然，在补阳气的时候，还要注意，别因为火太大将水烧干了。

自我调理的时候，可以用艾灸的方法对治心绞痛。具体来说应该灸膻中、内关两穴。膻中穴的位置就在两个乳头连线的中点，在中医经络学说里，膻中又被称为"气会"，凡是和气有关的问题，像气虚、气机瘀滞等，都可以找它来调治，而心阳虚引发的心绞痛，属于气血虚弱，所以艾灸它能起到不错的疗效。内关穴是心包经上的穴位，位于手掌腕关节下方，三指宽的两条筋中间，左右手各一。

内关穴有"宁心安神、理气止痛、和胃降逆"的作用。平时有心率失常的情况，也可以每天花两分钟左右的时间按揉。膻中穴在心脏之内，内关穴在心脏之外，一个像宫廷卫士，一个像城门卫士，灸这两个穴位，可保心脏无忧。

另外，如果心绞痛等心胸疾患突然发作，这时我们可以取左手手厥阴心包经上的郄穴——郄门穴按摩。一般这个时候，郄门穴会很痛。按摩时，可用左手拇指按定该穴，右手握住患者左手向内侧转动45度再返回，以一分钟60下的速度重复该动作。持续一分钟左右，患者大多能缓解症状，这样也为去医院救治赢来时间。如果是患者自救，也可用右手拇指按定左手郄门穴，然后左手腕向内转动45度再返回，以一分钟60下的速度重复该动作，一分钟左右一般就能缓解症状。

郄门穴在前臂掌侧，腕横纹上5寸。整个前臂大致为12寸的长度，把掌侧腕横纹到肘横纹之间的距离平分，中间的位置为6寸，再向掌心方向量出1拇指宽的位置即是郄门穴所在。我们握拳的时候，能看到前臂上的两个大筋，郄门穴就在两个筋之间。

除了利用穴位自我保健之外，患有心绞痛的中老年朋友还应严格控制盐的摄入量，每天吃盐绝对不能超过6克。另外，也要少吃动物内脏、脂肪含量高的食物。同时，尽量避免吃刺激性食物和胀气食物，如浓茶、咖啡、辣椒、咖喱等。

调理肾阳虚，该出手时就出手

肾阳虚，即肾脏阳气虚衰，是肾脏阳气衰竭表现出的一系列症状。从原理上分析，造成肾阳虚的原因，多是年老体衰、久病伤阳、房劳伤肾、命门火衰、肾阳虚损等因素致使肾的温煦、生殖和气化功能下降。

肾阳虚者有几个比较典型的表现，首先是畏寒怕冷，这应该是所有的阳虚者都有的明显特点。阳气就像温煦我们身体的小太阳，如果阳气不足，人的"火力"不够，身体自然会出现畏寒怕冷的症状，尤其是下肢因为远离心脏所以情况更严重。

从面色上来看，肾阳虚的人面色黧黑或者苍白。我们知道，阳气是负责运行气血的，假如肾阳不足，阳气也就无力运行气血，面色因为气血不畅就会出现苍白之感。同时，肾阳虚的情况比较严重时，人体内阴寒内盛，肾脏之色（黑色）就会在面部显现出来，面色呈黧黑色。

除了上述两种表现之外，由于肾阳不足，不能鼓舞精神，所以人常会感觉神疲乏力，呈现精神萎靡之态；肾阳虚不能上养清窍，脑窍失养后，人也会产生头晕目眩的感觉。此外，肾阳虚的人还可以表现为腰膝酸软、小便清长、夜尿增多、排尿无力、尿后余沥不尽、腹胀腹泻、五更泄、性欲减退，男子出现阳痿早泄、遗精滑精，女子则会因宫寒导致不孕、带下清稀量多。

肾阳虚的外在表现很多跟肾阴虚和肾气虚相似，所以我们在判定的时候一定要抓住关键点：畏寒怕冷、腹泻。在调理上，肾阳虚的人适宜用温补肾阳的方法，同时，还可以根据不同的兼证采用温补心阳、温补脾阳的方法。

酉时是肾阳虚者护肾的最佳时期

肾阳虚的人，最佳的补肾时间就是在傍晚的酉时。为什么呢？酉时正值肾经气血最旺、功能最好的时候，经过申时人体泻火排毒的代谢高峰之后，肾在酉时一方面要继续做一些清理残余的扫尾工作，另一方面则开始贮藏精华，所以此时是调养肾脏的最佳时机。尤其是因为命门火力不足导致的肾阳虚，最适合在这段时间来强肾壮阳。

酉时养肾，最主要的就是"藏"，即休息、收敛。此时应在工作之后稍事休整，不适宜太强的运动量，也不适宜大量喝水。此时对于肾功能有问题的人而言，在这个时候按摩肾经的穴位，效果最为明显。

酉时是下班的时间，应该养成一个下班之前喝一杯水的习惯。膀胱经从申时"下班"之后，接下来的酉时就由肾经"接班"。肾与膀胱不仅在结构位置上是"邻居"，而且同为身体的"水液管理机关"，肾主水，为调水之官，而膀胱为储水（尿液）之器。到酉时，虽然排泄高峰已过，但整个排泄周期并没有完全结束，仍处于收尾阶段。在酉时的时候补充一杯水非常必要。尤其是对肾脏来说，更是一种非常好的帮助和保护。可以在身体的排泄高峰之后，再对肾脏和膀胱进行一次清理，将残余的垃圾废物全部清除干净，这样就能大大降低残留的毒素废物对肾脏、膀胱的危害，维护肾和膀胱的"长治久安"。

酉时正是吃晚饭的时间，晚饭的时间最好安排在晚上 6 点左右，尽量不要超过晚上 8 点。8 点之后最好不要再吃任何东西，饮水除外。并且，晚饭后 4 个小时内不要就寝，这样可使晚上吃的食物充分消化。

晚饭后半个小时，可以适当散散步，促进饮食的消化吸收。不过，冬天外面气温较低，外出时一定要注意做好保暖工作，当然在家中沿着墙角散步也能起到不错的效果。

玉浆黄金鸡——补肾阳的食疗秘方

这里给大家推荐一个最简便有效的"补肾阳之食疗秘方"——"玉浆黄金鸡"。玉浆，酒也；黄金鸡，乃酒中之圣品黄酒炖鸡。

"玉浆黄金鸡"的制作方法非常简单，去超市买一只 1 千克左右的纯种乌鸡（雄鸡效果要更好一些），再买浙江绍兴产的黄酒 1 千克。把鸡开膛后去掉内脏，清洗干净后整只放进锅里，倒入黄酒，用大火烧开后，改用小火慢炖至肉烂即可食用。吃肉喝汤，每天下午 6 点左右（酉时）吃一次，连吃一周左右即可见到非常明显的效果。长期肾阳虚的朋友可以坚持每月吃一次，对我们上面说到的肾阳虚症状有极好的改善和彻底治疗作用。如果往本方中加入 50 克补肾中药肉苁蓉与鸡同炖，则效果更佳。

这个方子用来补肾阳虚（肾阴虚者不宜用）的效果还是不错的。肾阳虚是命门火衰之故，而在这个方子中，鸡是属火性的，鸡肉是甘温的，乌鸡更是鸡中之极品，入肾经和肝经，具有极好的滋养肝肾、补益气血功效。黄酒是我国传统的养生酒，也是酒中之佳品，被称为"液体蛋糕"，具有极好的补益作用，性味辛甘温，有温经通脉、散寒活血、引行药势之功效，可以增强乌鸡的药效。肉苁蓉亦是温补肾阳之良药，其性味甘咸酸温，入肾经、大肠经。一般的补阳药多燥，滋阴药多腻，而此药为滋润平和之品，补阳不燥，滋阴不腻，适用于任何体质的人。而将乌鸡、黄酒、肉苁蓉"三宝"合一，交相融合，强强联合，其功效自然非同一般！如果能在补肾壮阳的最佳时机酉时吃，效果自是更胜一筹。

当然，不只是此方，任何补肾阳、补肾的食物和药物，抑或是刺激穴位，最佳的时机都是酉时。如果能在酉时调补肾脏，可事半功倍。

脾肾阳虚"五更泻"，山药桂花粥来补阳

"五更泻"是指发生在黎明时分的腹泻。其主要症状是黎明的时候，肚脐周围发生疼痛，肠鸣即泻，泻后则安。中医认为这种慢性腹泻多是肾阳虚的一种表现，所以有"肾泻"之称。因为肾阳虚衰，命门之火不能温煦脾土，即不能帮助脾胃消化吸收，运化失常就会出现腹泻。五更时分正当阴气最盛、阳气未复之际，在这种特定环境下，虚者愈虚，因而形成了"五更泻"。若夜晚盖不好肚腹，使之受寒凉所袭，更易发生。

下面介绍一款山药桂花粥可有效改善脾肾阳虚造成的五更泻。

新鲜山药200克、桂花15克、粳米50克、大枣5枚、红糖10克。将山药去皮洗净，切成约0.5厘米厚的片备用。粳米放锅中煮沸，放入山药片、桂花、红枣，小火煮半小时即成，出锅后加入红糖。

中医认为，山药性味甘、平，入脾、肺、肾三经，能补脾益肾止泻，是一种物美价廉的补品，补而不腻，香而不燥。桂花气味芳

香，能理气和胃止痛。大枣补益气血，健脾养胃。红糖温补，与滋补的粳米熬粥食用，可温补脾肾阳气而止五更泻。

肾阳虚者要预防"五更泻"的发生，平时还应注意保暖，尤其是老年人自身调节功能下降，在季节变换时更要注意腹部及下肢的保暖。饮食上以清淡、易消化、少油腻为原则，避免因无规律饮食而致肠道功能紊乱。良好的心理状态对于养生保健也很重要，保持心胸宽广，情绪乐观，性格开朗。

肺气虚，让肺里面的阳气冉冉升起

肺气虚是指肺气衰弱的状态，可以由疾病或亚健康状态引起。肺是管皮肤的，它开窍于鼻，其华在毛。肺能将我们身体里的气血和津液输布皮肤、毫毛中来，起滋润营养作用，它还能调节汗孔开合，调节体温和抵抗外邪。肺气充沛，则皮毛就会得到温养而润泽，体温适度并不受外邪侵袭。若肺气虚弱，则皮毛失养，汗孔失于调节而多汗或少汗，体温就会失常，容易惹病。

所以，肺气虚这种体质类型的人，患呼吸系统和过敏性疾病的情况比较多见，这样的人往往有表虚，肺气虚就出现表虚，怕风、爱出汗、皮肤比较疏松，这样的人易产生过敏性疾病，皮肤瘙痒、哮喘、过敏性鼻炎，感冒之后，不容易出现高烧，但是流鼻涕特别多。

如果将肺气虚的症状总结一下，常见下面五种表现：

（1）少气乏力，稍有劳作则气喘吁吁，呼吸气促；

（2）使人体抗病能力低下，容易感染外邪，易于感冒，多有畏寒、流清涕之证；

（3）遇寒冷易发作鼻窦炎；

（4）常见皮肤干燥、皱缩、瘙痒，秋冬气候干燥时尤其突出；

（5）常可导致肾阳不足，使水液运行不利，出现尿频数，余沥不尽。

肺气虚的人可以通过锻炼身体的方式来增强体质，改善免疫力。日常饮食中也可以用一些补气的药物，中医讲究"冬病夏治"，可以在夏天的时候做黄芪补鸡、黄芪炖肉或者单纯的黄芪茶等。另外，古方玉屏风散也有提高免疫力的作用。

肺气虚有不同，食疗、药疗要对症

大多数的肺气虚的人，都患有气喘、咳嗽、咳痰、自汗等肺部疾病。当然也有一部分人仅仅是呈现亚健康状态，只是肺功能减退出现了畏寒畏热、易伤风感冒的症状，这些也都与肺气虚有关。

肺气虚有不同的表现，中医在治疗上也应该对症来调理。

（1）肺脏虚损引起的肺气不足，症见气短喘促、神疲乏力，或咳嗽、自汗，面色淡白，舌淡苔白。这种情况应当补益肺气，宜用保元汤加五味子：人参9克，黄芪15克，五味子6克，炙甘草3克，生姜3克，加水煎煮，取汁，一日分2～3次服；或用开水浸泡，代茶饮。也可用人参胡桃汤加五味子：人参9克，胡桃仁30克，五味子6克，生姜3克，加水煎煮取汁，一日分2～3次服。

（2）肺气虚，容易患风寒感冒，症见鼻塞、头昏头痛、恶风寒。这种情况的肺阴气虚，适宜用玉屏风散加紫苏来调理，方法是取黄芪15克，白术15克，防风12克，生姜6克，紫苏10克，加水煎煮取汁，1日分3次服。没有患感冒的人，调理上应益肺气固表，宜用玉屏风散煎汤口服（前方去紫苏），1日2次。或用玉屏风丸1次6克。

（3）对肺气阴两虚兼肾阴不足者，症见阴虚内热、失眠盗汗、干咳少痰、舌红口干、手足心发热、梦遗失精、大便干燥等症状。治疗宜用补阴煎加减，方法是取生地15克，麦冬10克，天冬10克，北沙参10克，地骨皮10克，女贞子15克，天花粉6克，甘草3克，加水煎煮喝。本方有滋肾润肺、清虚热止干咳的作用。

（4）对肺气虚兼肾阳不足者，症见形寒而畏冷、小便频数、清涕不收、余沥不禁。治疗时可补气温肾，宜用保元汤，取人参9克、黄芪15克、肉桂6克、生姜3克、炙甘草3克，加水煎煮取汁，口服 1 日 2 ~ 3 次。

（5）老人因肺气虚出现皮肤干燥、皱缩、瘙痒者，大多为生理现象。平时可减少洗澡的次数，或搽润肤止痒之品。如果用药物治疗，适宜用四物消风散加减，方法是取黄芪 15 克，当归 12 克，生地黄 15 克，赤芍 10 克，荆芥 10 克，防风 10 克，蝉蜕 10 克，加水煎煮取汁，口服 1 日 2 次。

此外，肺气虚者，应适当加强身体锻炼，多做深呼吸；出行时要注意保暖，别受凉，少感冒，尽可能避免粉尘和大气污染物吸入；饮食上要少吃辛辣刺激的食物。

深夜三点盖好被，别让寒气袭击肺

我们知道，肺是人体最娇贵的脏器，因此有人又称之为"娇脏"。《黄帝内经·素问·宣明五气篇》中说："五脏所恶，……肺恶寒。"肺既为娇脏，又"恶寒"，所以当寒邪自口鼻皮毛而入时，肺首当其冲。因此，在谈到肺阴虚者的养生保健时，多次提到注意保暖这一细节。

在凌晨三点多的时候，肺经开始值班，开始输布身体的气血，而此时已经到了后半夜，寒邪下注，室内暑湿上蒸，二者相交在一起，这时寒气就很容易从呼吸系统进入肺部，进而侵入人体，引起腹部疼痛、呕吐、不思饮食、腹泻等症状。随着生活水平的提高，很多人家里都装上了空调，表面看来夏天吹空调是件很享受的事，实际却不然。夏天的时候，人的毛孔呈宣开状态，好将体内的热散出来，热散出来了人就不会有不适的症状。但空调散出来的冷气让你的毛孔全部紧闭，就等于把人的热全憋在里头，等从室内一出来，毛孔又都马上开了，再进屋子"啪"的又闭了，一开一闭，一闭一开，等于把皮毛的气机都给毁伤了，久而久之，等再出去就开不开了，开不开了就会落下毛病。还有，如果常年在空调屋子里待着，夏天不会出汗，整个人憋得慌，浑身刺痒，再加上焦虑，很容易得皮肤病。所以现在住在城里的人，患皮肤瘙痒症的特别多，就是因为这些人已经把肺主皮毛这个功能损坏了。

肺经在凌晨三点多当值，因此，我们一定要在寅时保护好自己的肺，不使之受到寒气侵袭。这就要求我们在睡觉前一定要关好门窗，即使要用空调或电扇，也一定要事先调好时间，确定它在凌晨三点之前关掉。但如果天气太热，让人无法入睡怎么办呢？这时可以先将空调打开，然后在入睡前冲个澡。冲完澡后立即上床，并将空调关掉。此时温度较低，人也会很快入睡，等到温度回升时，基本上就已经睡熟了。另外，洗澡也可以起到养肺的功效。因为皮毛为肺的屏障，洗浴可促进气血的循环，使肺与皮肤的气血流畅，从而达到润肺、养肺的目的。

蛤蟆功——对治肺阴虚哮喘

哮喘是肺气虚患者的一种常见疾病。中医理论认为，哮喘最初多是由感冒引起，外邪犯肺，必先于表，如不用宣肺的辛温、辛凉解表医治，往往不能彻底治疗，使外邪不断传里未能透达，损伤肺气（破坏了气管内壁纤毛上皮），以致肺气不能下行归肾，肾不能摄纳来自上部的肺气。所以由最初感冒症状的恶寒、流鼻涕、头痛、咳嗽发烧等"肺卫表证"的正常反应、抗病反应，而转入以喘为主"肺脾肾里证"状态的过敏反应、变态反应，即功能亢进的抗病反应，因此形成哮喘。

对抗肺气虚引起的哮喘，用中医养生功中的"蛤蟆功"来调理很有帮助。具体做法如下：双腿跪在床上，双手压在床上，身体前倾，全身放松。鼻子深吸气，同时肚子往外鼓，气在丹田停留一分钟，然后用嘴呼气，同时瘪肚子。

中医认为，这种蛤蟆功可以有效地锻炼人体的呼吸系统，尤其对哮喘患者有特殊疗效，只要坚持每天一次，每次练20分钟即可，在练功的同时，最好听比较安静，令人心情愉悦的音乐。

如果想让蛤蟆功起到事半功倍的效果，那么最好在每天下午的5点到7点做这个动作，这是因为，在中医看来，这两个小时是肾经当令的时刻，而很多呼吸系统的疾病都是肺病，肺在五行属金，而肾属水。金生水，也就是说，肺是大的水，而肾是小的水，大河不通了，就应该赶紧把小河疏通，这样大河的水就能顺利地从小河流出去，堵塞情况就会得到缓解，时间长了，大河小河都会畅通无阻。

可别小看了这个简单的动作，对人体呼吸系统的保健有非常好的效果，还有许多患有哮喘病的患者都是通过练习蛤蟆功治好的，并且很多年都没有再犯。

除此之外，哮喘病可以通过一些自我疗法来减少发病次数。

（1）忌食过咸食物。

（2）忌食带鱼、黄鱼、蛏子、鲫鱼、虾、蟹、芥菜等发物。

（3）多食新鲜蔬菜和豆制品。

（4）适量选食一些能滋补肺脾的食品，如莲子、栗子、黑豆、枇杷、梨、麦芽糖、狗肉、猪肺，等等。

（5）不要选用阿司匹林制剂。

（6）戒烟酒，多喝茶。

（7）缓解期患者应该积极参加适合自身的体育锻炼，提高机体的应急能力。锻炼要循序渐进，可从夏季用冷水洗脸、做简单深呼吸动作开始，再散步，然后小跑步，练气功，直至进行较大运动量的锻炼。

（8）哮喘病人应避免进入尘埃密布或烟雾弥漫的场所，伤风咳嗽要及早治疗，以减少哮喘的发作次数。

血虚常伴气虚生，找准缘由疾病走

血虚又称营血不足证或血液亏虚证，是体内因为血液不足、肢体脏腑百脉失去濡养而出现全身多种衰弱证候的总称。提到血虚，很多人可能会想到贫血，中国传统医学博大精深，对贫血和它的相关病症的论述古已有之。不过，中医并未单一的定义贫血，而是将其列入了"血虚"的范畴。在论述血虚的原因时，将气与血紧密地联系起来，强调人之所以出现血虚是气虚所致，而血虚反过来又加重了气虚，最终导致了气血两虚证。

气是构成和维持人体生命活动的基本物质，它的存在是通过生理功能表现出来的，比如血的生成和运行。如果气不足或气的运行失常，必然也会影响到人的生理功能；血在中医里是实实在在的物质，它在人体内运行，将氧和营养物质输送到全身各处，如果血不足，人体就会因此而缺乏滋养。

中医认为，在这个世界上，任何的事物都存在着阴阳两个方面，气血也不例外。气属阳，血属阴，二者相互依赖。只有气血调和，人才健康无病。那么气血之间到底有着怎样的关系呢?

中医认为气对血有三个方面的主要作用：

（1）气能生血，气和气的气化功能促成了血的组成与生成过程；

（2）气能行血，血的运行离不开气的推动，气虚则会导致血行迟缓、血行不利、甚至血瘀；

（3）气能摄血，气能够固摄血，如果气虚不能固摄，就会导致许多出血病，这也是导致贫血的主要原因。

血对气的主要作用是载气和养气，气依附于血，而血又需不断地为气提供营养，使气发挥作用。所以，如果气虚就会导致血行不畅、出血，导致血虚；而血虚又会导致气虚。气血中的任何一方出现问题，都会影响到对方，从而出现气血两虚、气虚出血，最终导致血虚、出现贫血，影响人体健康。